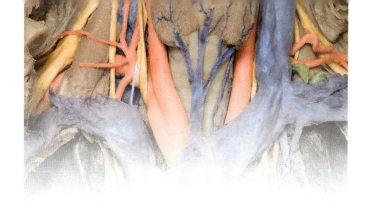

Abrahams & McMinn
ATLAS COLORIDO DE
ANATOMIA HUMANA

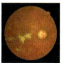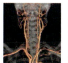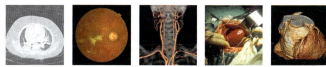

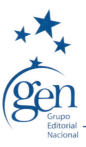

O GEN | Grupo Editorial Nacional – maior plataforma editorial brasileira no segmento científico, técnico e profissional – publica conteúdos nas áreas de ciências da saúde, exatas, humanas, jurídicas e sociais aplicadas, além de prover serviços direcionados à educação continuada e à preparação para concursos.

As editoras que integram o GEN, das mais respeitadas no mercado editorial, construíram catálogos inigualáveis, com obras decisivas para a formação acadêmica e o aperfeiçoamento de várias gerações de profissionais e estudantes, tendo se tornado sinônimo de qualidade e seriedade.

A missão do GEN e dos núcleos de conteúdo que o compõem é prover a melhor informação científica e distribuí-la de maneira flexível e conveniente, a preços justos, gerando benefícios e servindo a autores, docentes, livreiros, funcionários, colaboradores e acionistas.

Nosso comportamento ético incondicional e nossa responsabilidade social e ambiental são reforçados pela natureza educacional de nossa atividade e dão sustentabilidade ao crescimento contínuo e à rentabilidade do grupo.

Abrahams & McMinn

ATLAS COLORIDO DE ANATOMIA HUMANA

Peter H. Abrahams, MB BS, FRCS (Ed), FRCR, DO (Hon) FHEA
Professor "Emeritus" of Clinical Anatomy, Warwick Medical School, UK
Professor of Clinical Anatomy, St. George's University, Grenada, W.I.
National Teaching Fellow 2011, UK
Life Fellow, Girton College, Cambridge, UK
Examiner, MRCS, Royal Colleges of Surgeons (UK)
Family Practitioner NHS (retired), Brent, London, UK

Jonathan D. Spratt, MA (Cantab), FRCS (Eng), FRCR
Clinical Director of Radiology, City Hospitals Sunderland, UK
Former Examiner in Anatomy, Royal College of Surgeons of England, UK
Former Examiner in Anatomy, Royal College of Radiologists, UK

Marios Loukas, MD, PhD
Dean of Basic Sciences, Dean of Research,
Professor and Co-Chair, Department of Anatomical Sciences, School of Medicine,
St. George's University, Grenada, W.I.

Albert-Neels van Schoor, BSc MedSci, BSc (Hons), MSc, PhD
Associate Professor, Head of Section of Clinical Anatomy, Department of Anatomy, School of Medicine,
Faculty of Health Sciences, University of Pretoria, Pretoria, Gauteng, South Africa

Revisão Técnica
Cristiane Regina Ruiz
Doutora e Mestre em Anatomia pela Universidade Federal de São Paulo (Unifesp).
Coordenadora dos Eixos Institucionais do Centro Universitário São Camilo, em São Paulo.
Docente de Anatomia dos Cursos de Graduação do Centro Universitário São Camilo.

Tradução
Sueli Toledo Basile (Capítulos 1 a 5)
Idianez Victoria Dias (Capítulos 6 e 7)

Oitava edição

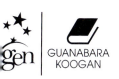

- Os autores deste livro e a editora empenharam seus melhores esforços para assegurar que as informações e os procedimentos apresentados no texto estejam em acordo com os padrões aceitos à época da publicação, *e todos os dados foram atualizados pelos autores até a data do fechamento do livro*. Entretanto, tendo em conta a evolução das ciências, as atualizações legislativas, as mudanças regulamentares governamentais e o constante fluxo de novas informações sobre os temas que constam do livro, recomendamos enfaticamente que os leitores consultem sempre outras fontes fidedignas, de modo a certificarem de que as informações contidas no texto estão corretas e de que não houve alterações nas recomendações ou na legislação regulamentadora.

- Data do fechamento do livro: 10/12/2020

- Os autores e a editora se empenharam para citar adequadamente e dar o devido crédito a todos os detentores de direitos autorais de qualquer material utilizado neste livro, dispondo-se a possíveis acertos posteriores caso, inadvertida e involuntariamente, a identificação de algum deles tenha sido omitida.

- **Atendimento ao cliente: (11) 5080-0751 | faleconosco@grupogen.com.br**

- Traduzido de:
  ABRAHAMS' AND MCMINN'S CLINICAL ATLAS OF HUMAN ANATOMY, EIGHTH EDITION
  Copyright © 2020 by Elsevier Limited
  First edition 1977 by Wolfe Publishing
  Second edition 1988 by Wolfe Publishing
  Third edition 1993 by Mosby-Wolfe, an imprint of Times Mirror International Publishers Ltd
  Fourth edition 1998 by Mosby, an imprint of Mosby International Ltd
  Fifth edition 2003 by Elsevier Science Ltd
  Sixth edition 2008 by Elsevier Ltd
  Seventh edition 2013 by Elsevier Ltd
  All rights reserved.

  The right of Peter H. Abrahams, Jonathan D. Spratt, Marios Loukas and Albert N. Van Schoor to be identified as authors of this work has been asserted by them in accordance with the Copyright, Designs and Patents Act 1988.

  All photographs taken by Ralph Hutchings, photographer for Imagingbody.com, remain in his sole copyright.

  This edition of *Abrahams' and McMinn's Clinical Atlas of Human Anatomy, 8th edition*, by Peter H. Abrahams, Jonathan D. Spratt, Marios Loukas, Albert-Neels van Schoor is published by arrangement with Elsevier Inc.
  ISBN: 978-0-7020-7332-8

  Esta edição de *Abrahams' and McMinn's Clinical Atlas of Human Anatomy*, 8ª edição, de Peter H. Abrahams, Jonathan D. Spratt, Marios Loukas, Albert-Neels van Schoor, é publicada por acordo com a Elsevier Inc.

- Direitos exclusivos para a língua portuguesa
  Copyright © 2021 by
  GEN | Grupo Editorial Nacional S.A.
  Publicado pelo selo Editora Guanabara Koogan Ltda.
  Travessa do Ouvidor, 11
  Rio de Janeiro – RJ – CEP 20040-040
  www.grupogen.com.br

- Reservados todos os direitos. É proibida a duplicação ou reprodução deste volume, no todo ou em parte, em quaisquer formas ou por quaisquer meios (eletrônico, mecânico, gravação, fotocópia, distribuição pela Internet ou outros), sem permissão, por escrito, do GEN | Grupo Editorial Nacional Participações S/A.

- Editoração eletrônica: Anthares

Nota

Este livro foi produzido pelo GEN | Grupo Editorial Nacional, sob sua exclusiva responsabilidade. Profissionais da área da Saúde devem fundamentar-se em sua própria experiência e em seu conhecimento para avaliar quaisquer informações, métodos, substâncias ou experimentos descritos nesta publicação antes de empregá-los. O rápido avanço nas Ciências da Saúde requer que diagnósticos e posologias de fármacos, em especial, sejam confirmados em outras fontes confiáveis. Para todos os efeitos legais, a Elsevier, os autores, os editores ou colaboradores relacionados a esta obra não podem ser responsabilizados por qualquer dano ou prejuízo causado a pessoas físicas ou jurídicas em decorrência de produtos, recomendações, instruções ou aplicações de métodos, procedimentos ou ideias contidos neste livro.

- Ficha catalográfica

CIP-BRASIL. CATALOGAÇÃO NA PUBLICAÇÃO
SINDICATO NACIONAL DOS EDITORES DE LIVROS, RJ

M429
8. ed.

Abrahams & McMinn atlas colorido de anatomia humana / Peter H. Abrahams ... [et al.] ; revisão técnica Cristiane Regina Ruiz ; tradução Sueli Toledo Basile, Edianez Victoria Dias. - 8. ed. - Rio de Janeiro : GEN | Grupo Editorial Nacional S.A. Publicado pelo selo Editora Guanabara Koogan Ltda., 2021.
: il.

Tradução de: Abrahams' and McMinn's clinical atlas of human anatomy
Inclui índice
ISBN 978-85-9515-768-2

1. Anatomia humana - Atlas. I. Abrahams, Peter H. II. Ruiz, Cristiane Regina. III. Basile, Sueli Toledo. IV. Dias, Edianez Victoria.

20-67904   CDD: 611
                 CDU: 611

Leandra Felix da Cruz Candido - Bibliotecária - CRB-7/6135

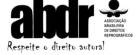

Dedicatória e Prefácio

*"A nossos pacientes, famílias e esposas, que não nos veem o bastante,
a nossos estudantes dos quatro continentes, que nos veem demais!"*

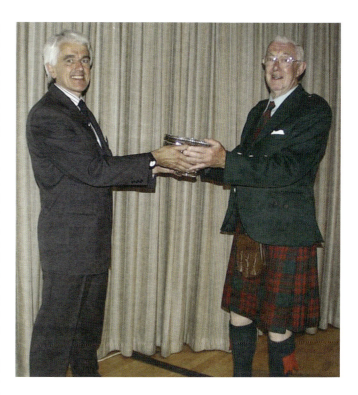

Esta oitava edição de *Abrahams & McMinn Atlas Colorido de Anatomia Humana* foi atualizada e integrada à moderna anatomia por imagens, estudos de casos clínicos e vídeos tridimensionais da maioria das estruturas anatômicas. Nos últimos 40 anos, o livro original se modificou com o tempo e foi enriquecido pelo conhecimento de profissionais renomados, incluindo Ralph Hutchings, Bari Logan e os professores John Pegington (Reino Unido), Sandy Marks (EUA) e Hanno Boon (África do Sul) – cada um contribuindo de um jeito único.

Por mais de 25 anos, Peter Abrahams tem mantido a relevância do primeiro e único atlas de dissecção fotográfica totalmente colorido, com atualizações de prática clínica e técnicas modernas, além da inclusão de inúmeras modalidades radiológicas. Esta edição apresenta novas dissecções coloridas, a maioria executada no terceiro Hanno Boon Masterclass, realizado em 2016 na St. George's University, em Granada (ver foto em Agradecimentos). Marios Loukas, de Granada, e Albert van Schoor, de Pretória, África do Sul – dois anatomistas acadêmicos da nova geração –, vêm trabalhando com Jonathan Spratt, nosso radiologista consultor, para manter este atlas em dia com a inovação internacional da anatomia integrada à medicina clínica.

Isso é bem ilustrado pelos tópicos clínicos exibidos no final de cada página, um guia para mais de 2.000 fotografias clínicas e vinhetas de caso, além de mais de 250 vídeos em 3D (disponíveis no material *online*). Essa característica única em um atlas de dissecção anatômica resultou dos casos combinados de Abrahams e Spratt, e de mais 120 médicos ao redor do mundo. Somos realmente muito gratos a todos os nossos doadores, pacientes e seus médicos por este tesouro anatômico único obtido de seis continentes durante mais de 70 anos. Outro bônus nesta oitava edição é uma seção completamente nova sobre neuroanatomia e nervos cranianos, com muitas novas dissecções e cortes transversais do encéfalo combinados com varreduras de ressonância magnética para mostrar os nervos cranianos *in situ*. E por último, mas não menos importante, aperfeiçoamos o Capítulo 7 sobre sistema linfático – difícil de se observar na sala de dissecção, mas essencial à compreensão clínica das doenças, especialmente a disseminação do câncer. Para ilustrá-lo clinicamente, expandimos e colorimos o máximo possível a seção sobre esse sistema de suma importância, mas que raramente é dissecado de verdade em atlas e textos.

Nós, autores, que ensinamos diariamente tanto a estudantes da ciência anatômica quanto a médicos pós-graduados, sentimos que é mais fácil compreender o corpo humano por meio da aprendizagem de estruturas anatômicas em um contexto clínico. Por isso incluímos, em quase todas as páginas de dissecção deste atlas, casos clínicos reais ilustrados por radiografia, endoscopia, angiografia em 3D e outros exames de imagem, para enfatizar a anatomia normal em seu contexto clínico.

Agradecimentos

Dissecções

Nossos sinceros agradecimentos a todos os nossos **doadores e suas famílias** por sua contribuição essencial em benefício da humanidade e do conhecimento clínico para as futuras gerações. Esse presente supremo à sociedade educa e enriquece a experiência humana, pois os estudantes de Medicina de hoje serão os médicos de amanhã em todo o mundo.

A produção deste atlas é fruto de um enorme trabalho em equipe que durou cinco anos e envolveu prossectores, mestres, professores e estudantes de cinco continentes. Nós, os quatro autores, gostaríamos de agradecer a todos que trabalharam conosco para disponibilizar este novo e emocionante atlas de anatomia clínica.

Preparação da prossecção

A Lané Prigge, Soné van der Walt e Nhlanhla Japhta, da Sefako Makgatho Health Sciences University.

A Helene Biemond, Levó Beytell, Dylan Calldo, Edwin de Jager, Shavana Govender, Anya König, Lezanne Louw, Ursula Mariani, Thiasha Nadesan, Andiswa Ncube, Siphesihle Sithole e Daniël van Tonder da University of Pretoria, África do Sul.

Nossos agradecimentos especiais ao Prof. Marius Bosman e a Gerda Venter por seus esforços, orientação e contribuição para a seção revisada de neuroanatomia do atlas.

A Maira du Plessis, Benjamin Turner, Dr. Theofanis Kollias, Dra. Wallisa Roberts, do Departamento de Ciências Anatômicas, St. George's University, School of Medicine, Granada.

Muitas das novas dissecções foram executadas no terceiro Hanno Boon Masterclass em Granada, em dezembro de 2016. Entre os que contribuíram com suas habilidades, honrando a memória internacional do Prof. Hanno Boon, estavam: Vicky Cottrell, Paul Dansie, Maira du Plessis, Richard Tunstall, Erin Fillmore, Shiva Mathurin, James Coey e Natalie Keough assistida por Yvonne James (foto).

Pesquisa, técnica e fotografia

A Marius Loots (Departamento de Anatomia, University of Pretoria, África do Sul), Laura Jane e Jaco van Schoor (Jack & Jane Photography, África do Sul) e Joanna Loukas (Departamento de Ciências Anatômicas, St. George's University) por todas as suas habilidades fotográficas.

A Gert Lewis, Samuel Ngobeni, René Stanley e Helena Taute (Departamento de Anatomia, University of Pretoria, África do Sul) pela assistência técnica.

A Rodon Marrast, Shiva Mathurin, Romeo Cox, Seikou Phillip, Marlon Joseph, Nelson Davis, Travis Joseph, Simone Franci, Charlon Charles, Arnelle Gibbs, Sheryce Fraser e Chad Philli (Departamento de Ciências Anatômicas, St. George's Universit School of Medicine, Granada) por sua assistência técnica e labo ratorial durante todo o projeto.

A Ryan Jacobs, Nadica Thomas-Dominique, Tracy Shabazz Yvonne James por sua assistência valiosa durante o terceiro Han no Boon Masterclass em 2016 na St. George's University, Schoo of Medicine, Granada.

Aos bolsistas de pesquisa do Departamento de Ciências Anatô micas, St. George's University, School of Medicine, Granada, pc suas contribuições: Drs. Sonja Salandy, Shinelle Whiteman, Rafi Shereen, Um-Hsiang (Joy) Wang, Mohammad Walid Kassem Jaspreet Johal.

Aos instrutores do Departamento de Ciências Anatômicas, S George's University, School of Medicine, Granada, por seu taler to artístico e sua contribuição com diversas ilustrações ao long do livro: Jessica Holland, Brandon Holt, David Nahabedian, Cha les Price e Katie Yost.

Imagens clínicas, cirúrgicas, endoscópicas, ultrassonográficas, entre outras, e vídeos de casos clínicos

A Dra. Lucille Abrahams MBChB, FRCGP, GP, Brent; Sr. Arunmo Chakravorty MS, FRCS (Ed), Hillingdon Hospital NHS Foundatio Trust, Londres; Prof. Paul Finan MD, FRCS Hon, FRCPS (Glas), Pre fessor Honorário de Cirurgia Colorretal, University of Leeds; S Hitesh Lachani BSc, MCOptom, Ashdown & Collins-Opticia Kensal Rise, Londres; Mark Surgenor BSc RN RNT em Teleflex; D Tom Watson MBChB, FRCR, Radiologista Pediátrico Consulto Great Ormond Street Hospital, Londres.

Todos os erros, embora esperemos que haja poucos, são nosso mas as pessoas citadas a seguir minimizaram esses equívoco com suas habilidades de revisão e conhecimento clínico esp cializado: Ang Eng-Tat, PT, PhD; James Chambers FRCR, MR((Eng), MBChB, BSc (Hons), MD; Matthew A. Boissaud-Cook BMedSc (Hons), MB ChB (Hons); Erin Fillmore MPH, PhD; Petr

ogalniceanu MBBS, BSc, MEd, FRCS; Nick Heptonstall MBChB
Hons), PGCert, MAcadMEd; Adam Iqbal, BSc (Hons), MBChB
Hons), MRCP (Reino Unido); Ruth Joplin, PhD; Natalie Keough
Sc, BSc (Hons), MSc, PhD (UP); Samantha Low, B. Eng (Hons)
IBBS MRCS (Eng) FRCR; David A. Magezi MA (Cantab), BM BCh
Oxon), PhD (Notts); David Metcalfe MBChB, LLB, MSc, MRCP,
IRCS; Nkhensani Mogale BMedSc, BSc (Hon), MSc Anatomy
JP); Sreenivasulu Reddy Mogali BSc, MSc (anatomia médica),
hD; Tom Paterson BSc (Hons) Anatomia, MBChB, MRCS, DOHNS;
homas Peachey BA (Oxon), MBChB (Hons), FRCR; Daryl Ramai
ID; Jamie Roebuck MMedEd, MBChB, BSc (Hons), FHEA; Sara
Jlaiman PhD; Richard Tunstall BMedSci, PhD, PGCLTHE, FHEA;
thulele N. Tshabalala BSc (Hons) Macro-Anatomia (*Cum laude*)
JP), MSc Anatomia (*Cum laude*) (UP).

Guia do usuário

Este livro está organizado na ordem tradicional "da cabeça aos pés". O capítulo *Cabeça, Pescoço e Encéfalo* (incluindo neuroanatomia e nervos cranianos) é seguido por *Coluna Vertebral e Medula Espinal*, depois por *Membro Superior, Tórax, Abdome e Pelve, Membro Inferior* e, finalmente, pelo capítulo especial *Sistema Linfático*. Em cada um deles, os elementos esqueléticos são mostrados primeiro, seguidos de dissecções, com vistas superficiais anatômicas e imagens correlacionadas para orientação. Todas as estruturas estão marcadas com números e identificadas na lista próxima a cada imagem. O texto foi limitado para conter o necessário ao entendimento de cada preparação e não pretende esgotar o assunto.

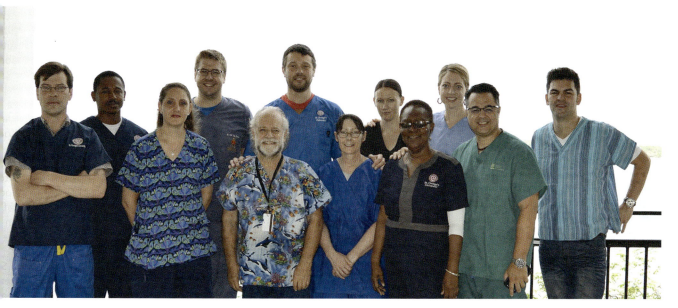

Participantes do terceiro Hanno Boon Memorial Dissection Masterclass, Granada, 2016.

Orientações

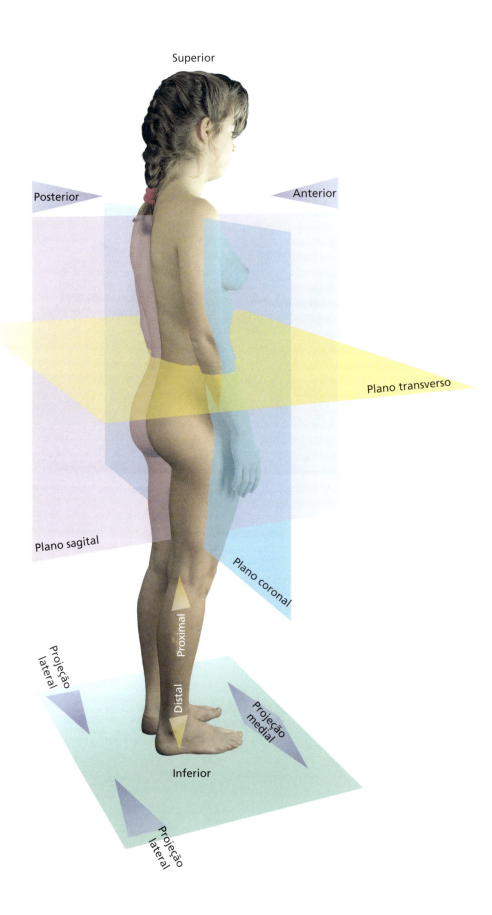

Conteúdo dos Vídeos

1 Cabeça, Pescoço e Encéfalo

Aortografia do arco da aorta, rotação superoinferior 3D
Aortografia do arco da aorta e ramos arteriais de cabeça e pescoço, tireoide 3D
Arco da aorta duplo anômalo 3D
Arco da aorta e vasos tireóideos superior e inferior em rotação 3D
Artéria e ramos subclávios anômalos 3D
Artéria subclávia anômala 3D
Artéria subclávia esquerda anômala 3D
Arteriografia cerebral do círculo arterial do cérebro 3D
Arteriografia de cabeça e pescoço 3D
Arteriografia do arco da aorta, rotação lateral 3D
Arteriografia do pescoço 3D
Carótida: arteriografia, rotação inferossuperior 3D
Carótida: arteriografia, rotação lateral, patologia 3D
Círculo arterial do cérebro 3D
Encéfalo: angiografia anteroposterior de carótida, ambas as fases (1)
Encéfalo: angiografia anteroposterior de carótida, ambas as fases (2)
Encéfalo: angiografia anteroposterior de carótida, ambas as fases (3)
Encéfalo: angiografia anteroposterior de carótida, ambas as fases pós-processamento colorido
Encéfalo: angiografia de projeção lateral de carótida, ambas as fases
Encéfalo: angiografia de projeção lateral de carótida, ambas as fases pós-processamento colorido
Encéfalo: angiografia vertebral, projeção anteroposterior, ambas as fases
Encéfalo: angiografia vertebral, projeção anteroposterior, ambas as fases pós-processamento colorido
Encéfalo: angiografia vertebral, projeção lateral, ambas as fases
Encéfalo: angiografia vertebral, projeção lateral, ambas as fases pós-processamento colorido
Encéfalo: seios venosos da dura-máter 3D
Encéfalo: seios venosos da dura-máter e artérias 3D (1)
Encéfalo: seios venosos da dura-máter e artérias 3D (2)
Encéfalo: séries de TC axial
Encéfalo: séries de TC axial, nível do olho
Encéfalo: ventrículos cerebrais 3D
Entrada do tórax, veia braquiocefálica esquerda, grandes artérias, artérias torácicas internas, rotação lateral 3D
Entrada do tórax, veia braquiocefálica esquerda, grandes artérias, artérias torácicas internas, rotação superoinferior 3D
Músculos superficiais de cabeça, face e pescoço 3D
Osso: corte coronal, órbita 3D
Osso: regiões cervical e torácica superior da coluna 3D
Osso: rotação inferossuperior hioide 3D
Osso: rotação lateral coronal do crânio 3D
Osso: rotação lateral de cabeça e pescoço
Osso: rotação lateral de corte sagital do crânio 3D
Osso: rotação lateral de cortes sagital e coronal do crânio (Leonardo) 3D
Osso: rotação lateral hioide 3D
Osso: rotação superoinferior da região cervical da coluna e do crânio 3D
Osso: vértebras cervicais e crânio com veias 3D
Trajeto das grandes veias do pescoço 3D
Veia braquiocefálica esquerda, grandes artérias e artéria torácica interna 3D

2 Coluna Vertebral e Medula Espinal

Osso: articulações das costelas 3D
Osso: crânio e região cervical da coluna, rotação superoinferior 3D
Osso: crânio e vértebras cervicais com veias 3D
Osso: regiões cervical e torácica superior da coluna 3D
Osso: rotação lateral coronal do crânio 3D
Osso: rotação lateral da coluna vertebral 3D
Osso: rotação lateral da pelve masculina 3D
Osso: rotação lateral de cabeça e pescoço
Osso: rotação lateral de tórax, vértebras e pelve 3D
Osso: rotação lateral de vértebras lombares 3D
Osso: rotação lateral de vértebras torácicas 3D
Osso: rotação lateral de vértebras torácicas e costelas 3D
Rotação lateral do tórax 3D
Séries de RM axial de vértebras cervicais

3 Membro Superior

Aortografia do arco, rotação lateral 3D
Artéria subclávia anômala 3D
Dissecção em camadas da fossa cubital 3D
Entrada do tórax, clavículas, grandes artérias e veias, rotação superoinferior 3D
Membro superior: tendão da cabeça longa do M. bíceps braquial no sulco intertubercular em US

Membro superior: US com Doppler colorido da artéria braquial
Membro superior: US com Doppler colorido da artéria radial
Membro superior: US da cabeça do rádio
Musculatura da mão em dissolução 3D
Músculos e tendões da articulação do punho 3D
Músculos e veias da fossa cubital 3D
Músculos intrínsecos da mão 3D
Osso: mão 3D
Osso: rotação lateral da articulação do punho 3D
Osso: rotação lateral de fratura da clavícula 3D
Osso: rotação lateral de patologia da escápula 3D
Osso: rotação lateral do cotovelo 3D
Osso: úmero 3D
Pele da mão 3D
Rotação superoinferior da artéria subclávia anômala e ramos
Rotação total do túnel do carpo, articulação do punho 3D
Tendões longos da mão 3D
Veia braquiocefálica esquerda, grandes artérias e artéria torácica interna 3D

4 Tórax

Abdome e pelve: rotação lateral coronal 3D (1)
Abdome e pelve: rotação lateral coronal 3D (2)
Angiografia, aorta do coração e femoral 3D
Angiografia axial por TC
Angiografia coronária: inserção de *stent*
Angiografia coronária: patologia 3D
Angiografia coronária em rotação total 3D
Aorta dupla anômala 3D
Arco da aorta duplo anômalo 3D
Artéria subclávia anômala 3D
Artéria subclávia esquerda anômala 3D
Batimentos cardíacos 4D
Coração: aorta, rotação intercostal total 3D
Coração: ramo circunflexo direito anômalo, rotação lateral 3D
Coração: ramo circunflexo direito anômalo, rotação superoinferior 3D
Coração: RM, eixo longo, valva atrioventricular esquerda (mitral)
Coração: RM, projeção oblíqua de quatro câmaras
Coração: RM axial
Coração: RM coronal, valva da aorta
Coração: RM coronal, válvulas
Coração: RM de eixo curto, projeção do ápice
Coração: RM do trato de saída de fluxo ventricular esquerdo
Coração: RM sagital
Coração: rotação lateral 3D
Coração: rotação superoinferior 3D
Coração: série de RM de eixo curto, da base ao ápice
Coração: TC 3D
Coração: US, projeção de eixo curto da valva da aorta (1
Coração: US, projeção de eixo curto da valva da aorta (2
Coração: US, projeção de eixo longo paraesternal (1)
Coração: US, projeção de eixo longo paraesternal (2)
Coração: US, projeção subxifoide (1)
Coração: US, projeção subxifoide (2)
Coração: vascularização aorta/pulmonar, rotação lateral 3D
Coração e pulmões: TC axial, pós-processamento colorido
Coronária direita: angiografia
Coronária esquerda: angiografia
Entrada do tórax, artérias e veias 3D
Entrada do tórax, clavículas, grandes artérias e veias, rotação superoinferior 3D
Entrada do tórax, veia braquiocefálica esquerda, grande artérias, artérias torácicas internas, rotação lateral 3D
Entrada do tórax, veia braquiocefálica esquerda, grandes artérias, artérias torácicas internas, rotação superoinferior 3D
Osso: articulações das costelas 3D
Osso: rotação lateral de tórax, vértebras e pelve 3D
Osso: rotação lateral de vértebras torácicas e costelas 3D
Osso: rotação superoinferior, fratura de clavícula 3D
Osso: tórax, abdome e pelve 3D
Pulmões: rotação lateral 3D
Pulmões: rotação superoinferior 3D
Ramo circunflexo direito anômalo, angiografia coronária, rotação lateral 3D
Série anteroposterior arterial por TC coronal
Tórax: abdome masculino, musculatura superficial 3D
Tórax: rotação lateral 3D (1)
Tórax: rotação lateral 3D (2)
Tórax: US, pleura deslizante (1)
Tórax: US, pleura deslizante (2)
Vascularização pulmonar: rotação lateral 3D

5 Abdome e Pelve

Abdome: projeção sagital, lobo direito do fígado, veia porta, US, ducto colédoco
Abdome: projeção sagital, VCI esquerda, veia porta, ramo direito, US
Abdome: projeção sagital, veia porta, ducto colédoco, US, lobo direito do fígado
Abdome: projeção sagital oblíqua, lobo direito do fígado, veia porta central, veia hepática esquerda, ri direito, US de polo superior
Abdome: projeção sagital oblíqua, polo inferior esquerdo do baço, rim esquerdo, US de polo superio
Abdome: projeção sagital oblíqua, recesso hepatorrena (Rutherford-Morrison), US de gordura pararrenal
Abdome: projeção transversa, US (da esquerda para a direita), lobo direito do fígado, veia porta com gordura, VCI, veia esplênica linear, corpo do pâncrea
Abdome: projeção transversa, US de lobo direito do fígado, vesícula biliar, hemidiafragma direito, veias hepáticas

bdome: projeção transversa, US de VCI, pâncreas, lobo esquerdo do fígado
bdome: projeção transversa, US de VCI, veia renal esquerda, aorta e corpo vertebral
bdome: projeção transversa, VCI esquerda, aorta direita, corpo vertebral, US posterior
bdome e pelve coronal, rotação lateral 3D (1)
bdome e pelve coronal, rotação lateral 3D (2)
neurisma da parte abdominal da aorta, angiografia
neurisma da parte abdominal da aorta 3D (1)
neurisma da parte abdominal da aorta 3D (2)
ngiografia, tronco celíaco 3D
ngiografia bilateral ilíaca
ngiografia bilateral ilíaca: patologia à esquerda
ngiografia femoral ilíaca
ngiografia ilíaca: doença
ngiografia ilíaca sem subtração
ngiografia renal e pélvica, transplante de rim
ngiografia renal e pélvica, transplante de rim: rotação inferossuperior 3D
ngiografia renal e pélvica, transplante de rim: rotação lateral 3D
rtérias mesentérica, renal e tronco celíaco 3D
rtérias renais e aorta, rotação lateral 3D
rtérias renais e aorta, rotação superoinferior 3D
rteriografia pélvica 3D
ucto colédoco, cálculos da vesícula biliar, ducto pancreático, rotação lateral 3D
ucto colédoco, cálculos da vesícula biliar, ducto pancreático 3D
to: séries de varreduras de RM (1)
to: séries de varreduras de RM (2)
to: varredura 3º trimestre 4D (1)
to: varredura 3º trimestre 4D (2)
to: varredura 3º trimestre 4D (3)
to: varredura por US 3D, 1º trimestre
to: varredura por US 3D, 2º trimestre
to: varredura por US 4D
usculatura pélvica feminina: rotação inferossuperior 3D
sso: rotação da articulação do quadril 3D
sso: rotação inferossuperior da pelve masculina 3D
sso: rotação lateral da pelve feminina 3D
sso: rotação lateral da pelve masculina 3D
sso: rotação lateral de tórax, vértebras e pelve 3D
sso: rotação lateral do ílio 3D
sso: rotação superoinferior da pelve feminina 3D (1)
sso: rotação superoinferior da pelve feminina 3D (2)
sso: rotação superoinferior do ílio 3D

Osso: tórax, abdome e pelve 3D
Pênis: série de RM coronal
Rins: rotação total da aorta 3D
Rins: vértebras lombares, rotação total 3D
Série de TC coronal arterial anteroposterior
Stent aórtico 3D
Tórax, abdome masculino, musculatura superficial 3D
Vias biliares: rotação lateral 3D
Vias biliares: rotação superoinferior 3D
Vias biliares e duodeno: rotação lateral 3D
Vias biliares e duodeno: rotação superoinferior 3D

6 Membro Inferior

Fêmur: angiografia
Fêmur: angiografia distal
Fêmur: angiografia proximal
Fêmur: arteriografia, patologia 3D
Fêmur: arteriografia, rotação lateral 3D
Fêmur: ateroma, angiografia
Fêmur: ateroma bilateral
Ilíaca: angiografia, patologia
Ilíaca: angiografia bilateral
Ilíaca: angiografia bilateral, enxerto
Ilíaca: angiografia bilateral, patologia à esquerda
Ilíaca: angiografia femoral
Ilíaca: angiografia sem subtração
Ilíaca: arteriografia femoral 3D
Joelho, articulação, músculos, tendões e ligamentos 3D
Osso: articulação do joelho após reparo LCA 3D
Osso: articulação do quadril 3D (1)
Osso: articulação do quadril 3D (2)
Osso: articulação do quadril 3D (3)
Osso: epífises do joelho, rotação inferossuperior 3D
Osso: epífises do joelho, rotação lateral 3D
Osso: fratura da articulação do tornozelo, rotação inferossuperior 3D
Osso: fraturas da articulação do tornozelo 3D
Osso: pé com ossos sesamoides 3D
Panturrilha: angiografia
Panturrilha: angiografia 3D
Panturrilha: ateroma, angiografia
Pé: músculos e tendões, rotação lateral 3D
Póplite: angiografia
Póplite: angiografia, placas (1)
Póplite: angiografia, placas (2)
Região glútea: musculatura em 3D
Tornozelo: angiografia do pé
Tornozelo: articulação, tendões e músculos 3D

Material Suplementar

Este livro conta com o seguinte material suplementar:

- Vídeos em 3D, relacionados às dissecções contidas no livro.

O acesso ao material suplementar é gratuito. Basta que o leitor se cadastre e faça seu *login* em nosso *site* (www.grupogen.com.br), clique no *menu* superior do lado direito e, após, em GEN-IO. Em seguida, clique no *menu* retrátil (≡) e insira o código (PIN) de acesso localizado na primeira orelha deste livro.

O acesso ao material suplementar online fica disponível até seis meses após a edição do livro ser retirada do mercado.

Caso haja alguma mudança no sistema ou dificuldade de acesso, entre em contato conosco (gendigital@grupogen.com.br).

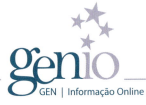

GEN-IO (GEN | Informação Online) é o ambiente virtual de aprendizagem do GEN | Grupo Editorial Nacional

Sumário

1 Cabeça, Pescoço e Encéfalo

Crânio	1
Mandíbula	18
Pescoço	28
Raiz do pescoço	36
Face	38
Fossas temporal e infratemporal	40
Fossa infratemporal	42
Fossa infratemporal profunda	44
Faringe	45
Laringe	48
Olho	51
Nariz	55
Nariz e língua	56
Orelha	57
Cavidade do crânio	59
Encéfalo	62
Nervos cranianos	79

2 Coluna Vertebral e Medula Espinal

Dorso e coluna vertebral	87
Dorso e ombro	88
Vértebras	89
Sacro	93
Sacro e cóccix	94
Pelve óssea	96
Ossificação vertebral	97
Coluna vertebral e medula espinal	98
Anatomia de superfície do dorso	104
Músculos do dorso	105
Trígono suboccipital	108
Radiografias da coluna vertebral	112

3 Membro Superior

Membro superior	115
Ossos do membro superior	116
Ombro	132
Axila	144
Braço	151
Cotovelo	153
Antebraço	157
Mão	163
Radiografias de punho e mão	178

4 Tórax

Tórax	179
Ossos do tórax	180
Anatomia de superfície da parede torácica e da mama	184
Mama	185
Parede torácica e anatomia de superfície	186
Parede torácica	187
Vísceras torácicas	190
Coração	196
Mediastino	204
Imagens mediastinais	208
Pulmões	209
Mediastino superior	217
Mediastino superior e entrada do tórax	218
Entrada do tórax (abertura superior do tórax)	220
Mediastino posterior	221
Nervos intercostais e articulações torácicas	223
Aorta e vasos associados	224
Diafragma	225
Imagens esofágicas	226

5 Abdome e Pelve

Abdome	227
Parede anterior do abdome	228
Região inguinal	233
Abdome e pelve	236
Abdome superior	237
Imagens intestinais	250
Fígado	254
Imagens da vesícula biliar	257
Baço	259
Baço e intestinos	260
Intestinos	261
Intestino delgado	262
Rins e glândulas suprarrenais	263

Rins e imagens renais	269	Articulação do quadril	33
Diafragma e parede abdominal posterior	270	Joelho	33
Paredes abdominal posterior e pélvica	271	Radiografias do joelho	34
Paredes da pelve	276	Perna	34
Região inguinal masculina, genitais externos	278	Tornozelo e pé	35
Pelve masculina	279	Pé	36
Vasos e nervos da pelve	282	Imagens do tornozelo e do pé	36
Ligamentos da pelve	284		
Pelve feminina	285	**7 Sistema Linfático**	
Períneo feminino	289	Sistema linfático	36
Períneo masculino	291	Linfangiografia	36
		Timo	36
6 Membro Inferior		Tórax	36
Membro inferior	293	Tonsilas palatinas	36
Ossos do membro inferior	294	Pescoço	36
Ossos do pé	318	Ducto torácico	36
Ossos do pé e do tarso	320	Axila direita	37
Osso do tarso	321	Cisterna do quilo e ducto torácico	37
Desenvolvimento dos ossos do membro inferior	322	Pelve feminina	37
Região glútea	324	Linfadenopatia grave da pelve	37
Coxa	326	Coxa e linfonodos inguinais superficiais	37
Região anterior da coxa	328	**Índice Alfabético**	37

Cabeça, Pescoço e Encéfalo

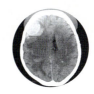
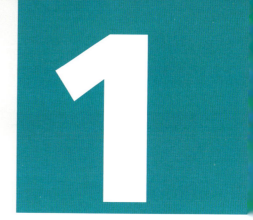

Crânio *vista anterior*

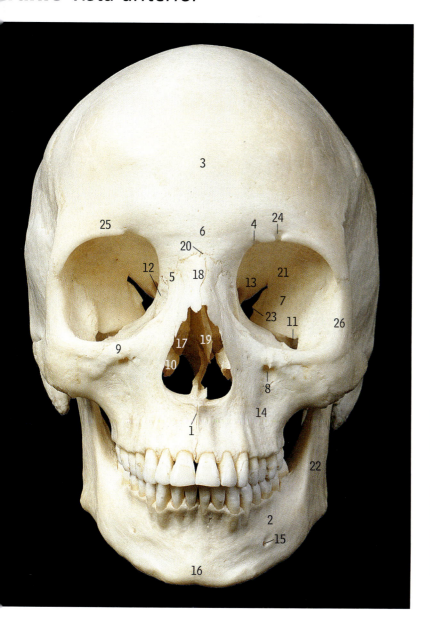

1 Espinha nasal anterior
2 Corpo da mandíbula
3 Osso frontal
4 Incisura frontal
5 Processo frontal da maxila
6 Glabela
7 Asa maior do osso esfenoide
8 Forame infraorbital
9 Margem infraorbital
10 Concha nasal inferior
11 Fissura orbital inferior
12 Osso lacrimal
13 Asa menor do osso esfenoide
14 Maxila
15 Forame mentual
16 Protuberância mentual
17 Concha nasal média
18 Osso nasal
19 Septo nasal
20 Násio
21 Órbita (cavidade orbital)
22 Ramo da mandíbula
23 Fissura orbital superior
24 Forame supraorbital
25 Margem supraorbital
26 Osso zigomático

A calvária é a abóbada do crânio (abóbada craniana ou calota craniana), a parte superior do crânio que envolve o cérebro.

A parte anterior do crânio forma o esqueleto da face.

Os forames supraorbitais, infraorbitais e mentuais (24, 8 e 15) estão situados aproximadamente no mesmo plano vertical.

Detalhes dos ossos cranianos individuais são apresentados nas páginas 18-27, dos ossos da órbita e nariz na página 12, e dos dentes nas páginas 13 e 16-19.

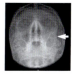

Fratura em tripé (ou do arco zigomático)

2 Crânio

Crânio *inserções musculares, vista anterior*

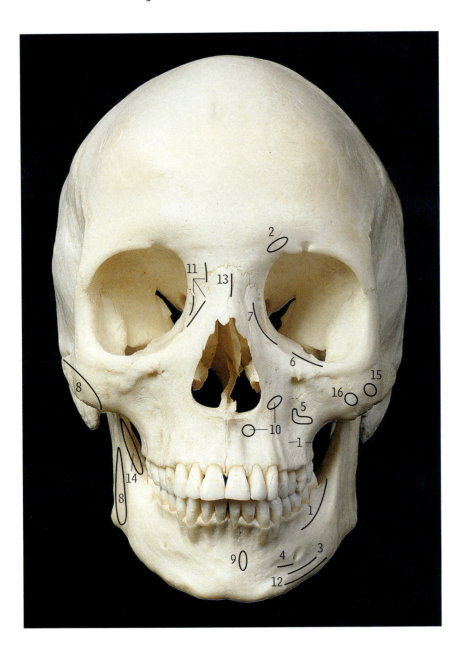

1 Músculo bucinador
2 Músculo corrugador do supercílio
3 Músculo abaixador do ângulo da boca
4 Músculo abaixador do lábio inferior
5 Músculo levantador do ângulo da boca
6 Músculo levantador do lábio superior
7 Músculo levantador do lábio superior e da asa do nariz
8 Músculo masseter
9 Músculo mentual
10 Músculo nasal
11 Músculo orbicular do olho
12 Músculo platisma
13 Músculo prócero
14 Músculo temporal
15 Músculo zigomático maior
16 Músculo zigomático menor

Crânio 3

Crânio radiografia, incidência occipitofrontal a 15°

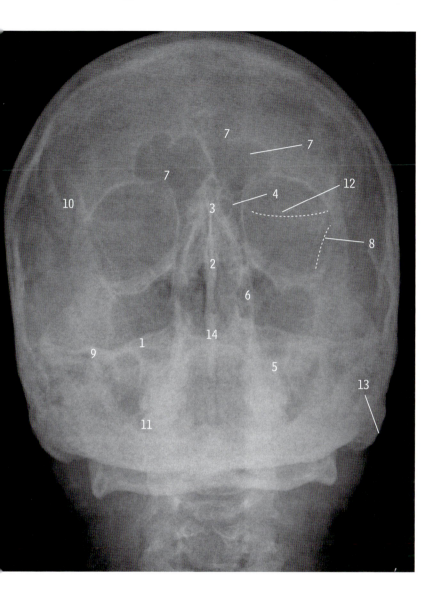

1 Base do crânio (occipício)
2 Corpo do osso esfenoide
3 Crista etmoidal
4 Células etmoidais
5 Assoalho dos seios maxilares (antros)
6 Forame redondo
7 Seio frontal
8 Asa maior do osso esfenoide
9 Meato acústico interno
10 Sutura lambdóidea
11 Massa lateral do atlas
   (primeira vértebra cervical)
12 Asa menor do osso esfenoide
13 Processo mastoide
14 Septo nasal

4 Crânio

Crânio *vista lateral direita*

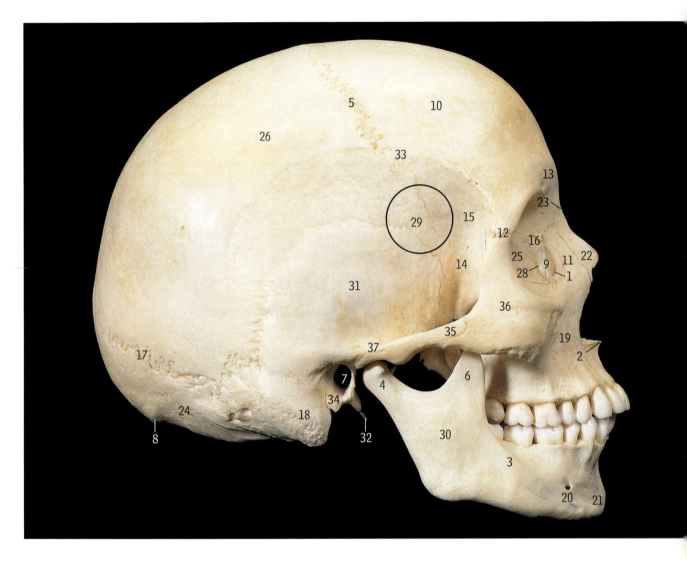

1 Crista lacrimal anterior
2 Espinha nasal anterior
3 Corpo da mandíbula
4 Processo condilar da mandíbula
5 Sutura coronal
6 Processo coronoide da mandíbula
7 Meato acústico externo
8 Protuberância occipital externa (ínio)
9 Fossa da glândula lacrimal
10 Osso frontal
11 Processo frontal da maxila
12 Sutura frontozigomática
13 Glabela
14 Asa maior do osso esfenoide
15 Linha temporal inferior
16 Osso lacrimal
17 Sutura lambdóidea
18 Processo mastoide
19 Maxila
20 Forame mentual
21 Protuberância mentual
22 Osso nasal
23 Násio
24 Osso occipital
25 Lâmina orbital do osso etmoide
26 Osso parietal
27 Fossa hipofisial (sela turca) (ver Figura A na página 5)
28 Crista lacrimal posterior
29 Ptério (com um círculo)
30 Ramo da mandíbula
31 Parte escamosa do osso temporal
32 Processo estiloide do osso temporal
33 Linha temporal superior
34 Parte timpânica do osso temporal
35 Arco zigomático
36 Osso zigomático
37 Processo zigomático do osso temporal

O ptério (29) não é um ponto único, mas uma área onde os ossos frontal (10) e parietal (26), a parte escamosa do osso temporal (31) e a asa maior do osso esfenoide (14) se juntam.

É um marco importante para o ramo anterior da artéria meníngea média, que está subjacente a essa área no interior do crânio (página 17).

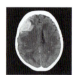

Hemorragia extradural

Crânio

A radiografia, incidência lateral

B ossos coloridos

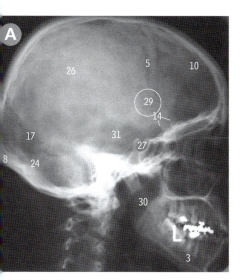

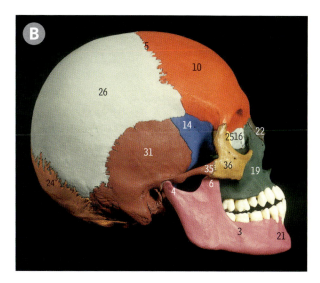

Ver a lista na página 4 para os dísticos das imagens A e B.

C dissecção do escalpo

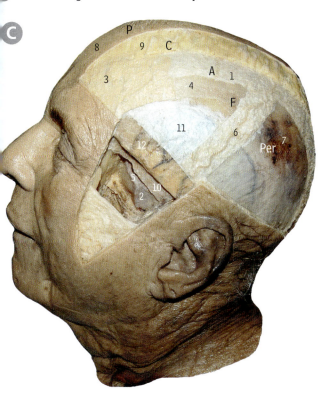

Camadas do escalpo
P, pele; **C**, tecido conjuntivo; **A**, aponeurose do músculo occipitofrontal; **F**, tecido areolar frouxo; **Per**, periósteo.

1 Aponeurose do músculo occipitofrontal
2 Dura-máter
3 Músculo frontal (coberto por tecido areolar frouxo)
4 Tecido areolar frouxo
5 Impressão da artéria meníngea média na dura-máter
6 Ramo parietal da artéria temporal superficial
7 Periósteo
8 Pele
9 Tela subcutânea
10 Osso temporal
11 Fáscia temporal
12 Músculo temporal

6 Crânio

Crânio *inserções musculares, vista lateral direita*

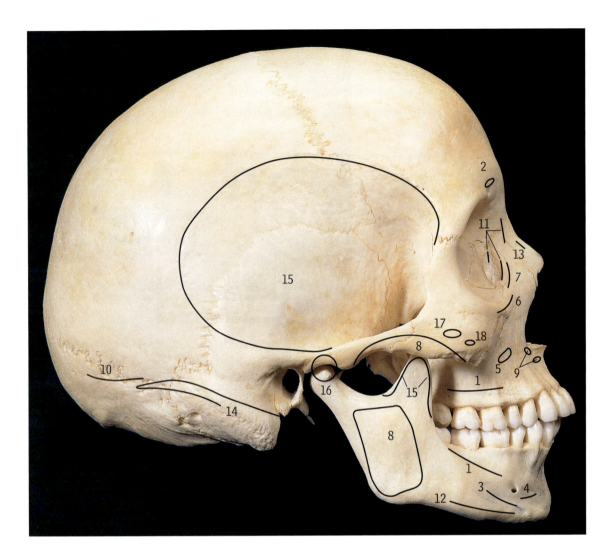

1 Músculo bucinador
2 Músculo corrugador do supercílio
3 Músculo abaixador do ângulo da boca
4 Músculo abaixador do lábio inferior
5 Músculo levantador do ângulo da boca
6 Músculo levantador do lábio superior
7 Músculo levantador do lábio superior e da asa do nariz
8 Músculo masseter
9 Músculo nasal
10 Parte occipital do músculo occipitofrontal
11 Músculo orbicular do olho
12 Músculo platisma
13 Músculo prócero
14 Músculo esternocleidomastóideo
15 Músculo temporal
16 Articulação temporomandibular
17 Músculo zigomático maior
18 Músculo zigomático menor

As inserções ósseas do músculo bucinador (1) estão na maxila e na mandíbula opostos aos três dentes molares. (Os dentes são identificados na página 13.)

A inserção proximal do músculo temporal (superior 15) ocupa a fossa temporal (o espaço estreito acima do arco zigomático na lateral do crânio). A inserção distal do músculo temporal (inferior 15) se estende a partir da parte mais inferior da incisura da mandíbula, sobre o processo coronoide e na frente do ramo da mandíbula até o último dente molar.

O músculo masseter (8) se estende do arco zigomático para a face lateral do ramo da mandíbula.

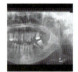

Luxação da articulação temporomandibular (ATM)

Crânio 7

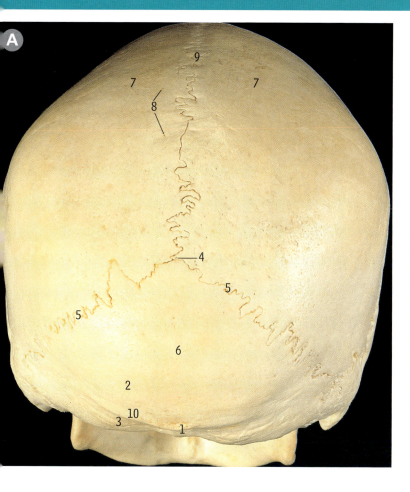

A Crânio *vista posterior*

1 Protuberância occipital externa (ínio)
2 Linha nucal suprema
3 Linha nucal inferior
4 Lambda
5 Sutura lambdóidea
6 Osso occipital
7 Osso parietal
8 Forame parietal
9 Sutura sagital
10 Linha nucal superior

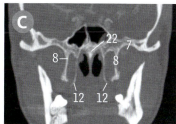
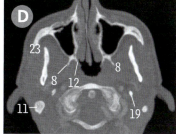

Ver lista a seguir para os dísticos das imagens C e D.

B Crânio *região infratemporal direita, vista inferior e oblíqua*

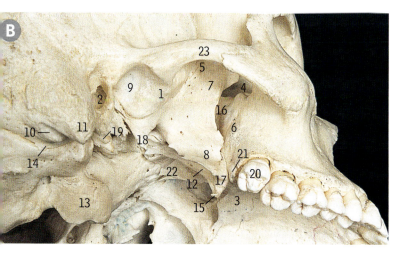

1 Tubérculo articular
2 Meato acústico externo
3 Lâmina horizontal do osso palatino
4 Fissura orbital inferior
5 Crista infratemporal
6 Face infratemporal (posterior) da maxila
7 Face infratemporal da asa maior do osso esfenoide
8 Lâmina lateral do processo pterigoide
9 Fossa mandibular
10 Incisura mastóidea
11 Processo mastoide
12 Lâmina medial do processo pterigoide
13 Côndilo occipital
14 Sulco occipital
15 Hâmulo pterigóideo
16 Fissura pterigomaxilar e fossa pterigopalatina
17 Processo piramidal do osso palatino
18 Espinha do osso esfenoide
19 Processo estiloide
20 Terceiro dente molar maxilar
21 Túber da maxila
22 Osso vômer
23 Arco zigomático

8 Crânio

A Crânio *vista superior*

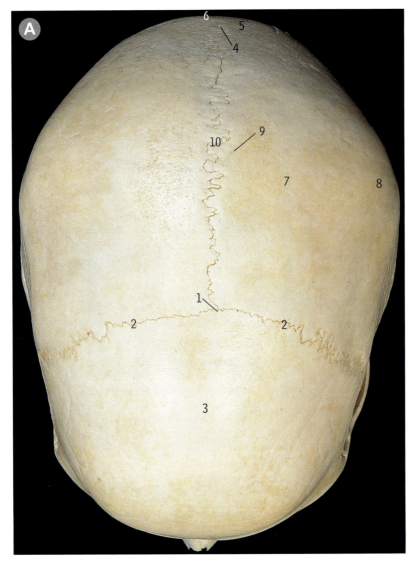

B Crânio *face interna da calvária, parte central*

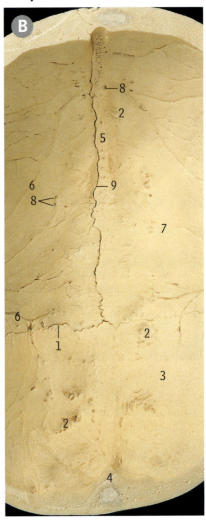

1 Bregma
2 Sutura coronal
3 Osso frontal
4 Lambda
5 Sutura lambdóidea
6 Osso occipital
7 Osso parietal
8 Túber parietal
9 Forame parietal
10 Sutura sagital

Neste crânio, os túberes parietais são proeminentes (A8).

O ponto onde a sutura sagital (A10) encontra a sutura coronal (A2) é o bregma (A1). No nascimento, as partes não ossificadas dos ossos frontal e parietais nessa região formam o fontículo anterior (página 14, D1).

O ponto onde a sutura sagital (A10) encontra a sutura lambdóidea (A5) é o lambda (A4). No nascimento, as partes não ossificadas dos ossos parietais e occipital nessa região formam o fontículo posterior (página 14, C13).

O dístico A3 no centro do osso frontal indica a linha da sutura frontal no crânio fetal (página 14, A5). A sutura pode persistir no crânio adulto e é conhecida algumas vezes como sutura metópica.

As granulações aracnóideas (página 62, B1), através das quais o líquido cerebrospinal drena para o seio sagital superior, causam as depressões irregulares (B2) nas partes dos ossos frontal e parietais (B3 e 7) que sobrepõem o seio.

1 Sutura coronal
2 Fovéolas granulares
3 Osso frontal
4 Crista frontal
5 Sulco do seio sagital superior
6 Sulcos dos vasos meníngeos médios
7 Osso parietal
8 Forame parietal
9 Sutura sagital

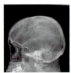

Crânio com padrão em "sal e pimenta"

Crânio face externa da base

1 Ápice da parte petrosa do osso temporal
2 Tubérculo articular
3 Canal carótico
4 Canal condilar (posterior)
5 Borda do tegme timpânico
6 Meato acústico externo
7 Crista occipital externa
8 Protuberância occipital externa
9 Forame lacerado
10 Forame magno
11 Forame oval
12 Forame espinhoso
13 Forame palatino maior
14 Lâmina horizontal do osso palatino
15 Canal do nervo hipoglosso (aberturas proximais e distais)
16 Fossa incisiva
17 Linha nucal inferior
18 Fissura orbital inferior
19 Crista infratemporal da asa maior do osso esfenoide
20 Forame jugular
21 Lâmina lateral do processo pterigoide
22 Forame palatino menor
23 Fossa mandibular
24 Forame mastóideo
25 Incisura mastóidea
26 Processo mastoide
27 Lâmina medial do processo pterigoide
28 Sutura palatina mediana
29 Côndilo occipital
30 Sulco da artéria occipital
31 Sulcos e espinhas palatinas
32 Processo palatino da maxila
33 Canal palatovaginal
34 Fissura petroescamosa
35 Fissura petrotimpânica
36 Tubérculo faríngeo
37 Margem posterior do vômer
38 Cóano (abertura nasal posterior)
39 Espinha nasal posterior
40 Hâmulo pterigóideo
41 Processo piramidal do osso palatino
42 Fossa escafóidea
43 Espinha do osso esfenoide
44 Fissura timpanoescamosa
45 Parte escamosa do osso temporal
46 Processo estiloide
47 Forame estilomastóideo
48 Linha nucal superior
49 Sutura palatina transversa
50 Túber da maxila
51 Parte timpânica do osso temporal
52 Canal vomerovaginal
53 Arco zigomático

Os processos palatinos da maxila (32) e a lâmina horizontal do osso palatino (14) formam o palato duro (teto da cavidade oral e assoalho da cavidade nasal).

O canal carótico (3), reconhecido por sua forma redonda na face inferior da parte petrosa do osso temporal, não passa direto para cima para abrir dentro do crânio, mas faz uma curva em ângulo reto para a frente e medialmente dentro da parte petrosa do osso temporal para abrir na parte posterior do forame lacerado (9).

Disseminação intracraniana de infecção – face

Disseminação intracraniana de infecção – escalpo

10 Crânio

Crânio *inserções musculares, face externa da base*

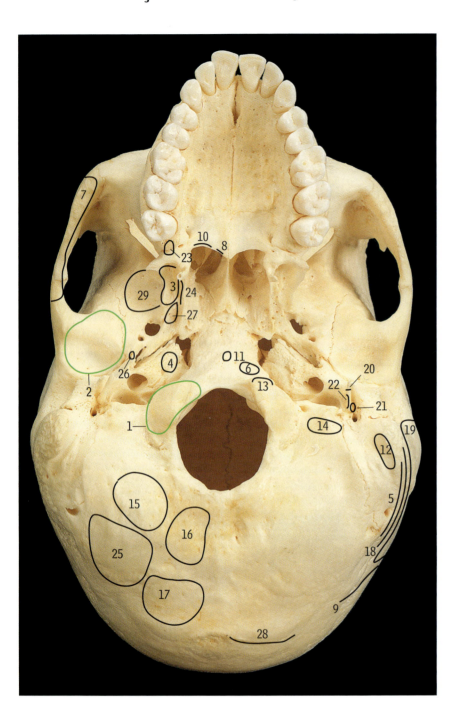

Linha verde = inserção da cápsula das articulações atlantoccipital e temporomandibular

1. Inserção da cápsula da articulação atlantoccipital
2. Inserção da cápsula da articulação temporomandibular
3. Cabeça profunda do músculo pterigóideo medial
4. Músculo levantador do véu palatino
5. Músculo longuíssimo da cabeça
6. Músculo longo da cabeça
7. Músculo masseter
8. Músculo da úvula
9. Parte occipital do músculo occipitofrontal
10. Músculo palatofaríngeo
11. Rafe da faringe
12. Ventre posterior do músculo digástrico
13. Músculo reto anterior da cabeça
14. Músculo reto lateral da cabeça
15. Músculo reto posterior maior da cabeça
16. Músculo reto posterior menor da cabeça
17. Músculo semiespinal da cabeça
18. Músculo esplênio da cabeça
19. Músculo esternocleidomastóideo
20. Músculo estiloglosso
21. Músculo estilo-hióideo
22. Músculo estilofaríngeo
23. Cabeça superficial do músculo pterigóideo medial
24. Músculo constritor superior da faringe
25. Músculo oblíquo superior da cabeça
26. Músculo tensor do tímpano
27. Músculo tensor do véu palatino
28. Músculo trapézio
29. Cabeça superior do músculo pterigóideo lateral

A lâmina medial do processo pterigoide não apresenta inserção para os músculos pterigóideos. Essa lâmina passa direto para a parte posterior, dando origem na sua extremidade inferior à parte do músculo constritor superior da faringe (24).

A lâmina lateral do processo pterigoide apresenta ambos os músculos pterigóideos inseridos: os músculos pterigóideos mediais e os músculos pterigóideos laterais a partir das faces medial e lateral, respectivamente (3 e 29). A lâmina torna-se ligeiramente curva lateralmente por causa da constante tração desses músculos que passam posterior e lateralmente às suas inserções na mandíbula (páginas 18 e 19).

Fratura do crânio

Crânio 11

Crânio *face interna da base (fossas do crânio)*

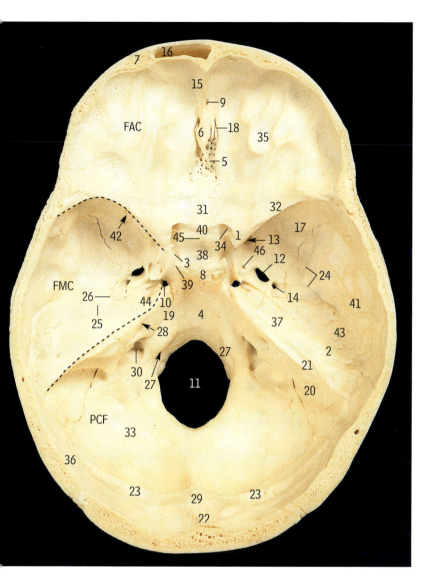

1. Processo clinoide anterior
2. Eminência arqueada
3. Sulco carótico
4. Clivo
5. Lâmina cribriforme do osso etmoide
6. Crista etmoidal
7. Díploe
8. Dorso da sela
9. Forame cego
10. Forame lacerado
11. Forame magno
12. Forame oval
13. Forame redondo
14. Forame espinhoso
15. Crista frontal
16. Seio frontal
17. Asa maior do osso esfenoide
18. Sulco do nervo e dos vasos etmoidais anteriores
19. Sulco do seio petroso inferior
20. Sulco do seio sigmóideo
21. Sulco do seio petroso superior
22. Sulco do seio sagital superior
23. Sulco do seio transverso
24. Sulcos dos vasos meníngeos médios
25. Hiato e sulco do nervo petroso maior
26. Hiato e sulco do nervo petroso menor
27. Canal do nervo hipoglosso
28. Meato acústico interno
29. Protuberância occipital interna (posição da confluência de seios)
30. Forame jugular
31. Jugo esfenoidal
32. Asa menor do osso esfenoide
33. Osso occipital (fossa cerebelar)
34. Canal óptico
35. Parte orbital do osso frontal
36. Osso parietal (somente o ângulo posteroinferior)
37. Parte petrosa do osso temporal
38. Fossa hipofisial (sela turca)
39. Processo clinoide posterior
40. Sulco pré-quiasmático
41. Parte escamosa do osso temporal
42. Fissura orbital superior
43. Tegme timpânico
44. Impressão trigeminal
45. Tubérculo da sela
46. Forame venoso

A fossa anterior do crânio (FAC) é limitada posteriormente em cada lado pela margem livre da asa menor do osso esfenoide (32) com seu processo clinoide anterior (1), e centralmente pela margem anterior do sulco pré-quiasmático (40).

A fossa média do crânio (FMC) se apresenta em forma de borboleta e consiste em uma parte central ou mediana e partes laterais direita esquerda. A parte central inclui a fossa hipofisial (38) na face superior do corpo do osso esfenoide, com o sulco pré-quiasmático (40) na frente, e o dorso da sela (8) com seus processos clinoides posteriores (39) atrás. Cada parte lateral se estende da margem posterior da asa menor do osso esfenoide (32) ao sulco do seio petroso superior (21) na borda superior da parte petrosa do osso temporal.

A fossa posterior do crânio (FPC), cuja característica mais óbvia é o forame magno (11), está atrás do dorso da sela (8) e dos sulcos dos seios petrosos superiores (21).

Para as inserções cranianas da dura-máter e suas reflexões, ver páginas 59-62.

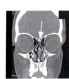
Anosmia

Fratura da base do crânio

12 Crânio | Órbita e cavidade nasal

A Crânio ossos da órbita esquerda

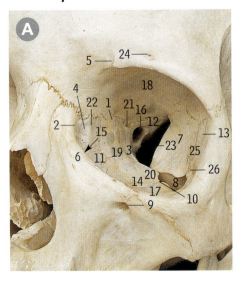

B Cavidade nasal parede lateral

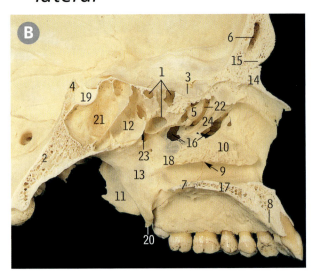

1 Forame etmoidal anterior
2 Crista lacrimal anterior
3 Corpo do osso esfenoide formando a parede medial
4 Fossa da glândula lacrimal
5 Incisura frontal
6 Processo frontal da maxila formando a parede medial
7 Asa maior do osso esfenoide formando a parede lateral
8 Fissura orbital inferior
9 Forame infraorbital
10 Sulco infraorbital
11 Osso lacrimal formando a parede medial
12 Asa menor do osso esfenoide formando o teto
13 Tubérculo marginal
14 Maxila, formando o assoalho

15 Canal lacrimonasal
16 Canal óptico
17 Face orbital do osso zigomático formando o assoalho
18 Parte orbital do osso frontal formando o teto
19 Lâmina orbital do osso etmoide formando a parede medial
20 Processo orbital do osso palatino formando o assoalho
21 Forame etmoidal posterior
22 Crista lacrimal posterior
23 Fissura orbital superior
24 Forame supraorbital
25 Osso zigomático formando a parede lateral
26 Forame zigomático-orbital

Neste corte sagital mediano do crânio, com o septo nasal removido, as conchas nasais superior e média foram dissecadas para revelar as células etmoidais, em especial a bolha etmoidal (5).

1 Células etmoidais
2 Clivo
3 Lâmina cribriforme do osso etmoide
4 Dorso da sela
5 Bolha etmoidal
6 Seio frontal
7 Lâmina horizontal do osso palatino
8 Canal incisivo
9 Meato nasal inferior
10 Concha nasal inferior
11 Lâmina lateral do processo pterigoide
12 Seio esfenoidal esquerdo

13 Lâmina medial do processo pterigoide
14 Osso nasal
15 Espinha nasal do osso frontal
16 Abertura do seio maxilar (antro)
17 Processo palatino da maxila
18 Lâmina perpendicular do osso palatino
19 Fossa hipofisial (sela turca)
20 Hâmulo pterigóideo
21 Seio esfenoidal direito
22 Hiato semilunar
23 Forame esfenopalatino
24 Processo uncinado do osso etmoide

O teto da cavidade nasal é composto principalmente pela lâmina cribriforme do osso etmoide (B3) com o corpo do osso esfenoide contendo os seios esfenoidais (B21 e 12) atrás, e o osso nasal (B14) e a espinha nasal do osso frontal (B15) na frente.

O assoalho da cavidade consiste no processo palatino da maxila (B17) e na lâmina horizontal do osso palatino (B7).

A parede medial é o septo nasal, que é formado principalmente por dois ossos – a lâmina perpendicular do osso etmoide e o osso vômer – junto com a cartilagem do septo.

A parede lateral consiste na face medial da maxila com sua grande abertura (B16), sobreposta por partes do osso etmoide (B1, 5 e 24) e ossos lacrimais, posteriormente pela lâmina perpendicular do osso palatino (B18), e abaixo pela concha nasal inferior (B10).

C Crânio ossos individuais, órbita esquerda

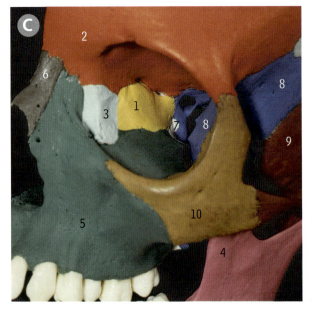

1 Etmoide
2 Frontal
3 Lacrimal
4 Mandíbula
5 Maxila
6 Nasal
7 Palatino
8 Esfenoide
9 Temporal
10 Zigomático

Sinusopatias

Crânio | Dentes e mandíbula 13

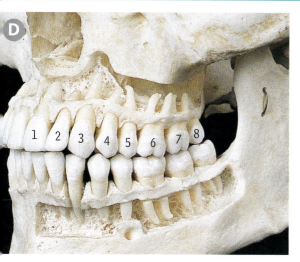

D Dentes permanentes *vista lateral esquerda e anterior*

1 Primeiro incisivo (central)
2 Segundo incisivo (lateral)
3 Canino
4 Primeiro pré-molar
5 Segundo pré-molar
6 Primeiro molar
7 Segundo molar
8 Terceiro molar (dente do siso)

Os dentes correspondentes da maxila e da mandíbula têm nomes similares. Na clínica odontológica, os dentes são geralmente identificados pelos números 1 a 8 (como listados na imagem), em vez de pelo nome. O terceiro molar é, às vezes, chamado de dente do siso.

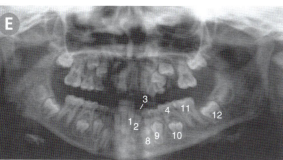

Mandíbula e maxila *vista anterior e lateral esquerda*

E ortopantomografia em criança de 6 anos de idade

F em criança de 4 anos de idade com dentes decíduos irrompidos e dentes permanentes não irrompidos

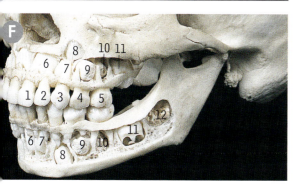

1 Primeiro incisivo (central) da dentição decidual
2 Segundo incisivo (lateral) da dentição decidual
3 Canino da dentição decidual
4 Primeiro molar da dentição decidual
5 Segundo molar da dentição decidual
6 Primeiro incisivo (central) da dentição permanente
7 Segundo incisivo (lateral) da dentição permanente
8 Canino da dentição permanente
9 Primeiro pré-molar da dentição permanente
10 Segundo pré-molar da dentição permanente
11 Primeiro molar da dentição permanente
12 Segundo molar da dentição permanente

Os molares deciduais ocupam as posições dos pré-molares da dentição permanente.

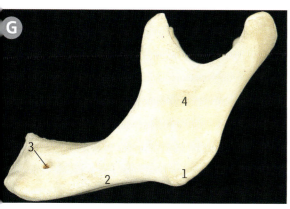

G Mandíbula endentada *na velhice, vista lateral esquerda*

1 Ângulo da mandíbula
2 Corpo da mandíbula
3 Forame mentual
4 Ramo da mandíbula

Com a perda de dentes, o osso alveolar é reabsorvido, de modo que o forame mentual (3) e o canal da mandíbula ficam perto da margem superior do osso.

O ângulo da mandíbula (1) entre o ramo da mandíbula (4) e o corpo da mandíbula (2) torna-se mais obtuso, semelhante ao ângulo infantil (como em E e F, descritos anteriormente).

14 Crânio | Feto

Crânio de um feto a termo

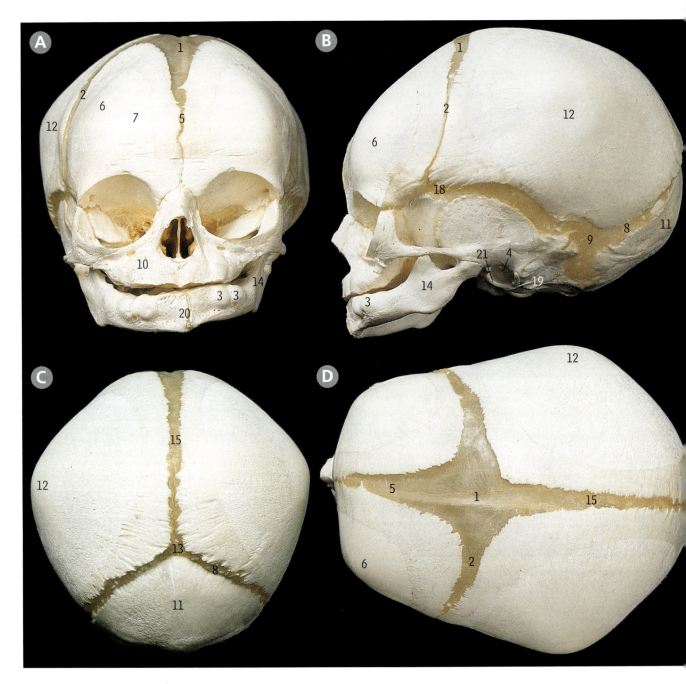

Fenda labial e palatina

A vista anterior

B vista lateral esquerda e ligeiramente inferior

C vista posterior

D vista superior

1 Fontículo anterior
2 Sutura coronal
3 Elevações sobre os dentes decíduais no corpo da mandíbula
4 Meato acústico externo
5 Sutura frontal (sutura metópica)
6 Túber frontal
7 Metade do osso frontal
8 Sutura lambdóidea
9 Fontículo posterolateral (mastóideo)
10 Maxila
11 Osso occipital
12 Túber parietal
13 Fontículo posterior
14 Ramo da mandíbula
15 Sutura sagital
16 Sela turca
17 Canais semicirculares, superiores
18 Fontículo anterolateral (esfenoidal)
19 Forame estilomastóideo
20 Sínfise da mandíbula
21 Anel timpânico

Crânio | Feto 15

Radiografias do crânio fetal
E *incidência frontal* **F** *incidência lateral*

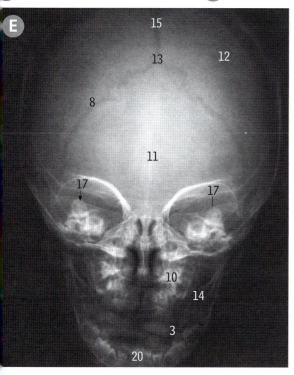

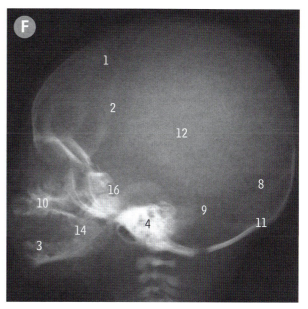

A face no nascimento forma uma proporção relativamente menor do crânio do que no adulto (aproximadamente um oitavo comparado com a metade) devido ao pequeno tamanho da cavidade nasal e dos seios maxilares e à ausência de dentes irrompidos.

O fontículo posterior (C13, E13) fecha cerca de 2 meses após o nascimento e o fontículo anterior (A2, D1, F1), no segundo ano de vida.

Devido à falta do processo mastoide (que não se desenvolve até o segundo ano de vida), o forame estilomastóideo (B1) e o nervo facial emergente estão relativamente próximos da superfície e desprotegidos.

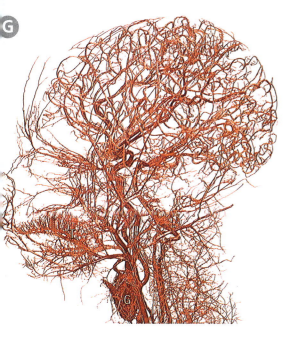

G Molde de resina das artérias da cabeça e do pescoço *feto a termo completo, vista lateral esquerda*

Nessa moldagem de artérias fetais, observar na região anterior do pescoço o padrão arterial denso indicando a glândula tireoide (G), e acima e anteriormente os vasos finos delineando a língua (T).

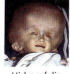
Hidrocefalia

Feridas no escalpo

16 Crânio

Crânio Ⓐ metade esquerda do crânio colorida em corte sagital

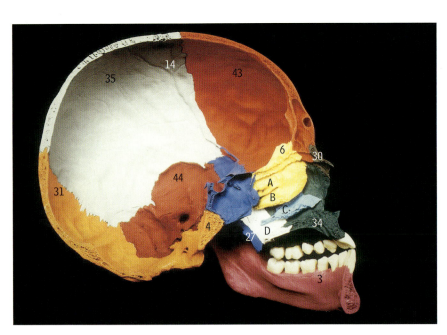

A Concha nasal superior
B Concha nasal média
C Concha nasal inferior
D Ossos palatinos
Ver página 17 para os números adicionais.

Nota: a lâmina perpendicular do osso etmoide foi removida para expor as conchas nasais.

Ⓑ peça diafanizada, vista anterior, iluminada posteriormente

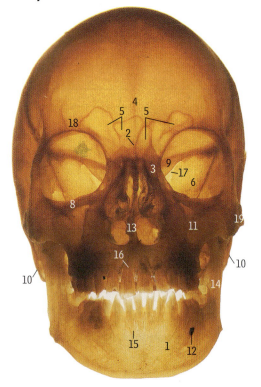

Ⓒ radiografia dos ossos da face, vista occipitofrontal

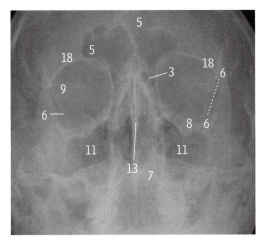

Comparar com o crânio da página 1.

1 Corpo da mandíbula
2 Crista etmoidal
3 Células etmoidais
4 Crista frontal
5 Seio frontal
6 Asa maior do osso esfenoide
7 Concha nasal inferior
8 Margem infraorbital
9 Asa menor do osso esfenoide
10 Processo mastoide
11 Seio maxilar
12 Forame mentual
13 Septo nasal
14 Ramo da mandíbula
15 Raiz do incisivo lateral inferior
16 Raiz do incisivo central superior
17 Fratura orbital superior
18 Margem supraorbital
19 Arco zigomático

Fraturas por explosão da órbita

Mastoidite

Crânio 17

Crânio metade esquerda em corte sagital

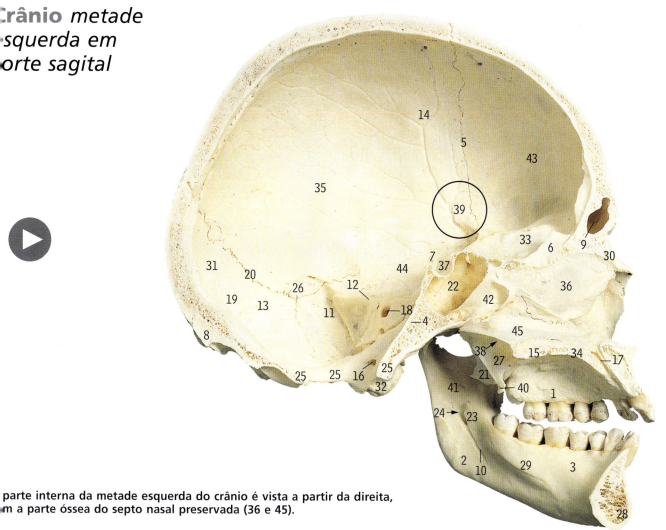

A parte interna da metade esquerda do crânio é vista a partir da direita, com a parte óssea do septo nasal preservada (36 e 45).

1. Processo alveolar da maxila
2. Ângulo da mandíbula
3. Corpo da mandíbula
4. Clivo
5. Sutura coronal
6. Crista etmoidal
7. Dorso da sela
8. Protuberância occipital externa
9. Seio frontal
10. Sulco do nervo milo-hióideo
11. Sulco do seio sigmóideo
12. Sulco do seio petroso superior
13. Sulco do seio transverso
14. Sulcos dos vasos meníngeos médios (divisão anterior)
15. Lâmina horizontal do osso palatino
16. Canal do nervo hipoglosso
17. Canal incisivo
18. Meato acústico interno na parte petrosa do osso temporal
19. Protuberância occipital interna
20. Sutura lambdóidea
21. Lâmina lateral do processo pterigoide
22. Seio esfenoidal esquerdo
23. Língula da mandíbula
24. Forame da mandíbula
25. Margem do forame magno
26. Ângulo mastóideo (posteroinferior) do osso parietal
27. Lâmina medial do processo pterigoide
28. Protuberância mentual
29. Linha milo-hióidea
30. Osso nasal
31. Osso occipital
32. Côndilo occipital
33. Parte orbital do osso frontal
34. Processo palatino da maxila
35. Osso parietal
36. Lâmina perpendicular do osso etmoide
37. Fossa hipofisial (sela turca)
38. Cóano (abertura nasal posterior)
39. Ptério (com um círculo)
40. Hâmulo pterigoide
41. Ramo da mandíbula
42. Seio esfenoidal direito
43. Parte escamosa do osso frontal
44. Parte escamosa do osso temporal
45. Vômer

A parte óssea do septo nasal consiste no vômer (45) e na lâmina perpendicular do osso etmoide (36). A parte anterior do septo é composta pela cartilagem do septo (páginas 60 e 61).

Nesse crânio, os seios esfenoidais (42 e 22) são grandes, e o seio direito (42) se apresenta estendido para a esquerda além da linha mediana. A fossa hipofisial (37) se projeta para baixo no seio esfenoidal esquerdo (22).

Os sulcos para os vasos meníngeos médios (14) passam por cima e para trás. O círculo (39) demarca a região do ptério, e corresponde à posição mostrada no lado externo do crânio na página 4.

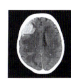
Hemorragia extradural

Tumor da hipófise

18 Ossos do crânio

Mandíbula

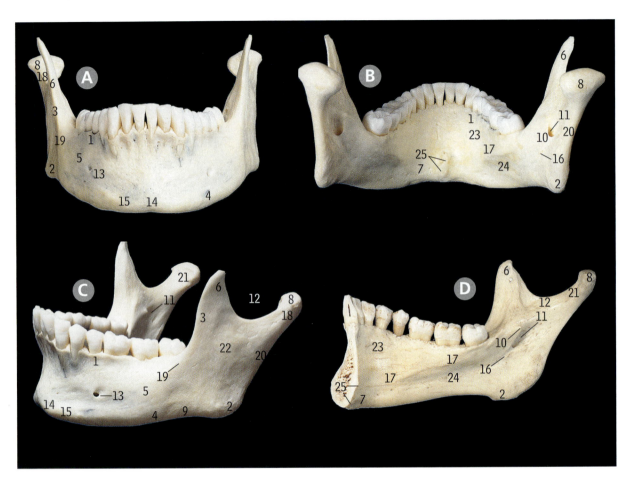

A vista anterior

B vista posterior

C vista lateral esquerda e anterior

D vista lateral esquerda e interna

1 Parte alveolar
2 Ângulo da mandíbula
3 Margem anterior do ramo da mandíbula
4 Base da mandíbula
5 Corpo da mandíbula
6 Processo coronoide
7 Fossa digástrica
8 Cabeça da mandíbula
9 Margem inferior do ramo da mandíbula
10 Língula da mandíbula
11 Forame da mandíbula
12 Incisura da mandíbula
13 Forame mentual

14 Protuberância mentual
15 Tubérculo mentual
16 Sulco milo-hióideo
17 Linha milo-hióidea
18 Colo da mandíbula
19 Linha oblíqua
20 Margem posterior do ramo da mandíbula
21 Fóvea pterigóidea
22 Ramo da mandíbula
23 Fossa sublingual
24 Fossa submandibular
25 Espinhas genianas superiore e inferiores

A cabeça da mandíbula (8) e o colo da mandíbula (18, incluindo a fóvea pterigóidea, 21) constituem o processo condilar.

A parte alveolar (1) contém os alvéolos dentais para as raízes dos dentes.

A base da mandíbula (4) é a parte inferior do corpo da mandíbula (5), e torna-se contínua com a margem inferior (9) do ramo da mandíbula (22).

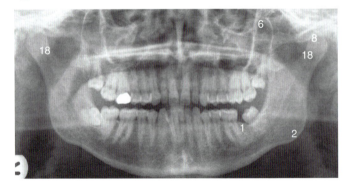

Ortopantomografia

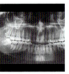

Dente do siso impactado

Mastoidite

Mandíbula *inserções musculares*

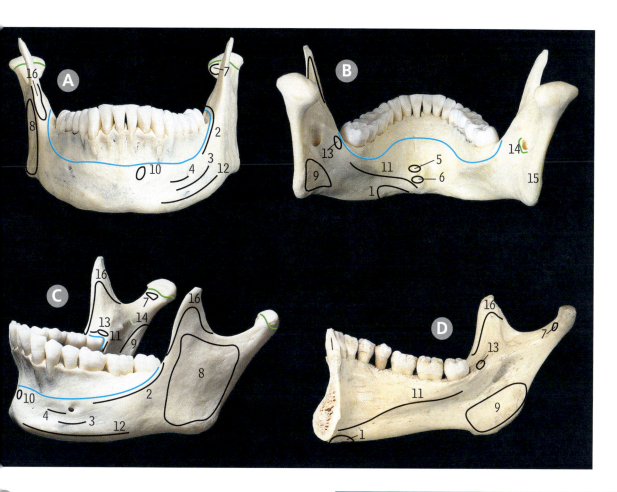

A vista anterior

B vista posterior

C vista lateral esquerda e anterior

D vista lateral esquerda e interna

linha verde = inserção capsular da articulação temporomandibular; linha azul = limite de inserção da membrana mucosa oral; linha verde-clara = inserção de ligamento.

1 Ventre anterior do músculo digástrico
2 Músculo bucinador
3 Músculo abaixador do ângulo da boca
4 Músculo abaixador do lábio inferior
5 Músculo genioglosso
6 Músculo gênio-hióideo
7 Músculo pterigóideo lateral
8 Músculo masseter
9 Músculo pterigóideo medial
10 Músculo mentual
11 Músculo milo-hióideo
12 Músculo platisma
13 Rafe pterigomandibular e músculo constritor superior da faringe
14 Ligamento esfenomandibular
15 Ligamento estilomandibular
16 Músculo temporal

O músculo pterigóideo lateral (A7) é inserido na fóvea pterigóidea no colo da mandíbula (e também na cápsula da articulação temporomandibular e no disco articular – ver página 42, A27, A28).

O músculo pterigóideo medial (B9, C9) é inserido na face medial do ângulo da mandíbula, abaixo do sulco do nervo milo-hióideo.

O músculo masseter (C8) é inserido na face lateral do ramo da mandíbula.

O músculo temporal (C16) é inserido sobre o processo coronoide, estendendo-se posteriormente até a parte mais profunda da incisura da mandíbula e inferiormente sobre a margem anterior do ramo da mandíbula quase até o último dente molar.

O músculo bucinador (C2) é inserido oposto aos três dentes molares, na parte posterior, atingindo a rafe pterigomandibular (C13).

O músculo genioglosso (B5) é inserido na espinha geniana superior, e o músculo gênio-hióideo (B6), na espinha geniana inferior.

O músculo milo-hióideo (11) é inserido na linha milo-hióidea.

A inserção do ligamento lateral da articulação temporomandibular na região lateral do côndilo da mandíbula não é mostrada.

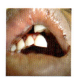

Fratura da maxila

Osso frontal

A Face externa, vista anterior

B Face externa, vista lateral esquerda

C Vista inferior

D Face interna, vista superoposterior (metade da direita não mostrada; a incisura etmoidal está na parte inferior)

1 Forame etmoidal anterior (posição do sulco)
2 Incisura etmoidal
3 Forame cego
4 Fossa da glândula lacrimal
5 Crista frontal
6 Seio frontal
7 Túber frontal
8 Glabela
9 Linha temporal inferior
10 Espinha nasal
11 Parte orbital
12 Posição da incisura frontal ou forame
13 Forame etmoidal posterior (posição do sulco)
14 Teto da células etmoidais
15 Crista sagital
16 Arco superciliar
17 Linha temporal superior
18 Margem supraorbital
19 Incisura supraorbital ou forame
20 Fóvea troclear
21 Processo zigomático

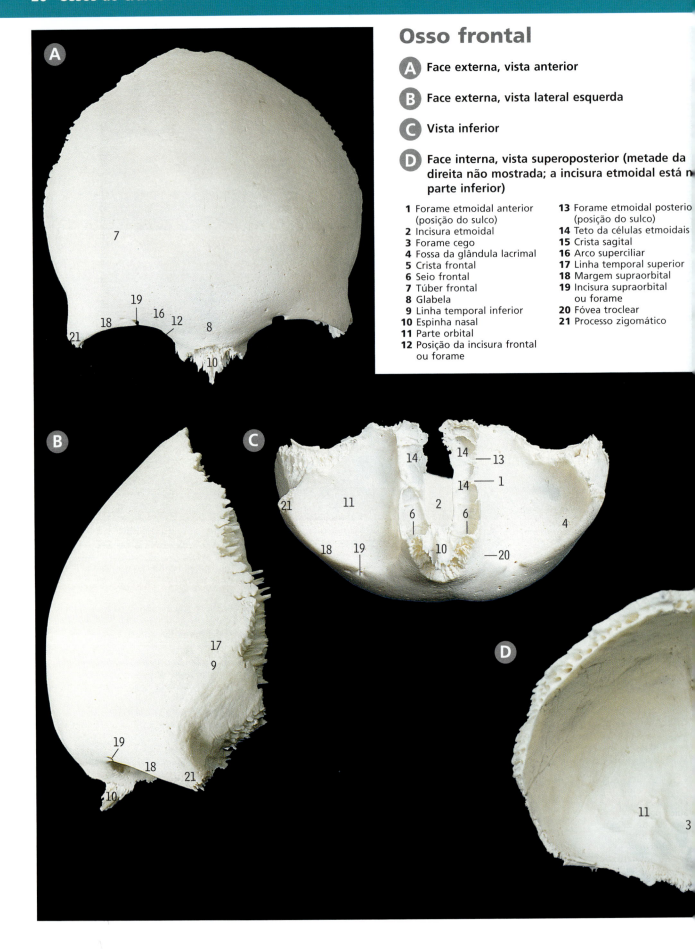

Ossos do crânio

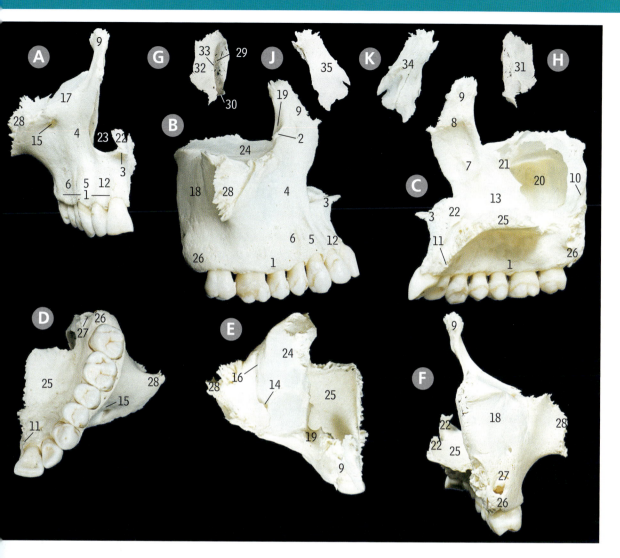

Maxila direita

A vista anterior
B vista lateral
C vista medial
D vista inferior
E vista superior
F vista posterior

Processo alveolar
Crista lacrimal anterior
Espinha nasal anterior
Face anterior
Eminência canina
Fossa canina
Crista conchal
Crista etmoidal
Processo frontal
Sulco palatino maior (posição do sulco)
Canal incisivo
Fossa incisiva
Meato nasal inferior
Canal infraorbital

15 Forame infraorbital
16 Sulco infraorbital
17 Margem infraorbital
18 Face infratemporal
19 Sulco lacrimal
20 Hiato e seio maxilar
21 Meato nasal médio
22 Crista nasal
23 Incisura nasal
24 Face orbital
25 Processo palatino
26 Túber da maxila
27 Terceiro dente molar não irrompido
28 Processo zigomático

Osso lacrimal direito

G vista lateral (orbital)
H vista medial (nasal)

29 Sulco lacrimal
30 Hâmulo lacrimal
31 Face nasal
32 Face orbital
33 Crista lacrimal posterior

Osso nasal direito

J vista lateral
K vista medial

34 Face interna e sulco etmoidal
35 Face lateral

Osso palatino direito

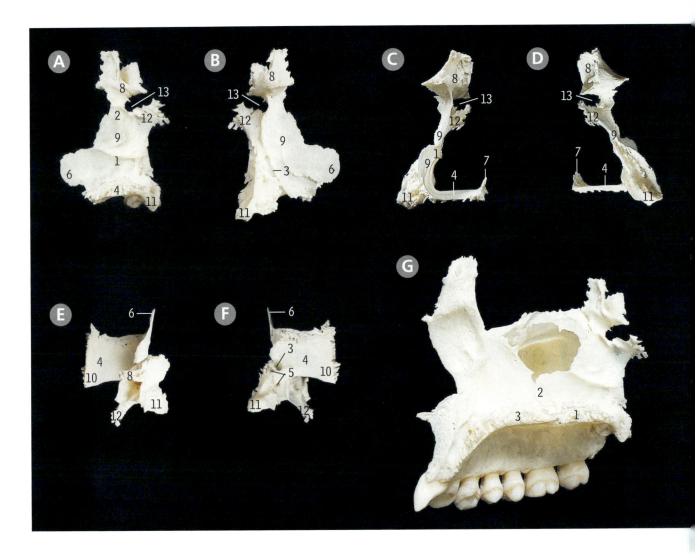

A vista medial
B vista lateral
C vista anterior
D vista posterior
E vista superior
F vista inferior
G Articulação da maxila direita com o osso palatino, vista medial

1 Lâmina horizontal do osso palatino
2 Processo maxilar do osso palatino
3 Processo palatino da maxila

1 Crista conchal
2 Crista etmoidal
3 Sulco palatino maior
4 Lâmina horizontal
5 Canais palatinos menores
6 Processo maxilar
7 Crista nasal
8 Processo orbital
9 Lâmina perpendicular
10 Espinha nasal posterior
11 Processo piramidal
12 Processo esfenoidal
13 Incisura esfenopalatina

Ossos do crânio 23

Osso temporal direito

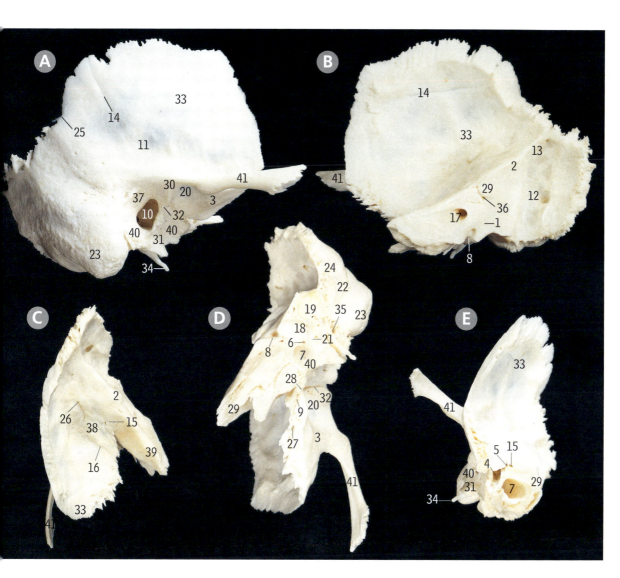

A vista externa
B vista interna
C vista superior
D vista inferior
E vista anterior

1 Canalículo do vestíbulo
2 Eminência arqueada
3 Tubérculo articular
4 Tuba auditiva
5 Semicanal para o músculo tensor do tímpano
6 Canalículo do ramo timpânico do nervo glossofaríngeo
7 Canal carótico
8 Canalículo da cóclea
9 Margem do tegme timpânico
10 Meato acústico externo
11 Sulco da artéria temporal média
12 Sulco do seio sigmóideo
13 Sulco do seio petroso superior
14 Sulcos dos ramos dos vasos meníngeos médios
15 Hiato e sulco do nervo petroso maior
16 Hiato e sulco do nervo petroso menor
17 Meato acústico interno
18 Fossa jugular
19 Superfície jugular
20 Fossa mandibular
21 Canalículo mastóideo do ramo auricular do nervo vago
22 Incisura mastóidea
23 Processo mastoide
24 Sulco da artéria occipital
25 Incisura parietal
26 Fissura petroescamosa (vista superior)
27 Fissura petroescamosa (vista inferior)
28 Fissura petrotimpânica
29 Parte petrosa
30 Tubérculo pós-glenoidal
31 Bainha do processo estiloide
32 Fissura timpanoescamosa
33 Parte escamosa
34 Processo estiloide
35 Forame estilomastóideo
36 Fossa subarqueada
37 Triângulo suprameatal
38 Tegme timpânico
39 Impressão trigeminal no ápice da parte petrosa
40 Parte timpânica
41 Processo zigomático

Ossos do crânio

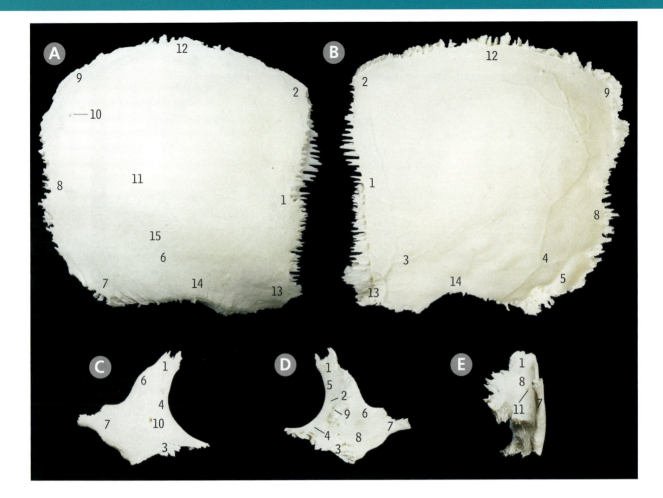

Osso parietal direito

A face externa

B face interna

1 Margem frontal
2 Ângulo frontal
3 Sulcos do ramo frontal dos vasos meníngeos médios (divisão anterior)
4 Sulcos do ramo parietal dos vasos meníngeos médios (divisão posterior)
5 Sulco do seio sigmóideo no ângulo mastóideo
6 Linha temporal inferior
7 Ângulo mastóideo (posteroinferior)
8 Margem occipital (posterior)
9 Ângulo occipital (posterossuperior)
10 Forame parietal
11 Túber parietal
12 Margem sagital (superior)
13 Ângulo esfenoidal (anteroinferior)
14 Margem escamosa (inferior)
15 Linha temporal superior

Osso zigomático direito

C face lateral

D vista medial

E vista posterior

1 Processo frontal
2 Tubérculo marginal
3 Margem maxilar
4 Margem orbital
5 Face orbital
6 Margem temporal
7 Processo temporal
8 Face temporal
9 Forame zigomático-orbital
10 Forame zigomaticofacial
11 Forame zigomaticotemporal

O processo zigomático do osso temporal (página 4) e o processo temporal do osso zigomático (C7, D7) formam o arco zigomático (página 4, 38).

Ossos do crânio 25

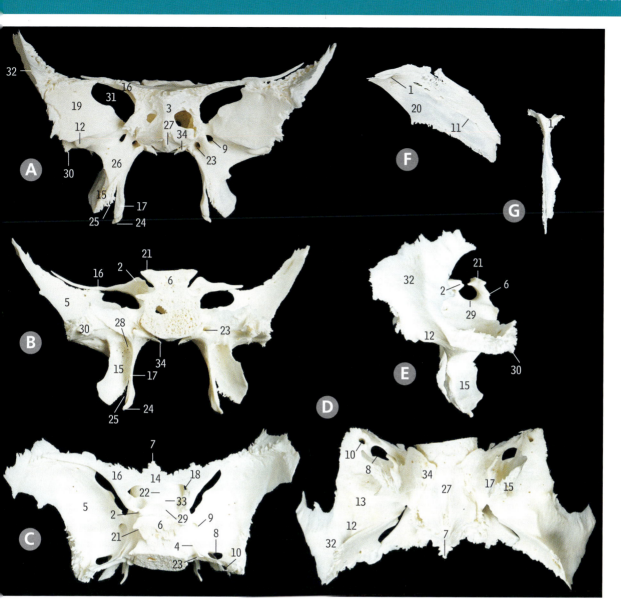

Osso esfenoide

A vista anterior
B vista posterior
C vista superoposterior
D vista inferior
E vista lateral esquerda

Vômer

F vista lateral direita
G vista posterior

1 Asa do vômer
2 Processo clinoide anterior
3 Corpo do esfenoide com as aberturas dos seios esfenoidais
4 Sulco carótico
5 Face cerebral da asa maior
6 Dorso da sela
7 Espinha etmoidal
8 Forame oval
9 Forame redondo
10 Forame espinhoso
11 Sulco do nervo e vasos nasopalatinos
12 Crista infratemporal da asa maior
13 Face infratemporal da asa maior
14 Jugo esfenoidal
15 Lâmina lateral do processo pterigoide
16 Asa menor
17 Lâmina medial do processo pterigoide
18 Canal óptico
19 Face orbital da asa maior
20 Margem posterior do vômer
21 Processo clinoide posterior
22 Sulco pré-quiasmático
23 Canal pterigóideo
24 Hâmulo pterigóideo
25 Incisura pterigóidea
26 Processo pterigoide
27 Rostro esfenoidal
28 Fossa escafóidea
29 Sela turca (fossa hipofisial)
30 Espinha do osso esfenoide
31 Fissura orbital superior
32 Face temporal da asa maior
33 Tubérculo da sela
34 Processo vaginal

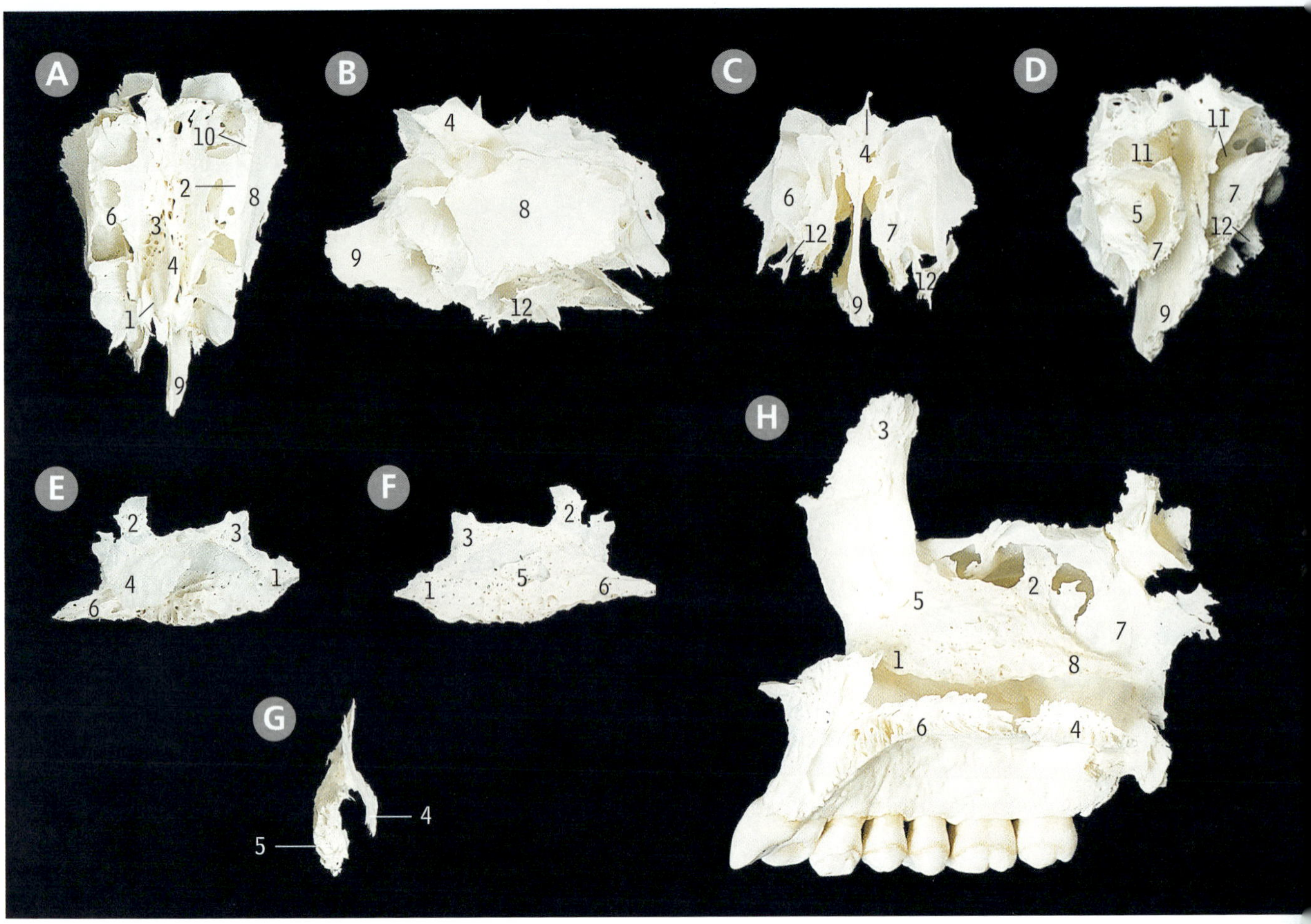

26 Ossos do crânio

Osso etmoide

A vista superior

B vista lateral esquerda

C vista anterior

D vista posteroinferior esquerda

1 Asa da crista etmoidal
2 Sulco etmoidal anterior
3 Lâmina cribriforme
4 Crista etmoidal
5 Bolha etmoidal
6 Labirinto etmoidal (contendo células etmoidais)
7 Concha nasal média
8 Lâmina orbital
9 Lâmina perpendicular
10 Sulco etmoidal posterior
11 Concha nasal superior
12 Processo uncinado

Concha nasal inferior direita

E vista lateral

F vista medial

G vista posterior

1 Extremidade anterior
2 Processo etmoidal
3 Processo lacrimal
4 Processo maxilar
5 Face medial
6 Extremidade posterior

Maxila

H Articulação de maxila direita, osso palatino e concha nasal inferior, vista medial

1 Extremidade anterior da concha nasal inferior
2 Processo etmoidal da concha nasal inferior
3 Processo frontal da maxila
4 Lâmina horizontal do osso palatino
5 Processo lacrimal da concha nasal inferior
6 Processo palatino da maxila
7 Lâmina perpendicular do osso palatino
8 Extremidade posterior da concha nasal inferior

Osso occipital

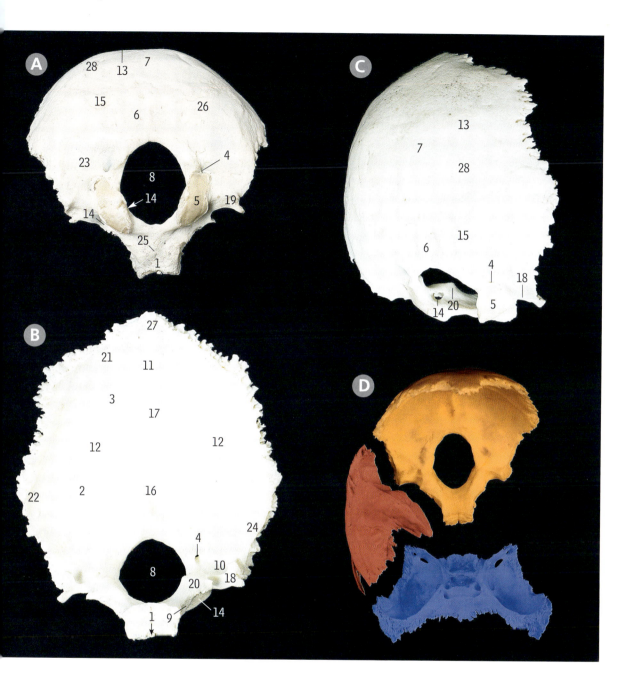

A face externa, vista inferior

B face interna

C face externa, vista lateral direita

D ossos da base do crânio
laranja, occipital; vermelho, temporal; azul, esfenoide

1 Parte basilar
2 Fossa cerebelar
3 Fossa cerebral
4 Fossa condilar (e canal condilar em B e C)
5 Côndilo occipital
6 Crista occipital externa
7 Protuberância occipital externa
8 Forame magno
9 Sulco do seio petroso inferior
10 Sulco do seio sigmóideo
11 Sulco do seio sagital superior
12 Sulco do seio transverso
13 Linha nucal suprema
14 Canal do nervo hipoglosso
15 Linha nucal inferior
16 Crista occipital interna
17 Protuberância occipital interna
18 Incisura jugular
19 Processo jugular
20 Tubérculo jugular
21 Margem lambdóidea
22 Ângulo lateral
23 Parte lateral
24 Margem mastóidea
25 Tubérculo faríngeo
26 Escama occipital
27 Ângulo superior
28 Linha nucal superior

28 Pescoço

Pescoço *anatomia de superfície, vista lateral direita e anterior*

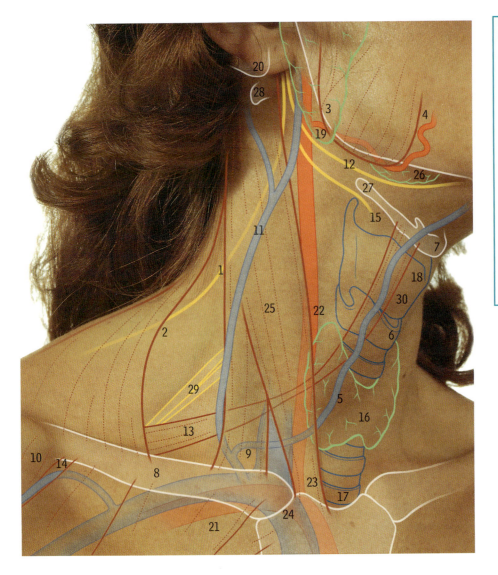

A pulsação da artéria carótida (22, página oposta, 8) pode ser sentida pela pressão posterior no ângulo entre a margem anterior inferior do músculo esternocleidomastóideo e a região lateral da laringe e traqueia.

A cartilagem cricóidea (6) está cerca de 5 cm (2 polegadas) acima da incisura jugular do manúbrio do osso esterno (17).

A extremidade inferior da veia jugular interna fica atrás do intervalo entre as cabeças esternal (23) e clavicular (9) do músculo esternocleidomastóideo (quando observada pela parte anterior), um pouco acima do ponto onde ela se une à veia subclávia para formar a veia braquiocefálica (24).

Os troncos do plexo braquial (29) podem ser sentidos como uma estrutura semelhante a um cordão na parte inferior do trígono posterior do pescoço.

1 Nervo acessório emergindo do músculo esternocleidomastóideo
2 Nervo acessório passando sob a margem anterior do músculo trapézio
3 Ângulo da mandíbula
4 Margem anterior do músculo masseter e artéria facial
5 Veia jugular anterior
6 Arco da cartilagem cricóidea
7 Corpo do osso hioide
8 Clavícula
9 Cabeça clavicular do músculo esternocleidomastóideo
10 Músculo deltoide

11 Veia jugular externa
12 Nervo hipoglosso
13 Ventre inferior do músculo omo-hióideo
14 Fossa infraclavicular e veia cefálica
15 Ramo interno do nervo laríngeo superior
16 Istmo da glândula tireoide
17 Incisura jugular e traqueia
18 Proeminência laríngea
19 Parte mais inferior da glândula parótida
20 Processo mastoide
21 Músculo peitoral maior
22 Local para a palpação da artéria carótida comum

23 Cabeça esternal do músculo esternocleidomastóideo
24 Articulação esternoclavicular e união da jugular interna e veias subclávias para formar a veia braquiocefálica
25 Músculo esternocleidomastóideo
26 Glândula submandibular
27 Extremidade do corno maior do osso hioide
28 Extremidade do processo transverso do atlas
29 Tronco superior do plexo braquial
30 Posição das pregas vocais

Torcicolo

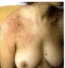
Infecção pelo vírus varicela-zóster – cabeça e pescoço

Pescoço 29

Vista lateral do pescoço *lado direito, dissecção profunda*

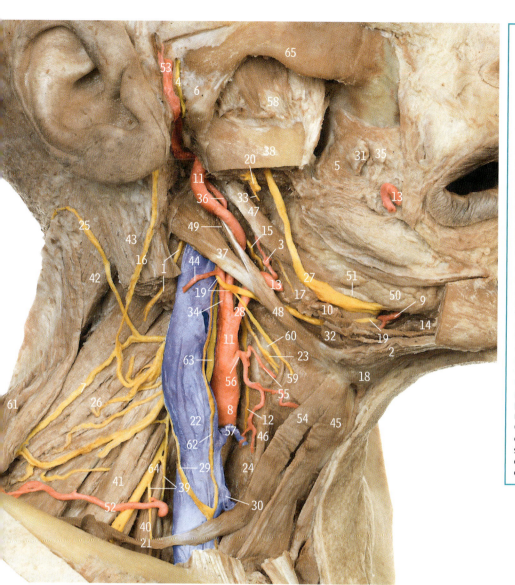

O nervo lingual (27) se posiciona superficialmente ao músculo hioglosso (17) e nesse nível se apresenta como uma faixa achatada, em vez de um típico nervo arredondado, com a parte profunda da glândula submandibular (10) na região inferior. O nervo cruza por baixo do ducto submandibular (51), posicionando-se em primeiro lugar na parte lateral do ducto e, em seguida, em sua parte medial. A membrana tíreo-hióidea (60) é perfurada pelo ramo interno do nervo laríngeo superior (23) e pela artéria laríngea superior (55).

Além de suprir os músculos da língua, o nervo hipoglosso (19) emite ramos para os músculos gênio-hióideo (14) e tíreo-hióideo (59) e forma a raiz superior da alça cervical (62). Esses três ramos consistem em fibras do primeiro nervo cervical que se uniu ao nervo hipoglosso mais superiormente no pescoço; esses ramos não são provenientes do núcleo do nervo hipoglosso. As fibras de C1 na raiz superior da alça cervical contribuem para o suprimento dos músculos esterno-hióideo (45) e omo-hióideo (21, 54).

1 Nervo acessório
2 Ventre anterior do musculo digástrico
3 Artéria palatina ascendente
4 Nervo auriculotemporal
5 Músculo bucinador
6 Cápsula da articulação temporomandibular
7 Nervos cervicais para o músculo trapézio
8 Artéria carótida comum
9 Artéria profunda da língua
10 Parte profunda da glândula submandibular
11 Artéria carótida externa
12 Ramo externo do nervo laríngeo superior
13 Artéria facial
14 Músculo gênio-hióideo
15 Nervo glossofaríngeo
16 Nervo auricular magno

17 Músculo hioglosso
18 Osso hioide
19 Nervo hipoglosso
20 Nervo alveolar inferior
21 Ventre inferior do músculo omo-hióideo
22 Veia jugular interna
23 Ramo interno do nervo laríngeo superior
24 Lobo direito da glândula tireoide
25 Nervo occipital menor
26 Músculo levantador da escápula
27 Nervo lingual
28 Tronco de origem das artérias lingual e facial
29 Raiz inferior da alça cervical
30 Veia tireóidea média
31 Glândulas salivares molares
32 Músculo milo-hióideo e nervo

33 Nervo para o músculo milo-hióideo
34 Artéria occipital
35 Ducto parotídeo
36 Artéria auricular posterior
37 Ventre posterior do músculo digástrico
38 Ramo da mandíbula
39 Raízes do nervo frênico
40 Músculo escaleno anterior
41 Músculo escaleno médio
42 Músculo esplênio da cabeça
43 Músculo esternocleidomastóideo (cortado)
44 Ramo da artéria occipital para o músculo esternocleidomastóideo
45 Músculo esterno-hióideo
46 Músculo esternotireóideo
47 Músculo estiloglosso
48 Músculo estilo-hióideo

49 Ligamento estilo-hióideo
50 Glândula sublingual
51 Ducto submandibular
52 Artéria cervical transversa
53 Artéria temporal superficial
54 Ventre superior do músculo omo-hióideo
55 Artéria laríngea superior
56 Artéria tireóidea superior
57 Veia tireóidea superior
58 Músculo temporal
59 Músculo tíreo-hióideo e nervo
60 Membrana tíreo-hióidea
61 Músculo trapézio
62 Raiz superior da alça cervical
63 Nervo vago
64 Ramo ventral do quinto nervo cervical
65 Arco zigomático

30 Pescoço

Vista anterior do pescoço *dissecção mais profunda*

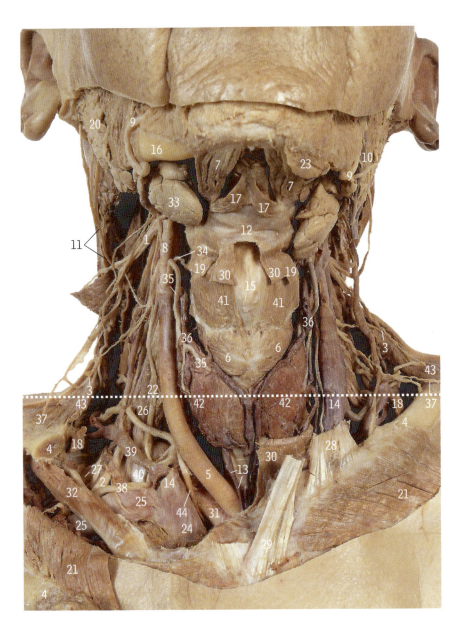

1 Nervo acessório
2 Plexo braquial
3 Nervos cervicais para músculo trapézio
4 Clavícula
5 Artéria carótida comum
6 Músculo cricotireóideo
7 Ventre anterior do músculo digástrico
8 Artéria carótida externa
9 Artéria facial
10 Veia facial
11 Nervo auricular magno
12 Corpo do osso hioide
13 Veia tireóidea inferior
14 Veia jugular interna
15 Proeminência laríngea
16 Mandíbula
17 Fibras anômalas do músculo milo-hióideo
18 Ventre inferior do músculo omo-hióideo
19 Ventre superior do músculo omo-hióideo
20 Glândula parótida
21 Músculo peitoral maior
22 Nervo frênico
23 Músculo platisma
24 Veia braquiocefálica direita
25 Veia subclávia direita
26 Músculo escaleno anterior
27 Músculo escaleno médio
28 Cabeça clavicular do músculo esternocleidomastóideo
29 Cabeça esternal do músculo esternocleidomastóideo
30 Músculo esterno-hióideo (cortado)
31 Artéria subclávia
32 Músculo subclávio
33 Glândula submandibular
34 Artéria laríngea superior
35 Artéria tireóidea superior
36 Veia tireóidea superior
37 Nervo supraclavicular
38 Artéria supraescapular
39 Veia supraescapular
40 Tendão do músculo escaleno anterior
41 Músculo tíreo-hióideo
42 Lobo da glândula tireoide
43 Músculo trapézio
44 Nervo vago

No lado direito, a clavícula (4) foi cortada e rebatida inferiormente para revelar o músculo subclávio (32) subjacente. A linha pontilhada é o nível do corte transversal em TC (mostrado à direita).

TC de pescoço no plano axial

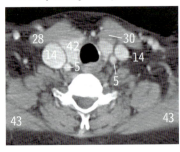

Paralisia do nervo acessório

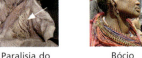
Bócio

Tumor da glândula submandibular

Lado direito do pescoço

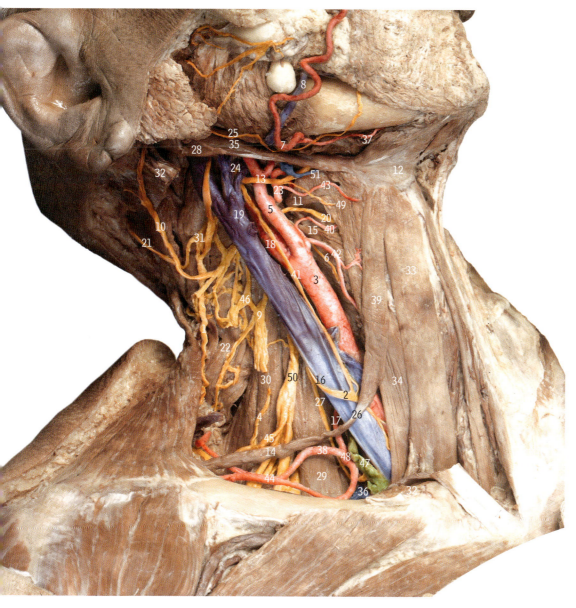

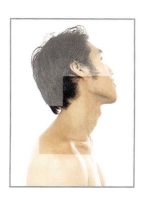

1. Nervo acessório
2. Alça cervical
3. Artéria carótida comum
4. Nervo dorsal da escápula
5. Artéria carótida externa
6. Ramo externo do nervo laríngeo superior
7. Artéria facial
8. Veia facial
9. Ramos anteriores do quarto nervo cervical
10. Nervo auricular magno
11. Corno maior do osso hioide
12. Osso hioide
13. Nervo hipoglosso
14. Ventre inferior do músculo omo-hióideo
15. Músculo constritor inferior da faringe
16. Raiz inferior da alça cervical
17. Artéria tireóidea inferior
18. Artéria carótida interna
19. Veia jugular interna (duplicada na extremidade superior)
20. Ramo interno do nervo laríngeo superior penetrando a membrana tíreo-hióidea
21. Nervo occipital menor
22. Músculo levantador da escápula
23. Artéria lingual
24. Veia lingual
25. Ramo marginal da mandíbula do nervo facial
26. Tendão do músculo omo-hióideo
27. Nervo frênico
28. Ventre posterior do músculo digástrico
29. Músculo escaleno anterior
30. Músculo escaleno médio
31. Ramos anteriores do segundo nervo cervical
32. Músculo esternocleidomastóideo (cortado)
33. Músculo esterno-hióideo
34. Músculo esternotireóideo
35. Músculo estilo-hióideo
36. Veia subclávia
37. Artéria submentual
38. Artéria cervical transversa
39. Ventre superior do músculo omo-hióideo
40. Artéria laríngea superior
41. Raiz superior da alça cervical
42. Artéria tireóidea superior
43. Ramo supra-hióideo da artéria lingual no músculo hioglosso
44. Artéria supraescapular
45. Nervo supraescapular
46. Ramos anteriores do terceiro nervo cervical
47. Ducto linfático direito
48. Tronco tireocervical
49. Músculo tíreo-hióideo e ramo tíreo-hióideo da alça cervical
50. Tronco superior do plexo braquial
51. Veia acompanhante do nervo hipoglosso

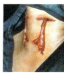

Cistos branquiais

Estenose da artéria carótida

32 Pescoço

Lado esquerdo do pescoço *vista lateral esquerda e anterior*

O músculo platisma e a fáscia cervical profunda foram removidos.

Em 20% das faces, como nesta peça, o ramo marginal da mandíbula do nervo facial (30) arqueia para baixo, fora da face em parte da sua trajetória e se sobrepõe à glândula submandibular (46).

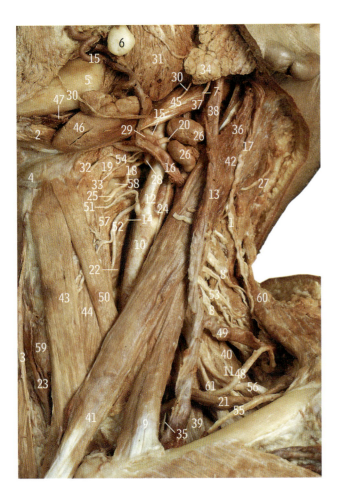
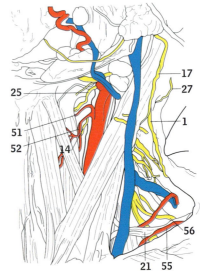
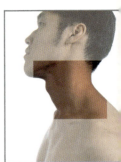

1 Nervo acessório
2 Ventre anterior do músculo digástrico
3 Veia jugular anterior
4 Corpo do osso hioide
5 Corpo da mandíbula
6 Corpo adiposo da bochecha
7 Ramo cervical do nervo facial
8 Nervos cervicais para o músculo trapézio
9 Cabeça clavicular do músculo esternocleidomastóideo
10 Artéria carótida comum
11 Nervo dorsal da escápula
12 Artéria carótida externa
13 Veia jugular externa
14 Ramo externo do nervo laríngeo superior
15 Artéria facial
16 Veia facial
17 Nervo auricular magno
18 Corno maior do osso hioide (subjacente a 25)
19 Músculo hioglosso
20 Nervo hipoglosso
21 Ventre inferior do músculo omo-hióideo
22 Músculo constritor inferior da faringe
23 Veia tireóidea inferior
24 Artéria carótida interna e raiz superior da alça cervical
25 Ramo interno do nervo laríngeo superior
26 Linfonodos jugulodigástricos
27 Nervo occipital menor
28 Artéria lingual
29 Veia lingual
30 Ramo marginal da mandíbula do nervo facial
31 Músculo masseter
32 Músculo milo-hióideo
33 Nervo para o músculo tíreo-hióideo
34 Glândula parótida
35 Nervo frênico (no músculo escaleno anterior)
36 Veia auricular posterior
37 Ventre posterior do músculo digástrico
38 Ramo posterior da veia retromandibular
39 Músculo escaleno anterior
40 Músculo escaleno médio
41 Cabeça esternal do músculo esternocleidomastóideo
42 Músculo esternocleidomastóideo
43 Músculo esterno-hióideo
44 Músculo esternotireóideo
45 Músculo estilo-hióideo
46 Glândula submandibular
47 Artéria e veia submentuais
48 Artéria cervical transversa superficial
49 Veia cervical transversa superficial
50 Ventre superior do músculo omo-hióideo
51 Artéria laríngea superior
52 Artéria tireóidea superior
53 Nervo supraclavicular (borda superior cortada)
54 Ramo supra-hióideo da artéria lingual
55 Artéria supraescapular
56 Nervo supraescapular
57 Músculo tíreo-hióideo
58 Membrana tíreo-hióidea
59 Glândula tireoide (lobo esquerdo)
60 Músculo trapézio
61 Tronco superior do plexo braquial

Ruídos da artéria carótida

Variações da artéria carótida

Aumento do linfonodo cervical

Pescoço 33

Região inferior da face e parte superior do pescoço, à direita

A regiões parotídea e cervical superior **B** região submandibular

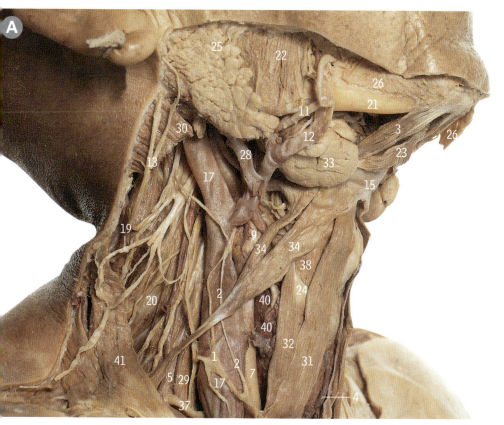

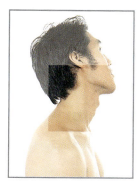

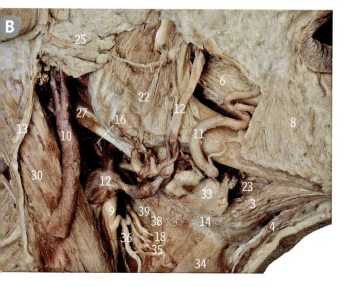

1 Alça cervical, ramo inferior
2 Alça cervical, ramo superior
3 Ventre anterior do músculo digástrico
4 Veia jugular anterior
5 Plexo braquial (raízes)
6 Músculo bucinador
7 Artéria carótida comum
8 Músculo abaixador do ângulo da boca
9 Artéria carótida externa
10 Veia jugular externa
11 Artéria facial
12 Veia facial
13 Nervo auricular magno
14 Corno maior do osso hioide
15 Osso hioide
16 Nervo hipoglosso
17 Veia jugular interna
18 Ramo interno do nervo laríngeo superior
19 Nervo occipital menor
20 Músculo levantador da escápula
21 Mandíbula
22 Músculo masseter
23 Músculo milo-hióideo
24 Linha oblíqua da cartilagem tireóidea
25 Glândula parótida e ramos do nervo facial
26 Músculo platisma
27 Ventre posterior do músculo digástrico
28 Veia retromandibular
29 Músculo escaleno anterior
30 Músculo esternocleidomastóideo
31 Músculo esterno-hióideo
32 Músculo esternotireóideo
33 Glândula submandibular
34 Ventre superior do músculo omo-hióideo (variação bífida)
35 Artéria laríngea superior
36 Artéria tireóidea superior
37 Artéria supraescapular
38 Músculo tíreo-hióideo
39 Membrana tíreo-hióidea
40 Glândula tireoide (lobo direito)
41 Músculo trapézio

Caxumba

Parotidectomia

Tumores da glândula parótida

34 Pescoço

Região inferior da face e parte superior do pescoço, à esquerda

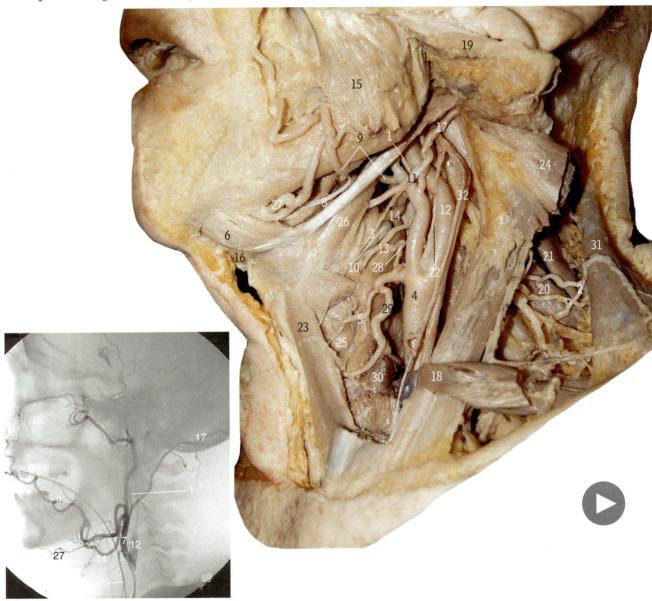

Angiografia por subtração digital, artéria carótida externa

1 Artéria faríngea ascendente
2 Ramos do plexo cervical
3 Ramo tíreo-hióideo do plexo cervical
4 Artéria carótida comum
5 Ramo cricotireóideo da artéria tireóidea superior
6 Músculo digástrico (ventre anterior)
7 Artéria carótida externa
8 Nervo facial, ramo marginal da mandíbula
9 Artéria facial
10 Corno maior do osso hioide
11 Nervo hipoglosso
12 Artéria carótida interna
13 Ramo interno do nervo laríngeo superior
14 Artéria lingual
15 Músculo masseter
16 Músculo milo-hióideo
17 Artéria occipital
18 Músculo omo-hióideo (rebatido)
19 Glândula parótida (rebatida)
20 Músculo escaleno médio
21 Músculo escaleno posterior
22 Ramo do nervo glossofaríngeo para o seio carótico
23 Músculo esterno-hióideo
24 Músculo esternocleidomastóideo (rebatido)
25 Músculo esternotireóideo
26 Músculo estilo-hióideo
27 Artéria submentual
28 Artéria laríngea superior
29 Artéria tireóidea superior
30 Glândula tireoide (lobo esquerdo)
31 Músculo trapézio
32 Nervo vago

Endarterectomia carotídea

Lado direito do pescoço *dissecção profunda*

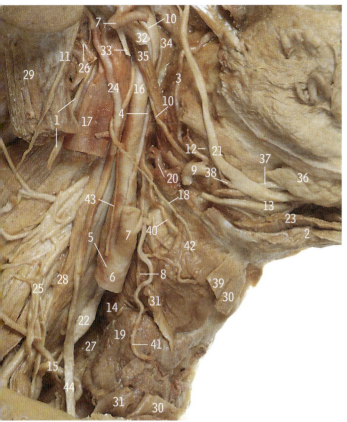
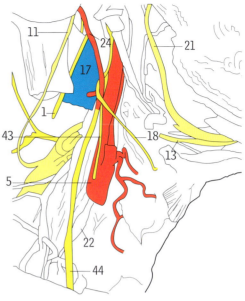
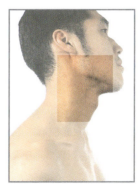

1 Nervo acessório (cortado)
2 Ventre anterior do músculo digástrico
3 Artéria palatina ascendente
4 Artéria faríngea ascendente
5 Seio carótico
6 Artéria carótida comum (cortada)
7 Artéria carótida externa (cortada)
8 Ramo externo do nervo laríngeo superior
9 Artéria facial
10 Nervo glossofaríngeo
11 Nervo auricular magno
12 Músculo hioglosso
13 Nervo hipoglosso
14 Músculo constritor inferior da faringe
15 Artéria tireóidea inferior
16 Artéria carótida interna
17 Veia jugular interna
18 Ramo interno do nervo laríngeo superior
19 Lobo direito da glândula tireoide
20 Artéria lingual
21 Nervo lingual
22 Gânglio cervical médio (simpático)
23 Músculo milo-hióideo
24 Artéria occipital (cortada)
25 Nervo frênico
26 Ventre posterior do músculo digástrico (cortado)
27 Nervo laríngeo recorrente
28 Músculo escaleno anterior
29 Músculo esternocleidomastoideo (cortado)
30 Músculo esterno-hióideo (cortado)
31 Músculo esternotireóideo (cortado)
32 Músculo estiloglosso
33 Músculo estilo-hióideo (extremidade cortada e deslocada medialmente)
34 Ligamento estilo-hióideo
35 Músculo estilofaríngeo
36 Glândula sublingual
37 Ducto submandibular
38 Gânglio submandibular
39 Ventre superior do músculo omo-hióideo (cortado)
40 Artéria laríngea superior
41 Artéria tireóidea superior
42 Músculo tíreo-hióideo e ramo tíreo-hióideo da alça cervical
43 Raiz superior da alça cervical
44 Nervo vago

O nervo hipoglosso (13) segue para baixo, contornando a artéria occipital (24), e se posiciona de forma superficial às artérias carótida externa (7) e lingual (20).

O nervo glossofaríngeo (10) segue para baixo e posteriormente, contornando a parte lateral do músculo estilofaríngeo (35).

A remoção das partes dos músculos esterno-hióideo (30), omo-hióideo (39) e esternotireóideo (31) exibe o lobo direito da glândula tireoide (19). Observar a artéria tireóidea inferior (15) atrás da parte inferior do lobo, com o nervo laríngeo recorrente (27) passando de forma profunda por esse vaso sanguíneo em alça para entrar na faringe abaixo do músculo constritor inferior da faringe (14).

36 Raiz do pescoço

Raiz do pescoço

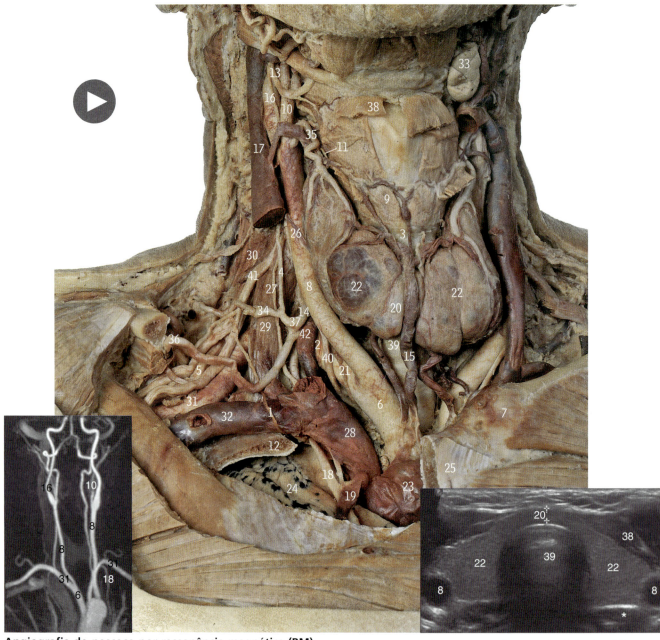

Angiografia do pescoço por ressonância magnética (RM)

Ultrassonografia da glândula tireoide, imagem transversa (*músculo longo do pescoço situado de forma profunda aos lobos da glândula tireoide)

1 Nervo frênico acessório
2 Alça subclávia
3 Arco da cartilagem cricóidea
4 Artéria cervical ascendente
5 Plexo braquial
6 Tronco braquiocefálico
7 Cápsula da articulação esternoclavicular
8 Artéria carótida comum
9 Músculo cricotireóideo
10 Artéria carótida externa
11 Ramo externo do nervo laríngeo superior
12 Primeira costela (seccionada)
13 Nervo hipoglosso
14 Artéria tireóidea inferior
15 Veias tireóideas inferiores
16 Artéria carótida interna
17 Veia jugular interna
18 Artéria torácica interna
19 Veia torácica interna
20 Istmo da glândula tireoide
21 Tronco jugular (linfático)
22 Lobos da glândula tireoide
23 Veia braquiocefálica esquerda
24 Ápice do pulmão
25 Manúbrio do esterno
26 Veia tireóidea média
27 Nervo frênico
28 Veia braquiocefálica direita
29 Músculo escaleno anterior
30 Músculo escaleno médio
31 Artéria subclávia
32 Veia subclávia
33 Glândula submandibular
34 Artéria cervical transversa (superficial)
35 Artéria tireóidea superior e veia
36 Artéria supraescapular
37 Tronco tireocervical
38 Músculo esterno-hióideo (cortado)
39 Traqueia
40 Nervo vago
41 Ramo anterior do quinto nervo cervical
42 Veia vertebral

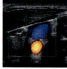

Cateterização da veia jugular interna

Cateterização da veia subclávia

Raiz do pescoço

Região pré-vertebral

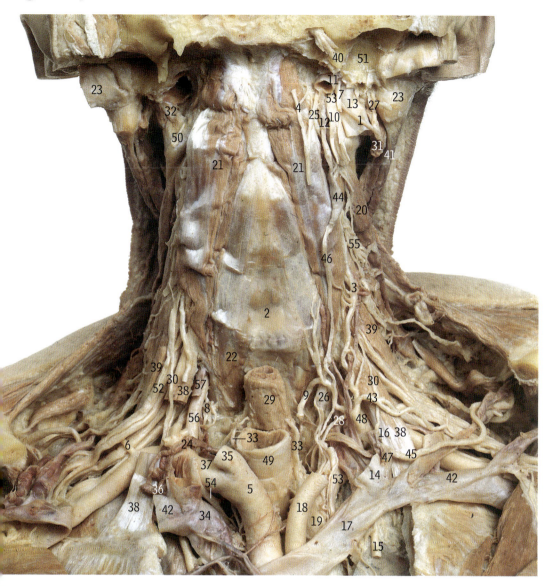

1 Nervo acessório (raiz espinal)
2 Ligamento longitudinal anterior
3 Artéria cervical ascendente e veia
4 Artéria faríngea ascendente
5 Tronco braquiocefálico
6 Artéria dorsal da escápula
7 Nervo glossofaríngeo
8 Gânglio cervical inferior
9 Artéria tireóidea inferior
10 Gânglio inferior do nervo vago
11 Artéria carótida interna
12 Nervo carótico interno
13 Veia jugular interna, extremidade superior
14 Veia jugular interna, extremidade inferior
15 Artéria torácica interna
16 Tronco jugular (linfático)
17 Veia braquiocefálica esquerda
18 Artéria carótida comum esquerda
19 Artéria subclávia esquerda
20 Músculo levantador da escápula

21 Músculo longo da cabeça
22 Músculo longo do pescoço
23 Processo mastoide
24 Tronco broncomediastinal (linfático)
25 Artéria meníngea posterior
26 Gânglio cervical médio
27 Artéria occipital
28 Ramo esofágico da artéria tireóidea inferior
29 Esôfago
30 Nervo frênico
31 Ventre posterior do músculo digástrico
32 Músculo reto lateral da cabeça
33 Nervo laríngeo recorrente
34 Veia braquiocefálica direita
35 Artéria carótida comum direita
36 Ducto linfático direito
37 Artéria subclávia direita
38 Músculo escaleno anterior
39 Músculo escaleno médio

40 Espinha do osso esfenoide
41 Músculo esternocleidomastóideo
42 Veia subclávia
43 Artéria cervical transversa
44 Gânglio cervical superior
45 Artéria supraescapular
46 Tronco simpático
47 Ducto torácico
48 Tronco tireocervical
49 Traqueia
50 Processo transverso da vértebra atlas
51 Parte timpânica do osso temporal
52 Tronco superior do plexo braquial
53 Nervo vago esquerdo
54 Nervo vago direito
55 Ramo anterior do terceiro nervo cervical
56 Artéria vertebral
57 Veia vertebral

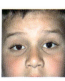

Síndrome de Horner

38 Face

Face *anatomia de superfície, vista lateral direita e anterior*

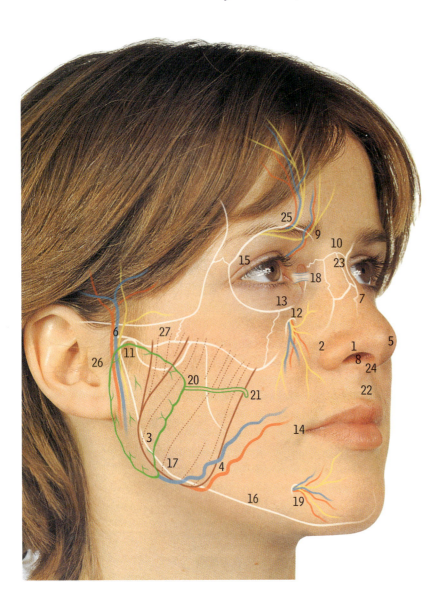

1 Asa do nariz
2 Sulco alar
3 Ângulo da mandíbula
4 Margem anterior do músculo masseter e vasos faciais
5 Ápice do nariz
6 Nervo auriculotemporal e vasos temporais superficiais
7 Dorso do nariz
8 Abertura externa do nariz (narina)
9 Incisura frontal, nervo supratroclear e vasos
10 Glabela
11 Cabeça da mandíbula
12 Forame infraorbital, nervo e vasos
13 Margem infraorbital
14 Ângulo lateral da boca
15 Parte lateral da margem supraorbital
16 Margem inferior do corpo da mandíbula
17 Margem inferior do ramo da mandíbula
18 Ligamento palpebral medial anterior ao saco lacrimal
19 Forame mentual, nervo e vasos
20 Ducto parotídeo emergindo da glândula
21 Ducto parotídeo contornando medialmente a margem anterior do músculo masseter
22 Filtro
23 Raiz do nariz
24 Septo nasal
25 Incisura supraorbital (ou forame), nervo e vasos
26 Trago
27 Arco zigomático

A pulsação da artéria temporal superficial (6) é palpável na frente do trago (26).

O ducto parotídeo (20 e 21) se posiciona no terço médio de uma linha delineada a partir do trago (26) ao ponto médio do filtro (22).

A pulsação da artéria facial (4) é palpável onde o vaso cruza a margem inferior da mandíbula na margem anterior do músculo masseter, cerca de 2,5 cm na frente do ângulo da mandíbula (3).

Herpes-zóster oftálmico

Face *dissecção superficial das regiões anterior e direita*

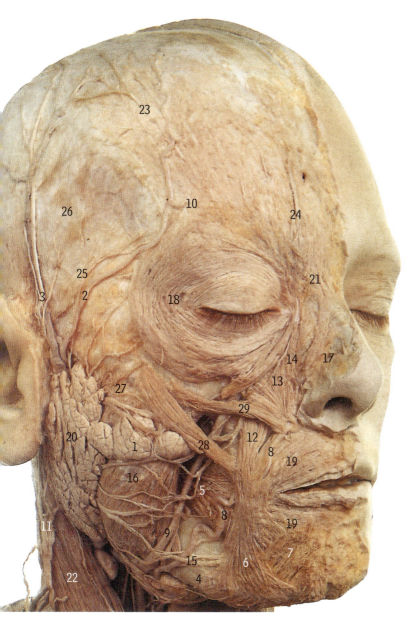
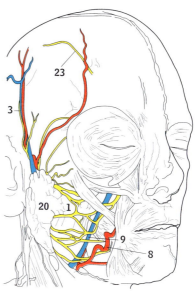

1 Glândula parótida acessória sobrejacente ao ducto parotídeo
2 Ramo anterior da artéria temporal superficial
3 Nervo auriculotemporal e vasos temporais superficiais
4 Corpo da mandíbula
5 Músculo bucinador e ramos bucais do nervo facial
6 Músculo abaixador do ângulo da boca
7 Músculo abaixador do lábio inferior
8 Artéria facial
9 Veia facial
10 Parte frontal do músculo occipitofrontal
11 Nervo auricular magno
12 Músculo levantador do ângulo da boca
13 Músculo levantador do lábio superior
14 Músculo levantador do lábio superior e da asa do nariz
15 Ramo marginal da mandíbula do nervo facial
16 Músculo masseter
17 Músculo nasal
18 Músculo orbicular do olho
19 Músculo orbicular da boca
20 Glândula parótida
21 Músculo prócero
22 Músculo esternocleidomastóideo
23 Nervo supraorbital
24 Nervo supratroclear
25 Ramo temporal do nervo facial
26 Músculo temporal subjacente à fáscia temporal
27 Ramo zigomático do nervo facial
28 Músculo zigomático maior
29 Músculo zigomático menor

Paralisia do nervo facial

Disseminação intracraniana de infecções – face

Disseminação intracraniana de infecções – escalpo

Retalhos cirúrgicos do escalpo

40 Fossas temporal e infratemporal

Face *dissecção superficial, vista lateral direita*

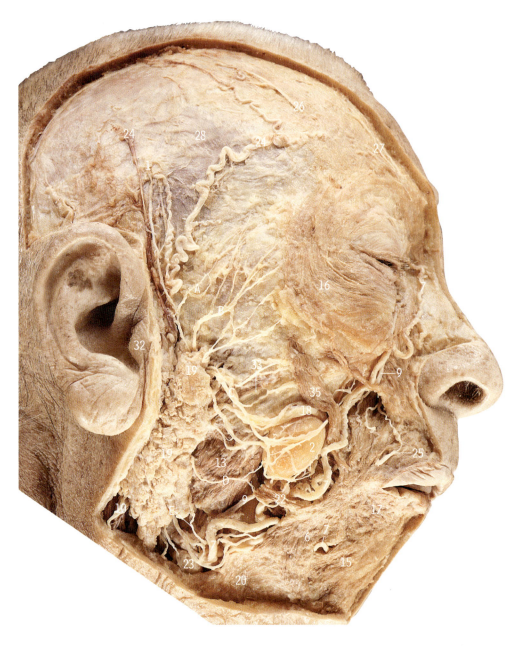

Após a remoção da pele e parte da gordura (A, B, C, D, E = ramos temporais, zigomáticos, bucais, marginal da mandíbula e cervical do nervo facial, respectivamente).

1 Nervo auriculotemporal
2 Corpo adiposo da bochecha
3 Nervo bucal (ramo de V$_3$)
4 Músculo bucinador
5 Cápsula da articulação temporomandibular
6 Músculo abaixador do ângulo da boca
7 Artéria facial
8 Nervo facial (ramos A, B, C, D, E)
9 Veia facial
10 Nervo auricular magno
11 Nervo infraorbital
12 Corpo da mandíbula
13 Músculo masseter
14 Nervo mentual
15 Músculo mentual
16 Músculo orbicular do olho
17 Músculo orbicular da boca
18 Ducto parotídeo
19 Glândula parótida
20 Músculo platisma
21 Veia retromandibular
22 Músculo risório, sobrejacente a artéria e veia faciais
23 Glândula submandibular
24 Vasos temporais superficiais
25 Artéria labial superior
26 Nervo supraorbital
27 Nervo supratroclear
28 Fáscia temporal
29 Linha temporal inferior
30 Linha temporal superior
31 Músculo temporal
32 Trago
33 Artéria facial transversa
34 Arco zigomático
35 Músculo zigomático maior

Fossas temporal e infratemporal 41

Fossa temporal direita

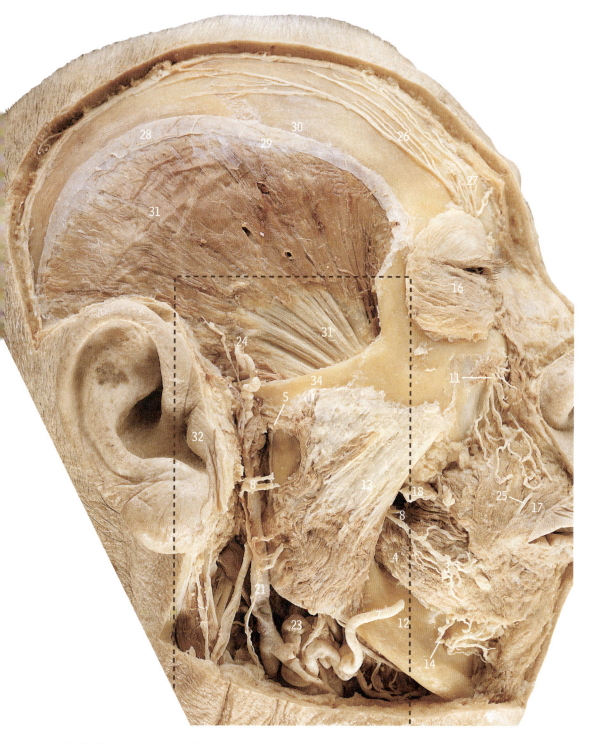

após remoção da fáscia temporal, da glândula parótida e da maioria dos ramos do nervo facial. A linha tracejada indica o campo das dissecções profundas mostradas na próxima página.

42 Fossa infratemporal

Fossa infratemporal *dissecções progressivamente mais profundas*

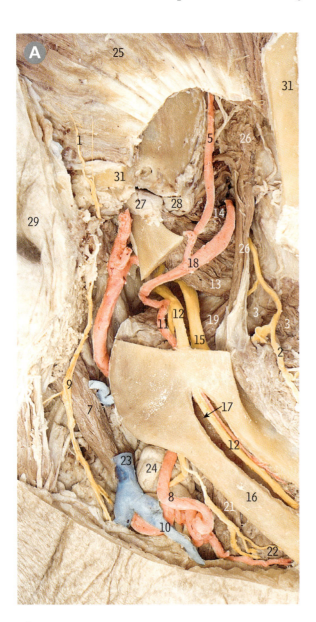

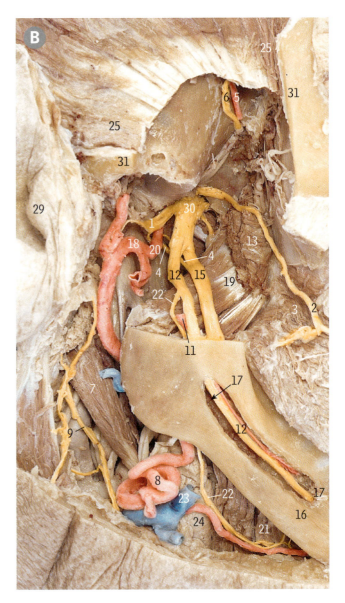

A A remoção de músculo masseter, parte do arco zigomático, quase toda a parte superficial e inferior do músculo temporal, metade superior do ramo da mandíbula (exceto o colo e o processo condilar) e do plexo venoso pterigóideo revela o conteúdo superficial da fossa infratemporal.

B A remoção da cabeça profunda do músculo temporal, músculo pterigóideo lateral e processo condilar da mandíbula expõe as estruturas mais profundas.

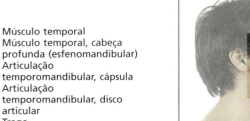

1 Nervo auriculotemporal
2 Nervo bucal (ramo de V₃)
3 Músculo bucinador
4 Corda do tímpano
5 Artéria temporal profunda
6 Nervo temporal profundo
7 Músculo digástrico, ventre posterior
8 Artéria facial
9 Nervo facial, ramo cervical
10 Veia facial
11 Artéria alveolar inferior
12 Nervo alveolar inferior
13 Músculo pterigóideo lateral, cabeça inferior
14 Músculo pterigóideo lateral, cabeça superior
15 Nervo lingual
16 Corpo da mandíbula
17 Canal da mandíbula (aberto)
18 Artéria maxilar
19 Músculo pterigóideo medial
20 Artéria meníngea média
21 Músculo milo-hióideo
22 Nervo para o músculo milo-hióideo
23 Veia retromandibular
24 Glândula submandibular
25 Músculo temporal
26 Músculo temporal, cabeça profunda (esfenomandibular)
27 Articulação temporomandibular, cápsula
28 Articulação temporomandibular, disco articular
29 Trago
30 Nervo trigêmeo, divisão mandibular (V₃)
31 Arco zigomático

Fossa infratemporal 43

A Corte coronal de face cadavérica *cabeças do músculo temporal*

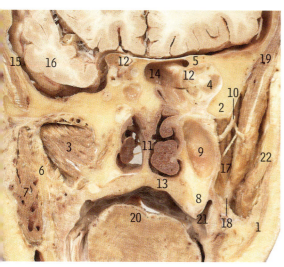

1 Músculo bucinador
2 Asa maior do osso esfenoide
3 Músculo pterigóideo lateral
4 Músculo reto lateral
5 Asa menor do osso esfenoide
6 Mandíbula
7 Músculo masseter
8 Maxila
9 Seio maxilar (paranasal)
10 Artéria maxilar, ramos musculares
11 Septo nasal
12 Nervo óptico
13 Palato mole
14 Seio esfenoidal
15 Osso temporal
16 Lobo temporal
17 Cabeça profunda do músculo temporal – esfenomandibular (Zenker, 1955)
18 Inserção do músculo temporal
19 Cabeça superficial do músculo temporal
20 Língua
21 Vestíbulo da boca
22 Zigomático

C Vista endoscópica do septo nasal (cóanos)

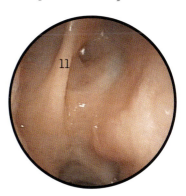

B Imagem da face por RM no plano coronal *músculos da mastigação*

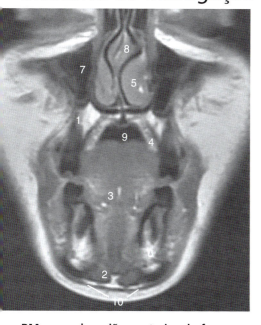

RM coronal, região posterior da face

1 Borda alveolar, maxila
2 Músculo digástrico, ventre anterior
3 Músculo genioglosso
4 Palato duro
5 Concha nasal inferior
6 Mandíbula
7 Seio maxilar
8 Septo nasal
9 Cavidade oral
10 Músculo platisma

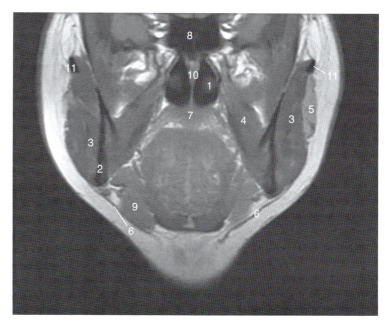

RM coronal, face

1 Concha nasal inferior
2 Mandíbula
3 Músculo masseter
4 Músculo pterigóideo medial
5 Glândula parótida
6 Músculo platisma
7 Palato mole
8 Seio esfenoidal
9 Glândula submandibular
10 Vômer
11 Arco zigomático

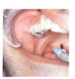

Bloqueio do nervo alveolar inferior

44 Fossa infratemporal profunda

Nervos trigêmeo, facial e petroso, lado direito
com os respectivos gânglios

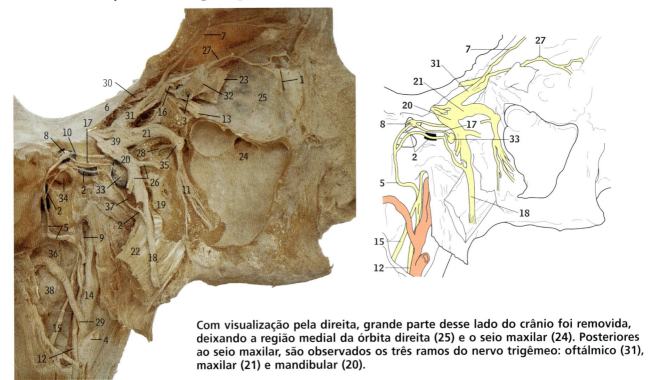

Com visualização pela direita, grande parte desse lado do crânio foi removida, deixando a região medial da órbita direita (25) e o seio maxilar (24). Posteriores ao seio maxilar, são observados os três ramos do nervo trigêmeo: oftálmico (31), maxilar (21) e mandibular (20).

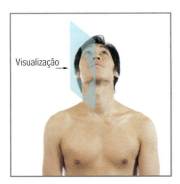

Visualização

1 Fio no canalículo lacrimal
2 Corda do tímpano
3 Gânglio ciliar
4 Artéria carótida externa
5 Nervo facial
6 Margem livre do tentório do cerebelo
7 Nervo frontal
8 Gânglio geniculado do nervo facial
9 Nervo glossofaríngeo
10 Nervo petroso maior
11 Nervos palatinos maior e menor
12 Nervo hipoglosso
13 Músculo reto inferior
14 Artéria carótida interna

15 Veia jugular interna e nervo acessório
16 Nervo lacrimal
17 Nervo petroso menor
18 Nervo lingual
19 Cabeça inferior do músculo pterigóideo lateral e lâmina lateral do processo pterigóideo
20 Nervo mandibular
21 Nervo maxilar
22 Músculo pterigóideo medial
23 Músculo reto medial
24 Parede medial do seio maxilar e óstio
25 Parede medial da órbita
26 Ramos musculares do nervo mandibular

27 Nervo nasociliar
28 Nervo do canal pterigóideo
29 Artéria occipital
30 Nervo oculomotor
31 Nervo oftálmico
32 Nervo óptico
33 Gânglio ótico
34 Posição da membrana timpânica
35 Gânglio pterigopalatino
36 Músculo reto lateral da cabeça
37 Músculo tensor do véu palatino
38 Processo transverso do atlas
39 Gânglio trigeminal

O nervo petroso maior (10) é um ramo do gânglio geniculado do nervo facial (8) e pode ser considerado o nervo da secreção lacrimal (embora também realize o suprimento das glândulas nasais). Esse nervo conduz fibras pré-ganglionares do núcleo salivatório superior na ponte e percorre o sulco no assoalho da fossa média do crânio (página 11, 25) para entrar no forame lacerado e tornar-se o nervo do canal pterigóideo (28) que se une ao gânglio pterigopalatino (35). As fibras pós-ganglionares deixam o gânglio para unir-se ao nervo maxilar e entrar na órbita pelo ramo zigomático, que se comunica com o nervo lacrimal, suprindo a glândula.

O nervo petroso menor (17), embora tenha comunicação com o nervo facial, é um ramo do nervo glossofaríngeo, sendo derivado do ramo timpânico que supre a membrana mucosa da orelha média pelo plexo timpânico (página 57, C19). Suas fibras são derivadas do núcleo salivatório inferior na ponte, e, após deixar a orelha média e percorrer seu sulco no assoalho da fossa média do crânio (17, e página 11, 26), o nervo atinge o gânglio ótico (33) através do forame oval. A partir das fibras secretomotoras ganglionares, esse nervo petroso menor une-se ao nervo mandibular (20) para ser distribuído para a glândula parótida pelos filamentos do nervo auriculotemporal.

A corda do tímpano (2) surge do nervo facial antes que esse nervo deixe o forame estilomastóideo (5, linha principal superior). Ela cruza a parte superior da membrana timpânica (34) embaixo de sua cobertura mucosa e percorre o osso temporal, emergindo da fissura petrotimpânica (página 9, 35) para unir-se ao nervo lingual (18). Em seguida, conduz as fibras pré-ganglionares para o gânglio submandibular (página 56, C35) para as glândulas salivares submandibulares e sublinguais, e também as fibras gustativas para os dois terços anteriores da língua.

O gânglio ótico (33), que normalmente adere à face profunda do nervo mandibular (20), foi retirado do nervo, e um marcador preto foi colocado atrás.

Faringe face posterior, vista posterior

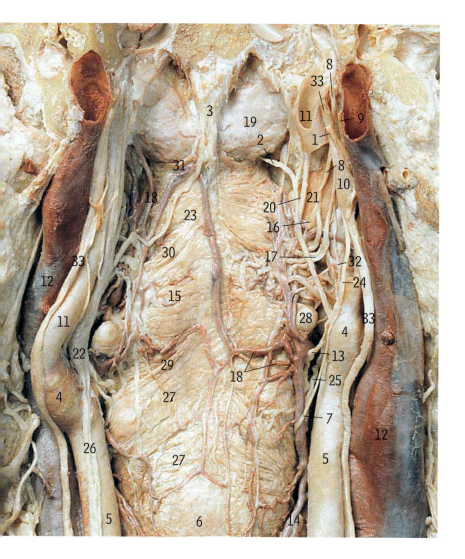

Nervo acessório
Artéria faríngea ascendente
Inserção da rafe da faringe no tubérculo faríngeo da base do crânio
Seio carótico
Artéria carótida comum
Parte cricofaríngea do músculo constritor inferior da faringe
Ramo externo do nervo laríngeo superior
Nervo glossofaríngeo
Nervo hipoglosso
Gânglio inferior do nervo vago
Artéria carótida interna
Veia jugular interna
Ramo interno do nervo laríngeo superior
Lobo lateral da glândula tireoide
Músculo constritor médio da faringe
Ramo faríngeo do nervo glossofaríngeo
Ramo faríngeo do nervo vago

18 Veia faríngea
19 Fáscia faringobasilar
20 Artéria meníngea posterior
21 Músculo estilofaríngeo
22 Gânglio cervical superior (simpático)
23 Músculo constritor superior da faringe
24 Nervo laríngeo superior (ramo do nervo vago)
25 Artéria tireóidea superior
26 Tronco simpático
27 Parte tireofaríngea do músculo constritor inferior da faringe
28 Extremidade do corno maior do osso hioide
29 Margem superior do músculo constritor inferior da faringe
30 Margem superior do músculo constritor médio da faringe
31 Margem superior do músculo constritor superior da faringe
32 Ramo vagal para o glomo carótico
33 Nervo vago

A coluna vertebral foi removida para revelar a bainha carótica e os músculos constritores da faringe.

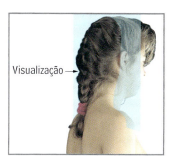
Visualização

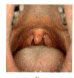
Reflexo faríngeo

46 Faringe

A Parede posterior da faringe *vista posterior*

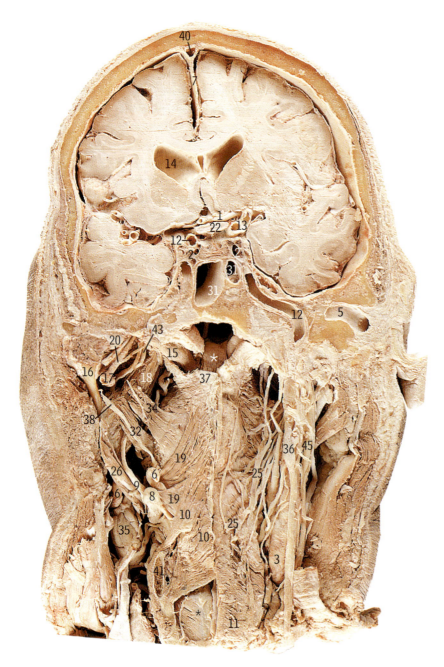

Corte coronal ligeiramente oblíquo de cabeça e pescoço no plano da parede posterior da faringe, com o lado direito ligeiramente posterior ao esquerdo.

Partes da parede posterior da faringe foram removidas (asteriscos – na parte superior, a fáscia faringobasilar e, na parte inferior, a margem inferior do músculo constritor inferior da faringe) para revelar regiões da parte nasal da faringe e da parte laríngea da faringe, respectivamente.

Ver números desta figura na página 47.

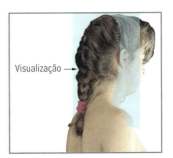

Visualização

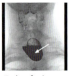
Bolsa faríngea

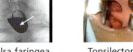
Tonsilectomia

Faringe 47

Faringe "aberta" *vista posterior*

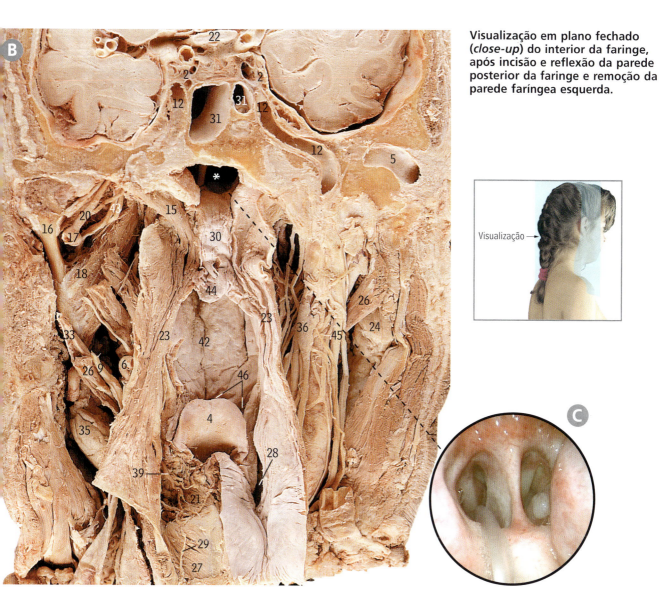

Visualização em plano fechado (*close-up*) do interior da faringe, após incisão e reflexão da parede posterior da faringe e remoção da parede faríngea esquerda.

C Visualização endoscópica do cóano e do septo nasal posterior

Nota: sonda nasogástrica *in situ*

1 Artéria cerebral anterior
2 Seio cavernoso
3 Artéria carótida comum
4 Cartilagem epiglótica
5 Meato acústico externo
6 Artéria facial
7 Foice do cérebro
8 Extremidade do corno maior do osso hioide
9 Nervo hipoglosso
10 Músculo constritor inferior da faringe
11 Parte cricofaríngea do músculo constritor da faringe
12 Artéria carótida interna
13 Artéria carótida interna dando origem à artéria cerebral média
14 Ventrículo lateral
15 Músculo levantador do véu palatino
16 Colo da mandíbula
17 Artéria maxilar
18 Músculo pterigóideo medial
19 Músculo constritor médio da faringe
20 Artéria meníngea média
21 Músculo aritenóideo oblíquo
22 Quiasma óptico
23 Músculo palatofaríngeo
24 Glândula parótida
25 Plexo faríngeo de veias
26 Ventre posterior do músculo digástrico
27 Músculo cricoaritenóideo posterior
28 Recesso piriforme
29 Nervo laríngeo recorrente
30 Palato mole
31 Seio esfenoidal
32 Músculo estiloglosso
33 Músculo estilo-hióideo
34 Músculo estilofaríngeo com o nervo glossofaríngeo
35 Glândula submandibular
36 Gânglio cervical superior
37 Músculo constritor superior da faringe
38 Ramo faríngeo do nervo vago
39 Ramo interno do nervo laríngeo superior
40 Seio sagital superior
41 Lâmina da cartilagem tireóidea (cortada)
42 Terço posterior do dorso da língua
43 Divisão mandibular do nervo trigêmeo
44 Úvula palatina
45 Nervo vago
46 Valécula epiglótica

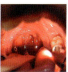

Faringite

48 Laringe

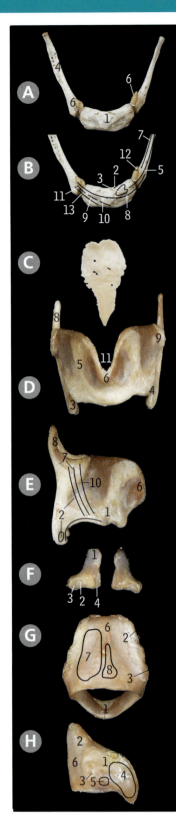

Osso hioide

A vista anterossuperior

B com inserções musculares

1 Corpo
2 Músculo genioglosso
3 Músculo gênio-hióideo
4 Corno maior
5 Músculo hioglosso
6 Corno menor
7 Músculo constritor médio da faringe
8 Músculo milo-hióideo
9 Músculo omo-hióideo
10 Músculo esterno-hióideo
11 Músculo estilo-hióideo
12 Ligamento estilo-hióideo
13 Músculo tíreo-hióideo

Cartilagem epiglótica

C cartilagem, vista anterior

Cartilagem tireóidea

D cartilagem, vista anterior

E vista lateral direita, com inserções

1 Músculo cricotireóideo
2 Músculo constritor inferior da faringe
3 Corno inferior
4 Tubérculo tireóideo inferior
5 Lâmina
6 Proeminência laríngea
7 Músculo esternotireóideo
8 Corno superior
9 Tubérculo tireóideo superior
10 Músculo tíreo-hióideo
11 Incisura tireóidea superior

Cartilagens aritenóideas

F vista posterior

1 Ápice
2 Superfície articular para a cartilagem cricóidea
3 Processo muscular
4 Processo vocal

Cartilagem cricóidea e inserções musculares

G vista posteroinferior

H vista lateral direita

1 Arco
2 Superfície articular para a cartilagem aritenóidea
3 Superfície articular para o corno inferior da cartilagem tireóidea
4 Músculo cricotireóideo
5 Músculo constritor inferior da faringe
6 Lâmina
7 Músculo cricoaritenóideo posterior
8 Tendão cricoesofágico

Laringe *anatomia de superfície*

I vista lateral   **J** vista anterior

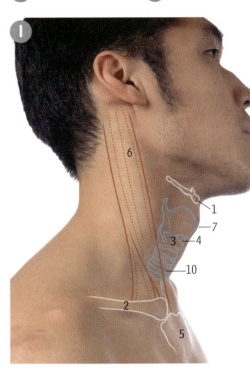

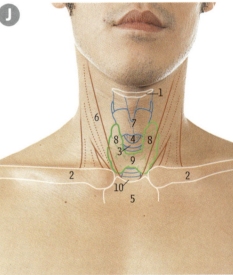

1 Corpo do osso hioide
2 Clavícula
3 Cartilagem cricóidea
4 Ligamento cricotireóideo
5 Manúbrio
6 Músculo esternocleidomastóideo
7 Cartilagem tireóide, proeminência laríngea
8 Glândula tireoide, lobo lateral
9 Glândula tireoide, istmo
10 Anel traqueal

Traqueostomia

Laringe 49

A Língua e ádito da laringe vista superior

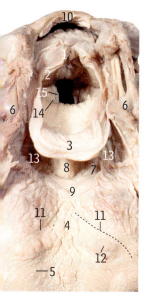

1. Cartilagem corniculada na prega ariepiglótica
2. Cartilagem cuneiforme na prega ariepiglótica
3. Epiglote
4. Forame cego
5. Papila fungiforme
6. Corno maior do osso hioide
7. Prega glossoepiglótica lateral
8. Prega glossoepiglótica mediana
9. Parte faríngea do dorso da língua
10. Parede posterior da faringe
11. Sulco terminal, indicado unilateralmente pela linha pontilhada
12. Papila circunvalada
13. Valécula epiglótica
14. Prega vestibular
15. Prega vocal

B Laringe vista posterior

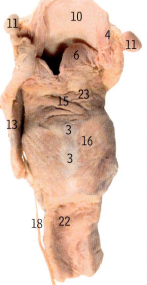

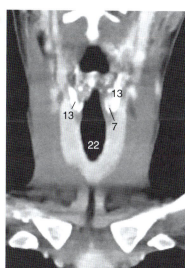

TC do pescoço, secção coronal média

Músculos intrínsecos da laringe

Ver lista de dísticos abaixo.

C vista lateral esquerda

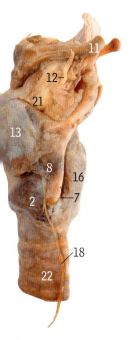

D vista oblíqua posterior

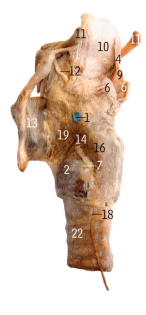

E vista lateral direita

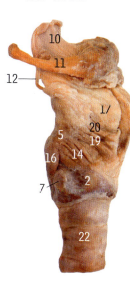

1. Anastomose do ramo interno do nervo laríngeo superior com o nervo laríngeo recorrente (anastomose de Galeno)
2. Arco da cartilagem cricoide
3. Área de inserção do tendão cricoesofágico na lâmina da cartilagem cricóidea
4. Prega ariepiglótica
5. Músculo ariepiglótico
6. Cartilagem corniculada
7. Articulação cricotireóidea
8. Músculo cricotireóideo (origem na cartilagem tireóidea)
9. Cartilagem cuneiforme
10. Epiglote
11. Corno maior do osso hioide
12. Ramo interno do nervo laríngeo superior
13. Lâmina da cartilagem tireóidea
14. Músculo cricoaritenóideo lateral
15. Músculo aritenóideo oblíquo
16. Músculo cricoaritenóideo posterior
17. Membrana quadrangular
18. Nervo laríngeo recorrente
19. Músculo tireoaritenóideo
20. Parte tireoepiglótica do músculo tireoaritenóideo
21. Membrana tíreo-hióidea
22. Traqueia
23. Músculo aritenóideo transverso

Em D, a cartilagem tireóidea foi refletida anteriormente, e em E a lâmina direita da cartilagem tireóidea foi removida.

Intubação endotraqueal

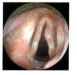

Paralisia do nervo laríngeo recorrente

50 Laringe

A Laringe *corte sagital, vista pela direita*

B Laringe *vista interna*

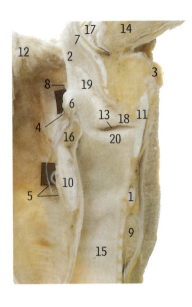

Vista endoscópica da cartilagem cricóidea e dos anéis traqueais

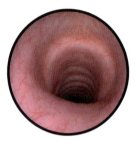

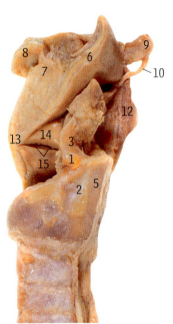

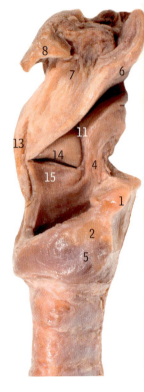

A prega vocal (20) se posiciona abaixo da prega vestibular (18).

1 Arco da cartilagem cricóidea
2 Prega ariepiglótica e ádito da laringe
3 Corpo do osso hioide
4 Ramos do ramo interno do nervo laríngeo superior em anastomose com o nervo laríngeo recorrente
5 Ramos do nervo laríngeo recorrente
6 Cartilagem corniculada e ápice da cartilagem aritenóidea
7 Cartilagem epiglótica
8 Ramo interno do nervo laríngeo superior entrando no recesso piriforme
9 Istmo da glândula tireoide
10 Lâmina da cartilagem cricóidea
11 Lâmina da cartilagem tireóidea
12 Parede da faringe
13 Ventrículo da laringe
14 Língua
15 Traqueia
16 Músculo aritenóideo transverso
17 Valécula epiglótica
18 Prega vestibular
19 Vestíbulo da laringe
20 Prega vocal

1 Superfície articular da cartilagem cricóidea para a cartilagem aritenóidea esquerda
2 Local de articulação das cartilagens tireóidea e cricóidea
3 Cartilagem aritenóidea, face lateral esquerda
4 Cartilagem aritenóidea, face medial direita
5 Lâmina da cartilagem cricóidea
6 Cartilagem epiglótica
7 Ligamento hioepiglótico
8 Arco hióideo, corte transversal
9 Osso hioide, corno maior
10 Ramo interno do nervo laríngeo superior
11 Membrana quadrangular
12 Membrana tíreo-hióidea
13 Lâmina da cartilagem tireóidea, corte transversal
14 Prega vestibular
15 Prega vocal

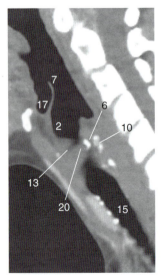

TC do pescoço em secção sagital mediana

O espaço entre as pregas vestibular e vocal é o ventrículo da laringe (A13), e esse espaço continua com o sáculo, uma pequena bolsa que se estende para cima por alguns milímetros entre a prega vestibular e a face interna do músculo tireoaritenóideo.

A fissura entre as duas pregas vestibulares (A18) é a rima do vestíbulo. A fissura entre as pregas vocais é a rima da glote.

As pregas vestibulares são frequentemente denominadas cordas vocais falsas.

Os músculos intrínsecos da laringe são supridos pelo nervo laríngeo recorrente, exceto o músculo cricotireóideo (página 49, C8) que é suprido pelo ramo externo do nervo laríngeo superior (página 29, 12).

Olho 51

Olho esquerdo
A anatomia de superfície

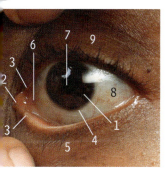

Com as pálpebras na posição aberta normal, a margem inferior da pálpebra superior (9) sobrepõe-se aproximadamente à metade superior da íris (1); a margem da pálpebra inferior (5) está nivelada com a margem inferior da íris (1).

1 Íris por trás da córnea
2 Carúncula lacrimal
3 Papila lacrimal
4 Limbo da córnea
5 Pálpebra inferior
6 Prega semilunar
7 Pupila por trás da córnea
8 Esclera
9 Pálpebra superior

A córnea é a parte anterior transparente do revestimento externo do bulbo do olho e continua com a esclera (8) no limbo da córnea (4).

A pupila (7) é a abertura central da íris (1), o diafragma circular pigmentado que se localiza na frente da lente.

Cada papila lacrimal (3) contém o ponto lacrimal, a minúscula abertura dos canalículos lacrimais (B8) que seguem medialmente para se abrirem no interior do saco lacrimal, localizando-se profundamente ao ligamento palpebral medial (B10) e prosseguindo para baixo como o ducto lacrimonasal (B12) dentro do canal lacrimonasal.

B Ducto lacrimonasal

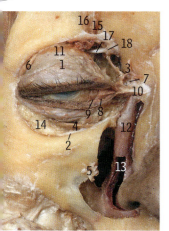

1 Aponeurose do músculo levantador da pálpebra superior
2 Margem cortada do septo orbital e periósteo
3 Artéria dorsal do nariz
4 Músculo oblíquo inferior
5 Nervo infraorbital
6 Glândula lacrimal
7 Saco lacrimal (extremidade superior)
8 Canalículo lacrimal inferior
9 Papila e ponto lacrimal inferior
10 Ligamento palpebral medial
11 Fibras musculares do músculo levantador da pálpebra superior
12 Ducto lacrimonasal
13 Abertura do ducto lacrimonasal (parede anterior removida) no meato nasal inferior
14 Corpo adiposo da órbita
15 Artéria supraorbital
16 Nervo supraorbital
17 Tendão do músculo oblíquo superior
18 Tróclea

C Macrodacriocistografia

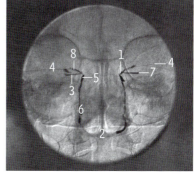

1 Canalículo comum
2 Palato duro
3 Canalículo inferior
4 Cateteres lacrimais
5 Saco lacrimal
6 Ducto lacrimonasal
7 Local do ponto lacrimal
8 Canalículo superior

Em B, os músculos da face e parte do crânio foram dissecados para mostrar o ducto lacrimonasal (12) abrindo-se no meato nasal inferior (13).

D Órbitas vista superior

1 Artéria cerebral anterior
2 Artéria comunicante anterior
3 Nervo e artéria etmoidal anterior
4 Lâmina cribriforme do osso etmoide
5 Bulbo do olho
6 Nervo frontal
7 Nervo infratroclear e artéria oftálmica
8 Artéria carótida interna
9 Artéria lacrimal
10 Glândula lacrimal
11 Nervo lacrimal
12 Músculo reto lateral
13 Músculo levantador da pálpebra superior (cortado)
14 Músculo reto medial
15 Artéria cerebral média
16 Nervo nasociliar
17 Artéria oftálmica
18 Quiasma óptico
19 Nervo óptico (com nervos ciliares curtos sobrejacentes na órbita esquerda)
20 Artéria ciliar posterior
21 Músculo oblíquo superior
22 Músculo reto superior (cortado)
23 Artéria supraorbital
24 Nervo supraorbital
25 Nervo supratroclear
26 Nervo troclear

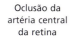
Oclusão da artéria central da retina

Arco corneano (arco senil)

Reflexo corneano

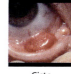
Cisto meibomiano (calázio)

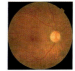
Oftalmoscopia

Reflexo pupilar (ou fotomotor)

52 Olho

Vista interna da órbita esquerda

A *vista da parede medial* **B** *vista da parede lateral*

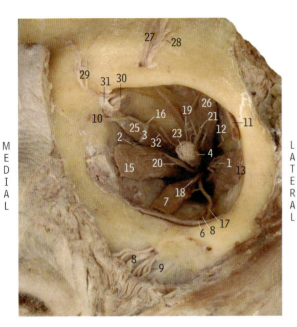
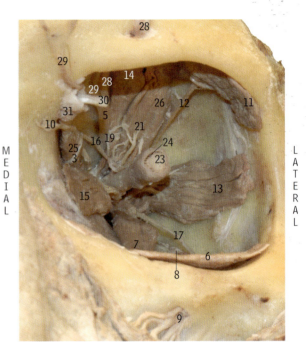

C *vista anterior*

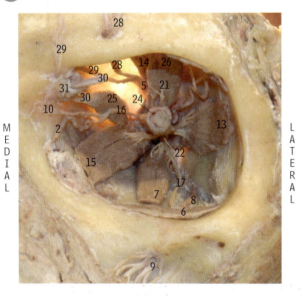

Imagem por RM no plano coronal *órbita direita*

1 Nervo abducente
2 Artéria etmoidal anterior
3 Nervo etmoidal anterior
4 Bainha dural do nervo óptico
5 Nervo frontal
6 Músculo oblíquo inferior
7 Músculo reto inferior
8 Artéria infraorbital
9 Nervo infraorbital
10 Nervo infratroclear
11 Glândula lacrimal
12 Nervo lacrimal
13 Músculo reto lateral
14 Músculo levantador da pálpebra superior
15 Músculo reto medial
16 Nervo nasociliar
17 Nervo para o músculo oblíquo inferior
18 Nervo para o músculo reto inferior
19 Nervo para o músculo levantador da pálpebra superior
20 Nervo para o músculo reto medial
21 Nervo para o músculo reto superior
22 Nervo oculomotor
23 Nervo óptico próximo da artéria central da retina
24 Espaço subaracnóideo
25 Músculo oblíquo superior
26 Músculo reto superior
27 Artéria supraorbital
28 Nervo supraorbital
29 Nervo supratroclear
30 Tendão do músculo oblíquo superior
31 Tróclea
32 Nervo troclear

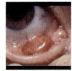
Cisto meibomiano (calázio)

Hemorragia periorbital e subconjuntival

Glaucoma

Olho

Vista superior da órbita direita

A superficial

B profunda, com os músculos rebatidos

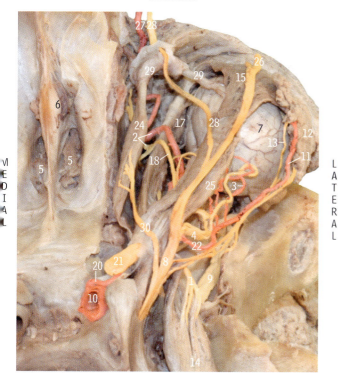
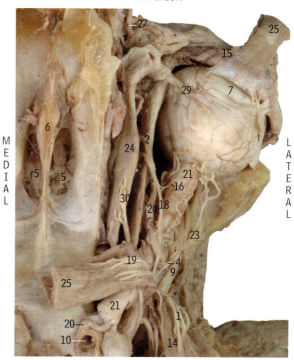

1. Nervo abducente
2. Nervo e artéria etmoidal anterior
3. Artérias ciliares
4. Gânglio ciliar
5. Lâmina cribriforme do osso etmoide
6. Crista etmoidal
7. Bulbo do olho
8. Nervo frontal
9. Nervo infraorbital
10. Artéria carótida interna
11. Artéria lacrimal
12. Glândula lacrimal
13. Nervo lacrimal
14. Músculo reto lateral (refletido)
15. Músculo levantador da pálpebra superior
16. Nervo ciliar longo
17. Músculo reto medial
18. Nervo nasociliar
19. Nervo para o músculo reto superior
20. Artéria oftálmica
21. Nervo óptico
22. Artéria ciliar posterior
23. Nervos ciliares curtos
24. Músculo oblíquo superior
25. Músculo reto superior
26. Nervo supraorbital
27. Artéria supratroclear
28. Nervo supratroclear
29. Tendão do músculo oblíquo superior
30. Nervo troclear

RM da órbita no plano axial

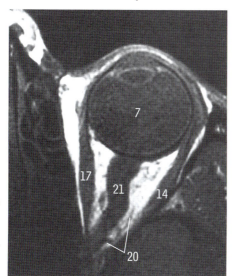

C Fundo do olho fotografia oftalmoscópica de retina

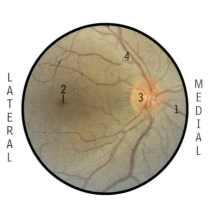

1. Ramos nasais inferiores da veia e artéria centrais da retina
2. Mácula lútea com a fóvea central da retina
3. Disco do nervo óptico
4. Ramos temporais superiores da veia e artéria centrais da retina

Paralisia do nervo abducente

Paralisia do nervo oculomotor

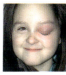
Celulite orbitária

Paralisia do nervo troclear

Vista lateral da órbita direita
A superficial   B profunda

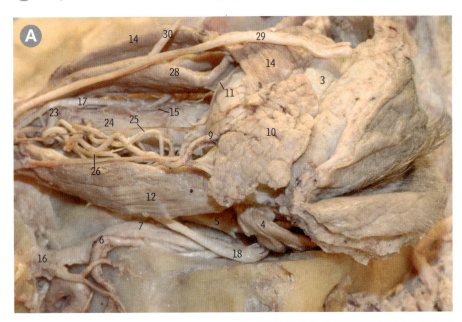

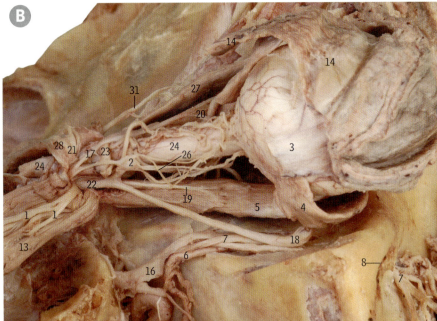

1. Nervo abducente
2. Gânglio ciliar
3. Bulbo do olho
4. Músculo oblíquo inferior
5. Músculo reto inferior
6. Artéria infraorbital
7. Nervo infraorbital
8. Forame infraorbital
9. Artéria lacrimal
10. Glândula lacrimal
11. Nervo lacrimal
12. Músculo reto lateral
13. Músculo reto lateral (rebatido posteriormente)
14. Músculo levantador da pálpebra superior
15. Nervo ciliar longo
16. Ramo maxilar do nervo trigêmeo
17. Nervo nasociliar
18. Nervo para o músculo oblíquo inferior
19. Nervo para o músculo reto inferior
20. Nervo para o músculo reto medial
21. Nervo para o músculo reto superior
22. Nervo oculomotor, ramo inferior
23. Artéria oftálmica
24. Nervo óptico
25. Artéria ciliar curta
26. Nervos ciliares curtos
27. Músculo oblíquo superior
28. Músculo reto superior
29. Nervo supraorbital
30. Nervo supratroclear
31. Nervo troclear

Nariz 55

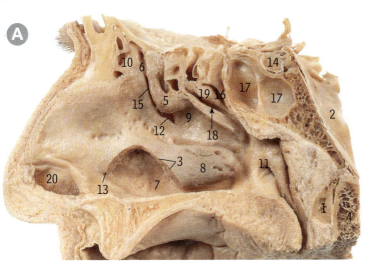

A Parede lateral da cavidade nasal direita

1 Arco anterior do atlas
2 Clivo
3 Margem de corte da concha nasal inferior
4 Dente do áxis
5 Bolha etmoidal
6 Infundíbulo etmoidal
7 Meato nasal inferior
8 Concha nasal inferior
9 Meato nasal médio
10 Abertura das células etmoidais anteriores
11 Óstio faríngeo da tuba auditiva
12 Abertura do seio maxilar
13 Abertura do ducto lacrimonasal
14 Hipófise
15 Hiato semilunar
16 Recesso esfenoetmoidal
17 Seio esfenoidal
18 Meato nasal superior
19 Concha nasal superior
20 Vestíbulo do nariz

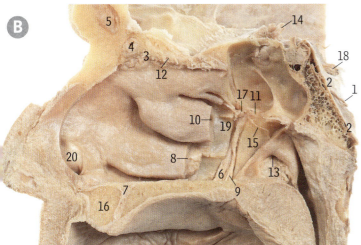

B Cavidade nasal direita e gânglio pterigopalatino *vista lateral esquerda*

1 Nervo abducente
2 Clivo
3 Lâmina cribriforme do osso etmoide
4 Células etmoidais (anteriores)
5 Seio frontal
6 Nervo palatino maior
7 Forame incisivo
8 Concha nasal inferior, margem de corte entre a mucosa e o periósteo
9 Nervos palatinos menores
10 Concha nasal média, cortada
11 Nervo do canal pterigóideo
12 Fibras do nervo olfatório
13 Óstio faríngeo da tuba auditiva
14 Nervo óptico
15 Ramo faríngeo para o gânglio pterigopalatino
16 Pré-maxila
17 Gânglio pterigopalatino
18 Nervo trigêmeo
19 Lamina perpendicular do osso palatino
20 Vestíbulo do nariz

C TC da cavidade nasal *secção sagital*

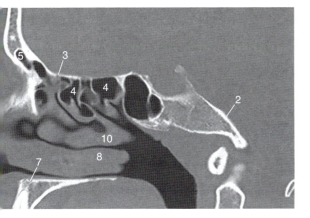

Equalização de pressão na orelha média

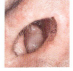
Pólipos nasais

Intubação nasogástrica

56 Nariz e língua

Ramos do nervo trigêmeo direito *a partir da linha mediana*

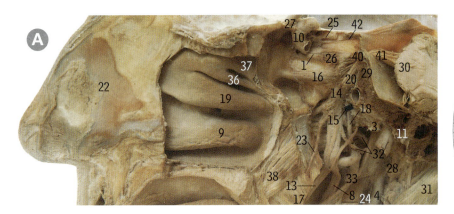
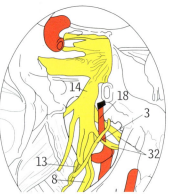

A corte sagital logo à esquerda da linha mediana

B **C** cortes sagitais logo à direita da linha mediana após a remoção de músculo gênio-hióideo, glândula sublingual e mucosa oral. Língua rebatida medialmente em C

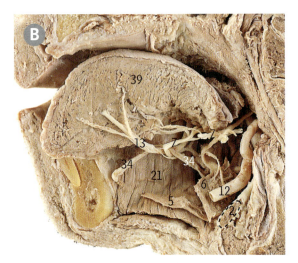
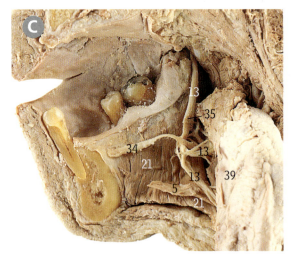

1 Nervo abducente
2 Corpo do osso hioide
3 Corda do tímpano
4 Artéria carótida externa
5 Músculo gênio-hióideo
6 Músculo hioglosso
7 Nervo hipoglosso
8 Nervo alveolar inferior
9 Concha nasal inferior
10 Artéria carótida interna
11 Bulbo da veia jugular
12 Artéria lingual
13 Nervo lingual
14 Ramo mandibular do nervo trigêmeo
15 Marcador na tuba auditiva
16 Ramo maxilar do nervo trigêmeo
17 Músculo pterigóideo medial
18 Artéria meníngea média
19 Concha nasal média
20 Raiz motora do nervo trigêmeo
21 Músculo milo-hióideo
22 Septo nasal (parte cartilagínea)
23 Nervo para o músculo pterigóideo medial
24 Nervo para o músculo milo-hióideo
25 Nervo oculomotor
26 Ramo oftálmico do nervo trigêmeo
27 Nervo óptico
28 Glândula parótida
29 Parte petrosa do osso temporal
30 Ponte
31 Ventre posterior do músculo digástrico
32 Raízes do nervo auriculotemporal
33 Ligamento esfenomandibular e artéria maxilar
34 Ducto submandibular
35 Gânglio submandibular
36 Concha nasal superior
37 Concha nasal suprema
38 Músculo tensor do véu palatino
39 Língua
40 Gânglio trigeminal
41 Nervo trigêmeo
42 Nervo troclear

Paralisia do nervo hipoglosso

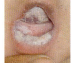
Patologia oral

Carcinoma da língua

Orelha 57

A Orelha externa direita

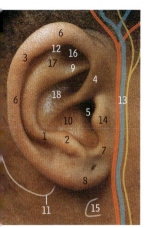

1. Antélice
2. Antítrago
3. Tubérculo da orelha
4. Ramo da hélice
5. Meato acústico externo
6. Hélice
7. Incisura antitrágica
8. Lóbulo da orelha
9. Ramo inferior da antélice
10. Cavidade da concha (concha da orelha ao juntar com 18)
11. Processo mastoide
12. Escafa
13. Vasos temporais superficiais e nervo auriculotemporal
14. Trago
15. Processo transverso do atlas
16. Fossa triangular
17. Ramo superior da antélice
18. Cimba da concha (concha da orelha ao juntar com 10)

B Membrana timpânica direita
observada por otoscópio

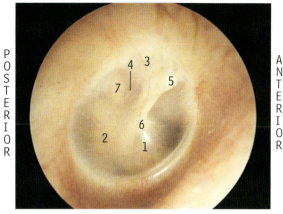

1. Cone de luz (reflexo luminoso)
2. Parte tensa
3. Parte flácida
4. Corda do tímpano
5. Martelo, processo lateral
6. Martelo
7. Bigorna, ramo longo

C Osso temporal direito e orelha

Orelha média por TC em secção coronal

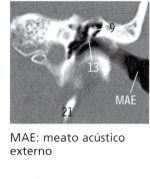

MAE: meato acústico externo

O osso foi cortado e aberto como um livro, com alguma remoção da parte superior da parte petrosa. O corte abriu a cavidade timpânica (orelha média). No lado esquerdo da figura, a parede lateral da orelha média, que inclui a membrana timpânica (26), é observada medialmente, enquanto no lado direito as principais características da parede medial podem ser visualizadas.

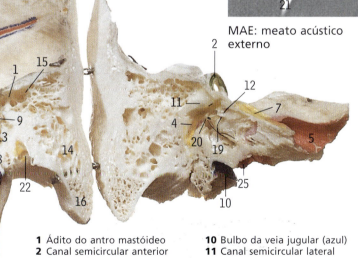

1. Ádito do antro mastóideo
2. Canal semicircular anterior (superior)
3. Parte óssea da tuba auditiva
4. Canal do nervo facial (amarelo)
5. Canal carótico (vermelho)
6. Recesso epitimpânico
7. Sulco do nervo petroso maior (amarelo)
8. Sulco dos vasos meníngeos médios
9. Bigorna
10. Bulbo da veia jugular (azul)
11. Canal semicircular lateral
12. Nervo petroso menor
13. Martelo
14. Células mastóideas
15. Antro mastóideo
16. Processo mastoide
17. Parte do canal carótico (vermelho)
18. Parte do bulbo da veia jugular (azul)
19. Promontório com o plexo timpânico sobrejacente
20. Estribo na janela do vestíbulo e músculo estapédio
21. Processo estiloide
22. Forame estilomastóideo
23. Tegme timpânico
24. Músculo tensor do tímpano em seu canal
25. Ramo timpânico do nervo glossofaríngeo entrando em seu canalículo
26. Membrana timpânica

Hiperacusia

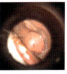
Perfuração da membrana timpânica

Otalgia (dor referida)

58 Orelha

Orelha *osso temporal direito*

A orelha média, nervo facial e seus ramos

B vista ampliada de A

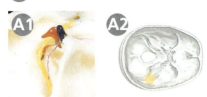

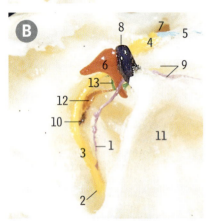

Esta dissecção é observada pela direita e superiormente, olhando para a frente e medialmente. O osso foi removido para mostrar as partes superiores do martelo (8) e da bigorna (6), que normalmente se projetam para cima no recesso epitimpânico. A parte superior do canal facial (2) foi aberta para mostrar o nervo facial (3) dando origem à corda do tímpano (1) e o nervo para o músculo estapédio (10). O gânglio geniculado do nervo facial (4) é observado dando origem ao nervo petroso maior (5).

1 Corda do tímpano
2 Canal facial conduzindo ao forame estilomastóideo
3 Nervo facial
4 Gânglio geniculado do nervo facial
5 Nervo petroso maior
6 Bigorna
7 Meato acústico interno
8 Martelo
9 Margem da tuba auditiva
10 Nervo para o músculo estapédio
11 Molde de parafina (para suporte) sobrejacente à membrana timpânica
12 Músculo estapédio
13 Estribo

O tendão do músculo estapédio (12) emerge de uma pequena projeção cônica na parede posterior da cavidade timpânica, a pirâmide (dissecada na imagem)

Orelha

C osso temporal direito; orelha média e orelha interna, imagem ampliada

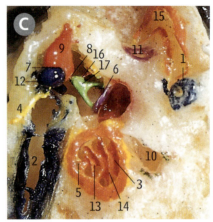

Esta dissecção é vista pela parte superior, exibindo ligeiramente as partes posterior e lateral. Dentro da cavidade da orelha média estão os três ossículos da audição – martelo (12), bigorna (9) e estribo (17). A membrana timpânica e o meato acústico externo não são observados, mas se posicionam abaixo do dístico 7. A cóclea foi aberta para mostrar sua estrutura óssea interna (3, 5, 13 e 14).

1 Canal semicircular anterior (superior)
2 Tuba auditiva
3 Canal ósseo da cóclea
4 Corda do tímpano
5 Cúpula da cóclea
6 Base do estribo na janela do vestíbulo
7 Articulação incudomaleolar
8 Articulação incudoestapedial
9 Bigorna
10 Meato acústico interno
11 Canal semicircular lateral
12 Martelo
13 Modíolo da cóclea
14 Lâmina espiral óssea da cóclea
15 Canal semicircular posterior
16 Tendão do músculo estapédio
17 Estribo

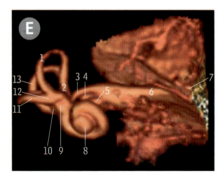

Orelha direita

D vista superior, diagrama das partes

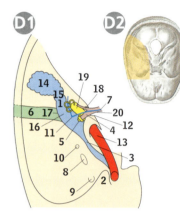

1 Ádito do antro mastóideo
2 Processo clinoide anterior
3 Tuba auditiva
4 Nervo coclear
5 Parte coclear da orelha interna
6 Meato acústico externo
7 Nervo facial
8 Forame oval
9 Forame redondo
10 Forame espinhoso
11 Gânglio geniculado do nervo facial
12 Meato acústico interno
13 Artéria carótida emergindo do forame lacerado
14 Células aéreas mastóideas
15 Antro mastóideo
16 Orelha média
17 Membrana timpânica
18 Nervo vestibular
19 Parte vestibular da orelha interna
20 Nervo vestibulococlear

E TC da orelha interna (reconstrução em 3D)

1 Canais semicirculares anteriores (superiores)
2 Pilar membranáceo comum
3 Segmento labiríntico do nervo facial
4 Nervo vestibular superior
5 Nervo coclear
6 Nervo vestibulococlear NC VIII
7 Nervo abducente NC VI
8 Cóclea
9 Vestíbulo
10 Janela do vestíbulo
11 Canal semicircular lateral
12 Canal semicircular lateral, ampola
13 Canal semicircular posterior

Cavidade do crânio

Fossas do crânio Ⓐ com dura-máter intacta   Ⓑ com parte da dura-máter removida

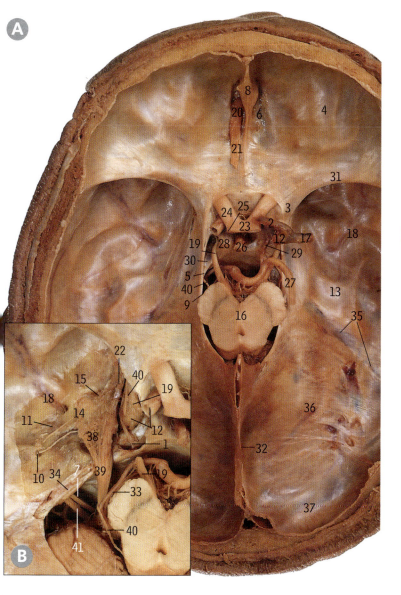
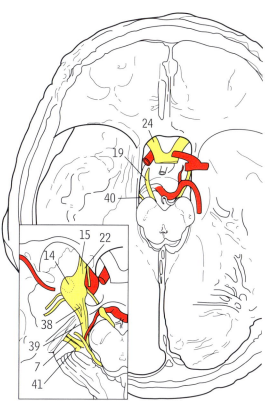

1 Nervo abducente
2 Artéria cerebral anterior
3 Processo clinoide anterior
4 Fossa anterior do crânio
5 Margem de inserção do tentório do cerebelo
6 Lâmina cribriforme do osso etmoide
7 Nervo facial
8 Foice do cérebro inserida na crista etmoidal
9 Margem livre do tentório do cerebelo
10 Hiato do canal do nervo petroso maior
11 Hiato do canal do nervo petroso menor
12 Artéria carótida interna
13 Parte lateral da fossa média do crânio
14 Nervo mandibular
15 Nervo maxilar
16 Mesencéfalo (nível do colículo superior)
17 Artéria cerebral média
18 Vasos meníngeos médios
19 Nervo oculomotor (cortado)
20 Bulbo olfatório
21 Trato olfatório
22 Nervo oftálmico
23 Quiasma óptico
24 Nervo óptico
25 Trato óptico
26 Infundíbulo hipofisial
27 Artéria cerebral posterior
28 Processo clinoide posterior
29 Artéria comunicante posterior
30 Teto do seio cavernoso
31 Seio esfenoparietal (na margem posterior da asa menor do osso esfenoide)
32 Seio reto (na junção da foice do cérebro e do tentório do cerebelo)
33 Artéria cerebelar superior
34 Seio petroso superior
35 Seio petroso superior (na margem inserida do tentório do cerebelo)
36 Tentório do cerebelo
37 Seio transverso (na margem inserida do tentório do cerebelo)
38 Gânglio trigeminal
39 Nervo trigêmeo
40 Nervo troclear
41 Nervo vestibulococlear

Trombose do seio cavernoso

60 Cavidade do crânio

Cisternas

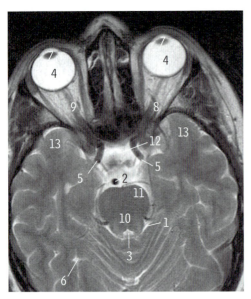

A Encéfalo
imagem por RM no plano axial através da região superior da ponte

1 Cisterna circundante
2 Artéria basilar na cisterna pré-pontina
3 Quarto ventrículo
4 Bulbo do olho
5 Artéria carótida interna
6 Ventrículo lateral
7 Lente
8 Artéria oftálmica
9 Nervo óptico (NC II)
10 Ponte
11 Tegmento da ponte
12 Cisterna quiasmática
13 Lobo temporal

Corte sagital da cabeça
B *metade direita, vista medial*

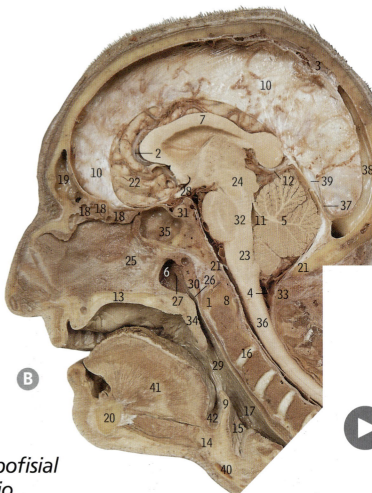

C *imagem por RM da fossa hipofisial – secção sagital, pós-gadolínio*

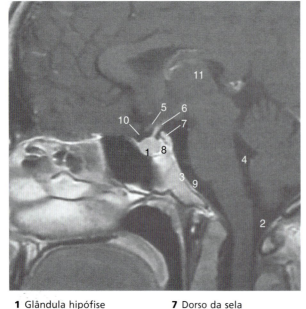

1 Glândula hipófise (parte anterior)
2 Cisterna magna
3 Clivo
4 Quarto ventrículo
5 Quiasma óptico
6 Infundíbulo hipofisial
7 Dorso da sela
8 Glândula hipófise (parte posterior)
9 Cisterna pré-pontina
10 Cisterna quiasmática
11 Tálamo

1 Arco anterior do atlas
2 Artéria cerebral anterior
3 Granulações aracnóideas
4 Cisterna cerebelobulbar (cisterna magna)
5 Cerebelo
6 Cóano (abertura nasal posterior)
7 Corpo caloso
8 Dente do áxis
9 Epiglote
10 Foice do cérebro
11 Quarto ventrículo
12 Veia cerebral magna
13 Palato duro
14 Osso hioide
15 Ádito da laringe
16 Disco intervertebral entre o áxis e a terceira vértebra cervical
17 Parte laríngea da faringe
18 Células etmoidais esquerdas
19 Seio frontal esquerdo
20 Mandíbula
21 Margem do forame magno
22 Face medial do hemisfério cerebral direito
23 Bulbo
24 Mesencéfalo
25 Septo nasal (parte óssea)
26 Parte nasal da faringe
27 Óstio faríngeo da tuba auditiva
28 Quiasma óptico
29 Parte oral da faringe
30 Tonsila faríngea (adenoides)
31 Glândula hipófise
32 Ponte
33 Arco posterior do atlas
34 Palato mole
35 Seio esfenoidal
36 Medula espinal
37 Seio reto
38 Seio sagital superior
39 Tentório do cerebelo
40 Cartilagem tireóidea
41 Língua
42 Valécula epiglótica

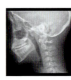

Hipertrofia da tonsila faríngea (adenoide)

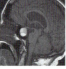

Apoplexia da glândula hipófise

Cavidade do crânio

A Dura-máter encefálica e nervos cranianos

Nervo abducente
Granulações aracnóideas
Margem inserida do tentório do cerebelo
Cóanos (abertura nasal posterior)
Clivo
Dente do áxis
Foice do cérebro
Margem livre do tentório do cerebelo
Nervos glossofaríngeo, vago e acessório
Seio sagital inferior
Artéria carótida interna
Margem do forame magno
Bulbo
Raiz motora do nervo facial
Septo nasal
Nervo oculomotor
Trato olfatório
Nervo óptico
Glândula hipófise
Arco posterior do atlas
Radículas do nervo hipoglosso
Raiz sensitiva do nervo facial (nervo intermédio)
Seio esfenoidal
Seio esfenoparietal
Medula espinal
Parte espinal do nervo acessório
Seio reto
Seio sagital superior
Tentório do cerebelo
Seio transverso
Nervo trigêmeo
Nervo troclear
Artéria vertebral
Nervo vestibulococlear

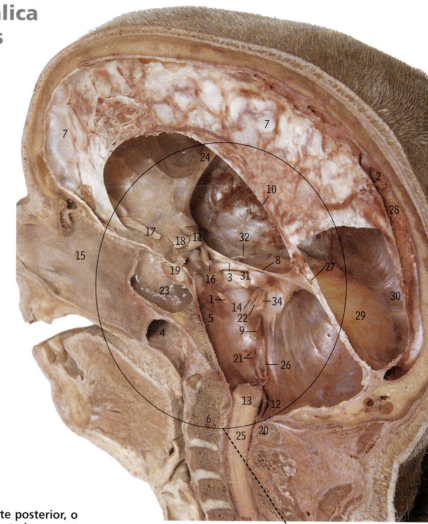

Nesta visão oblíqua da esquerda e da parte posterior, o encéfalo foi removido, e uma janela foi cortada na parte posterior da foice do cérebro (7) para mostrar a face superior do tentório do cerebelo (29).

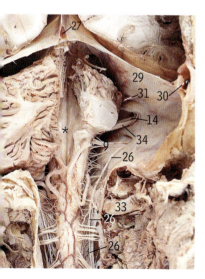

B Fossa posterior direita do crânio visualizada pela parte posterior

Após a remoção da parte posterior do crânio, da dura-máter e da lâmina das vértebras cervicais, todo o hemisfério cerebelar direito e a maior parte do esquerdo revelam o assoalho do quarto ventrículo (asterisco).

Craniotomia

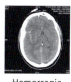
Hemorragia subdural

62 Encéfalo

A Abóbada do crânio e foice do cérebro *vista inferior*

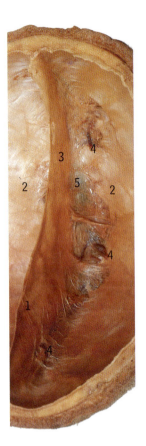

Olhando para a abóbada do crânio pela parte inferior, a foice do cérebro (3) é vista como sendo contínua com a dura-máter sobre a abóbada (2), e foi cortada na parte posterior (1) a partir do tentório do cerebelo.

1 Margem de corte da foice do cérebro
2 Dura-máter sobre a abóbada do crânio
3 Foice do cérebro
4 Veias cerebrais superiores
5 Seio sagital superior

B Encéfalo *vista superior*

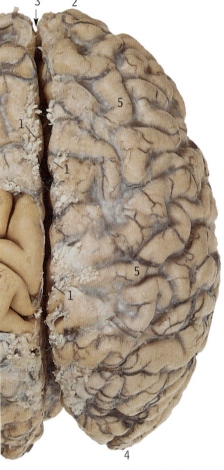

O hemisfério cerebral direito é visto com a aracnoide-máter sobrejacente e as granulações aracnóideas (1) adjacentes à fissura longitudinal do cérebro (3). Sobre uma pequena parte do hemisfério esquerdo, observa-se uma janela cortada na aracnoide-máter revelando o espaço subaracnóideo.

1 Granulações aracnóideas
2 Polo frontal
3 Fissura longitudinal do cérebro
4 Polo occipital
5 Face superolateral

C Encéfalo *hemisfério cerebral direito, vista superior*

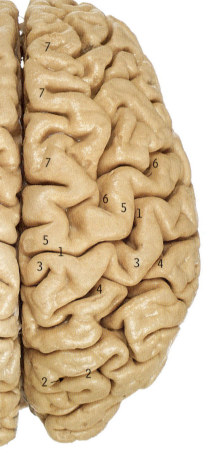

A remoção da aracnoide-máter e dos vasos subjacentes exibe os giros e sulcos. Apenas um pequeno número está especificado nes imagem; os mais importantes são o sulco central (1) e os giros pré-central e pós-central (5 e 3).

1 Sulco central
2 Sulco parietoccipital
3 Giro pós-central
4 Sulco pós-central
5 Giro pré-central
6 Sulco pré-central
7 Giro frontal superior

D Encéfalo *hemisfério cerebral direito, vista lateral*

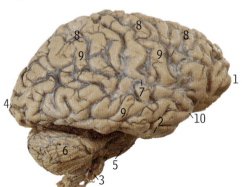

Como mencionado em B (anteriormente), a aracnoide-máter foi deixada intacta, e o vasos são observados abaixo dela; os maiores são veias (como mostrado pelo dístico 7).

1 Polo frontal
2 Veias cerebrais inferiores
3 Bulbo e artéria vertebral
4 Polo occipital
5 Ponte e artéria basilar
6 Hemisfério cerebelar direito
7 Veia cerebral média superficial sobrejacente ao sulco lateral
8 Veias cerebrais superiores
9 Face superolateral do hemisfério cerebral direito
10 Polo temporal

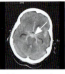

Hemorragia subaracnóidea

Encéfalo 63

Lobos e faces do cérebro **A** *superolateral,* **B** *medial,* **C** *inferior,* **D** *ínsula*

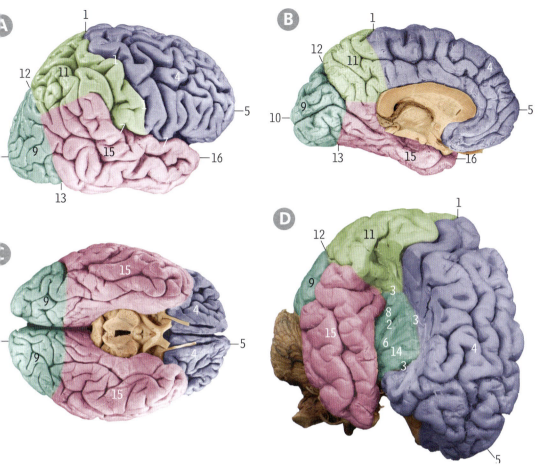

1 Sulco central
2 Sulco central da ínsula
3 Sulco circular da ínsula
4 Lobo frontal
5 Polo frontal
6 Lobo insular
7 Sulco lateral
8 Giro longo da ínsula
9 Lobo occipital
10 Polo occipital
11 Lobo parietal
12 Sulco parietoccipital
13 Incisura pré-occipital
14 Giro curto da ínsula
15 Lobo temporal
16 Polo temporal

Face superolateral

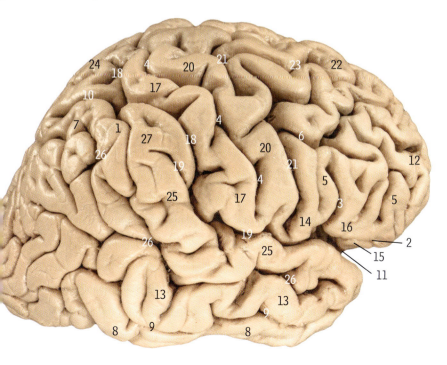

1 Giro angular
2 Ramo anterior do sulco lateral
3 Ramo ascendente do sulco lateral
4 Sulco central
5 Giro frontal inferior
6 Sulco frontal inferior
7 Lóbulo parietal inferior
8 Giro temporal inferior
9 Sulco temporal inferior
10 Sulco intraparietal
11 Límen da ínsula
12 Giro frontal médio
13 Giro temporal médio
14 Parte opercular do giro frontal inferior
15 Parte orbital do giro frontal inferior
16 Parte triangular do giro frontal inferior
17 Giro pós-central
18 Sulco pós-central
19 Ramo posterior do sulco lateral
20 Giro pré-central
21 Sulco pré-central
22 Giro frontal superior
23 Sulco frontal superior
24 Lóbulo parietal superior
25 Giro temporal superior
26 Sulco temporal superior
27 Giro supramarginal

Faces do cérebro

F *Face medial – com o tronco encefálico removido*

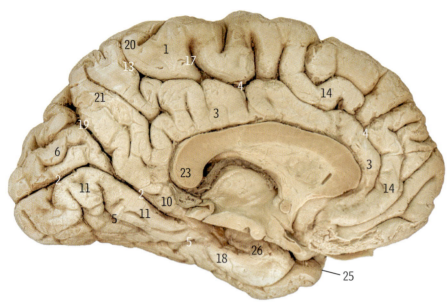

1 Giro paracentral anterior do lóbulo paracentral
2 Sulco calcarino
3 Giro do cíngulo
4 Sulco do cíngulo
5 Sulco colateral
6 Cúneo
7 Giro occipitotemporal lateral
8 Giro temporal inferior
9 Sulco temporal inferior
10 Istmo do giro do cíngulo
11 Giro lingual
12 Fissura longitudinal do cérebro
13 Ramo marginal do sulco do cíngulo
14 Giro frontal medial
15 Sulco olfatório
16 Giros e sulcos orbitais
17 Sulco paracentral
18 Giro para-hipocampal
19 Sulco parietoccipital
20 Giro paracentral posterior e lóbulo paracentral
21 Pré-cúneo
22 Sulco rinal
23 Esplênio do corpo caloso
24 Giro reto
25 Polo temporal
26 Unco

G *Face inferior (base)*

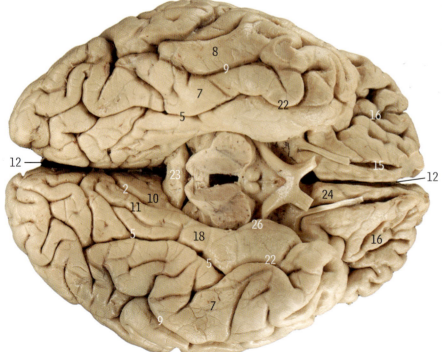

Áreas funcionais do cérebro

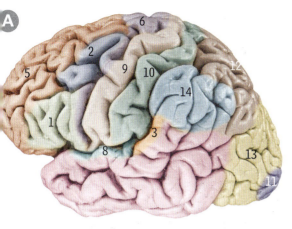

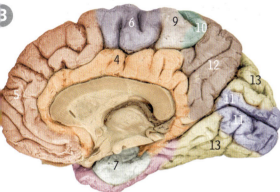

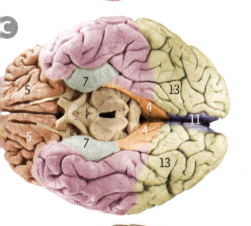

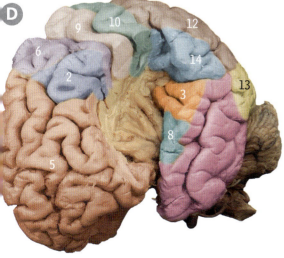

Sobreposição das principais áreas funcionais do cérebro observadas nas faces superolateral (A), medial (B) e inferior (C) do cérebro. Em D se observa visão oblíqua do cérebro com os opérculos frontal e parietal removidos para expor o giro temporal superior.

1 Área de broca responsável pela função motora da linguagem (Brodmann 44 e 45)
2 Campo ocular frontal (Brodmann 8)
3 Associação auditiva (Brodmann 22)
4 Área de associação límbica
5 Córtex pré-frontal (Brodmann 9, 10, 11, 46 e 47)
6 Área pré-motora ou motora suplementar (Brodmann 6)
7 Áreas primárias e de associação para olfação (Brodmann 38 e 28)
8 Área auditiva primária (audição) (Brodmann 41 e 42)
9 Área somatomotora primária (Brodmann 4)
10 Área somatossensorial primária (somestésica) (Brodmann 3, 1 e 2)
11 Área visual primária (Brodmann 17)
12 Área de associação somatossensorial (Brodmann 5 e 7)
13 Área de associação visual (Brodmann 18 e 19)
14 Área de associação auditiva de Wernicke (Brodmann 39 e 40)

A **área somatomotora primária** consiste no giro pré-central nas faces superolateral e medial (aspecto anterior do lóbulo paracentral).

A **área pré-motora ou motora suplementar** localiza-se principalmente na face medial, anterior ao lóbulo paracentral e também em uma faixa fina das extremidades posteriores dos giros frontais superior, médio e inferior, imediatamente anterior ao giro pré-central.

O **campo ocular frontal** pode ser localizado na extremidade posterior do giro frontal médio.

A **área de broca responsável pela função motora da linguagem** está localizada na parte opercular e na parte triangular do giro frontal inferior.

O **córtex pré-frontal** inclui o lobo frontal completo, exceto as áreas motoras mencionadas anteriormente.

A **área somatossensorial primária** consiste no giro pós-central nas faces superolateral e medial (aspecto posterior do lóbulo paracentral).

A **área de associação somatossensorial** se posiciona no lóbulo parietal superior.

A **área auditiva primária (audição)** está localizada nos giros temporais transversos anteriores no sulco lateral e para uma pequena distância no giro temporal superior. A **área de associação auditiva** pode ser localizada nos giros temporais transversos posteriores imediatamente caudal à área auditiva primária.

A **área de associação auditiva de Wernicke** inclui a parte posterior do giro temporal superior e uma parte importante do lóbulo parietal inferior – consistindo nos giros supramarginal e angular.

A **área visual primária** está localizada na região medial do lobo occipital adjacente ao sulco calcarino, enquanto a **área de associação visual** se posiciona adjacente ao mesmo sulco – consistindo na parte remanescente do lobo occipital e se estendendo do lobo temporal até o parietal.

66 Encéfalo

A Encéfalo *vista inferior*

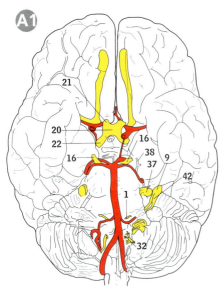

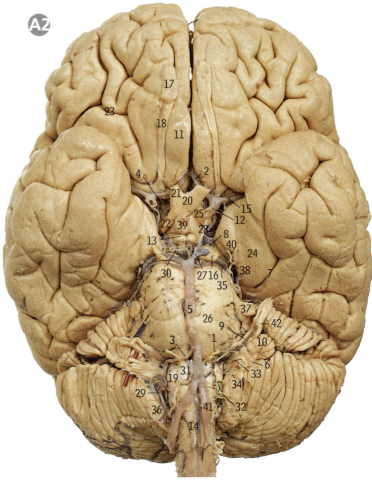

1. Nervo abducente
2. Artéria cerebral anterior
3. Artéria cerebelar inferior anterior
4. Substância perfurada anterior
5. Artéria basilar
6. Plexo corióideo do recesso lateral do quarto ventrículo
7. Sulco colateral
8. Pilar do cérebro
9. Nervo facial
10. Flóculo do cerebelo
11. Giro reto
12. Artéria carótida interna
13. Corpo mamilar
14. Bulbo
15. Artéria cerebral média
16. Nervo oculomotor
17. Bulbo olfatório
18. Trato olfatório
19. Oliva
20. Quiasma óptico
21. Nervo óptico
22. Trato óptico
23. Sulco orbital
24. Giro para-hipocampal
25. Infundíbulo hipofisial
26. Ponte
27. Artéria cerebral posterior
28. Artéria comunicante posterior
29. Artéria cerebelar inferior posterior
30. Substância perfurada posterior
31. Pirâmide
32. Radículas do nervo hipoglosso (superficial ao marcador)
33. Raízes dos nervos glossofaríngeo, vago e acessório
34. Raiz espinal do nervo acessório
35. Artéria cerebelar superior
36. Tonsila do cerebelo
37. Nervo trigêmeo
38. Nervo troclear
39. Túber cinéreo e eminência mediana
40. Unco
41. Artéria vertebral
42. Nervo vestibulococlear

B Endoscopia – base do encéfalo

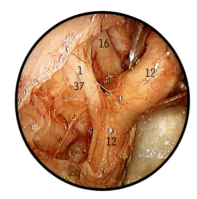

O nervo oculomotor (16) emerge da face medial do pilar do cérebro (8), e o nervo troclear (38) contorna a parte lateral do pedúnculo. Ambos os nervos passam entre as artérias cerebral posterior e cerebelar superior (27 e 35).

O nervo troclear (38) é o único nervo craniano que emerge da face posterior do tronco encefálico.

O nervo trigêmeo (37) emerge da parte lateral da ponte (26).

O nervo abducente (1) emerge entre a ponte e a pirâmide (26 e 31).

Os nervos facial e vestibulococlear (9 e 42) emergem do sulco bulbopontino lateralmente.

Os nervos glossofaríngeo e vago (33) e a raiz craniana do nervo acessório emergem do bulbo lateralmente à oliva (19).

O nervo hipoglosso (32) emerge do bulbo como duas séries de radículas entre a pirâmide (31) e a oliva (19).

A raiz espinal do nervo acessório emerge a partir da face lateral dos cinco ou seis segmentos cervicais superiores da medula espinal, posteriormente ao ligamento denticulado (página 71, E5).

Encéfalo 67

Artérias da base do encéfalo   Ⓐ *artérias injetadas*

Ⓑ *círculo arterial do cérebro (polígono de Willis) e artéria basilar*

Ⓒ *angiografia por TC 3D – círculo arterial do cérebro (polígono de Willis)*

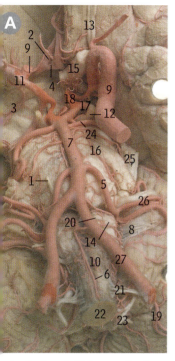

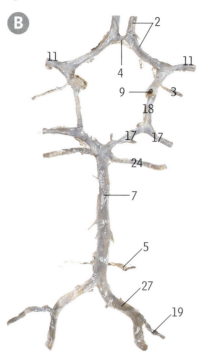

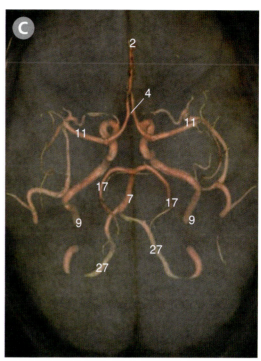

Parte do hemisfério cerebral direito (à esquerda da imagem) foi removida para mostrar a artéria cerebral média direita (11).

Os vasos anastomosados foram removidos da base do encéfalo e distribuídos fora de suas posições relativas.

Ⓓ Endoscopia intracraniana da base do encéfalo

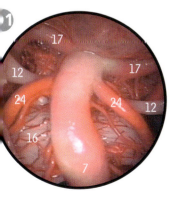

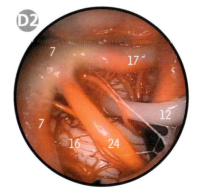

1 Nervo abducente
2 Artéria cerebral anterior
3 Artéria corióidea anterior
4 Artéria comunicante anterior
5 Artéria cerebelar inferior anterior
6 Artéria espinal anterior
7 Artéria basilar com ramos pontinos
8 Filamentos dos nervos glossofaríngeo, vago e acessório
9 Artéria carótida interna
10 Bulbo
11 Artéria cerebral média
12 Nervo oculomotor
13 Trato olfatório
14 Oliva
15 Nervo óptico
16 Ponte
17 Artéria cerebral posterior
18 Artéria comunicante posterior
19 Artéria cerebelar inferior posterior
20 Pirâmide
21 Radículas do primeiro nervo cervical
22 Medula espinal
23 Parte espinal do nervo acessório
24 Artéria cerebelar superior
25 Nervo trigêmeo
26 Ramo excepcionalmente grande dos nervos facial e vestibulococlear sobrejacentes
27 Artéria vertebral

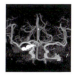

Aneurisma de Berry

68 Encéfalo

A Metade direita do encéfalo *corte sagital mediano, vista lateral esquerda*

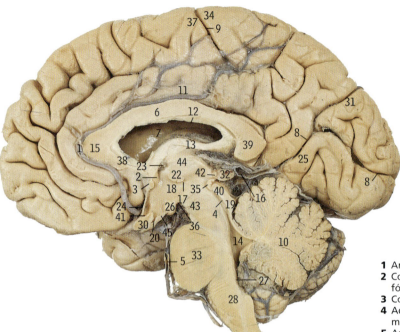

Neste corte da metade do encéfalo, a face medial do hemisfério cerebral direito é observada junto com o tronco encefálico cortado (mesencéfalo, 4, 20, 44, 47; ponte, 36; e bulbo, 29). O septo pelúcido, que é uma divisória transparente da linha mediana e cuja margem de corte (12) é observada abaixo do tronco do corpo caloso (6), foi removido para mostrar o interior da parte central do ventrículo lateral (7). O terceiro ventrículo apresenta o tálamo (48) o hipotálamo (19) na sua parede lateral, enquanto no seu assoalho a partir da parte anterior até a parte posterior estão o quiasma óptico (32), a base do infundíbulo hipofisial (21), a eminência mediana (49), o corpos mamilares (27) e a substância perfurada posterior (40).

1 Artéria cerebral anterior
2 Colunas anterior do fórnice
3 Comissura anterior
4 Aqueduto do mesencéfalo
5 Artéria basilar
6 Tronco do corpo caloso
7 Corpo do núcleo caudado no ventrículo lateral
8 Sulco calcarino
9 Sulco central
10 Cerebelo
11 Giro do cíngulo
12 Margem de corte do septo pelúcido
13 Fórnice (corpo)
14 Quarto ventrículo
15 Joelho do corpo caloso
16 Veia cerebral magna
17 Sulco hipotalâmico
18 Hipotálamo
19 Colículo inferior do mesencéfalo
20 Recesso do infundíbulo
21 Artéria carótida interna
22 Aderência intertalâmica
23 Forame interventricular e plexo corióideo
24 Lâmina terminal
25 Giro lingual
26 Corpo mamilar
27 Abertura mediana do quarto ventrículo
28 Bulbo
29 Artéria cerebral média
30 Quiasma óptico
31 Sulco parietoccipital
32 Glândula pineal
33 Ponte
34 Giro pós-central
35 Comissura posterior
36 Substância perfurada posterior
37 Giro pré-central
38 Rostro do corpo caloso
39 Esplênio do corpo caloso
40 Colículo superior do mesencéfalo
41 Recesso supraóptico do hipotálamo
42 Recesso suprapineal do terceiro ventrículo
43 Tegmento do mesencéfalo
44 Tálamo
45 Túber cinéreo e eminência mediana

B Angiografia por TC 3D *vista lateral*

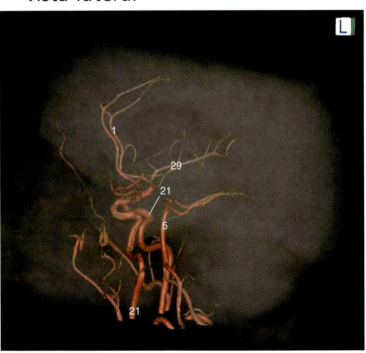

O terceiro ventrículo é a cavidade que apresenta na sua parede lateral o tálamo (A44) e o hipotálamo (A18).

O quarto ventrículo (A14) está localizado amplamente entre a ponte (A33) e o cerebelo (A10), embora sua extremidade inferior esteja atrás da parte superior do bulbo (A28) (ver página 61, B).

O aqueduto do mesencéfalo (A4) conecta o terceiro e o quarto ventrículos; o líquido cerebrospinal flui normalmente através dele do terceiro ao quarto ventrículo.

O forame interventricular (A23) conecta o terceiro ventrículo ao ventrículo lateral, e é delimitado na frente pela coluna anterior do fórnice (A2) e na parte posterior pelo tálamo (A44).

Áreas corticais de reservatório *para o suprimento sanguíneo do cérebro proveniente de dois grupos separados de artérias*

Sobreposição das principais áreas de suprimento das artérias cerebrais observada nas faces superolateral (A), medial (B) e inferior (C) do cérebro.

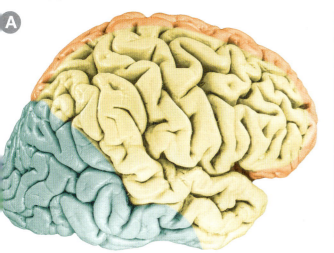

> É importante perceber que, como os vasos superficiais e da base dos hemisférios cerebrais não anastomosam, aqueles oriundos das artérias cerebrais anteriores, médias e posteriores também tendem a ter suas próprias áreas de suprimento – ou seja, as chamadas áreas corticais com reservatórios sanguíneos.
>
> A artéria cerebral anterior (laranja) supre a face medial dos lobos frontal e parietal, mas não o lobo occipital. Essa artéria percorre a margem da face medial desses lobos para suprir uma faixa de um dedo de largura na face superolateral dos lobos frontal e parietal na face inferior do lobo frontal.
>
> A artéria cerebral média (amarela) supre a ínsula e a face superolateral dos lobos frontal e parietal (exceto aqueles supridos pela artéria cerebral anterior). Essa artéria supre também o polo anterior e a porção superior do lobo temporal, mas não o lobo occipital.
>
> A artéria cerebral posterior (verde) supre o lobo occipital completo até o sulco parietoccipital e o remanescente do lobo temporal.

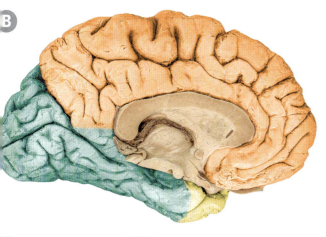

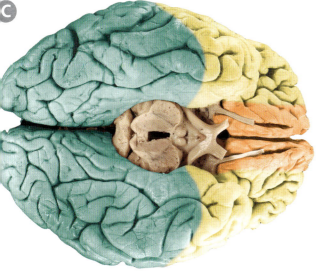

Tronco encefálico e cerebelo A vista anterior, B vista lateral direita, C vista sagital mediana

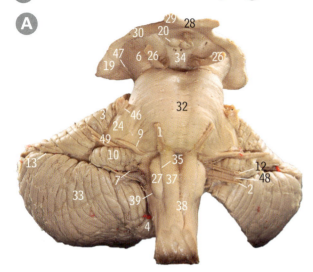

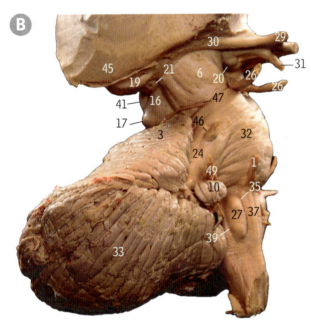

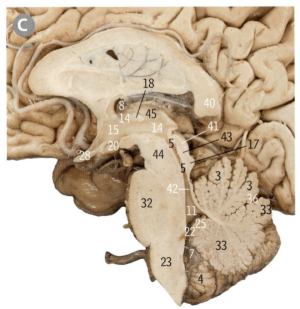

1 Nervo abducente (NC VI)
2 Nervo acessório (NC XI) (raiz craniana)
3 Lobo anterior do cerebelo
4 Tonsila do cerebelo
5 Aqueduto do mesencéfalo
6 Pedúnculo cerebral
7 Plexo corióideo do quarto ventrículo
8 Plexo corióideo do terceiro ventrículo
9 Nervo facial (NC VII)
10 Flóculo
11 Quarto ventrículo
12 Nervo glossofaríngeo (NC IX)
13 Fissura horizontal do cerebelo
14 Sulco hipotalâmico
15 Hipotálamo
16 Braço do colículo inferior
17 Colículo inferior
18 Aderência intertalâmica
19 Corpo geniculado lateral
20 Corpo mamilar
21 Corpo geniculado medial
22 Abertura mediana
23 Bulbo
24 Pedúnculo cerebelar médio
25 Nódulo
26 Nervo oculomotor (NC III)
27 Oliva
28 Quiasma óptico
29 Nervo óptico (NC II)
30 Trato óptico
31 Infundíbulo hipofisial
32 Ponte
33 Lobo posterior do cerebelo
34 Substância perfurada posterior a fossa interpeduncular
35 Sulco pré-olivar
36 Fissura primária do cerebelo
37 Pirâmide
38 Decussação das pirâmides (motora)
39 Sulco retro-olivar
40 Esplênio do corpo caloso
41 Colículo superior
42 Véu medular superior (anterior)
43 Teto do mesencéfalo
44 Tegmento do mesencéfalo
45 Tálamo
46 Nervo trigêmeo (NC V)
47 Nervo troclear (NC IV)
48 Nervo vago (NC X)
49 Nervo vestibulococlear (NC VIII)

Encéfalo 71

D Tronco encefálico e assoalho do quarto ventrículo

Nesta visualização da face posterior do tronco encefálico, observa-se que ele foi separado do restante do encéfalo na parte superior do mesencéfalo, logo abaixo do colículo superior. O verme do cerebelo e os aspectos mediais dos hemisférios cerebelares foram removidos para expor o assoalho do quarto ventrículo.

1. Tubérculo cuneiforme
2. Margem de corte do véu medular superior (anterior)
3. Sulco mediano dorsal
4. Colículo facial
5. Tubérculo grácil
6. Trígono do nervo hipoglosso
7. Colículo inferior
8. Eminência medial
9. Sulco mediano
10. Estrias medulares do quarto ventrículo
11. Óbex
12. Sulco limitante
13. Fóvea superior
14. Trígono do nervo vago
15. Área vestibular

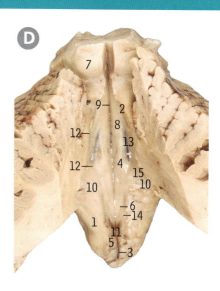

E Tronco encefálico e parte superior da medula espinal *vista posterior após a remoção de vértebras*

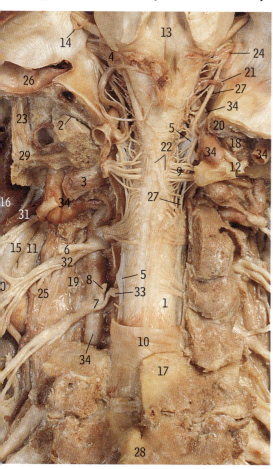

As partes posteriores do crânio e as vértebras superiores foram removidas para mostrar a continuidade do tronco encefálico com a medula espinal, dos quais as radículas posteriores do nervo espinal são observadas emergindo (como no dístico 9). A raiz espinal do nervo acessório (27) segue através do forame magno (20) para unir-se à raiz craniana no forame jugular (24). As radículas anteriores do nervo espinal (conforme é evidenciado no dístico 33), anteriores ao ligamento denticulado (5), unem-se para formar a raiz anterior do nervo espinal, que se junta com a raiz posterior do nervo espinal (8, cujas radículas posteriores ao ligamento foram cortadas da medula a fim de tornar visíveis as radículas anteriores), para formar um nervo espinal imediatamente após o gânglio sensitivo do nervo espinal (7). O nervo imediatamente se divide em ramos anteriores e posteriores (como evidenciado nos dísticos 32 e 6).

1. Aracnoide-máter
2. Articulação atlantoccipital
3. Cápsula da articulação atlantoaxial lateral
4. Plexo corióideo emergindo do recesso lateral do quarto ventrículo
5. Ligamento denticulado
6. Ramo posterior do terceiro nervo cervical
7. Gânglio sensitivo do quarto nervo cervical
8. Raiz posterior do quarto nervo cervical
9. Radículas posteriores do segundo nervo cervical
10. Dura-máter
11. Artéria carótida externa
12. Primeiro nervo cervical e arco posterior do atlas
13. Assoalho do quarto ventrículo
14. Meato acústico interno com os nervos facial e vestibulococlear e a artéria labiríntica
15. Artéria carótida interna
16. Veia jugular interna
17. Lâmina da sexta vértebra cervical
18. Massa lateral do atlas
19. Músculo longo da cabeça
20. Margem do forame magno
21. Artéria cerebelar inferior posterior
22. Artérias espinais posteriores
23. Músculo reto lateral da cabeça
24. Raízes dos nervos glossofaríngeo, vago e raiz craniana dos nervos acessórios e forame jugular
25. Músculo escaleno anterior
26. Seio sigmóideo
27. Raiz espinal do nervo acessório
28. Processo espinhoso da sétima vértebra cervical
29. Processo transverso do atlas
30. Nervo vago
31. Veia do plexo venoso vertebral
32. Ramo anterior do terceiro nervo cervical
33. Radículas anteriores do quarto nervo cervical
34. Artéria vertebral

A parte inferior do assoalho sob a forma de losango do quarto ventrículo contendo os trígonos dos nervos hipoglosso e vago (D6 e 14) é parte do bulbo; a parte restante do assoalho é parte da ponte.

Os tubérculos grácil e cuneiforme (D5 e 1) são causados pelos núcleos grácil e cuneiformes subjacentes, onde as fibras dos fascículos grácil e cuneiforme (coluna posterior) terminam fazendo sinapses com as células dos núcleos. As fibras dessas células formam o lemnisco medial, que segue através do tronco encefálico até o tálamo.

O colículo facial (D4), na extremidade inferior da eminência medial (D8) no assoalho do quarto ventrículo, surge pelas fibras do nervo facial sobrejacente ao núcleo do nervo abducente; ele não é produzido pelo núcleo do nervo facial, que se posiciona em um nível mais profundo na ponte.

Após emergir do forame transversário do atlas, a artéria vertebral (E34) volta-se para trás ao redor da massa lateral do atlas (E18) no seu arco posterior antes de virar para cima para entrar no crânio através do forame magno.

Ventrículos cerebrais

A Ventrículo lateral do hemisfério cerebral esquerdo *vista lateral*

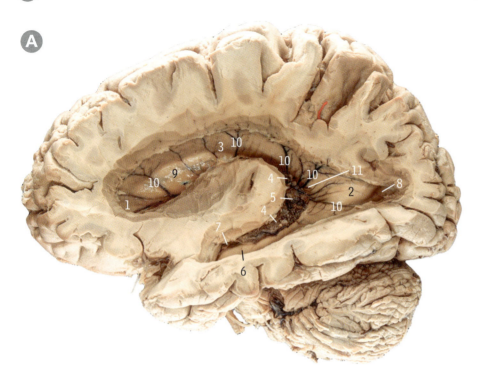

1 Corno frontal do ventrículo lateral
2 *Calcar avis*
3 Parte central do ventrículo lateral
4 Plexo corióideo
5 Glomo corióideo
6 Hipocampo
7 Corno temporal do ventrículo lateral
8 Corno occipital do ventrículo lateral
9 Septo pelúcido
10 Tributárias da veia talamoestriada
11 Área do trígono colateral

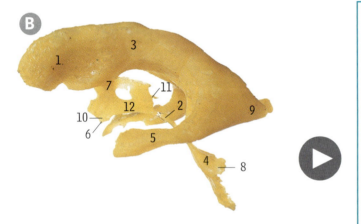

B Molde dos ventrículos cerebrais *vista lateral esquerda*

Nesta vista lateral, o ventrículo lateral esquerdo se sobrepõe amplamente ao ventrículo direito.

1 Corno frontal do ventrículo lateral
2 Aqueduto do mesencéfalo
3 Parte central do ventrículo lateral
4 Quarto ventrículo
5 Corno temporal do ventrículo lateral
6 Recesso do infundíbulo do terceiro ventrículo
7 Forame interventricular
8 Recesso lateral
9 Corno occipital do ventrículo lateral
10 Recesso supraóptico do terceiro ventrículo
11 Recesso suprapineal do terceiro ventrículo
12 Terceiro ventrículo (com espaço para a aderência intertalâmica)

O terceiro ventrículo (B12) se comunica em sua extremidade frontal superior com cada ventrículo lateral através do forame interventricular (B7).

A parte principal do ventrículo lateral é a parte central (A e B3). A parte à frente do forame interventricular (B7) é o corno frontal (A e B1), que se estende no lobo frontal do cérebro.

Na sua extremidade posterior, o corpo se divide em corno occipital (A8 e B9), o qual se estende para a parte posterior no lobo occipital, e corno temporal (A7 e B5), o qual passa na parte inferoanterior no lobo temporal.

A parte posteroinferior do terceiro ventrículo (B12) se comunica com o quarto ventrículo (B4) através do aqueduto do mesencéfalo (B2). O assoalho do corno temporal consiste no hipocampo (A6 e página 73, C11) medialmente e na eminência colateral (página 73, C) lateralmente. Nessa junção com o corno occipital (A8, B9 e página 73, C12), a eminência se expande no trígono colateral (página 73, C5). A eminência colateral (página 73, C) é produzida pela projeção interna do sulco colateral. Na parede medial do corno occipital, o bulbo é produzido pelas fibras do corpo caloso, e o *calcar avis* (A2), pela projeção interna do sulco calcarino (página 68, A8).

Encéfalo 73

Ventrículos cerebrais e hipocampo

C D Corno temporal do ventrículo lateral direito

A substância do cérebro acima da parte anterior do sulco lateral foi removida, mostrando a artéria cerebral média (9) seguindo lateralmente sobre a face superior da região anterior do lobo temporal (14). Parte do lobo temporal foi aberta na parte superior para mostrar o hipocampo (11 e 8) no assoalho do corno temporal.

1 Artéria cerebral anterior
2 Artéria corióidea anterior
3 Plexo corióideo
4 Eminência colateral
5 Trígono colateral
6 Fímbria do hipocampo
7 Fórnice
8 Hipocampo
9 Artéria cerebral média
10 Nervo óptico
11 Pé do hipocampo
12 Corno occipital do ventrículo lateral
13 Tapete
14 Polo temporal do lobo temporal
15 Tálamo

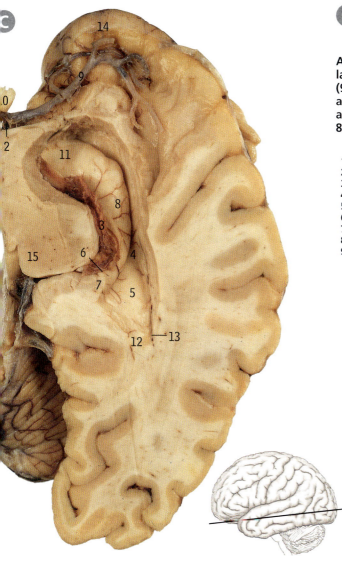

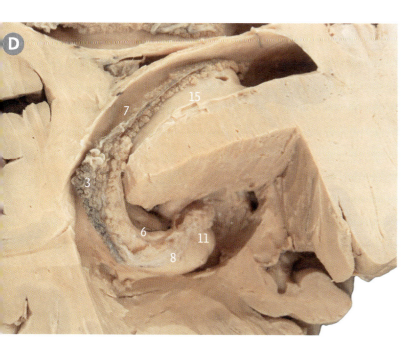

74 Encéfalo

Hemisférios cerebrais A secção transversa   B imagem por RM no plano axial

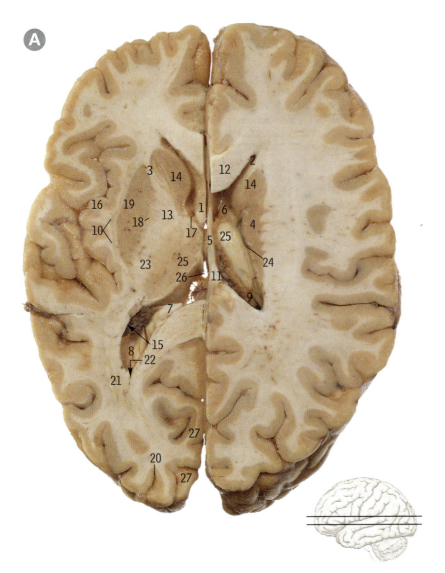

Na visualização da parte superior, o hemisfério cerebral esquerdo se apresenta seccionado e nivelado com o forame intraventricular (17), e o hemisfério cerebral direito se revela 1,5 cm mais elevado. A característica mais importante observada no hemisfério esquerdo é a cápsula interna (3, 13 e 23), situada entre os núcleos caudado (14) e lentiforme (18 e 19) e o tálamo (25). No lado direito, uma grande parte do corpo caloso (11) foi removida, abrindo o ventrículo lateral (6) na região superior e mostrando o núcleo caudado (14 e 4) arqueando para trás sobre o tálamo (25), com a veia talamoestriada (24) e o plexo corióideo (9) no sulco entre eles.

1 Coluna anterior do fórnice
2 Corno frontal do ventrículo lateral
3 Ramo anterior da cápsula interna
4 Corpo do núcleo caudado
5 Corpo do fórnice
6 Parte central do ventrículo lateral
7 Bulbo
8 *Calcar avis*
9 Plexo corióideo
10 Claustro
11 Corpo caloso
12 Fórceps frontal (corpo caloso)
13 Joelho da cápsula interna
14 Cabeça do núcleo caudado
15 Corno temporal do ventrículo lateral
16 Lobo insular
17 Forame interventricular
18 Núcleo lentiforme: globo pálido
19 Núcleo lentiforme: putame
20 Sulco semilunar
21 Radiação óptica
22 Corno occipital do ventrículo lateral
23 Ramo posterior da cápsula interna
24 Veia talamoestriada
25 Tálamo
26 Terceiro ventrículo
27 Área visual do córtex

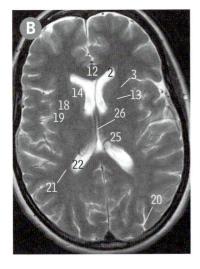

O ramo anterior da cápsula interna (3) é delimitado medialmente pela cabeça do núcleo caudado (14) e lateralmente pelo núcleo lentiforme (putame e globo pálido, 18 e 19).

O joelho da cápsula interna (13) se posiciona na margem mais medial do globo pálido (18).

O ramo posterior da cápsula interna (23) é delimitado medialmente pelo tálamo (25) e lateralmente pelo núcleo lentiforme (18 e 19).

As fibras corticonucleares (fibras motoras do córtex cerebral para os núcleos motores dos nervos cranianos) passam através do joelho da cápsula interna (13).

As fibras corticospinais (fibras motoras do córtex cerebral para as células do corno anterior da medula espinal) passam através dos dois terços anteriores do ramo posterior da cápsula interna (23).

O joelho e o ramo posterior da cápsula interna, supridos pelos ramos estriados das artérias cerebrais média e anterior e pela artéria corióidea anterior, têm muita importância clínica, considerando que são os locais comuns para hemorragia cerebral e trombose (acidente vascular).

Cortes axiais do encéfalo A–D *vista superoinferior*

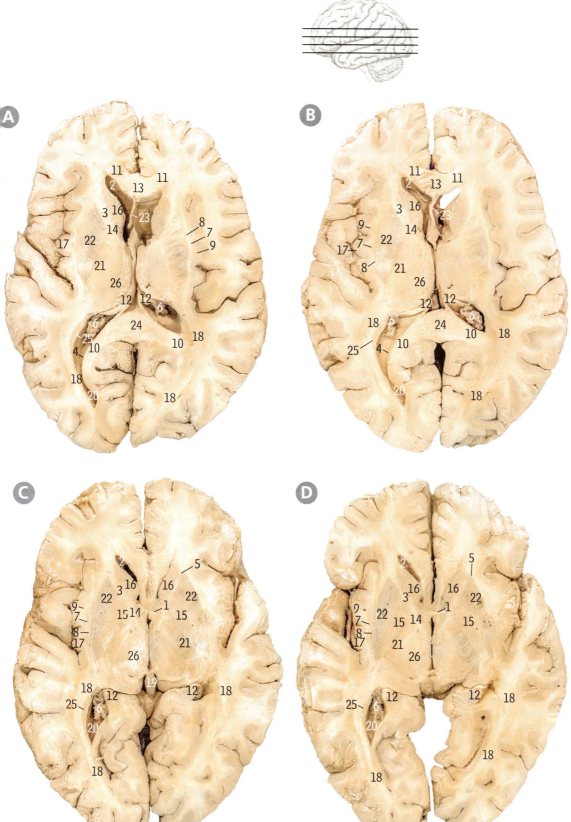

1 Comissura anterior
2 Corno frontal do ventrículo lateral
3 Ramo anterior da cápsula interna
4 *Calcar avis*
5 Estria cinzenta caudatolenticular
6 Plexo corióideo dos ventrículos laterais
7 Claustro
8 Cápsula externa
9 Cápsula extrema
10 Fórceps occipital
11 Fórceps frontal
12 Fórnice – pilar
13 Joelho do corpo caloso
14 Joelho da cápsula interna
15 Globo pálido
16 Cabeça do núcleo caudado
17 Córtex do lobo insular
18 Radiação óptica
19 Glândula pineal
20 Corno occipital do ventrículo lateral
21 Ramo posterior da cápsula interna
22 Putame
23 Septo pelúcido
24 Esplênio do corpo caloso
25 Tapete
26 Tálamo

76 Encéfalo

Encéfalo Ⓐ corte coronal, vista anterior

Ⓑ imagem por RM secção coronal

Este corte coronal não é totalmente vertical, mas passa ligeiramente inclinado, através do terceiro ventrículo (25) e da parte central dos ventrículos laterais (3) nivelados a cerca de 0,5 cm atrás do forame interventricular, e inferiormente através da ponte e da pirâmide (19). O corte foi realizado dessa maneira para mostrar o caminho das importantes fibras corticospinais (motoras) passando abaixo através da cápsula interna (11) e da ponte (17) para formar a pirâmide (19). Comparar com as características da imagem por RM.

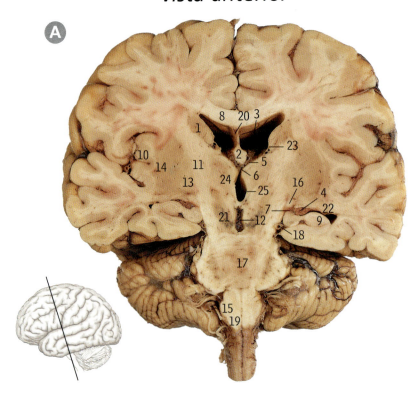
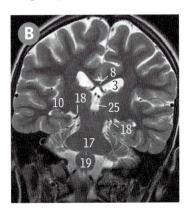

1 Corpo do núcleo caudado
2 Corpo do fórnice
3 Parte central do ventrículo lateral
4 Plexo corióideo do corno temporal do ventrículo lateral
5 Plexo corióideo do ventrículo lateral
6 Plexo corióideo do terceiro ventrículo
7 Fissura corióidea
8 Corpo caloso
9 Hipocampo
10 Lobo insular
11 Cápsula interna
12 Cisterna interpeduncular
13 Núcleo lentiforme: globo pálido
14 Núcleo lentiforme: putame
15 Oliva
16 Trato óptico
17 Ponte
18 Artéria cerebral posterior
19 Pirâmide
20 Septo pelúcido
21 Substância negra
22 Cauda do núcleo caudado
23 Veia talamoestriada
24 Tálamo
25 Terceiro ventrículo

Ⓒ Hemisférios cerebrais seccionados e tronco encefálico vista superoposterior

Os hemisférios cerebrais foram seccionados horizontalmente logo acima do nível do forame interventricular, e as partes posteriores dos hemisférios foram removidas, junto com a totalidade do cerebelo, para mostrar a tela corióidea (12) da parte posterior do teto do terceiro ventrículo e as veias cerebrais internas subjacentes (10).

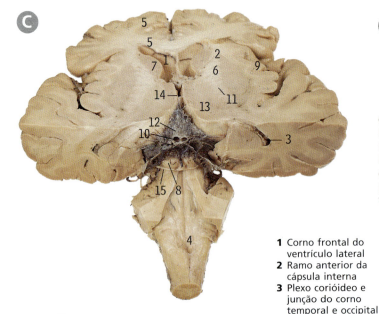

1 Corno frontal do ventrículo lateral
2 Ramo anterior da cápsula interna
3 Plexo corióideo e junção do corno temporal e occipital do ventrículo lateral
4 Assoalho do quarto ventrículo
5 Fórceps frontal
6 Joelho da cápsula interna
7 Cabeça do núcleo caudado
8 Colículo inferior
9 Lobo insular
10 Veia cerebral interna
11 Ramo posterior da cápsula interna
12 Tela corióidea do teto do terceiro ventrículo
13 Tálamo
14 Terceiro ventrículo
15 Nervo troclear

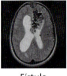
Fístula arteriovenosa

Cortes coronais do encéfalo A–F *vista anteroposterior*

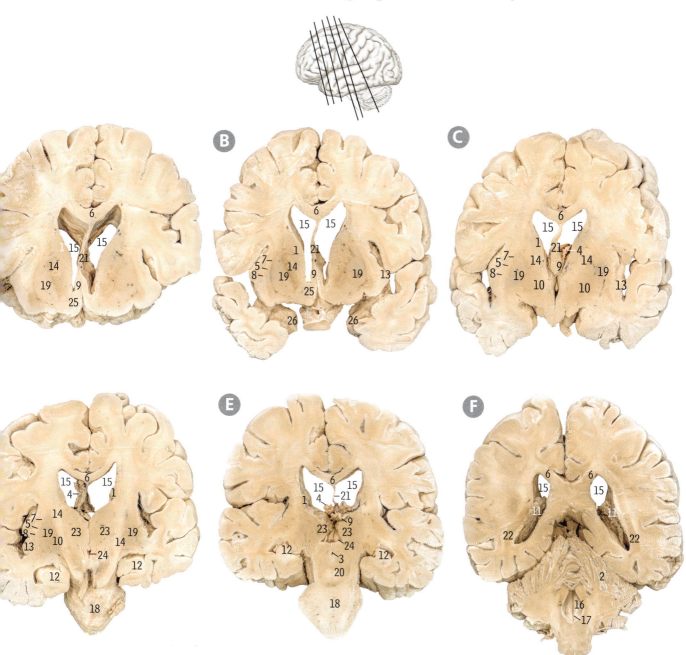

1 Núcleo caudado
2 Cerebelo
3 Aqueduto do mesencéfalo
4 Plexo corióideo do ventrículo lateral
5 Claustro
6 Corpo caloso
7 Cápsula externa
8 Cápsula extrema
9 Fórnice
10 Globo pálido
11 Glomo corióideo
12 Hipocampo
13 Córtex do lobo insular
14 Cápsula interna
15 Ventrículo lateral
16 Eminência medial (quarto ventrículo)
17 Sulco mediano (quarto ventrículo)
18 Ponte
19 Putame
20 Núcleo rubro
21 Septo pelúcido
22 Tapete
23 Tálamo
24 Terceiro ventrículo
25 Globo pálido (parte anterior)
26 Unco

Nervos cranianos

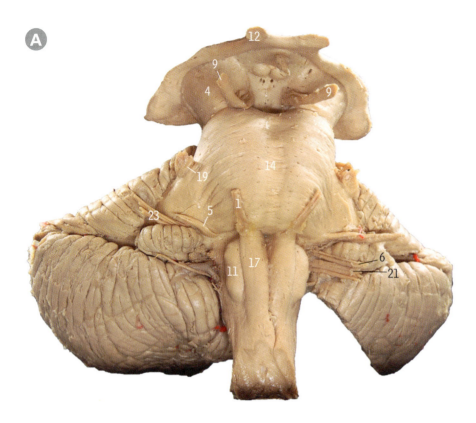

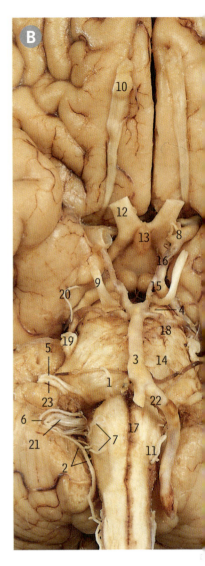

Nesta vista anterior da parte central do cérebro, a artéria vertebral direita (na esquerda da imagem B) foi removida quase na junção com seu par, ou seja, a artéria vertebral esquerda (B22). Os filamentos do primeiro nervo craniano (olfatório) não são observados entrando no bulbo olfatório (B10), considerando que são retirados ao remover o encéfalo. As raízes que formam os nervos glossofaríngeo, vago e acessório (B6, 21 e 2) não podem ser identificadas claramente entre si, mas a raiz espinal do nervo acessório (B2) é observada seguindo ao lado da medula espinal para juntar-se à raiz craniana.

1 Nervo abducente
2 Nervo acessório, raiz espinal
3 Artéria basilar
4 Pilar do cérebro
5 Nervo facial
6 Nervo glossofaríngeo
7 Nervo hipoglosso
8 Artéria carótida interna
9 Nervo oculomotor
10 Bulbo olfatório
11 Oliva
12 Nervo óptico
13 Infundíbulo hipofisial
14 Ponte
15 Artéria cerebral posterior
16 Artéria comunicante posterior
17 Pirâmide
18 Artéria cerebelar superior
19 Nervo trigêmeo
20 Nervo troclear
21 Nervo vago
22 Artéria vertebral
23 Nervo vestibulococlear

Nervos cranianos 79

A Nervo craniano I – olfatório

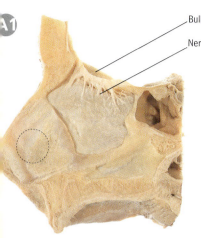

O círculo tracejado indica o plexo de Kiesselbach (área de Little)

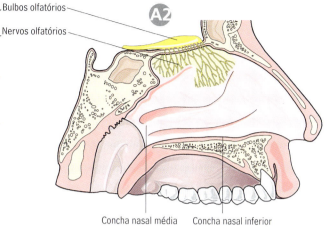

Bulbos olfatórios
Nervos olfatórios
Concha nasal média   Concha nasal inferior

Ver páginas 55, 66 e 78.

1 Arco anterior do atlas
2 Clivo
3 Lâmina cribriforme
4 Parte nasal da faringe
5 Seio esfenoidal
6 Vômer

Endoscopia da mucosa olfatória

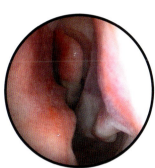

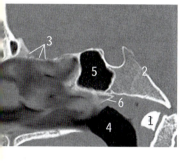

B Trato óptico e corpos geniculados vista inferior

O tronco encefálico foi removido na sua maior parte, deixando apenas a parte superior do mesencéfalo. As partes mais mediais de cada hemisfério cerebral também foram dissecadas. Para encontrar os corpos geniculados (4 e 6), que estão sob a superfície da parte posterior (pulvinar, 13) do tálamo, identificar o quiasma óptico (8) e em seguida, a parte posterior do trato óptico (10) ao redor da região lateral do mesencéfalo (3).

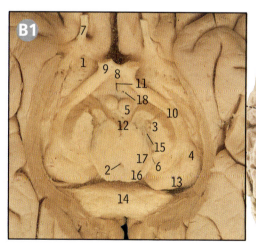

1 Substância perfurada anterior
2 Aqueduto do mesencéfalo
3 Pedúnculo cerebral
4 Corpo geniculado lateral
5 Corpo mamilar
6 Corpo geniculado medial
7 Trato olfatório
8 Quiasma óptico
9 Nervo óptico
10 Trato óptico

11 Infundíbulo hipofisial
12 Substância perfurada posterior
13 Pulvinar do tálamo
14 Esplênio do corpo caloso
15 Substância negra do mesencéfalo
16 Teto do mesencéfalo
17 Tegmento do mesencéfalo
18 Túber cinéreo

1 Corpo geniculado lateral
2 Fibras da divisão inferior da radiação óptica
3 Lobo occipital e a área visual primária
4 Quiasma óptico
5 Nervo óptico (NC II)
6 Radiação óptica
7 Trato óptico

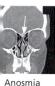 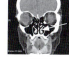 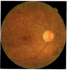 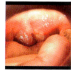

Anosmia   Epistaxe   Oftalmoscopia   Tonsilite

Nervos cranianos III – oculomotor, IV – troclear, VI – abducente

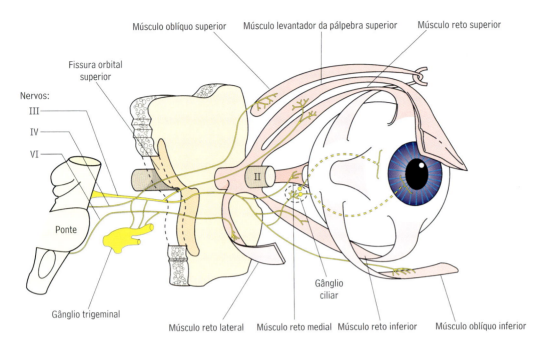

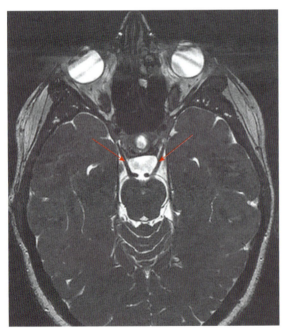

Imagem por RM no plano axial – nervo oculomotor (NC III) (indicado com as setas vermelhas) saindo do mesencéfalo

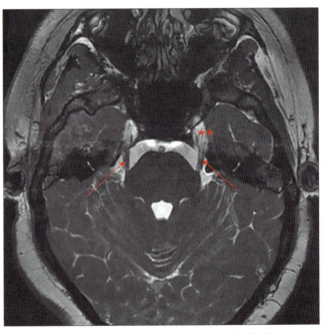

Imagem por RM no plano axial – nervo trigêmeo (indicado com as setas vermelhas) saindo da ponte e tornando-se gânglio trigêmeo na cavidade trigeminal** (ver página 81)

Paralisia do nervo abducente

Reflexo de acomodação

Paralisia do nervo oculomotor

Paralisia do nervo troclear

Nervos cranianos

A V – nervo trigêmeo (visão geral)

B V₁ – divisão oftálmica do nervo trigêmeo

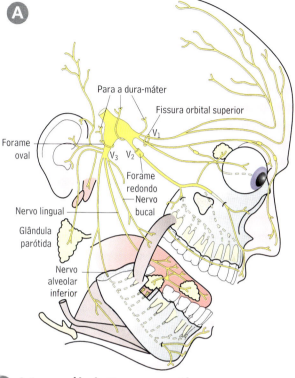

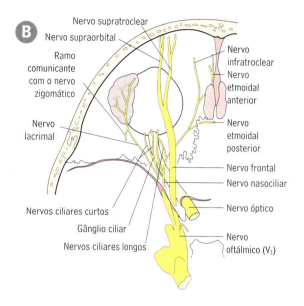

Ver páginas 56 e 82 para V.
Ver páginas 52-54 e 59 para V₁.

C V₂ – divisão maxilar do nervo trigêmeo

D V₃ – divisão mandibular do nervo trigêmeo

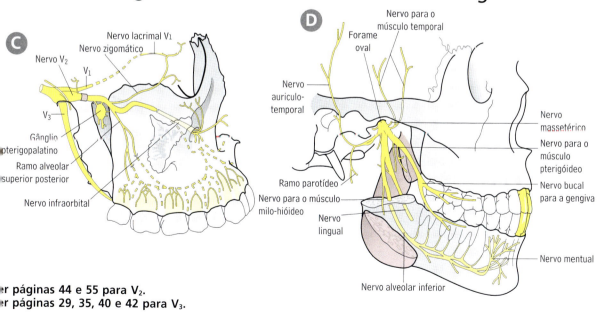

Ver páginas 44 e 55 para V₂.
Ver páginas 29, 35, 40 e 42 para V₃.

Nervo trigêmeo *ramos e gânglios parassimpáticos associados*

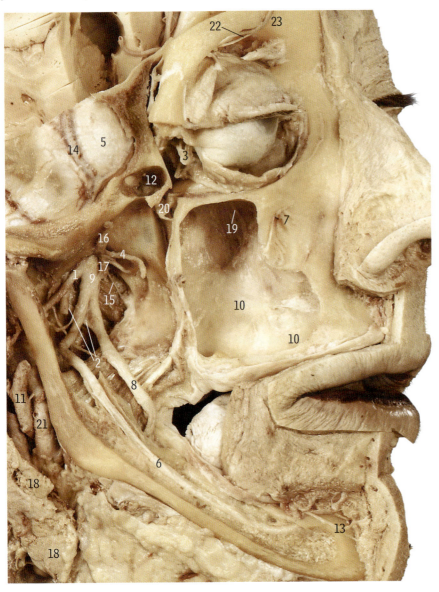

1 Nervo auriculotemporal
2 Corda do tímpano
3 Gânglio ciliar
4 Nervo temporal profundo
5 Dura-máter
6 Nervo alveolar inferior dentro do canal
7 Nervo infraorbital
8 Nervo lingual
9 Nervo mandibular
10 Seio maxilar (aberto)
11 Artéria maxilar
12 Nervo maxilar
13 Nervo mentual
14 Artéria meníngea média
15 Nervo pterigóideo lateral
16 Nervo massetérico
17 Gânglio ótico
18 Glândula parótida
19 Nervos alveolares superiores posteriores
20 Gânglio pterigopalatino
21 Veia retromandibular
22 Nervo supraorbital
23 Nervo supratroclear

Nervos cranianos 83

A Nervo craniano VII – facial

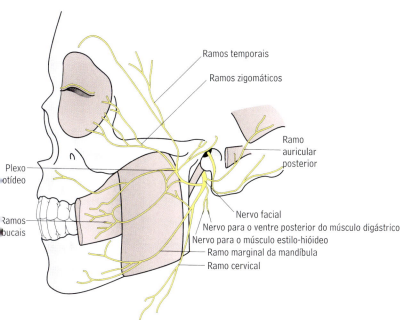

RM no plano axial, nível da junção bulbopontina

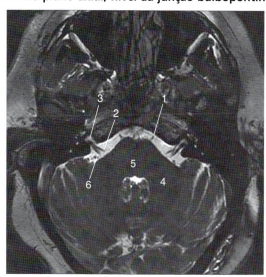

1 Nervo abducente (NC VI)
2 Nervo facial (NC VII)
3 Meato acústico interno
4 Pedúnculo cerebelar médio
5 Ponte
6 Nervo vestibulococlear (NC VIII)

Ver páginas 39, 40 e 44.

B Nervo craniano VIII – vestibulococlear

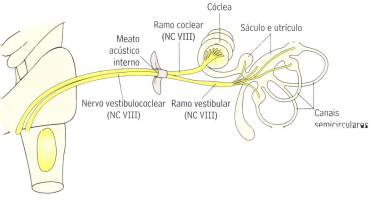

Ver páginas 66, 70, 71 e 78.

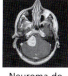
Neuroma do acústico

Paralisia do nervo facial

Hiperacusia

Otalgia (dor referida)

Nervos cranianos

Nervo craniano Ⓐ IX – glossofaríngeo   Ⓑ X – vago

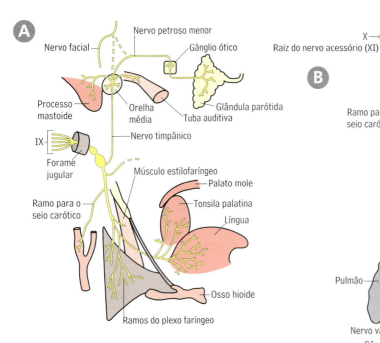

Ver páginas 29, 35, 44-46 e 78.

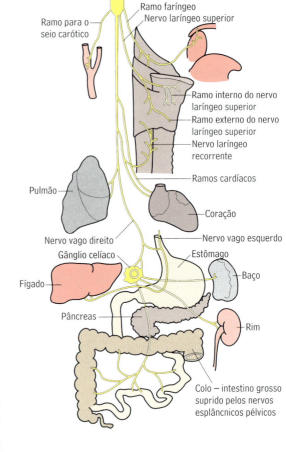

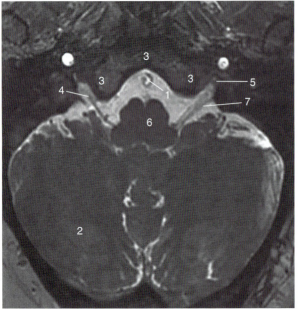

RM no plano axial, região superior do bulbo

1 Artéria basilar
2 Hemisfério cerebelar
3 Clivo
4 Nervo glossofaríngeo (NC IX)
5 Forame jugular
6 Bulbo
7 Nervo vago (NC X)

Tumores da glândula parótida

Paralisia do nervo laríngeo recorrente

Nervos cranianos 85

Nervo craniano

A XI – acessório

B XII – hipoglosso

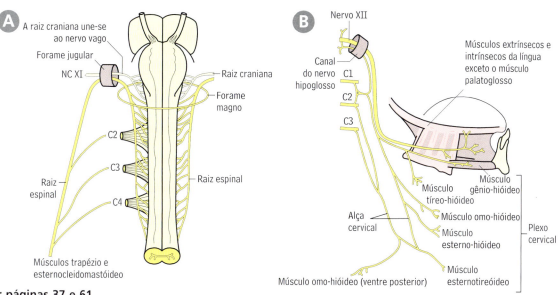

Ver páginas 37 e 61.

Ver páginas 45, 47 e 56.

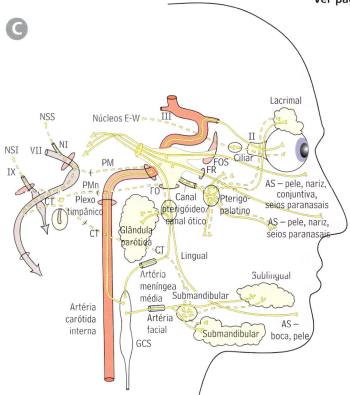

C Cranianos autônomos

AS	aferente somático
CT	corda do tímpano
E-W	núcleo visceral – N III (Edinger-Westphal)
FO	forame oval
FOS	fissura orbital superior
FR	forame redondo
GCS	gânglio cervical superior
NI	nervo intermédio
NSI	núcleo salivatório inferior
NSS	núcleo salivatório superior
PM	nervo petroso maior
PMn	nervo petroso menor

Paralisia do nervo acessório

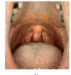
Reflexo faríngeo ou de engasgo

Paralisia do nervo hipoglosso

Coluna Vertebral e Medula Espinal

2

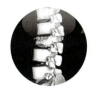

Dorso e coluna vertebral

A anatomia de superfície

B esqueleto axial

C coluna vertebral

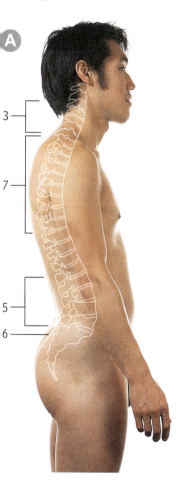
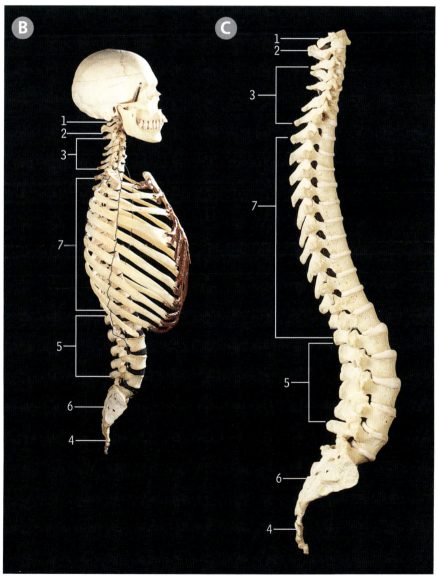

Vértebra atlas
Vértebra áxis
Vértebras cervicais, lordose
Cóccix
Vértebras lombares, lordose
Sacro
Vértebras torácicas, cifose

Dorso e ombro

A *anatomia de superfície*   B *músculos*

1 Cóccix
2 Músculo deltoide
3 Músculo oblíquo externo do abdome
4 Músculo glúteo máximo
5 Crista ilíaca
6 Músculo latíssimo do dorso
7 Margem medial da escápula (tracejada)
8 Músculo romboide maior
9 Músculo romboide menor
10 Sacro
11 Músculo trapézio
12 Fáscia toracolombar

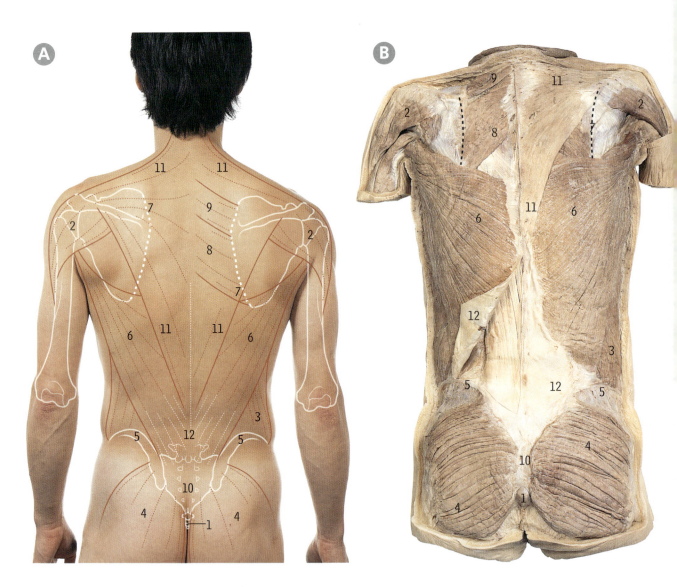

Vértebras 89

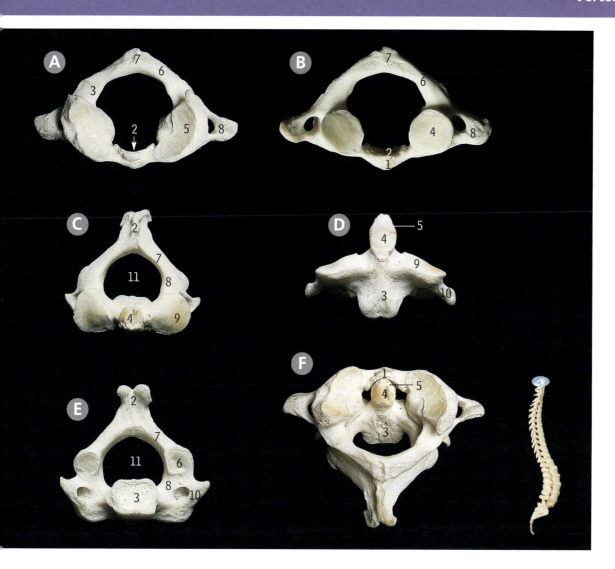

Primeira vértebra cervical *atlas*

A vista superior

B vista inferior

1. Arco e tubérculo anterior
2. Fóvea do dente do áxis
3. Sulco da artéria vertebral
4. Massa lateral com a face articular inferior
5. Massa lateral com a face articular superior
6. Arco posterior
7. Tubérculo posterior
8. Processo transverso e forame transversário

As faces articulares superiores (5) são côncavas e em forma de rim.

As faces articulares inferiores (4) são circulares e quase planas.

O arco anterior do atlas (1) é mais reto e mais curto do que o arco posterior do atlas (6) e contém na sua face posterior a fóvea do dente do áxis (2).

O atlas é a única vértebra que não tem corpo.

Segunda vértebra cervical *áxis*

C vista superior

D vista anterior

E vista inferior

F articulada com a vértebra atlas, vista superior

1. Arco anterior do atlas
2. Processo espinhoso bífido
3. Corpo vertebral
4. Dente do áxis
5. Impressão para o ligamento alar
6. Face articular inferior
7. Lâmina do arco vertebral
8. Pedículo do arco vertebral
9. Face articular superior
10. Processo transverso e forame transversário
11. Forame vertebral

A vértebra áxis é a única que possui o dente (4) que se projeta para cima a partir do corpo, representando o corpo da vértebra atlas.

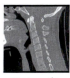

Fratura do dente do áxis

Quinta vértebra cervical
uma vértebra cervical típica

A vista superior

B vista anterior

C vista lateral esquerda

1 Tubérculo anterior do processo transverso
2 Processo espinhoso bífido
3 Corpo vertebral
4 Forame transversário
5 Processo articular inferior
6 Lamela intertubercular do processo transverso
7 Lâmina do arco vertebral
8 Pedículo do arco vertebral
9 Tubérculo posterior do processo transverso
10 Unco do corpo
11 Processo articular superior
12 Forame vertebral

Sétima vértebra cervical
vértebra proeminente

D vista superior

1 Tubérculo anterior do processo transverso
2 Corpo vertebral
3 Forame transversário
4 Lamela intertubercular do processo transverso
5 Lâmina do arco vertebral
6 Pedículo do arco vertebral
7 Tubérculo posterior do processo transverso
8 Unco do corpo
9 Processo espinhoso com tubérculo
10 Processo articular superior
11 Forame vertebral

Todas as vértebras cervicais (da primeira à sétima) apresentam um forame em cada processo transverso (como A4).

As vértebras cervicais típicas (da terceira à sexta) apresentam processos articulares superiores que se direcionam para trás e para cima (A11, C11), uncos do corpo na face superior do corpo (A10), um forame vertebral triangular (A12) e um processo espinhoso bífido (A2).

O tubérculo anterior do processo transverso da sexta vértebra cervical é amplo e conhecido como tubérculo carótico.

A sétima vértebra cervical (vértebra proeminente) apresenta um processo espinhoso que termina em um único tubérculo (D9).

O elemento costal de uma vértebra cervical é representado pela raiz anterior do processo transverso, o tubérculo anterior, a lamela intertubercular (com seu sulco para o ramo anterior de um nervo espinal) e a parte anterior do tubérculo posterior (como em D1, 4 e 7).

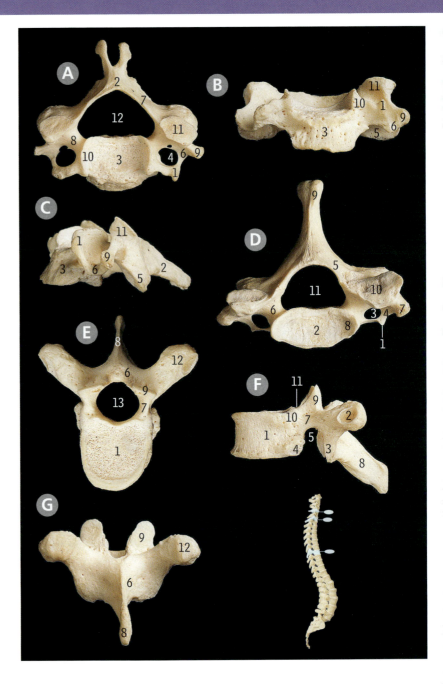

Sétima vértebra torácica
vértebra típica

E vista superior

F vista lateral esquerda

G vista posterior

1 Corpo vertebral
2 Fóvea costal do processo transverso
3 Processo articular inferior
4 Fóvea costal inferior
5 Incisura vertebral inferior
6 Lâmina do arco vertebral
7 Pedículo do arco vertebral
8 Processo espinhoso
9 Processo articular superior
10 Fóvea costal superior
11 Incisura vertebral superior
12 Processo transverso
13 Forame vertebral

Vértebras torácicas típicas (da segunda à nona) são caracterizadas por fóveas costais nos corpos vertebrais (F10, 4), fóveas costais nos processos transversos (F2), forame vertebral redondo (E13), um processo espinhoso que aponta para baixo bem como para trás (F8, G8) e processos articulares superiores que são verticais, planos e direcionados para a parte posterior e lateral (E9, F9, G9).

Espondilite anquilosante

Vértebras 91

Primeira vértebra torácica

A vista superior

B vista lateral esquerda e anterior

1. Corpo vertebral
2. Processo articular inferior
3. Fóvea costal inferior
4. Lâmina do arco vertebral
5. Pedículo do arco vertebral
6. Unco do corpo
7. Processo espinhoso
8. Processo articular superior
9. Fóvea costal superior
10. Processo transverso com fóvea costal
11. Forame vertebral

Décima e décima primeira vértebras torácicas

C décima vértebra torácica, vista lateral esquerda

D décima primeira vértebra torácica, vista lateral esquerda

1. Corpo vertebral
2. Fóvea costal
3. Processo articular inferior
4. Incisura vertebral inferior
5. Pedículo do arco vertebral
6. Processo espinhoso
7. Processo articular superior
8. Processo transverso

Décima segunda vértebra torácica

E vista lateral esquerda

F vista superior

G vista posterior

1. Corpo vertebral
2. Fóvea costal
3. Processo articular inferior
4. Tubérculo inferior
5. Tubérculo lateral
6. Pedículo do arco vertebral
7. Processo espinhoso
8. Processo articular superior
9. Tubérculo superior

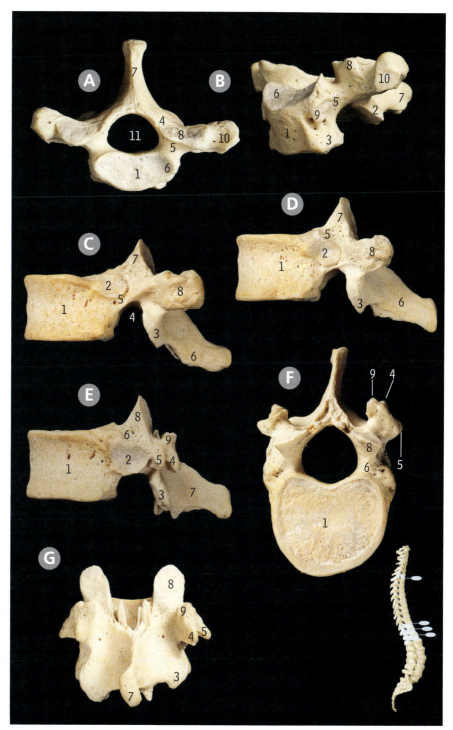

As vértebras torácicas atípicas são a primeira, a décima, a décima primeira e a décima segunda.

A primeira vértebra torácica apresenta unco do corpo (A6, B6) em cada lado da face superior do corpo vertebral e um forame vertebral triangular (características das vértebras cervicais típicas), e fóveas costais superiores completas (redondas) (B9) na região lateral do corpo vertebral.

A décima, a décima primeira e a décima segunda vértebras torácicas são caracterizadas por uma única fóvea costal completa em cada lado do corpo vertebral que, nas vértebras sucessivas, se posiciona cada vez mais longe da face superior do corpo vertebral e avança cada vez mais na direção do pedículo (C2, D2 e E2). Não há nenhuma fóvea costal no processo transverso.

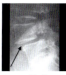

Espondilolistese

92 Vértebras

Primeira vértebra lombar

A vista superior ▶

B vista lateral esquerda

C vista posterior

1. Processo acessório
2. Corpo vertebral
3. Processo articular inferior
4. Incisura vertebral inferior
5. Lâmina do arco vertebral
6. Processo mamilar
7. Pedículo do arco vertebral
8. Processo espinhoso
9. Processo articular superior
10. Incisura vertebral superior
11. Processo transverso
12. Forame vertebral

As vértebras lombares são caracterizadas por amplo tamanho dos corpos, ausência de fóveas costais nos corpos e processos transversos, um forame vertebral triangular (A12), um processo espinhoso que aponta para trás e é quadrangular ou sob a forma de "machado" (B8) e processos articulares superiores que são verticais, curvos, direcionados para trás e medialmente (A9) e possuem um processo mamilar na sua margem posterior (A6).

O elemento costal de uma vértebra lombar é representado pelo processo transverso (A11).

O nível no qual a orientação das faces articulares se altera entre as regiões torácica e lombar é variável.

Vista posterior

D segunda vértebra lombar

E terceira vértebra lombar

F quarta vértebra lombar

G quinta vértebra lombar

Vista superior

H quinta vértebra lombar

1. Corpo vertebral
2. Lâmina do arco vertebral
3. Pedículo do arco vertebral
4. Processo espinhoso
5. Processo articular superior
6. Processo transverso em fusão com o pedículo do arco vertebral e o corpo vertebral
7. Forame vertebral

Em visualização posterior, os quatro processos articulares da primeira e segunda vértebras lombares produzem um padrão (indicado pela linha tracejada) de um retângulo vertical; os processos articulares da terceira ou quarta vértebra produzem um quadrado, e aqueles processos articulares da quinta vértebra lombar produzem um retângulo horizontal.

A quinta vértebra lombar é a única em que o processo transverso (H6) une-se diretamente com a região lateral do corpo vertebral (H1), bem como com o pedículo do arco vertebral (H3).

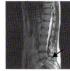
Laminectomia

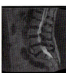
Estenose lombar

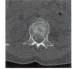
Fratura vertebral

Fratura da vértebra lombar

Sacro 93

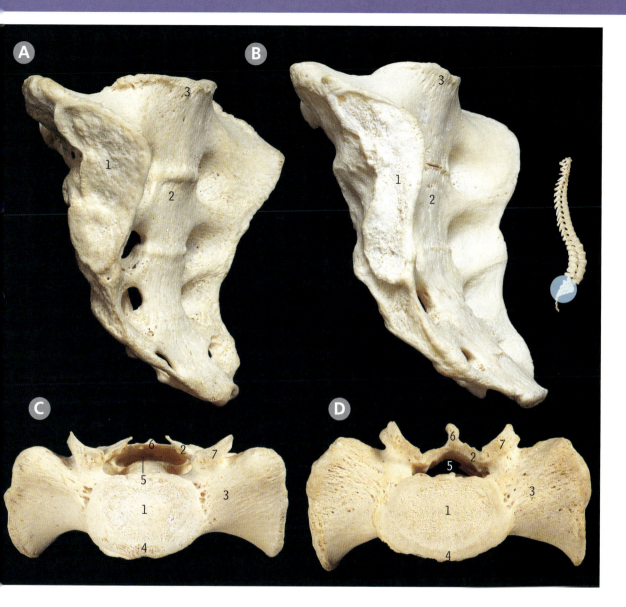

Sacro vista frontal lateral direita

A feminino
B masculino

1 Face auricular
2 Face pélvica
3 Promontório

Nas mulheres, a face pélvica é relativamente reta sobre as três primeiras vértebras sacrais e torna-se mais curva na parte inferior. Nos homens, a face pélvica é curva mais uniformemente.
A cápsula da articulação sacroilíaca está inserida à margem da face auricular (articular) (A1, B1).

Base do sacro face superior

C feminina
D masculina

1 Corpo da primeira vértebra sacral
2 Lâmina do arco vertebral
3 Asa do sacro
4 Promontório
5 Canal sacral
6 Crista sacral mediana
7 Processo articular superior

Nos homens, o corpo da primeira vértebra sacral (a julgar pelo seu diâmetro transverso) forma uma parte maior da base do sacro do que nas mulheres (comparar D1 com C1).

Em C, há algum grau de espinha bífida (não fusão da lâmina, 2, no arco vertebral da primeira vértebra sacral). Comparar com o arco completo em D.

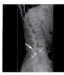
Sacralização

Sacro e cóccix

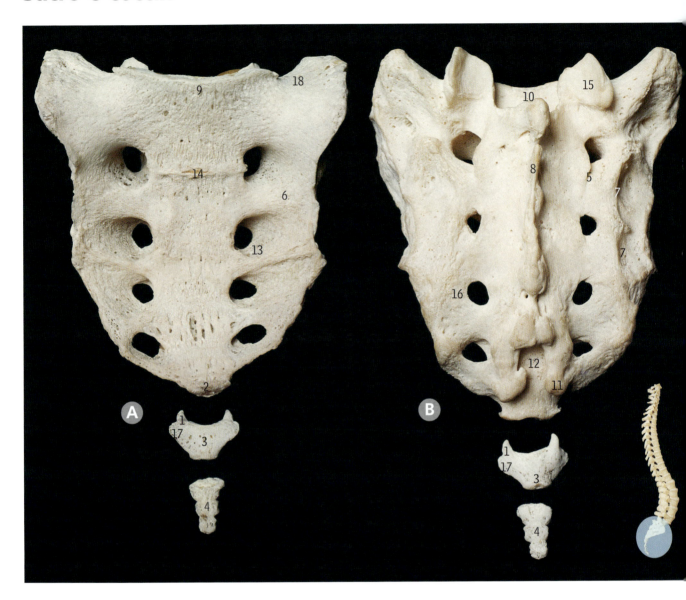

A face pélvica

1 Corno coccígeo
2 Fóvea coccígea
3 Primeira vértebra coccígea
4 Fusão da segunda à quarta vértebra
5 Crista sacral medial
6 Parte lateral
7 Crista sacral lateral
8 Crista sacral mediana
9 Promontório
10 Canal sacral

B face dorsal

11 Corno sacral
12 Hiato sacral
13 Segundo forame sacral anterior
14 Local de fusão da primeira e segunda vértebras sacrais
15 Processo articular superior
16 Terceiro forame sacral posterior
17 Processo transverso
18 Face superior da asa do sacro

O sacro é formado pela fusão das cinco vértebras sacrais. A crista sacral mediana (B8) representa os processos espinhosos fundidos, a crista sacral medial (B5) que representa os processos articulares fundidos e a crista sacral lateral (B7) que representa os processos transversos fundidos.

O hiato sacral (B12) é a abertura inferior do canal sacral (B10).

O cóccix é formado geralmente pela fusão de quatro vértebras rudimentares, mas o número varia de três a cinco. Nesta peça, a primeira vértebra do cóccix (3) não está fundida com o restante (4).

Coccidinia

Sacro e cóccix 95

Sacro com sacralização da quinta vértebra lombar

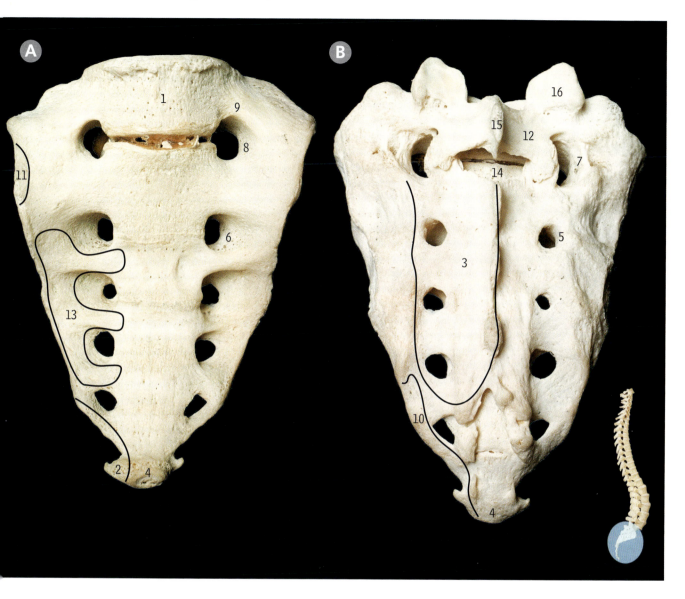

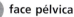 **face pélvica**

face dorsal e inserções de músculos sacrais

1. Corpo da quinta vértebra lombar
2. Músculo coccígeo
3. Músculo eretor da espinha
4. Primeira vértebra coccígea fundida ao ápice do sacro
5. Primeiro forame sacral posterior
6. Primeiro forame sacral anterior
7. Forame para o ramo posterior do quinto nervo lombar
8. Forame para o ramo anterior do quinto nervo lombar
9. Fusão do processo transverso e a asa do sacro
10. Músculo glúteo máximo
11. Músculo ilíaco
12. Lâmina do arco vertebral
13. Músculo piriforme
14. Canal sacral
15. Processo espinhoso da quinta vértebra lombar
16. Processo articular superior da quinta vértebra lombar

Na sacralização da quinta vértebra lombar, ocorre a fusão dessa vértebra com o sacro (geralmente de forma incompleta). Na condição mais rara de lombarização da primeira vértebra sacral (não ilustrada), a primeira peça do sacro é fundida de forma incompleta com o restante.

Nesta peça, bem como na fusão da quinta vértebra lombar com a parte superior do sacro, o corpo da primeira vértebra coccígea (4) é fundido com o ápice do sacro.

Anestesia caudal

Pelve óssea vista anterossuperior

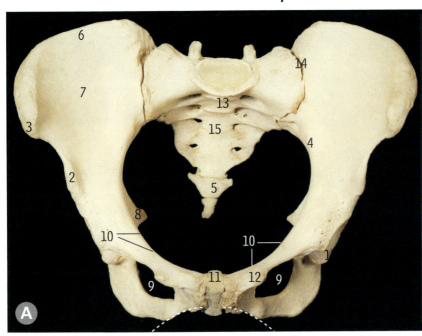

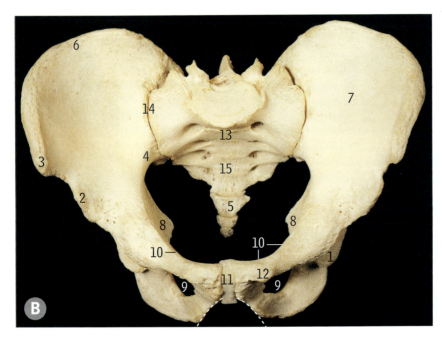

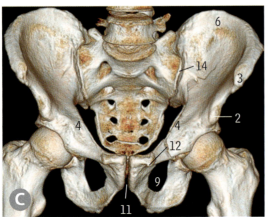

A feminina

B masculina

C vista anterior

1 Acetábulo
2 Espinha ilíaca anteroinferior
3 Espinha ilíaca anterossuperior
4 Linha arqueada
5 Cóccix
6 Crista ilíaca
7 Fossa ilíaca
8 Espinha isquiática
9 Forame obturado
10 Linha pectínea
11 Sínfise púbica
12 Tubérculo púbico
13 Promontório
14 Articulação sacroilíaca
15 Sacro

A abertura superior da pelve (margem) é delimitada pelo promontório sacral (13), linhas arqueada e pectínea (4 e 10), pela crista púbica e, na parte anterior, pela sínfise púbica (11).

A abertura superior da pelve feminina é mais circular, e a masculina apresenta aspecto mais cordiforme.

O sacro feminino (15) é mais largo, mais curto e menos curvo.

As espinhas isquiáticas femininas (8) se apresentam mais afastadas.

O ângulo subpúbico feminino (linha branca tracejada em A) é amplo (90 a 120°) e o ângulo subpúbico masculino (linha branca tracejada em B) varia apenas entre 60 e 90°.

Ossificação vertebral

Vértebras, costelas e esterno
ossificação

- **A** vértebra típica em feto de 6 meses
- **B** aos 4 anos de idade
- **C** durante a puberdade
- **E** vértebra atlas aos 4 anos de idade
- **F** vértebra áxis, centros primário e secundário
- **G** costela típica, centros secundários
- **H** esterno ao nascimento, com centros primários

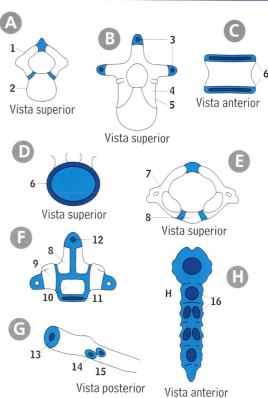

Uma vértebra típica, que é primeiramente cartilagínea, ossifica-se no início da vida fetal a partir dos três centros primários – um para a maior parte do corpo vertebral (o centro, A2) e um para cada metade do arco vertebral (A1). A parte do corpo vertebral adulto à qual o pedículo do arco vertebral está inserido (B4) é a parte do centro para o arco vertebral; o local na vértebra em desenvolvimento onde eles se reúnem é a junção neurocentral (B5). As metades do arco vertebral e as junções neurocentrais se unem em tempos variáveis entre o nascimento e os 6 anos de idade. A ossificação se propaga nos processos transversos e processo espinhoso que crescem a partir do arco, mas centros secundários (B3) aparecem em suas extremidades durante a puberdade e fundem-se aproximadamente aos 25 anos de idade. (As vértebras lombares apresentam centros secundários adicionais semelhantes para os processos mamilares.) Existem também discos epifisiais semelhantes a anéis na periferia das faces superior e inferior dos corpos vertebrais (C6 e D6).

O atlas tem um centro primário (E7) para cada massa lateral e metade adjacente do arco posterior, e um para o arco anterior (E8). A fusão é completa aproximadamente aos 8 anos de idade.

O áxis apresenta cinco centros primários – um para a maior parte do corpo (F10), um para cada massa lateral (F9), e um para cada metade do dente e parte adjacente do corpo vertebral (F8). Todos devem fundir-se aproximadamente aos 3 anos de idade. Existem centros secundários para a extremidade do dente (F12, aparecendo aproximadamente aos 2 anos de idade e fundindo-se aos 12 anos) e a face superior do corpo (F11, aparecendo durante a puberdade e fundindo-se aproximadamente aos 25 anos de idade).

O sacro, representando cinco vértebras sacrais fundidas, apresenta diversos centros de ossificação, correspondentes ao centro, metades dos arcos vertebrais e elementos costais de cada vértebra, bem como discos epifisiais para os corpos vertebrais e para a face auricular. A maior parte se apresenta fundida aproximadamente aos 20 anos, mas alguns casos não apresentam essa condição até a meia-idade ou posteriormente.

Uma costela típica apresenta um centro primário para o corpo com centros secundários para a cabeça da costela (G13) e as partes articular e não articular do tubérculo (G14 e 15), aparecendo durante a puberdade e unindo-se em aproximadamente 20 anos.

O esterno apresenta um número variável de centros primários (H16), um ou dois no manúbrio e em cada uma das quatro peças do corpo. A fusão ocorre entre a puberdade e os 25 anos de idade. Os orifícios no esterno (forame esternal) podem ocorrer quando a fusão é incompleta.

Vértebras *origens do desenvolvimento*

Elementos costais, vermelho; centro, verde; arco vertebral, amarelo.

Partes das vértebras cervical, lombar e sacral representam as costelas que se articulam com as vértebras torácicas. Esses elementos costais estão indicados nas figuras em vermelho.

Cervical: tubérculos anterior e posterior do processo transverso e lamela intertubercular.
Torácica: a costela verdadeira se articula com a vértebra.
Lombar: parte anterior do processo transverso.
Sacral: parte lateral, incluindo a face auricular.

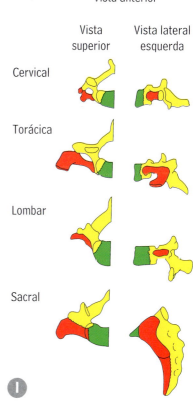

98 Coluna vertebral e medula espinal

Coluna vertebral e medula espinal
Ⓐ região cervical, vista anterior Ⓑ região cervical, vista posterior

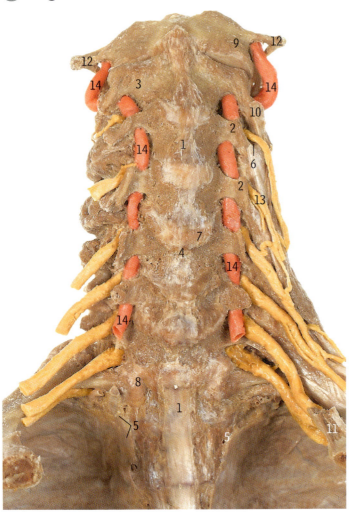

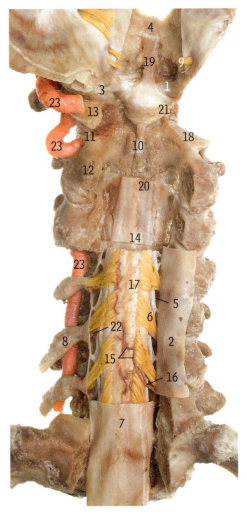

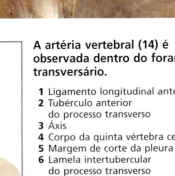

A artéria vertebral (14) é observada dentro do forame transversário.

1 Ligamento longitudinal anterior
2 Tubérculo anterior do processo transverso
3 Áxis
4 Corpo da quinta vértebra cervical
5 Margem de corte da pleura
6 Lamela intertubercular do processo transverso
7 Disco intervertebral
8 Articulação da cabeça da primeira costela
9 Massa lateral do atlas
10 Tubérculo posterior do processo transverso
11 Músculo escaleno anterior
12 Processo transverso do atlas
13 Ramos anterior do quarto nervo cervical
14 Artéria vertebral

A maior parte do crânio, arcos vertebrais, tronco encefálico e a parte superior da medula espinal foram removidos para mostrar o ligamento cruciforme do atlas, o ligamento transverso do atlas e o ligamento alar (19, 10, 21 e 1). Mais abaixo, a aracnoide-máter e a dura-máter (2) foram rebatidas para mostrar as raízes nervosas anterior e posterior (como visualizado em 6 e 22).

1 Ligamento alar
2 Aracnoide-máter e dura-máter (rebatidas)
3 Articulação atlantoccipital
4 Parte basilar do osso occipital e posição de inserção da membrana tectória
5 Ligamento denticulado
6 Radículas posteriores do nervo espinal
7 Dura-máter
8 Bainha dural sobre o gânglio sensitivo do nervo espinal
9 Nervo hipoglosso e canal do nervo hipoglosso
10 Faixa longitudinal inferior do ligamento cruciforme do atlas
11 Articulação atlantoaxial lateral
12 Pedículo do áxis
13 Arco posterior do atlas
14 Ligamento longitudinal posterior
15 Artérias espinais posteriores
16 Artéria radicular
17 Medula espinal
18 Face articular superior do áxis
19 Faixa longitudinal superior do ligamento cruciforme do atlas
20 Membrana tectória
21 Ligamento transverso do atlas (parte transversa do ligamento cruciforme do atlas)
22 Radículas anteriores do nervo espinal
23 Artéria vertebral

Coluna vertebral e medula espinal

C regiões cervical e torácica superior, vista lateral direita

Os ramos anterior e posterior dos nervos espinais (conforme os dísticos 16 e 4) são observados emergindo do forame intervertebral (conforme o dístico 7).

1. Tubérculo anterior do processo transverso da quinta vértebra cervical
2. Corpo da primeira vértebra torácica
3. Corpo da sétima vértebra cervical
4. Ramo posterior do primeiro nervo cervical
5. Primeiro nervo cervical
6. Primeira costela
7. Forame intervertebral
8. Articulação atlantoaxial lateral
9. Massa lateral do atlas
10. Arco posterior do atlas
11. Oitavo nervo cervical
12. Processo espinhoso da segunda vértebra cervical
13. Processo espinhoso da sétima vértebra cervical
14. Processo transverso do atlas
15. Tubérculo da primeira costela
16. Ramo anterior do sexto nervo cervical
17. Artéria vertebral
18. Articulação dos processos articulares

O primeiro e o segundo nervos espinais passam, respectivamente, acima e abaixo do arco posterior do atlas

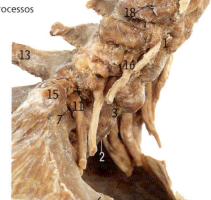

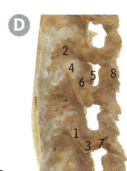

D região cervical, vista lateral esquerda

As partes moles foram removidas para mostrar os limites do forame intervertebral (conforme o dístico 5).
Comparar com as peças diafanizadas das vértebras torácicas na página 102, A.

1. Tubérculo anterior do processo transverso da quinta vértebra cervical
2. Corpo da terceira vértebra cervical
3. Lamela intertubercular do processo transverso da quinta vértebra cervical
4. Disco intervertebral
5. Forame intervertebral
6. Pedículo do arco vertebral
7. Tubérculo posterior do processo transverso da quinta vértebra cervical
8. Articulação dos processos articulares

Cada forame intervertebral (como em D5) é delimitado na parte anterior por um corpo vertebral e um disco intervertebral (D2 e 4), acima e abaixo pelos pedículos do arco vertebral (D6), e posteriormente por uma articulação dos processos articulares (D8).

Nas regiões torácica e lombar existe o mesmo número de pares de nervos espinais como existem vértebras (doze torácicas e cinco lombares), e os nervos espinais são numerados a partir da vértebra abaixo de cujos pedículos eles emergem. Na região cervical, existem sete vértebras cervicais e oito nervos cervicais. O primeiro nervo emerge entre o osso occipital e o atlas, e o oitavo nervo surge abaixo do pedículo do arco vertebral da sétima vértebra cervical.

E regiões cervical inferior e torácica superior, vista posterior

Os arcos vertebrais e a maior parte da dura-máter e da aracnoide-máter foram removidos para mostrar as radículas posteriores do nervo (5) surgindo da medula espinal (9) para unir-se como uma raiz posterior do nervo e entrar na bainha dural (como em 7). As raízes anteriores do nervo fazem o mesmo a partir da face anterior da medula, mas não são observadas nesta imagem, considerando que estão obscurecidas pelas raízes posteriores.

1. Angulação das raízes nervosas entrando na bainha dural
2. Ramo posterior do quinto nervo torácico
3. Gânglio sensitivo do oitavo nervo cervical
4. Gânglio sensitivo do segundo nervo torácico
5. Radículas posteriores do oitavo nervo cervical
6. Dura-máter
7. Bainha dural do segundo nervo torácico
8. Pedículo do arco vertebral da primeira vértebra torácica
9. Medula espinal e vasos espinais posteriores
10. Ramo anterior do quinto nervo torácico

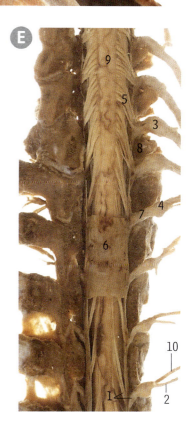

100 Coluna vertebral e medula espinal

Ⓐ Coluna vertebral e medula espinal
regiões cervical e torácica superior, vista lateral esquerda

1. Aracnoide-máter
2. Corpo da primeira vértebra torácica
3. Ligamento denticulado
4. Ramo posterior do quinto nervo cervical
5. Gânglio sensitivo do oitavo nervo cervical
6. Gânglio sensitivo do quinto nervo cervical
7. Radículas posteriores do quinto nervo cervical
8. Dura-máter
9. Forame magno
10. Bulbo
11. Osso occipital
12. Arco posterior do atlas
13. Medula espinal
14. Raiz espinal do nervo acessório
15. Processo espinhoso do áxis (incomumente amplo)
16. Processo espinhoso da quinta vértebra cervical
17. Tronco simpático
18. Ramo anterior do quinto nervo cervical
19. Radículas anteriores do quinto nervo cervical

Partes dos arcos vertebrais e meninges foram removidas para mostrar o ligamento denticulado (3). As radículas posteriores dos nervos se posicionam posteriormente (como em 7), e as radículas anteriores dos nervos se posicionam na parte anterior (como em 19, mas amplamente ocult[a] nesta imagem).

Cada nervo espinal é formado pela união de raízes nervosas anterior e posterior. Cada raiz nervosa é formada pela união de inúmeras radículas (como em A7).

A união das raízes nervosas anterior e posterior para formar um nervo espinal ocorre imediatamente distal ao gânglio sensitivo do nervo espinal (como em A6), dentro do forame intervertebral, e o nervo ao mesmo tempo se divide em um ramo anterior e outro posterior (anteriormente denominados ramos primários ventral e dorsal) (como em A18 e 4). O nervo espinal propriamente dito apresenta de 1 a 2 mm de comprimento, porém muitas vezes é tão curto que os ramos parecem ser ramificações do próprio gânglio.

As raízes nervosas cervicais inferiores e torácicas superiores apresentam uma angulação aguda para penetrar nas bainhas durais.

Ⓑ Medula espinal *região cervical, vista anterior*

Para esta visualização anterior da parte superior da medula espinal (6), a dura-máter e a aracnoide-máter foram cortadas longitudinalmente e desviadas (2) para revelar as raízes e radículas anteriores dos nervos (como em 7), seguindo lateralmente e passando na frente do ligamento denticulado (3) para penetrar nas bainhas meníngeas dos nervos com raízes posteriores (como em 4) e formar um nervo espinal. Em algumas raízes, ramos de vasos radiculares (como em 5) são observados em anastomose com os vasos espinais anteriores (1).

1. Vasos espinais anteriores
2. Aracnoide-máter e dura-máter
3. Ligamento denticulado
4. Raiz posterior do sexto nervo cervical
5. Vasos radiculares
6. Medula espinal
7. Raiz anterior do sétimo nervo cervical entrando na bainha dural

O ligamento denticulado (B3) é composto de pia-máter. As raízes nervosas anteriores e posteriores passam, respectivamente, anterior e posteriormente ao ligamento, que se estende lateralmente a partir da região lateral da medula e é inserido por suas denticulações pontiagudas (como em B3) na aracnoide-máter e na dura-máter nos intervalos entre as bainhas durais do nervo. A denticulação mais elevada está acima do primeiro nervo cervical, e a mais baixa, na parte inferior do décimo segundo nervo torácico.

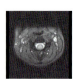

Mielite transversa

Coluna vertebral e medula espinal 101

Coluna vertebral e medula espinal

C regiões lombar e sacral, vista posterior

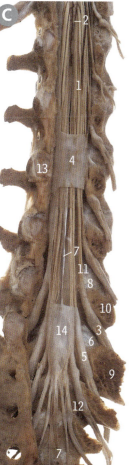

Partes dos arcos vertebrais e meninges foram removidas para mostrar a cauda equina (1) e as raízes nervosas entrando nas suas bainhas meníngeas (como em 11), delineadas como faixas lineares pelo meio de contraste na mielografia.

1 Cauda equina
2 Cone medular da medula espinal
3 Gânglio sensitivo do quinto nervo lombar
4 Dura-máter
5 Bainha dural das raízes do primeiro nervo sacral
6 Quinto disco intervertebral lombar (lombossacral)
7 Filamento terminal
8 Quarto disco intervertebral lombar
9 Asa do sacro
10 Pedículo do arco vertebral da quinta vértebra lombar
11 Raízes do quinto nervo lombar
12 Segunda vértebra sacral
13 Processo articular superior da terceira vértebra lombar
14 Saco dural

A medula espinal geralmente termina no nível da primeira vértebra lombar.

O espaço subaracnóideo termina no nível da segunda vértebra sacral.

O cone medular (C2) é a extremidade inferior, pontiaguda, da medula espinal.

A cauda equina (C1) consiste nas raízes posterior e anterior dos nervos lombares, sacrais e coccígeos. Observar que ela é constituída de raízes nervosas que formam a cauda, não nervos espinais propriamente ditos; esses nervos não são formados até que as raízes anterior e posterior se unam no nível de um forame intervertebral, imediatamente distal ao gânglio sensitivo do nervo espinal (como em C3).

D mielografia lombar

E regiões torácica inferior e lombar superior

A peça é observada a partir da esquerda com partes dos arcos vertebrais e meninges removidas, para mostrar (na região anterior) parte do tronco simpático (13) sobre os corpos vertebrais e (na parte posterior) os ligamentos espinais (7 e 11).

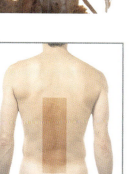
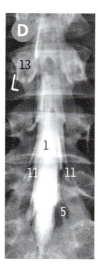
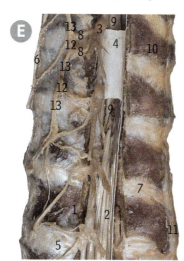

1 Corpo da primeira vértebra lombar
2 Cauda equina
3 Gânglio sensitivo do décimo nervo torácico
4 Dura-máter
5 Primeiro disco intervertebral lombar
6 Nervo esplâncnico maior
7 Ligamento interespinal
8 Ramos comunicantes
9 Medula espinal
10 Processo espinhoso da décima vértebra torácica
11 Ligamento supraespinal
12 Gânglio simpático
13 Tronco simpático

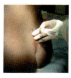
Anestesia epidural

Anestesia subaracnóidea

102 Coluna vertebral e medula espinal

A Vértebras torácicas *peças diafanizadas*

Os pares de vértebras são observados lateralmente e articulados para mostrar as delimitações de um forame intervertebral (2).

1 Corpo vertebral
2 Forame intervertebral
3 Pedículo do arco vertebral
4 Espaço para o disco intervertebral
5 Processo espinhoso
6 Processo transverso
7 Articulação dos processos articulares

> O forame intervertebral (A2) é delimitado na região anterior pela parte inferior do corpo vertebral (A1) e o disco intervertebral (A4), acima e abaixo pelos pedículos do arco vertebral (A3), e posteriormente pela articulação dos processos articulares (A7).
>
> O ligamento longitudinal posterior é largo onde é inserido firmemente aos discos intervertebrais, mas se apresenta estreito e com inserção não tão firme aos corpos vertebrais, deixando o forame vascular patente e permitindo que as veias basivertebrais que surgem desse processo entrem no plexo venoso vertebral interno.
>
> O ligamento longitudinal anterior (B1) é uniformemente largo e inserido firmemente aos discos e corpos vertebrais.

B Coluna vertebral *região lombar inferior, vista anterior*

Na parte superior do ligamento longitudinal anterior (1), há um marcador na parte posterior, e parte de sua região inferior foi refletida mostrando um disco intervertebral (4) e corpos vertebrais (2 e 3).

1 Ligamento longitudinal anterior
2 Corpo da quinta vértebra lombar
3 Corpo da quarta vértebra lombar
4 Quarto disco intervertebral lombar
5 Asa do sacro
6 Ramo anterior do quinto nervo lombar

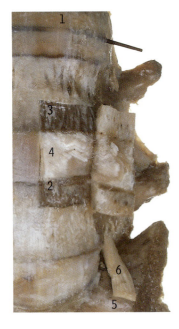

C Coluna vertebral *região lombar superior, vista lateral direita*

A vista lateral mostra os nervos lombares emergindo do forame intervertebral (como em 5).

1 Ligamento longitudinal anterior
2 Ramo posterior do primeiro nervo lombar
3 Ramo posterior do segundo nervo lombar
4 Primeiro disco intervertebral lombar
5 Primeiro nervo lombar emergindo do forame intervertebral
6 Primeira vértebra lombar
7 Ligamento interespinal
8 Ramos comunicantes
9 Processo espinhoso da segunda vértebra lombar
10 Ligamento supraespinal
11 Gânglio do tronco simpático
12 Décima segunda costela
13 Ramo anterior do primeiro nervo lombar
14 Ramo anterior do segundo nervo lombar
15 Articulação dos processos articulares

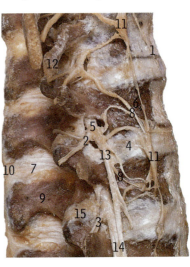

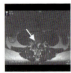
Compressão do nervo espinal

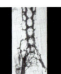
Plexo venoso vertebral

Coluna vertebral e medula espinal 103

A Coluna vertebral
região lombar, vista lateral direita e posterior

Esta visualização posterolateral do lado direito de algumas vértebras lombares mostra o ligamento amarelo (como em 4), que passa entre as lâminas das vértebras adjacentes (como em 2 e 3).

1 Ligamento interespinal
2 Lâmina da segunda vértebra lombar
3 Lâmina da terceira vértebra lombar
4 Ligamento amarelo
5 Processo espinhoso da segunda vértebra lombar
6 Ligamento supraespinal
7 Processo transverso da terceira vértebra lombar
8 Articulação dos processos articulares

B Disco intervertebral lombar
vista superior, in situ

1 Anel fibroso
2 Aorta
3 Gordura extraperitoneal
4 Veia cava inferior
5 Laminações do anel fibroso
6 Núcleo pulposo
7 Artéria gonadal
8 Veia gonadal
9 Peritônio, parede posterior do abdome
10 Músculo psoas maior
11 Fáscia toracolombar, camada anterior
12 Ureter

O núcleo pulposo de um disco intervertebral representa os resquícios da notocorda.

O anel fibroso de um disco intervertebral é proveniente do mesênquima entre os corpos vertebrais adjacentes.

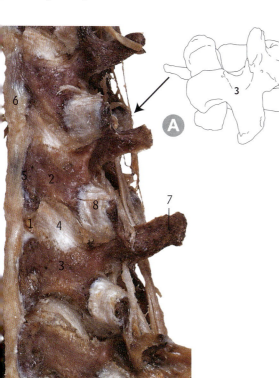

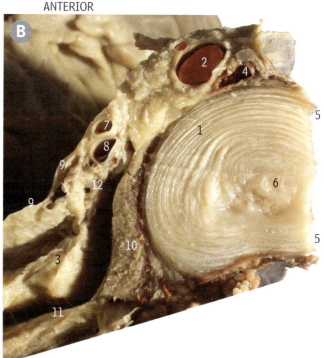

ANTERIOR

POSTERIOR

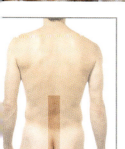

Punção lombar

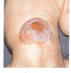

Malformações espinais (meningocele)

104 Anatomia de superfície do dorso

Dorso *anatomia de superfície*

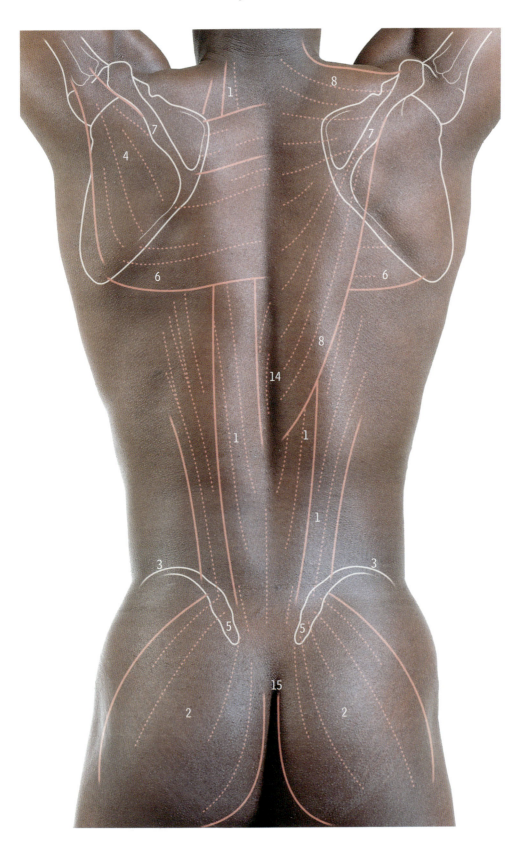

1 Músculo eretor da espinha
2 Músculo glúteo máximo
3 Crista ilíaca
4 Músculo infraespinal
5 Espinha ilíaca posterossuperior
6 Músculo romboide
7 Espinha da escápula
8 Músculo trapézio

Dorso

Músculos superficiais à esquerda, dissecção mais profunda à direita.

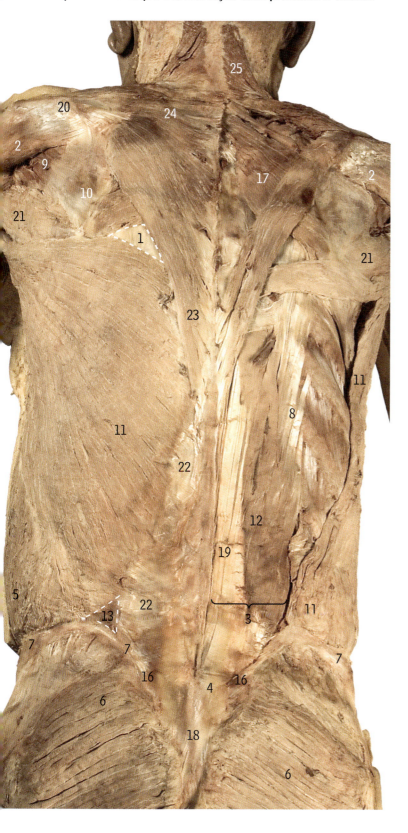

1 Trígono da ausculta
2 Músculo deltoide
3 Músculo eretor da espinha
4 Aponeurose do músculo eretor da espinha
5 Músculo oblíquo externo do abdome
6 Músculo glúteo máximo
7 Crista ilíaca
8 Músculo iliocostal
9 Músculo infraespinal
10 Fáscia infraespinal
11 Músculo latíssimo do dorso
12 Músculo longuíssimo
13 Trígono lombar (de Petit)
14 Sulco mediano – ver anatomia de superfície
15 Fenda interglútea – ver anatomia de superfície
16 Espinha ilíaca posterossuperior
17 Músculo romboide maior
18 Sacro
19 Músculo espinal
20 Espinha da escápula
21 Músculo redondo maior
22 Fáscia toracolombar
23 Músculo trapézio, parte descendente
24 Músculo trapézio, parte transversa
25 Músculo trapézio, parte ascendente

106 Músculos do dorso

Dorso

A *close-up do lado esquerdo*   **B** *close-up do lado direito*

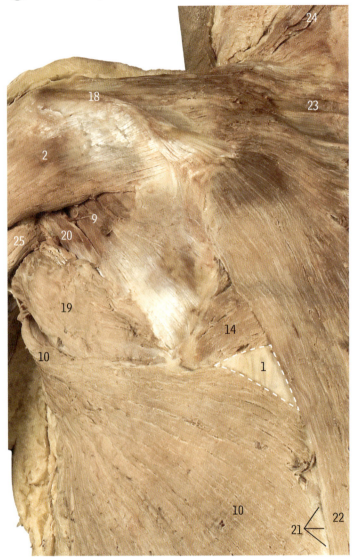
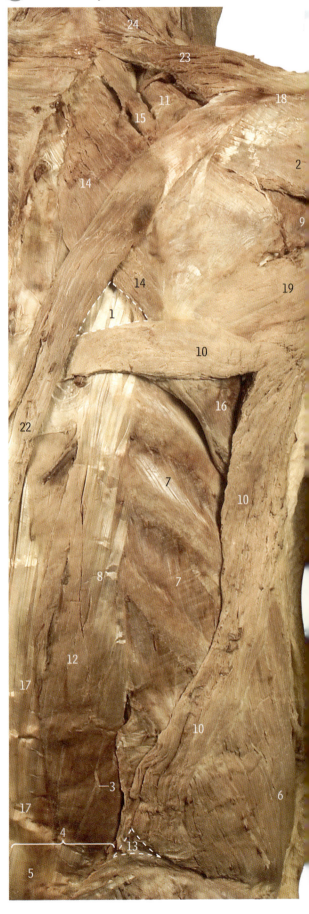

Observar as janelas cortadas nos músculos trapézio e latíssimo do dorso para revelar a camada mais profunda da musculatura do dorso.

1 Trígono da ausculta
2 Músculo deltoide
3 Ramo posterior, nervo espinal lombar
4 Músculo eretor da espinha
5 Aponeurose do músculo eretor da espinha
6 Músculo oblíquo externo do abdome
7 Músculo intercostal externo
8 Músculo iliocostal
9 Músculo infraespinal
10 Músculo latíssimo do dorso
11 Músculo levantador da escápula
12 Músculo longuíssimo
13 Trígono lombar
14 Músculo romboide maior
15 Músculo romboide menor
16 Músculo serrátil anterior
17 Músculo espinal
18 Espinha da escápula
19 Músculo redondo maior
20 Músculo redondo menor
21 Fáscia toracolombar
22 Músculo trapézio, parte descendente
23 Músculo trapézio, parte transversa
24 Músculo trapézio, parte ascendente
25 Músculo tríceps braquial, cabeça longa

Músculos do dorso

Dorso

A *close-up lado esquerdo*

Observar as janelas cortadas nos músculos trapézio e latíssimo do dorso.

B *close-up lado direito*

Observar a ressecção do músculo espinal e parte do músculo longuíssimo nas regiões lombar superior e torácica inferior para revelar o grupo de músculos transverso-espinais – os componentes mais profundos do músculo eretor da espinha.

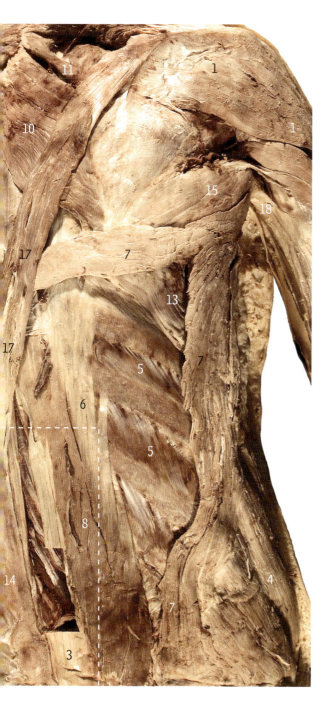
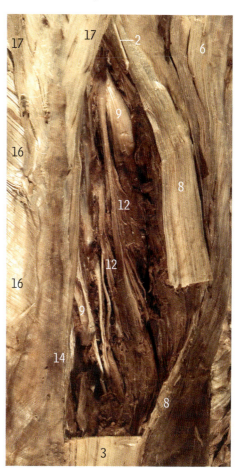

1 Músculo deltoide
2 Ramo posterior, nervo espinal torácico
3 Aponeurose do músculo eretor da espinha
4 Músculo oblíquo externo do abdome
5 Músculo intercostal externo
6 Músculo iliocostal
7 Músculo latíssimo do dorso
8 Músculo longuíssimo
9 Músculo multífido
10 Músculo romboide maior
11 Músculo romboide menor
12 Músculo semiespinal
13 Músculo serrátil anterior
14 Músculo espinal
15 Músculo redondo maior
16 Fáscia toracolombar
17 Músculo trapézio, parte descendente
18 Músculo tríceps braquial, cabeça longa

Trígono suboccipital *dissecção superficial*

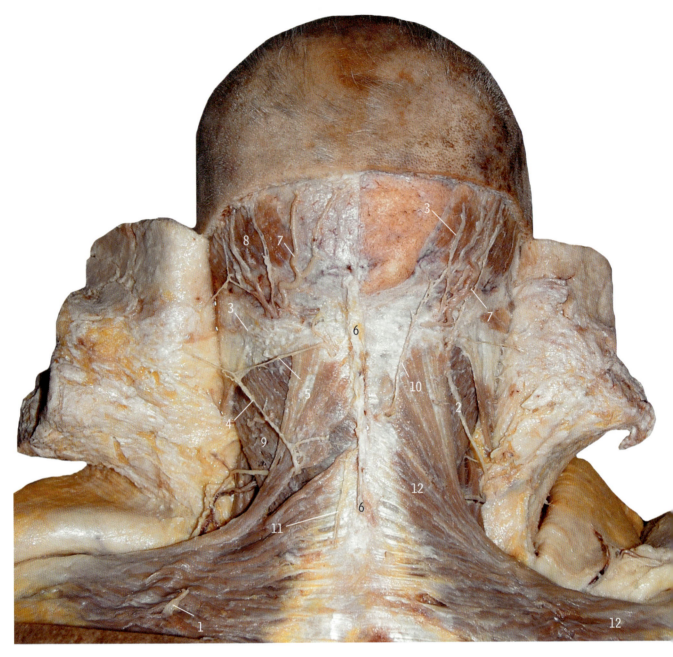

1 Ramo posterior cutâneo, nervo espinal
2 Nervo auricular magno
3 Nervo occipital maior
4 Nervo occipital menor
5 Anastomose do nervo occipital menor com o nervo occipital terceiro
6 Ligamento nucal
7 Artéria occipital
8 Ventre occipital do músculo occipitofrontal
9 Músculo esplênio da cabeça
10 Nervo occipital terceiro
11 Nervo occipital terceiro rebatido
12 Músculo trapézio

Trígono suboccipital *dissecção profunda*

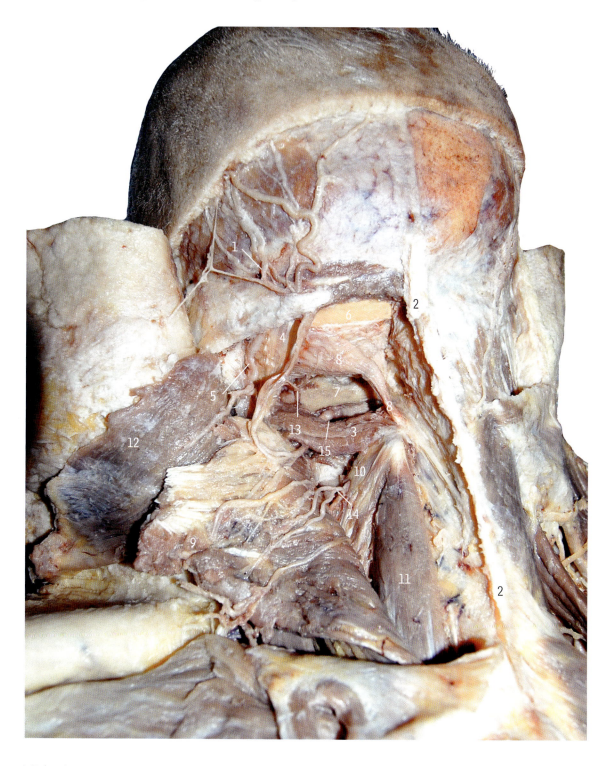

1 Nervo occipital maior
2 Ligamento nucal
3 Músculo oblíquo inferior da cabeça
4 Músculo oblíquo superior da cabeça
5 Artéria occipital
6 Osso occipital
7 Arco posterior do atlas
8 Músculo reto posterior maior da cabeça
9 Músculo semiespinal da cabeça (rebatido)
10 Músculo semiespinal do pescoço
11 Músculo espinal do pescoço
12 Músculo esplênio da cabeça (rebatido)
13 Nervo suboccipital
14 Nervo occipital terceiro
15 Artéria vertebral

Trígono suboccipital

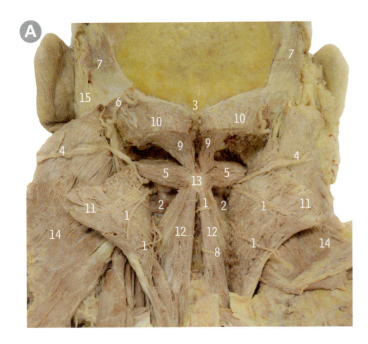

1 Ramos do nervo occipital terceiro
2 Vértebra C3
3 Protuberância occipital externa
4 Nervo occipital maior
5 Músculo oblíquo inferior da cabeça
6 Artéria occipital
7 Ventre occipital do músculo occipitofrontal
8 Ramos cutâneos posteriores do segmento C4
9 Músculo reto posterior maior da cabeça (cortado)
10 Músculo semiespinal da cabeça (cortado)
11 Músculo semiespinal da cabeça (rebatido)
12 Músculo semiespinal do pescoço
13 Processo espinhoso do áxis (vértebra C2)
14 Músculo esplênio da cabeça (rebatido)
15 Músculo esternocleidomastóideo

Trígono suboccipital *dissecção mais profunda*

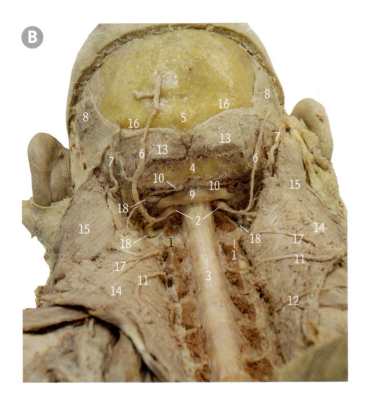

1 Áxis (margem de corte)
2 Gânglio sensitivo do nervo espinal (C2)
3 Dura-máter
4 Crista occipital externa
5 Protuberância occipital externa
6 Nervo occipital maior
7 Artéria occipital
8 Ventre occipital do músculo occipitofrontal
9 Arco posterior do atlas
10 Membrana atlantoccipital posterior
11 Ramos cutâneos posteriores do segmento C4
12 Ramos cutâneos posteriores do segmento C6
13 Músculo semiespinal da cabeça (cortado)
14 Músculo semiespinal da cabeça (rebatido)
15 Músculo esplênio da cabeça (rebatido)
16 Linha nucal superior
17 Nervo occipital terceiro
18 Artéria vertebral

Trígono suboccipital 111

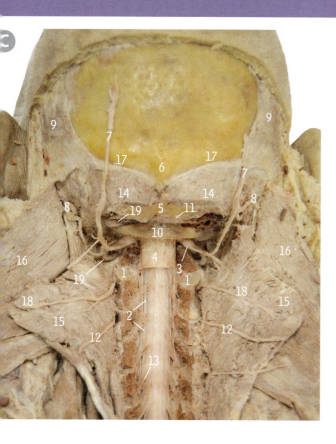

Trígono suboccipital
nervos cervicais superiores

1 Áxis (cortado)
2 Ligamento denticulado
3 Gânglio sensitivo do nervo espinal (C2)
4 Dura-máter
5 Crista occipital externa
6 Protuberância occipital externa
7 Nervo occipital maior
8 Artéria occipital
9 Ventre occipital do músculo occipitofrontal
10 Arco posterior do atlas
11 Membrana atlantoccipital posterior
12 Ramos cutâneos posteriores do segmento C4
13 Radículas da raiz posterior
14 Músculo semiespinal da cabeça (cortado)
15 Músculo semiespinal da cabeça (rebatido)
16 Músculo esplênio da cabeça (rebatido)
17 Linha nucal superior
18 Nervo occipital terceiro
19 Artéria vertebral

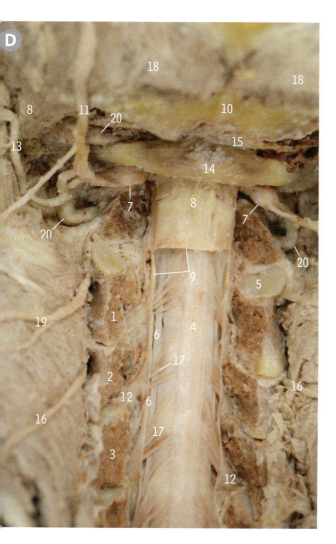

Trígono suboccipital
atlas e áxis

1 Terceira vértebra cervical (cortada)
2 Quarta vértebra cervical (cortada)
3 Quinta vértebra cervical (cortada)
4 Aracnoide-máter
5 Áxis (cortada)
6 Ligamento denticulado
7 Gânglio sensitivo do nervo espinal (C2)
8 Dura-máter
9 Dura-máter (cortada)
10 Crista occipital externa
11 Nervo occipital maior
12 Bainha meníngea cobrindo o gânglio sensitivo do nervo espinal
13 Artéria occipital
14 Arco posterior do atlas
15 Membrana atlantoccipital posterior
16 Ramos cutâneos posteriores do segmento C4
17 Radículas da raiz posterior
18 Músculo semiespinal da cabeça (cortado)
19 Nervo occipital terceiro
20 Artéria vertebral

112 Radiografias da coluna vertebral

Vértebras cervicais superiores *vista intraoral*

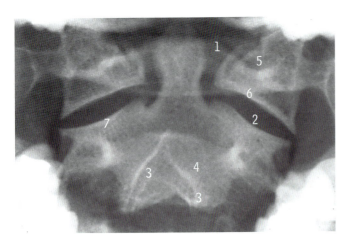

Esta é uma visualização radiográfica padrão do áxis e seu dente. O ângulo correto deve ser escolhido com a boca aberta para evitar sombras sobrejacentes dos dentes, maxila e mandíbula. As faces das articulações atlantoaxiais (6 e 7) não fazem contato ósseo porque a cartilagem hialina que cobre as superfícies ósseas não é radiopaca (isso se aplica a qualquer articulação sinovial). O delineamento dos arcos do atlas é visto de forma tênue entre as laterais da sombra do dente do áxis (4) e as massas laterais do atlas (5).

1 Arco do atlas
2 Articulação atlantoaxial lateral
3 Processo espinhoso bífido
4 Corpo do áxis
5 Massa lateral do áxis
6 Processo articular do atlas
7 Processo articular superior do áxis

Vértebras cervicais inferiores e torácicas superiores

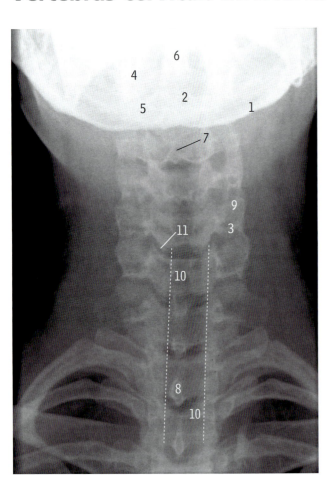

Observar a sombra traqueal produzida pelo ar radiolúcido em seu interior.

1 Base do crânio – occipício
2 Corpo do áxis
3 Processo articular inferior
4 Massa lateral do atlas
5 Massa lateral do áxis
6 Dente do áxis
7 Processo espinhoso da terceira vértebra cervical
8 Processo espinhoso da primeira vértebra torácica
9 Processo articular superior
10 Traqueia
11 Articulação uncovertebral

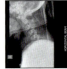
Instabilidade da articulação atlantoaxial

Imobilização da região cervical da coluna

Coluna vertebral

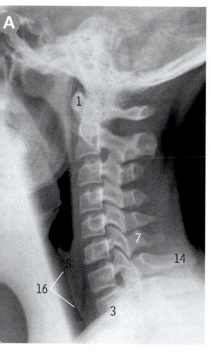
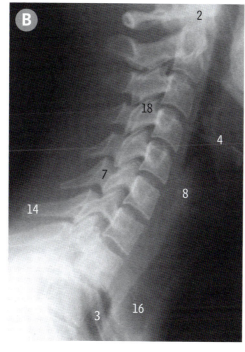

1 Arco anterior do atlas
2 Dente do áxis
3 Primeira costela
4 Osso hioide
5 Processo articular inferior da primeira vértebra lombar
6 Espaço do disco intervertebral no nível L2/3
7 Lâmina do arco vertebral da sexta vértebra cervical
8 Laringe
9 Articulação atlantoaxial lateral
10 Massa lateral do atlas
11 Parte interarticular da segunda vértebra lombar
12 Pedículo do arco vertebral da terceira vértebra lombar
13 Processo espinhoso da segunda vértebra lombar
14 Processo espinhoso da sétima vértebra cervical
15 Processo articular superior da segunda vértebra lombar
16 Traqueia
17 Processo transverso da terceira vértebra lombar
18 Articulação dos processos articulares

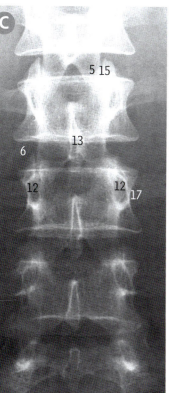
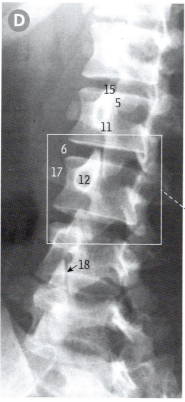

A região cervical da coluna vertebral, incidência lateral

B região cervical da coluna vertebral, incidência lateral

C região lombar da coluna vertebral, incidência anteroposterior

D região lombar da coluna vertebral, incidência oblíqua

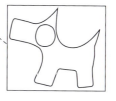

O cão terrier-escocês é observado na incidência oblíqua da região lombar da coluna vertebral. O focinho (17) é o processo transverso, a orelha (15) é o processo articular superior, o olho (12) é o pedículo do arco vertebral e o pescoço (11) é a parte interarticular que pode estar incompleta na espondilólise.

Fratura vertebral

Membro Superior

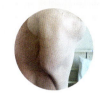

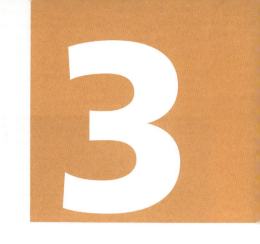

Membro superior

A *anatomia de superfície* **B** *músculos* **C** *ossos*

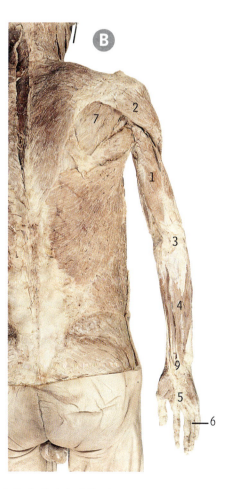

1. Braço
2. Músculo deltoide
3. Articulação do cotovelo
4. Antebraço
5. Mão
6. Articulação interfalângica
7. Escápula
8. Articulação do ombro
9. Articulação do punho

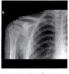

Ossículos assessórios

116 Ossos do membro superior

Escápula esquerda

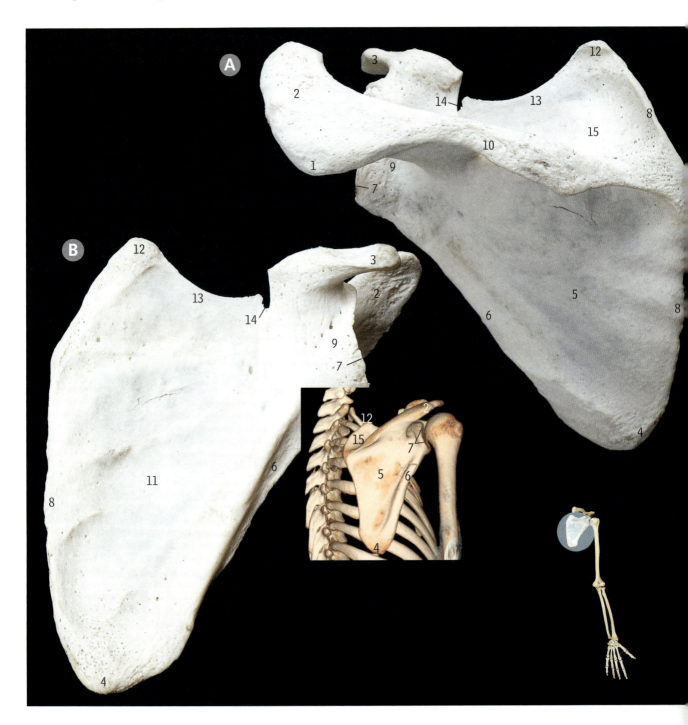

A face posterior
B face costal

1 Ângulo do acrômio
2 Acrômio
3 Processo coracoide
4 Ângulo inferior
5 Fossa infraespinal
6 Margem lateral
7 Margem da cavidade glenóidea
8 Margem medial
9 Colo da escápula (e incisura espinoglenoidal na face posterior)
10 Espinha da escápula
11 Fossa subescapular
12 Ângulo superior
13 Margem superior
14 Incisura da escápula
15 Fossa supraespinal

A espinha (A10) da escápula se projeta de sua face costal com o acrômio (A2) em sua extremidade lateral.

Ossos do membro superior 117

Escápula esquerda *inserções*

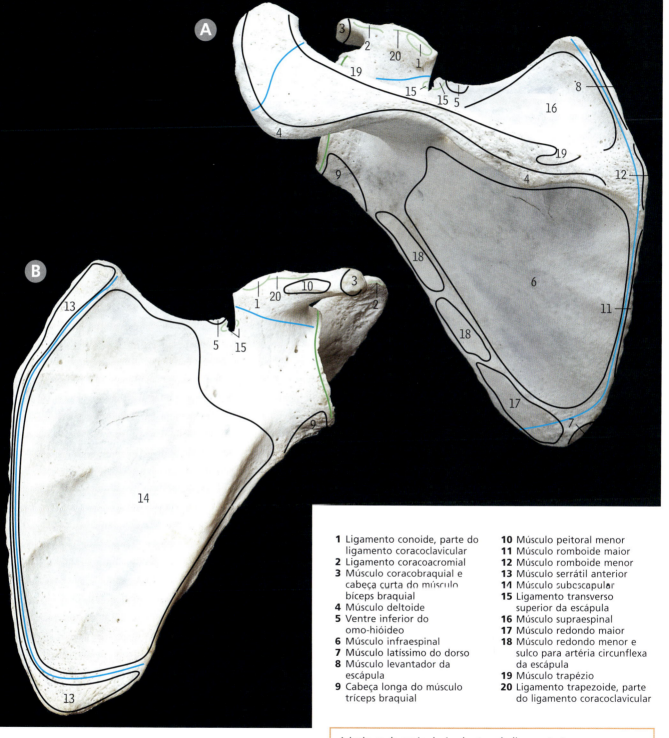

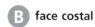

A face posterior   **B** face costal

1 Ligamento conoide, parte do ligamento coracoclavicular
2 Ligamento coracoacromial
3 Músculo coracobraquial e cabeça curta do músculo bíceps braquial
4 Músculo deltoide
5 Ventre inferior do omo-hióideo
6 Músculo infraespinal
7 Músculo latíssimo do dorso
8 Músculo levantador da escápula
9 Cabeça longa do músculo tríceps braquial
10 Músculo peitoral menor
11 Músculo romboide maior
12 Músculo romboide menor
13 Músculo serrátil anterior
14 Músculo subescapular
15 Ligamento transverso superior da escápula
16 Músculo supraespinal
17 Músculo redondo maior
18 Músculo redondo menor e sulco para artéria circunflexa da escápula
19 Músculo trapézio
20 Ligamento trapezoide, parte do ligamento coracoclavicular

A incisura da escápula é coberta pelo ligamento transverso superior da escápula (15).

Os ligamentos conoide (1) e trapezoide (20) formam, juntos, o ligamento coracoclavicular, que insere o processo coracoide da escápula à face inferior da extremidade lateral da clavícula.

O ligamento coracoacromial (2) passa entre o processo coracoide e o acrômio, formando com esses processos ósseos um arco superior à articulação do ombro.

nhas azuis, linhas epifisiais; linhas verdes, inserção da psula da articulação do ombro; linhas verde-claras, serção dos ligamentos.

118 Ossos do membro superior

A Escápula esquerda *vista lateral*

1 Acrômio
2 Processo coracoide
3 Cavidade glenoidal
4 Ângulo inferior
5 Tubérculo infraglenoidal
6 Fossa infraespinal
7 Margem lateral
8 Espinha da escápula
9 Tubérculo supraglenoidal
10 Fossa supraespinal

B Escápula e clavícula direitas *articulação, vista superior*

1 Extremidade acromial da clavícula
2 Articulação acromioclavicular
3 Acrômio
4 Processo coracoide
5 Corpo da clavícula
6 Espinha da escápula
7 Extremidade esternal da clavícula
8 Fossa supraespinal

C Clavícula esquerda *vista inferior*

1 Extremidade acromial com face articular (seta)
2 Tubérculo conoide
3 Sulco para músculo subclávio
4 Impressão do ligamento costoclavicular
5 Extremidade esternal com face articular (seta)
6 Linha trapezoide

A extremidade esternal da clavícula (B7, C5) é globosa; a extremidade acromial (B1, C1) é achatada. A diáfise é convexa anteriormente em seus dois terços mediais, e o sulco para o músculo subclávio está na face inferior (C3).

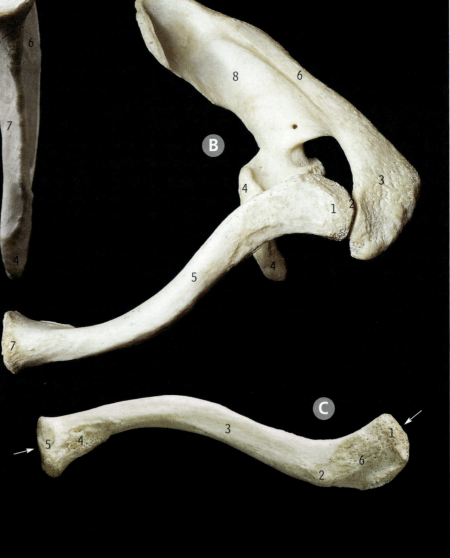

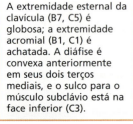

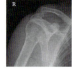

Luxação acromioclavicular

Ossos do membro superior

A Escápula esquerda
inserções, vista lateral

Linhas azuis, linhas epifisiais; linhas verdes, inserção da cápsula da articulação do ombro; linhas verde-claras, inserção de ligamentos.

1 Ligamento coracoacromial
2 Músculo coracobraquial e cabeça curta do músculo bíceps braquial
3 Ligamento coracoumeral
4 Músculo deltoide
5 Músculo infraespinal
6 Cabeça longa do músculo bíceps braquial
7 Cabeça longa do músculo tríceps braquial
8 Músculo serrátil anterior
9 Músculo subescapular
10 Músculo redondo maior
11 Músculo redondo menor (com sulco para artéria circunflexa da escápula)

B Escápula e clavícula esquerdas
articulação, vista superior

Linhas azuis, linhas epifisiais; linhas verdes, inserção da cápsula das articulações esternoclavicular e acromioclavicular; linhas verde-claras, inserção de ligamentos.

1 Ligamento coracoacromial
2 Músculo coracobraquial e cabeça curta do músculo bíceps braquial
3 Músculo deltoide
4 Ventre inferior do músculo omo-hióideo
5 Músculo levantador da escápula
6 Músculo peitoral maior
7 Músculo esternocleidomastóideo
8 Ligamento transverso superior da escápula
9 Músculo supraespinal
10 Músculo trapézio

C Clavícula esquerda
inserções, vista inferior

Linhas azuis, linhas epifisiais; linhas verdes, inserção da cápsula das articulações esternoclavicular e acromioclavicular; linhas verde-claras, inserção de ligamentos.

1 Ligamento conoide
2 Ligamento costoclavicular
3 Músculo deltoide
4 Músculo peitoral maior
5 Músculo esterno-hióideo
6 Músculo subclávio e fáscia clavipeitoral
7 Músculo trapézio
8 Ligamento trapezoide

Clavícula fraturada

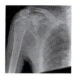

Escápula fraturada

Úmero direito *epífise proximal*

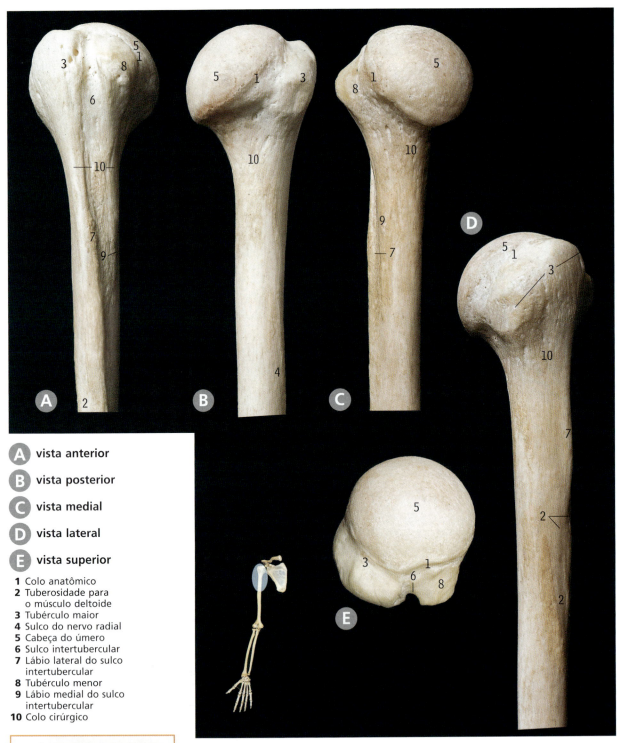

A vista anterior
B vista posterior
C vista medial
D vista lateral
E vista superior

1. Colo anatômico
2. Tuberosidade para o músculo deltoide
3. Tubérculo maior
4. Sulco do nervo radial
5. Cabeça do úmero
6. Sulco intertubercular
7. Lábio lateral do sulco intertubercular
8. Tubérculo menor
9. Lábio medial do sulco intertubercular
10. Colo cirúrgico

O sulco intertubercular (A6) fica na região anterior da epífise proximal e é ocupado pelo tendão da cabeça longa do músculo bíceps braquial. (Ver inserções na página 121.)

Luxação do úmero

Úmero direito *inserções, epífise proximal*

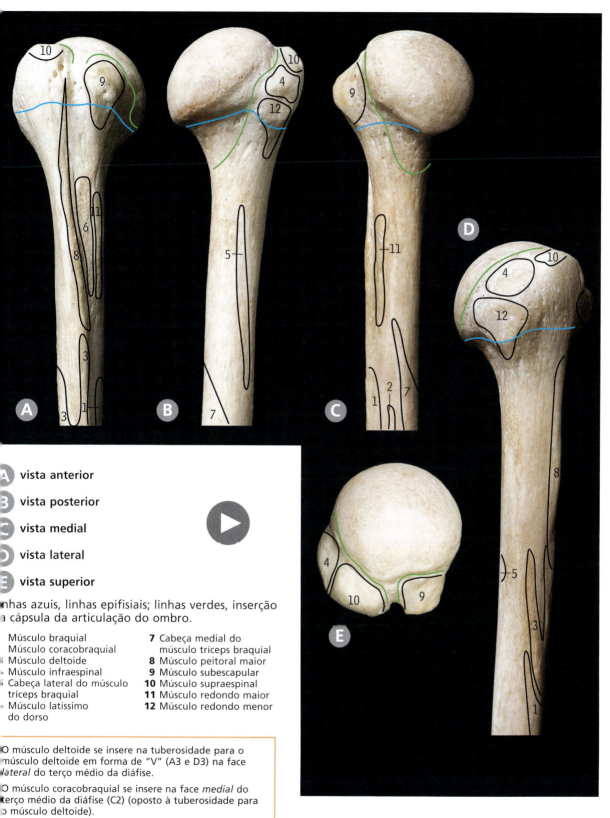

A vista anterior
B vista posterior
C vista medial
D vista lateral
E vista superior

Linhas azuis, linhas epifisiais; linhas verdes, inserção da cápsula da articulação do ombro.

1. Músculo braquial
2. Músculo coracobraquial
3. Músculo deltoide
4. Músculo infraespinal
5. Cabeça lateral do músculo tríceps braquial
6. Músculo latíssimo do dorso
7. Cabeça medial do músculo tríceps braquial
8. Músculo peitoral maior
9. Músculo subescapular
10. Músculo supraespinal
11. Músculo redondo maior
12. Músculo redondo menor

O músculo deltoide se insere na tuberosidade para o músculo deltoide em forma de "V" (A3 e D3) na face *lateral* do terço médio da diáfise.

O músculo coracobraquial se insere na face *medial* do terço médio da diáfise (C2) (oposto à tuberosidade para o músculo deltoide).

Observar as posições relativas das linhas epifisiais e capsulares: a linha epifisial é parcialmente intracapsular e parcialmente extracapsular na epífise proximal do úmero.

Acesso vascular intraósseo

Úmero direito *epífise distal*

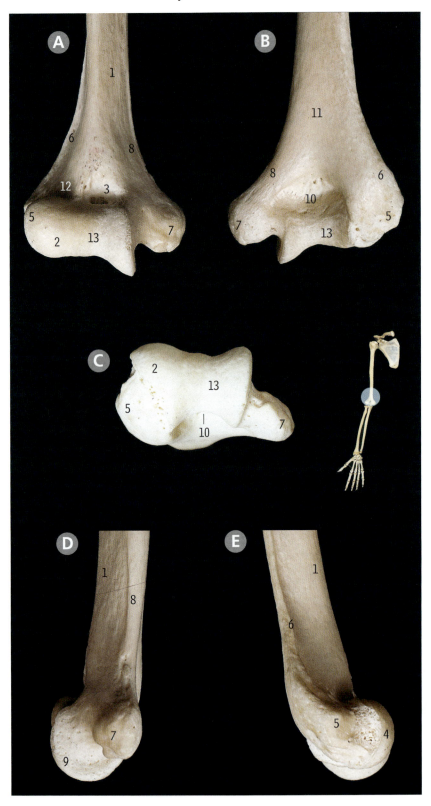

A vista anterior
B vista posterior
C vista inferior
D vista medial
E vista lateral

1 Face anterior
2 Capítulo
3 Fossa coronóidea
4 Margem lateral do capítulo
5 Epicôndilo lateral
6 Crista supracondilar lateral
7 Epicôndilo medial
8 Crista supracondilar medial
9 Face medial da tróclea
10 Fossa do olécrano
11 Face posterior
12 Fossa radial
13 Tróclea

O epicôndilo medial (7) é mais proeminente que o epicôndilo lateral (5).

A parte medial da tróclea (13) é mais proeminente que a parte lateral.

A fossa do olécrano (10) na face posterior do úmero é mais profunda que as fossas radial e coronóidea na face anterior (12 e 3).

Avulsão do epicôndilo medial

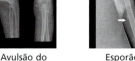
Esporão supracondilar

Ossos do membro superior

Úmero direito *inserções, epífise distal*

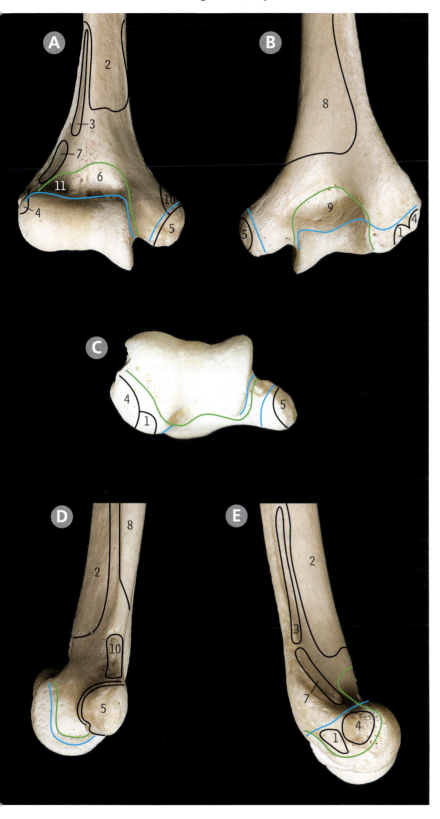

A vista anterior
B vista posterior
C vista inferior
D vista medial
E vista lateral

Linhas azuis, linhas epifisiais; linhas verdes, inserção da cápsula da articulação do cotovelo.

1 Músculo ancôneo
2 Músculo braquial
3 Músculo braquiorradial
4 Origem comum dos músculos extensores
5 Origem comum dos músculos flexores
6 Fossa coronóidea
7 Músculo extensor radial longo do carpo
8 Cabeça medial do músculo tríceps braquial
9 Fossa do olécrano
10 Músculo pronador redondo, cabeça umeral
11 Fossa radial

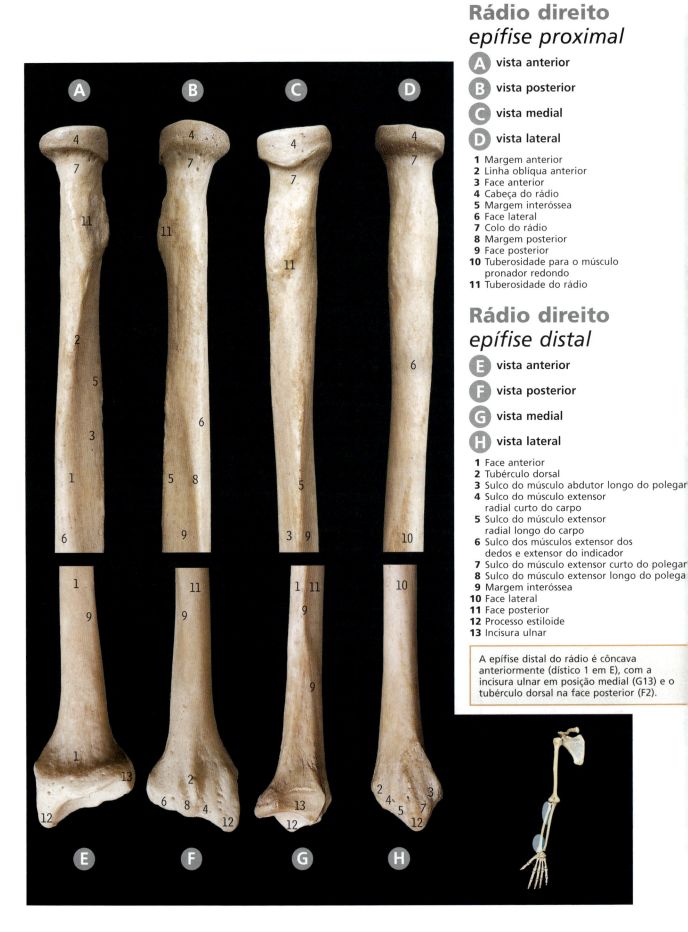

Rádio direito
epífise proximal

A vista anterior
B vista posterior
C vista medial
D vista lateral

1 Margem anterior
2 Linha oblíqua anterior
3 Face anterior
4 Cabeça do rádio
5 Margem interóssea
6 Face lateral
7 Colo do rádio
8 Margem posterior
9 Face posterior
10 Tuberosidade para o músculo pronador redondo
11 Tuberosidade do rádio

Rádio direito
epífise distal

E vista anterior
F vista posterior
G vista medial
H vista lateral

1 Face anterior
2 Tubérculo dorsal
3 Sulco do músculo abdutor longo do polegar
4 Sulco do músculo extensor radial curto do carpo
5 Sulco do músculo extensor radial longo do carpo
6 Sulco dos músculos extensor dos dedos e extensor do indicador
7 Sulco do músculo extensor curto do polegar
8 Sulco do músculo extensor longo do polegar
9 Margem interóssea
10 Face lateral
11 Face posterior
12 Processo estiloide
13 Incisura ulnar

A epífise distal do rádio é côncava anteriormente (dístico 1 em E), com a incisura ulnar em posição medial (G13) e o tubérculo dorsal na face posterior (F2).

Ossos do membro superior

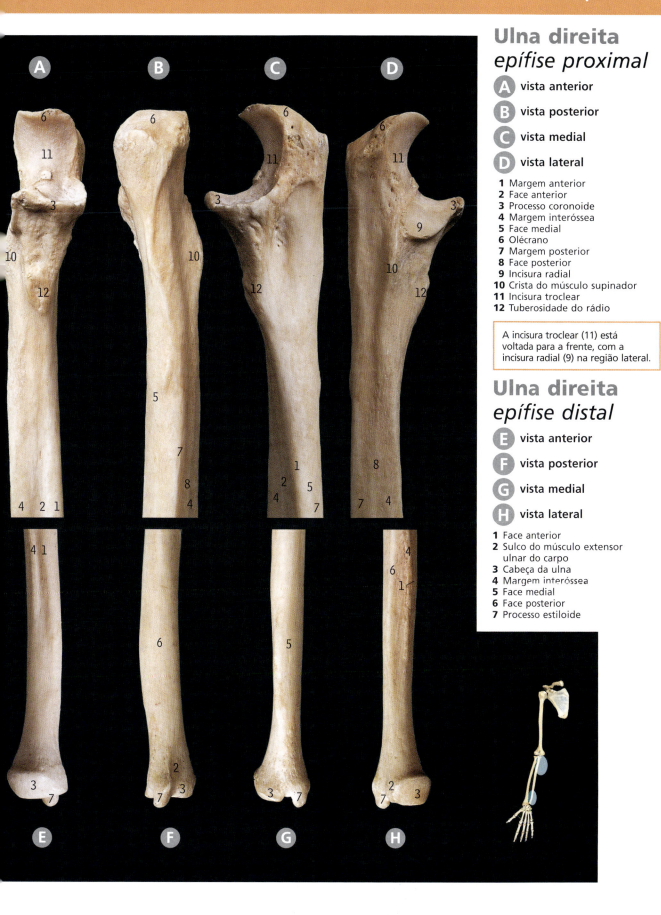

Ulna direita
epífise proximal

- **A** vista anterior
- **B** vista posterior
- **C** vista medial
- **D** vista lateral

1 Margem anterior
2 Face anterior
3 Processo coronoide
4 Margem interóssea
5 Face medial
6 Olécrano
7 Margem posterior
8 Face posterior
9 Incisura radial
10 Crista do músculo supinador
11 Incisura troclear
12 Tuberosidade do rádio

> A incisura troclear (11) está voltada para a frente, com a incisura radial (9) na região lateral.

Ulna direita
epífise distal

- **E** vista anterior
- **F** vista posterior
- **G** vista medial
- **H** vista lateral

1 Face anterior
2 Sulco do músculo extensor ulnar do carpo
3 Cabeça da ulna
4 Margem interóssea
5 Face medial
6 Face posterior
7 Processo estiloide

126 Ossos do membro superior

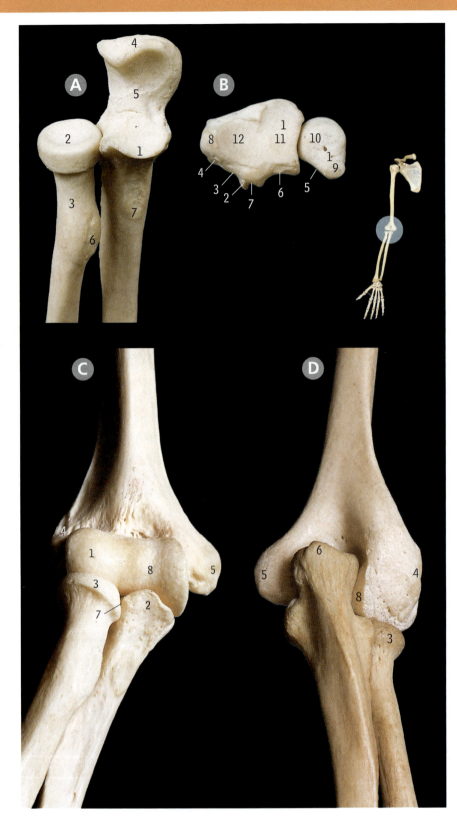

A Rádio e ulna direitos
Epífises proximais, vista superoanterior

1 Processo coronoide da ulna
2 Cabeça do rádio
3 Colo do rádio
4 Olécrano
5 Incisura troclear da ulna
6 Tuberosidade do rádio
7 Tuberosidade da ulna

B Rádio e ulna direitos
Epífises distais, vista inferior

1 Inserção do disco articular
2 Tubérculo dorsal
3 Sulco do músculo extensor radial curto do carpo
4 Sulco do músculo extensor radial longo do carpo
5 Sulco do músculo extensor ulnar do carpo
6 Sulco dos músculos extensor dos dedos e extensor do indicador
7 Sulco do músculo extensor longo do polegar
8 Processo estiloide do rádio
9 Processo estiloide da ulna
10 Face articular para o disco
11 Face articular para o semilunar
12 Face articular para o escafoide

Úmero, rádio e ulna direitos
articulação

C vista anterior

D vista posterior

1 Capítulo do úmero
2 Processo coronoide da ulna
3 Cabeça do rádio
4 Epicôndilo lateral do úmero
5 Epicôndilo medial do úmero
6 Olécrano
7 Incisura radial da ulna
8 Tróclea do úmero

A articulação do cotovelo e a articulação radiulnar proximal compartilham uma cavidade sinovial comum.

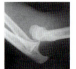
Luxação do cotovelo

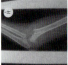
Fratura supracondilar do úmero

Rádio e ulna direitos *inserções*

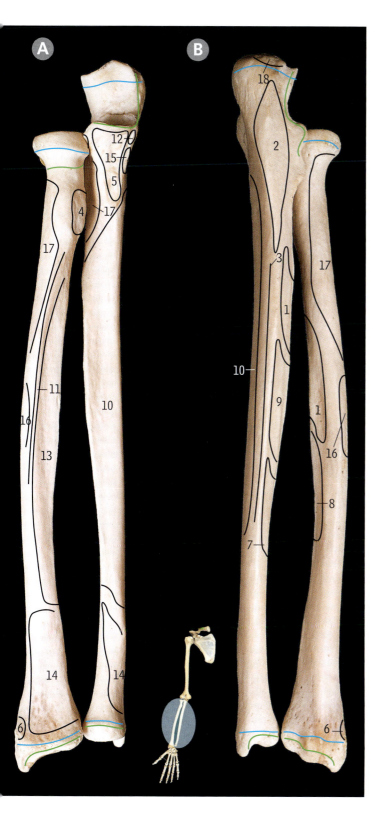

A vista anterior

B vista posterior

Linhas azuis, linhas epifisiais; linhas verdes, inserção das cápsulas da articulação do cotovelo e do punho.

1 Músculo abdutor longo do polegar
2 Músculo ancôneo
3 Inserção da aponeurose dos músculos flexor profundo dos dedos, flexor ulnar do carpo e extensor ulnar do carpo
4 Músculo bíceps braquial
5 Músculo braquial
6 Músculo braquiorradial
7 Músculo extensor do indicador
8 Músculo extensor curto do polegar
9 Músculo extensor longo do polegar
10 Músculo flexor profundo dos dedos
11 Músculo flexor superficial dos dedos, cabeça radial
12 Músculo flexor superficial dos dedos, cabeça umeroulnar
13 Músculo flexor longo do polegar
14 Músculo pronador quadrado
15 Músculo pronador redondo, cabeça ulnar
16 Músculo pronador redondo
17 Músculo supinador
18 Músculo tríceps braquial

O músculo abdutor longo do polegar (1) e o músculo extensor curto do polegar (8) são os únicos dois músculos a se originarem da face posterior do rádio (embora ambos se estendam pela membrana interóssea e o abdutor também se origine da face posterior da ulna). Esses músculos permanecem juntos durante sua passagem na face lateral do rádio (página 161) e formam o limite radial da tabaqueira anatômica (páginas 162 e 176).

No paciente jovem, o rádio às vezes sofre fratura na epífise distal em uma lesão do punho. No adulto, o termo "fratura de Colles" (página 129) se refere a uma fratura transversal a aproximadamente 2,5 cm da extremidade inferior do osso. O processo estiloide da ulna também sofre fraturas frequentes.

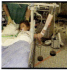

Tração de fraturas do antebraço

128 Ossos do membro superior

Ossos da mão direita

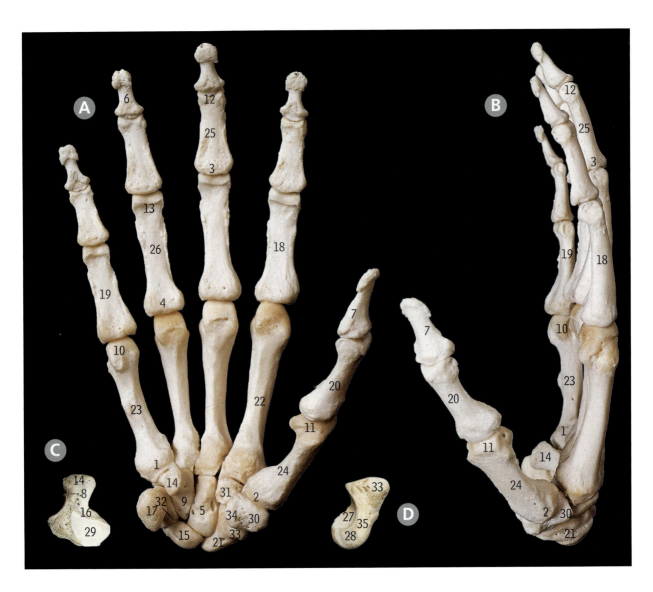

A face palmar

B vista lateral

C hamato, vista medial

D escafoide, face palmar

1 Base do quinto metacarpal
2 Base do primeiro metacarpal
3 Base da falange média do dedo médio
4 Base da falange proximal do dedo anular
5 Capitato
6 Falange distal do dedo anular
7 Falange distal do polegar
8 Sulco do ramo profundo do nervo ulnar
9 Hamato
10 Cabeça do quinto metacarpal
11 Cabeça do primeiro metacarpal
12 Cabeça da falange média do dedo médio
13 Cabeça da falange proximal do dedo anular
14 Hâmulo do hamato
15 Semilunar
16 Face palmar, hamato
17 Pisiforme
18 Falange proximal do dedo indicador
19 Falange proximal do dedo mínimo
20 Falange proximal do polegar
21 Escafoide
22 Diáfise do segundo metacarpal
23 Diáfise do quinto metacarpal
24 Diáfise do primeiro metacarpal
25 Diáfise da falange média do dedo médio
26 Diáfise da falange proximal do dedo anular
27 Face articular para o capitato
28 Face articular para o semilunar
29 Face articular para o tríquetro
30 Trapézio
31 Trapezoide
32 Piramidal
33 Tubérculo do escafoide
34 Tubérculo do trapézio
35 Cintura do escafoide

Os ossos escafoide, semilunar, piramidal e pisiforme formam a fileira proximal de ossos do carpo.

Os ossos trapézio, trapezoide, capitato e hamato formam a fileira distal de ossos do carpo.

O tubérculo (33) e a cintura (35) são as partes não articulares do escafoide e, portanto, contêm forames nutrícios. Uma fratura através da cintura pode, portanto, interferir no suprimento sanguíneo do polo proximal do osso e causar necrose avascular (página 173). A cintura do escafoide fica na tabaqueira anatômica; o tubérculo do escafoide pode ser palpado em frente ao limite lateral da tabaqueira anatômica.

Ossos da mão direita *face dorsal*

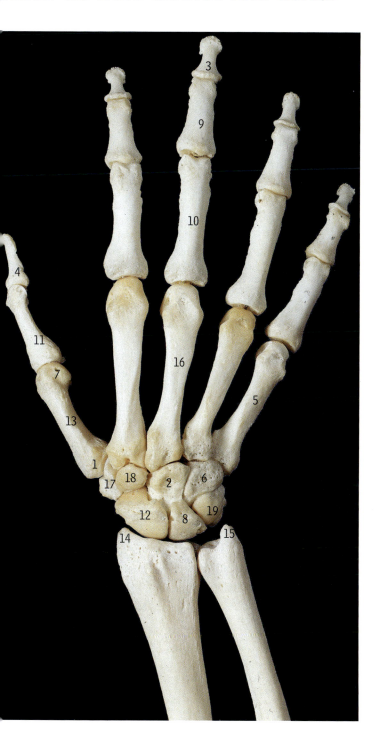

1 Base do primeiro metacarpal
2 Capitato
3 Falange distal do dedo médio
4 Falange distal do polegar
5 Quinto metacarpal
6 Hamato
7 Cabeça do primeiro metacarpal
8 Semilunar
9 Falange média do dedo médio
10 Falange proximal do dedo médio
11 Falange proximal do polegar
12 Escafoide
13 Diáfise do primeiro metacarpal
14 Processo estiloide do rádio
15 Processo estiloide da ulna
16 Terceiro metacarpal
17 Trapézio
18 Trapezoide
19 Piramidal

A articulação do punho (chamada apropriadamente de articulação radiocarpal) é a articulação entre a epífise distal do rádio e o disco interarticular que mantém as epífises distais do rádio e da ulna juntas (sentido proximal), e os ossos escafoide, semilunar e piramidal juntos (sentido distal).

A articulação mediocarpal é aquela entre as fileiras proximal e distal dos ossos do carpo (observação nas páginas 173 e 177).

A articulação carpometacarpal do polegar é aquela entre o trapézio e a base do primeiro metacarpal.

Fratura do boxeador

Fratura de Colle

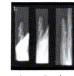
Luxação do dedo

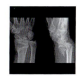
Fratura de Smith

130 Ossos do membro superior

Ossos da mão direita *inserções*

A face palmar   **B** face dorsal

Linhas verde-claras, inserção de ligamentos.

1. Músculo abdutor do dedo mínimo
2. Músculo abdutor curto do polegar
3. Músculo abdutor longo do polegar
4. Músculo extensor radial curto do carpo
5. Músculo extensor radial longo do carpo
6. Músculo extensor ulnar do carpo
7. Expansão do extensor
8. Músculo extensor curto do polegar
9. Músculo extensor longo do polegar
10. Primeiro músculo interósseo dorsal
11. Primeiro músculo interósseo palmar
12. Músculo flexor radial do carpo
13. Músculo flexor ulnar do carpo
14. Músculo flexor curto do dedo mínimo
15. Músculo flexor profundo dos dedos
16. Flexor superficial dos dedos
17. Músculo flexor curto do polegar
18. Músculo flexor longo do polegar
19. Quarto músculo interósseo dorsal
20. Quarto músculo interósseo palmar
21. Cabeça oblíqua do músculo adutor do polegar
22. Músculo oponente do dedo mínimo
23. Músculo oponente do polegar
24. Ligamento piso-hamato
25. Ligamento pisometacarpal
26. Segundo interósseo dorsal
27. Segundo interósseo palmar
28. Terceiro interósseo dorsal
29. Terceiro interósseo palmar
30. Cabeça transversa do músculo adutor do polegar

Anormalidade de desenvolvimento dos dedos

Hamato fraturado

As articulações metacarpofalângicas são aquelas entre as cabeças dos metacarpais e as bases das falanges proximais.

As articulações interfalângicas são aquelas entre a cabeça de uma falange e a base da falange adjacente.

O pisiforme é um osso sesamoide no tendão do músculo flexor ulnar do carpo e está ancorado pelos ligamentos piso-hamato e pisometacarpal (24 e 25).

O músculo interósseo dorsal surge das laterais de dois ossos metacarpais adjacentes (como em 26, das laterais do segundo e terceiro metacarpais); o músculo interósseo palmar surge somente do metacarpal de seu próprio dedo (como em 27, do segundo metacarpal). Comparar com a dissecção B na página 176 e observar que, ao se olhar para a região palmar, partes do músculo interósseo dorsal podem ser observadas, assim como o músculo interósseo palmar, mas, quando se olha para o dorso da mão (como na página 176), somente os músculos interósseos dorsais são visualizados.

Ossos do membro superior direito
centros secundários de ossificação

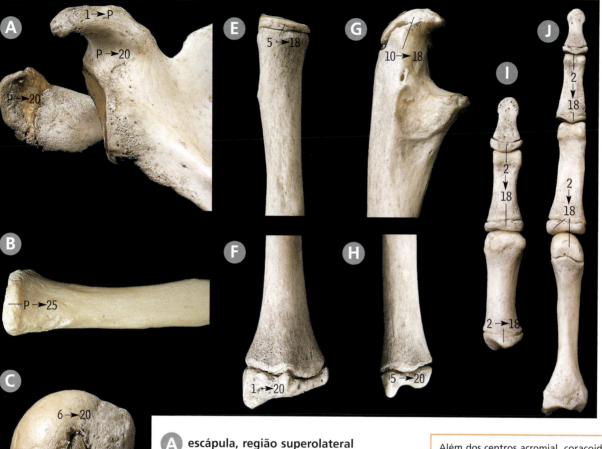

A escápula, região superolateral

B clavícula, extremidade esternal

C D úmero, epífises proximal e distal

E F rádio, epífises proximal e distal

G H ulna, epífises proximal e distal

I primeiro metacarpal e falanges do polegar

J segundo metacarpal e falanges do dedo indicador

Figuras em anos após o nascimento, início de ossificação → fusão. (P, puberdade.)

A primeira figura indica a data aproximada quando a ossificação começa no centro secundário, e a segunda figura (além da ponta de seta), quando o centro finalmente se funde com o resto do osso. Datas médias isoladas foram atribuídas (tanto aqui como para os centros ósseos do membro inferior nas páginas 322 e 323) e, embora possa haver variações individuais consideráveis, a "epífise de crescimento" do osso (quando a fusão ocorre por último) é constante. Nas mulheres, as datas costumam ser, no mínimo, 1 ano mais cedo que nos homens.

Além dos centros acromial, coracoide e subcoracoide ilustrados (A), a escápula geralmente tem outros centros para ângulo inferior, margem medial e parte inferior da borda da cavidade glenoidal (todos P → 20; página 143).

A clavícula é o primeiro osso no corpo a iniciar a ossificação (quinta semana de gestação). Ela conta com ossificação intramembranácea, mas as extremidades do osso têm uma fase endocondral de ossificação; um centro secundário que aparece na extremidade esternal (B) se une ao corpo por volta dos 25 anos de idade.

O centro ilustrado na epífise proximal do úmero (C) é o resultado da união aos 6 anos de centros para a cabeça (1 ano), tubérculo maior (3 anos) e tubérculo menor (5 anos).

Na epífise distal do úmero (D) os centros para capítulo, tróclea e epicôndilo lateral se fundem antes de se unirem à diáfise.

Todas as falanges (como em J) e o primeiro metacarpal (I) têm um centro secundário em suas extremidades proximais; os outros metacarpais (como em J) têm um em suas extremidades distais.

Todos os ossos do carpo são cartilagíneos ao nascimento e nenhum tem centro secundário. O maior deles, o capitato, é o primeiro a iniciar a ossificação (no segundo mês após o nascimento) seguido, dentro de 1 mês ou mais pelo hamato, com piramidal aos 3 anos, semilunar aos 4 anos, escafoide, trapezoide e trapézio aos 5 anos, e pisiforme por último aos 9 anos ou mais tarde. Existem variações frequentes nesse padrão comum.

132 Ombro

Ombro direito
anatomia de superfície, vista anterior

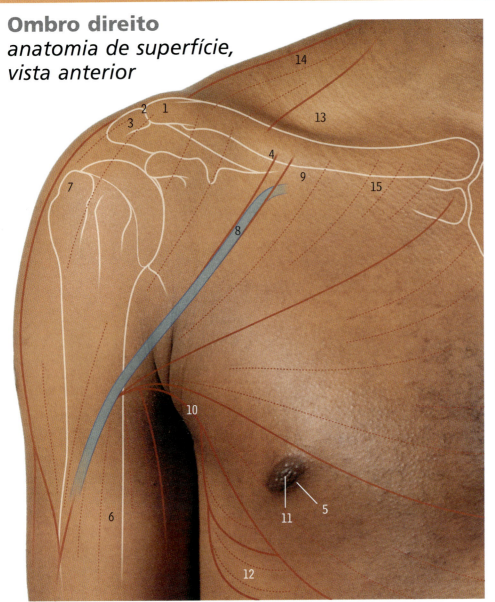

1. Extremidade acromial da clavícula
2. Articulação acromioclavicular
3. Acrômio
4. Margem anterior do músculo deltoide
5. Aréola da mama
6. Músculo bíceps braquial
7. Músculo deltoide sobreposto ao tubérculo maior do úmero
8. Sulco deltopeitoral e veia cefálica
9. Fossa infraclavicular
10. Margem inferior do músculo peitoral maior
11. Papila mamária
12. Músculo serrátil anterior
13. Fossa supraclavicular
14. Músculo trapézio
15. Margem superior do músculo peitoral maior

> No homem, a papila mamária (11) normalmente fica ao nível do quarto espaço intercostal.
>
> A margem inferior do músculo peitoral maior (10) forma a prega axilar anterior.
>
> Observar que o ponto ósseo mais lateral no ombro é o tubérculo maior (7).

A clavícula é subcutânea em toda a sua extensão. Sua extremidade acromial (1) na articulação acromioclavicular (2) se localiza em nível ligeiramente mais alto que o acrômio da escápula (3). Na parte mais lateral do ombro, o músculo deltoide se sobrepõe ao úmero; o acrômio da escápula não se estende tanto lateralmente. Comparar as posições das características observadas aqui com a dissecção na próxima página.

Luxação do úmero

Luxação esternoclavicular

Ombro 133

Ombro direito *dissecção superficial*

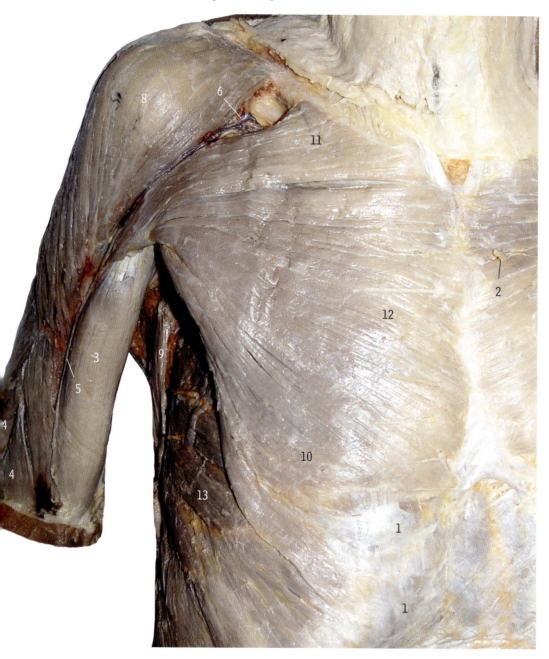

remoção da pele e da fáscia exibe a musculatura anterior do ombro e da parede torácica.

1 Camada anterior da bainha do músculo reto do abdome
2 Ramos perfurantes anteriores do feixe neurovascular intercostal
3 Músculo bíceps braquial (cabeça longa)
4 Músculo braquiorradial
5 Veia cefálica
6 Veia cefálica no sulco deltopeitoral
7 Clavícula
8 Músculo deltoide
9 Músculo latíssimo do dorso
10 Músculo peitoral maior, parte abdominal
11 Músculo peitoral maior, parte clavicular
12 Músculo peitoral maior, parte esternal
13 Músculo serrátil anterior
14 Músculo tríceps braquial (cabeça curta)

Acesso vascular intraósseo

Ombro direito
dissecção superficial, vista anterior

A remoção da pele e da fáscia exibe ramos do nervo supraclavicular (6) cruzando a clavícula (9) e a veia cefálica (7), localizados no sulco deltopeitoral entre o músculo deltoide (13) e o músculo peitoral maior (11).

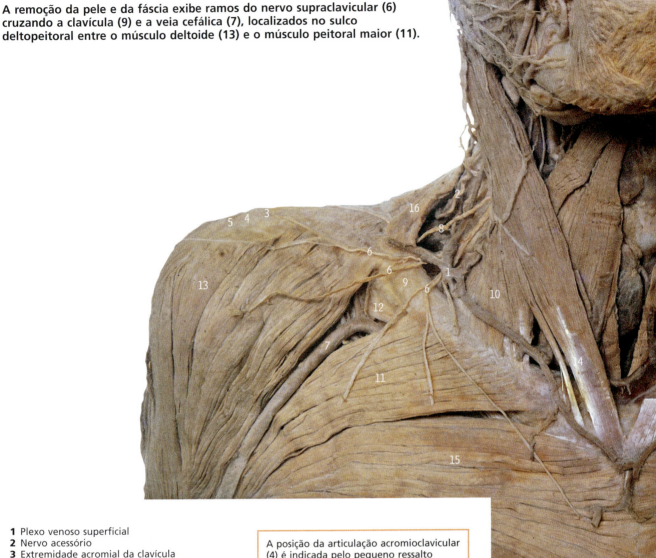

1 Plexo venoso superficial
2 Nervo acessório
3 Extremidade acromial da clavícula
4 Articulação acromioclavicular
5 Acrômio da escápula
6 Ramos dos nervos supraclaviculares
7 Veia cefálica
8 Nervo cervical para o músculo trapézio
9 Clavícula
10 Cabeça clavicular do músculo esternocleidomastóideo
11 Parte clavicular do músculo peitoral maior
12 Fáscia clavipeitoral
13 Músculo deltoide
14 Cabeça esternal do músculo esternocleidomastóideo
15 Parte esternocostal do músculo peitoral maior
16 Músculo trapézio

> A posição da articulação acromioclavicular (4) é indicada pelo pequeno ressalto entre a extremidade acromial da clavícula (3) e o acrômio (5); comparar com a anatomia de superfície (2) na página 132. Esta é a aparência normal; quando a articulação sofre luxação e o acrômio é forçado para baixo da extremidade da clavícula, esse ressalto é muito exagerado.
>
> A veia cefálica (7) segue no sulco deltopeitoral entre o músculo deltoide (13) e o músculo peitoral maior (11) e perfura a fáscia clavipeitoral (12) para desembocar na veia axilar.

Ombro direito *dissecção mais profunda, vista anterior*

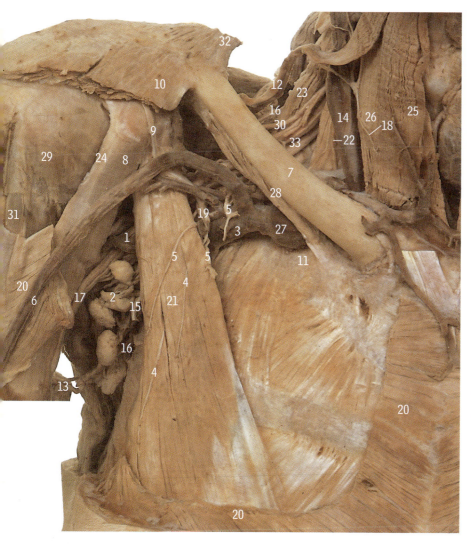

1. Artéria circunflexa anterior do úmero e nervo musculocutâneo
2. Linfonodos axilares (aumentados)
3. Veia axilar
4. Ramos do nervo peitoral medial
5. Ramos do nervo peitoral lateral
6. Veia cefálica
7. Clavícula
8. Músculo coracobraquial
9. Processo coracoide e ramo acromial da artéria toracoacromial
10. Músculo deltoide
11. Primeira costela
12. Ventre inferior do músculo omo-hióideo (deslocado superiormente)
13. Nervo intercostobraquial
14. Veia jugular interna
15. Artéria torácica lateral
16. Nervo torácico longo (para o músculo serrátil anterior)
17. Nervo mediano
18. Nervo para o músculo esternotireóideo
19. Ramo peitoral da artéria toracoacromial
20. Músculo peitoral maior
21. Músculo peitoral menor
22. Nervo frênico sobreposto ao músculo escaleno anterior
23. Músculo escaleno médio
24. Cabeça curta do músculo bíceps braquial
25. Músculo esterno-hióideo
26. Músculo esternotireóideo
27. Veia subclávia
28. Músculo subclávio
29. Músculo subescapular
30. Nervo supraescapular
31. Tendão da cabeça longa do músculo bíceps braquial
32. Músculo trapézio
33. Troncos do plexo braquial

maior parte do músculo deltoide (10) e do músculo peitoral maior (20) foi movida para exibir o músculo peitoral menor subjacente (21) e seus vasos e rvos associados. A fáscia clavipeitoral que passa entre a clavícula (7) e a margem perior (medial) do músculo peitoral menor (21) também foi removida para mostrar veia axilar (3) recebendo a veia cefálica (6) e continuando como a veia subclávia 7) ao cruzar a primeira costela (11).

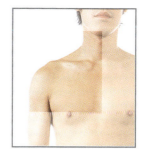

rtroscopia do ombro

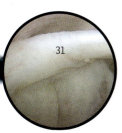

Esta é uma vista artroscópica do ombro direito visualizado posteriormente. O tendão do músculo supraespinal e a cabeça longa do músculo bíceps braquial estão em condições íntegras. A margem anterior do lábio glenoidal mostra algum desgaste.

Paralisia de Klumpke

Ombro direito
anatomia de superfície, vista poster.

O braço está levemente abduzido, e o ângulo inferior da escáp (5) está projetado para trás na tentativa de flexionar a articula do ombro contra uma resistência. Comparar as características observadas com a dissecção da próxima página.

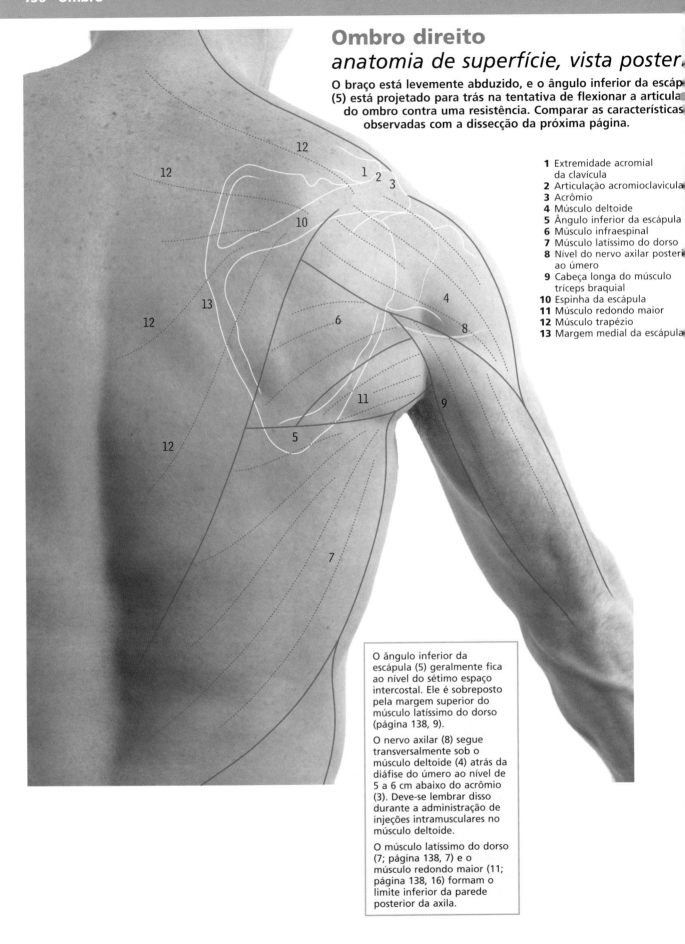

1 Extremidade acromial da clavícula
2 Articulação acromioclavicula
3 Acrômio
4 Músculo deltoide
5 Ângulo inferior da escápula
6 Músculo infraespinal
7 Músculo latíssimo do dorso
8 Nível do nervo axilar poster ao úmero
9 Cabeça longa do músculo tríceps braquial
10 Espinha da escápula
11 Músculo redondo maior
12 Músculo trapézio
13 Margem medial da escápula

O ângulo inferior da escápula (5) geralmente fica ao nível do sétimo espaço intercostal. Ele é sobreposto pela margem superior do músculo latíssimo do dorso (página 138, 9).

O nervo axilar (8) segue transversalmente sob o músculo deltoide (4) atrás da diáfise do úmero ao nível de 5 a 6 cm abaixo do acrômio (3). Deve-se lembrar disso durante a administração de injeções intramusculares no músculo deltoide.

O músculo latíssimo do dorso (7; página 138, 7) e o músculo redondo maior (11; página 138, 16) formam o limite inferior da parede posterior da axila.

Ombro 137

Ombro direito *dissecção superficial, vista posterior*

O trígono da ausculta (12) é limitado pelos músculos trapézio e latíssimo do dorso e pela margem medial da escápula; seu assoalho é formado parcialmente pelo músculo romboide maior. Se os membros superiores forem trazidos para a frente, o sexto espaço intercostal ficará disponível para a ausculta.

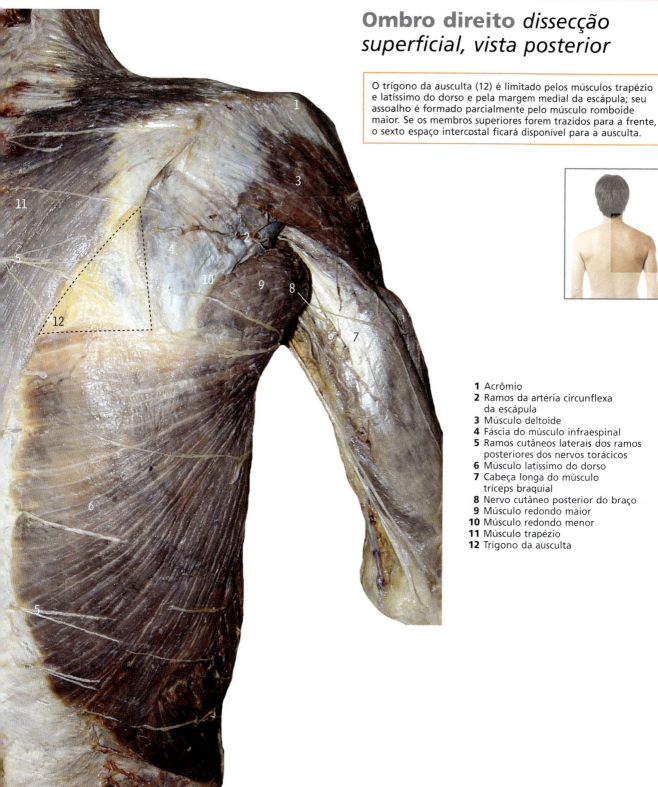
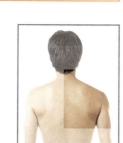

1 Acrômio
2 Ramos da artéria circunflexa da escápula
3 Músculo deltoide
4 Fáscia do músculo infraespinal
5 Ramos cutâneos laterais dos ramos posteriores dos nervos torácicos
6 Músculo latíssimo do dorso
7 Cabeça longa do músculo tríceps braquial
8 Nervo cutâneo posterior do braço
9 Músculo redondo maior
10 Músculo redondo menor
11 Músculo trapézio
12 Trígono da ausculta

Injeção intramuscular, músculo deltoide

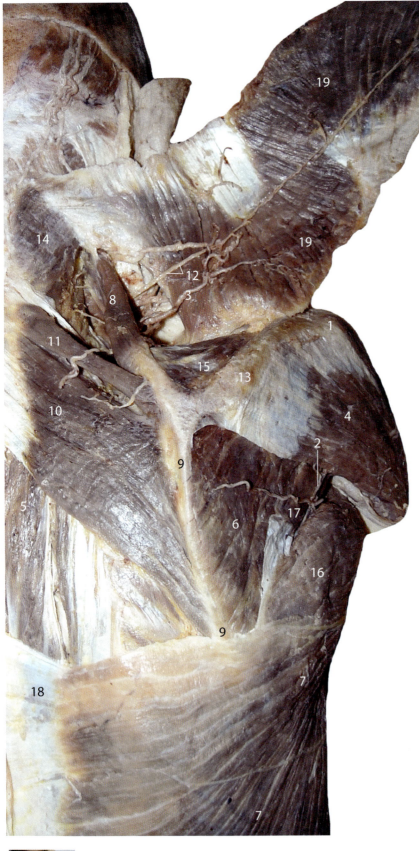

Ombro direito
vista posterior, músculo trapézio rebatido

1 Acrômio
2 Ramos da artéria circunflexa da escápula
3 Ramo profundo da artéria cervical transversa
4 Músculo deltoide
5 Músculo eretor da espinha
6 Músculo infraespinal
7 Músculo latíssimo do dorso
8 Músculo levantador da escápula
9 Borda medial da escápula
10 Músculo romboide maior
11 Músculo romboide menor
12 Raiz espinal do nervo acessório
13 Espinha da escápula
14 Músculo esplênio da cabeça
15 Músculo supraespinal
16 Músculo redondo maior
17 Músculo redondo menor
18 Parte torácica da fáscia toracolombar
19 Músculo trapézio (cortado e rebatido)

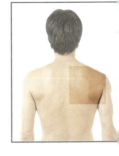

Injeção na articulação do ombro

Ombro 139

A Ombro direito vista posterossuperior

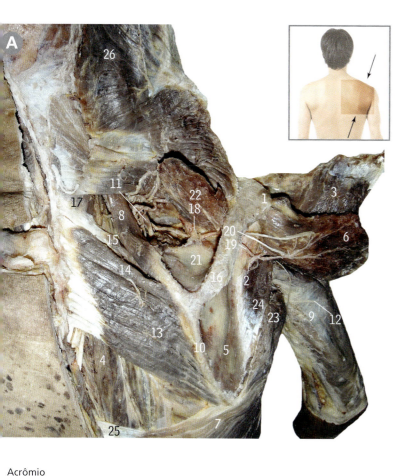

Acrômio
Ramos da artéria circunflexa da escápula em anastomose com artéria supraescapular
Músculo deltoide (cortado e rebatido)
Músculo eretor da espinha
Fossa infraespinal
Músculo infraespinal (cortado e refletido)
Músculo latissimo do dorso
Músculo levantador da escápula
Cabeça longa do músculo tríceps braquial
Margem medial da escápula
Músculo omo-hióideo
Nervo cutâneo posterior do braço
Músculo romboide maior
Músculo romboide menor
Músculo serrátil posterior superior
Espinha da escápula
Músculo esplênio da cabeça
Ligamento transverso superior da escápula
Artéria supraescapular
Nervo supraescapular
Fossa supraespinal
Músculo supraespinal (cortado e rebatido)
Músculo redondo maior
Músculo redondo menor
Parte torácica da fáscia toracolombar
Músculo trapézio (cortado e rebatido)

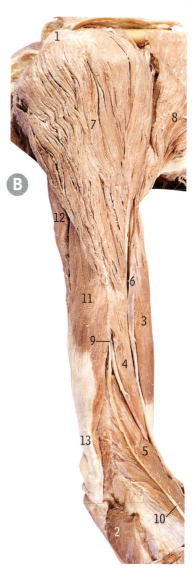

B Ombro direito e região superior do braço
vista lateral direita

O músculo deltoide (7) se estende sobre a extremidade do ombro até sua inserção a meio caminho descendente pela face lateral da diáfise do úmero. O músculo bíceps braquial (3) está na região anterior do braço, inferior ao músculo peitoral maior (8), e o músculo tríceps braquial (11 e 12) está na região posterior.

1 Acrômio
2 Músculo ancôneo
3 Músculo bíceps braquial
4 Músculo braquial
5 Músculo braquiorradial
6 Veia cefálica
7 Músculo deltoide
8 Músculo peitoral maior
9 Nervo radial
10 Nervo cutâneo posterior do antebraço, ramo do nervo radial
11 Músculo tríceps braquial, cabeça curta
12 Músculo tríceps braquial, cabeça longa
13 Músculo tríceps braquial, tendão

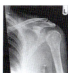

Luxação posterior do ombro

Ombro direito *dissecção profunda da região da escápula*

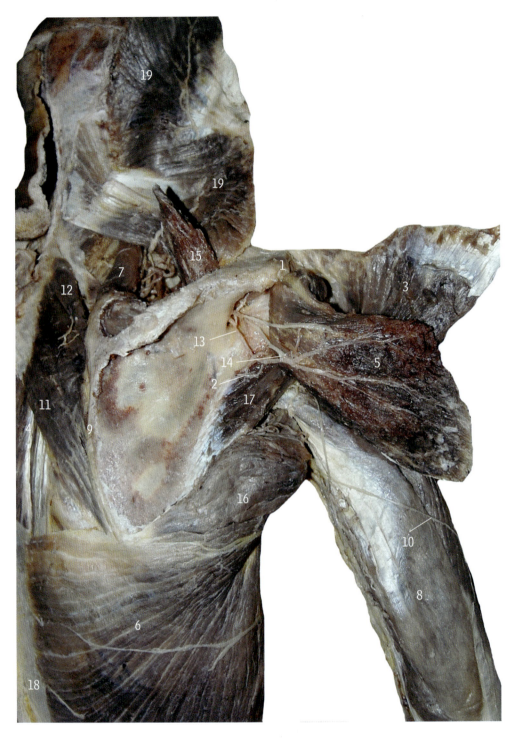

1 Acrômio
2 Ramos da artéria circunflexa da escápula
3 Músculo deltoide (cortado e rebatido)
4 Músculo eretor da espinha
5 Músculo infraespinal (cortado e rebatido)
6 Músculo latíssimo do dorso
7 Músculo levantador da escápula
8 Cabeça longa do músculo tríceps braquial
9 Margem medial da escápula
10 Nervo cutâneo posterior do braço

11 Músculo romboide maior
12 Músculo romboide menor
13 Artéria supraescapular
14 Nervo supraescapular
15 Músculo supraespinal (cortado e rebatido)
16 Músculo redondo maior
17 Músculo redondo menor
18 Parte torácica da fáscia toracolombar
19 Músculo trapézio (cortado e rebatido)

Ombro 141

Ombro direito, dissecção profunda da região da escápula
vista posterossuperior

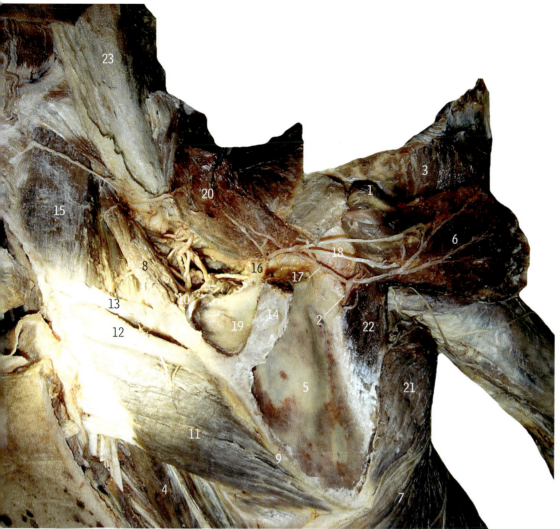

1 Acrômio
2 Ramos da artéria circunflexa da escápula em anastomose com a artéria supraescapular
3 Músculo deltoide (cortado e rebatido)
4 Músculo eretor da espinha
5 Fossa infraespinal
6 Músculo infraespinal (cortado e rebatido)
7 Músculo latíssimo do dorso
8 Músculo levantador da escápula
9 Margem medial da escápula
10 Músculo omo-hióideo
11 Músculo romboide maior
12 Músculo romboide menor
13 Músculo serrátil posterior superior
14 Espinha da escápula
15 Músculo esplênio da cabeça
16 Ligamento transverso superior da escápula
17 Artéria supraescapular
18 Nervo supraescapular
19 Fossa supraespinal
20 Músculo supraespinal (cortado e rebatido)
21 Músculo redondo maior
22 Músculo redondo menor
23 Músculo trapézio (cortado e rebatido)

Anastomoses arteriais da escápula

142 Ombro

Articulação do ombro direito Ⓐ *secção transversal* Ⓑ *imagem axial de RM*

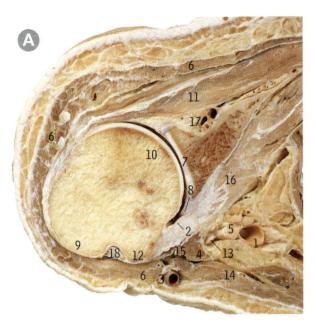

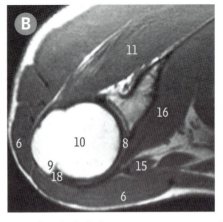

Visualizado inferiormente, este corte de uma peça cadavérica mostra a articulação da cabeça do úmero (10) com a cavidade glenoidal da escápula (7). O tendão da cabeça longa do músculo bíceps braquial (18) fica no sulco entre os tubérculos maior e menor do úmero (9 e 12). O tendão subescapular (16) passa imediatamente na frente da articulação, e o tendão do músculo infraespinal (11) passa atrás dela. Comparar a imagem de RM em B com as características em A

Articulação do ombro direito
Ⓒ *vista anterior*

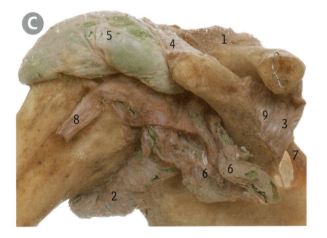

1 Artéria axilar
2 Cápsula articular
3 Veia cefálica
4 Músculo coracobraquial
5 Fascículos do plexo braquial
6 Músculo deltoide
7 Cavidade glenoidal
8 Lábio glenoidal
9 Tubérculo maior
10 Cabeça do úmero
11 Músculo infraespinal
12 Tubérculo menor
13 Nervo musculocutâneo
14 Músculo peitoral maior
15 Cabeça curta do músculo bíceps braquial
16 Músculo subescapular
17 Nervo e vasos supraescapulares
18 Tendão da cabeça longa do músculo bíceps braquial no sulco intertubercular

Ⓓ **Ombro** *artrografia por RM coronal oblíqua*

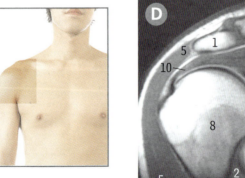

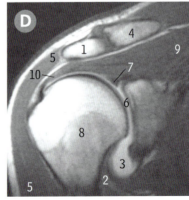

1 Acrômio
2 Nervo axilar e vasos circunflexos umerais
3 Recesso axilar da articulação do ombro
4 Clavícula
5 Músculo deltoide
6 Cavidade glenoidal
7 Lábio glenoidal
8 Úmero
9 Músculo supraespinal
10 Tendão do músculo supraespinal

A cavidade da articulação sinovial dentro da cápsula (2) e a bolsa sinovial subacromial (5) foram injetadas separadamente com resina verde.

1 Articulação acromioclavicular
2 Cápsula da articulação do ombro
3 Ligamento conoide
4 Ligamento coracoacromial
5 Bolsa subacromial
6 Bolsa subescapular
7 Ligamento transverso superior da escápula
8 Tendão da cabeça longa do músculo bíceps braquial
9 Ligamento trapezoide

Ombro 143

E Ombro dissecção, corte coronal

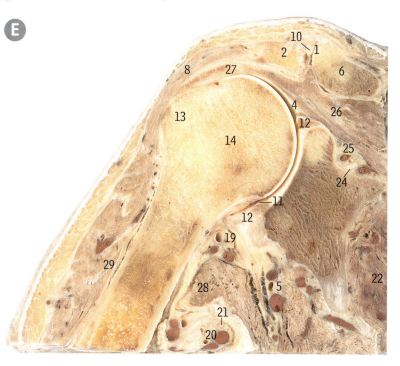

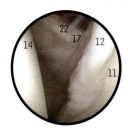

Este é o primeiro plano do ombro entrando na articulação a partir do aspecto posterior com um artroscópio. A cabeça do úmero está à esquerda, o tendão do músculo subescapular está no meio e a cavidade glenoidal e o lábio glenoidal ao redor estão à direita. A articulação está com suas superfícies ligeiramente separadas com a ajuda de tração e também do fluido usado na artroscopia.

G Articulação do ombro direito aberta posteriormente

Neste plano, após remoção de toda a parte posterior da cápsula articular, a face interna da região anterior da cápsula (4) é visualizada com seus ligamentos glenoumerais de reforço (15, 17 e 23).

F Ombro radiografia

Incidência anteroposterior em criança com 9 anos de idade.

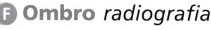

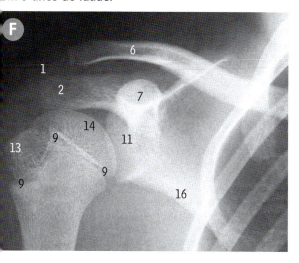

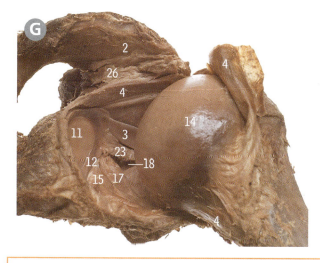

A cavidade articular se comunica com a bolsa subescapular por meio de uma abertura entre os ligamentos glenoumerais superior e médio.

O tendão da cabeça longa do músculo bíceps braquial é contínuo com o lábio glenoidal.

1 Articulação acromioclavicular
2 Acrômio
3 Músculo bíceps braquial, cabeça longa
4 Cápsula articular
5 Vasos circunflexos da escápula
6 Clavícula
7 Processo coracoide
8 Músculo deltoide
9 Linha epifisial
10 Disco fibrocartilagíneo
11 Cavidade glenoidal
12 Lábio glenoidal
13 Tubérculo maior
14 Cabeça do úmero
15 Ligamento glenoumeral inferior
16 Margem lateral da escápula
17 Ligamento glenoumeral médio
18 Abertura para a bolsa subescapular
19 Vasos circunflexos posteriores
20 Vasos braquiais profundos
21 Nervo radial
22 Músculo subescapular
23 Ligamento glenoumeral superior
24 Nervo supraescapular
25 Vasos supraescapulares
26 Músculo supraespinal
27 Tendão do músculo supraespinal
28 Músculo redondo maior
29 Músculo tríceps braquial, cabeça curta

Tendinite e ruptura bicipital

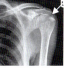
Tendinite calcificada

Síndrome do arco doloroso/ laceração do manguito rotador

144 Axila

A Axila direita *parede anterior do tórax*

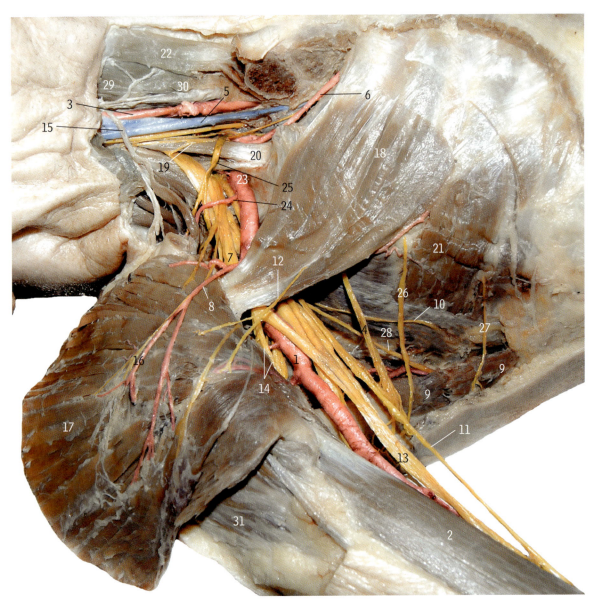

1 Artéria axilar
2 Músculo bíceps braquial
3 Artéria carótida comum
4 Nervo intercostobraquial
5 Veia jugular interna
6 Artéria torácica interna
7 Fascículo lateral do plexo braquial
8 Artéria peitoral lateral
9 Músculo latíssimo do dorso
10 Nervo torácico longo
11 Nervo cutâneo medial do antebraço
12 Nervo peitoral medial
13 Nervo mediano
14 Nervo musculocutâneo
15 Tendão do músculo omo-hióideo
16 Ramo peitoral da artéria toracoacromial
17 Músculo peitoral maior (rebatido)
18 Músculo peitoral menor
19 Nervo frênico
20 Músculo escaleno anterior
21 Músculo serrátil anterior
22 Músculo esterno-hióideo
23 Artéria subclávia
24 Artéria supraescapular
25 Nervo supraescapular
26 Nervo espinal T3
27 Nervo espinal T4
28 Nervo toracodorsal
29 Músculo tíreo-hióideo
30 Glândula tireoide
31 Músculo tríceps braquial

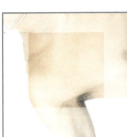

Trombose das veias subclávia e axilar

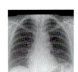
Costela cervical

Axila 145

Axila e plexo braquial direitos *vista anterior*

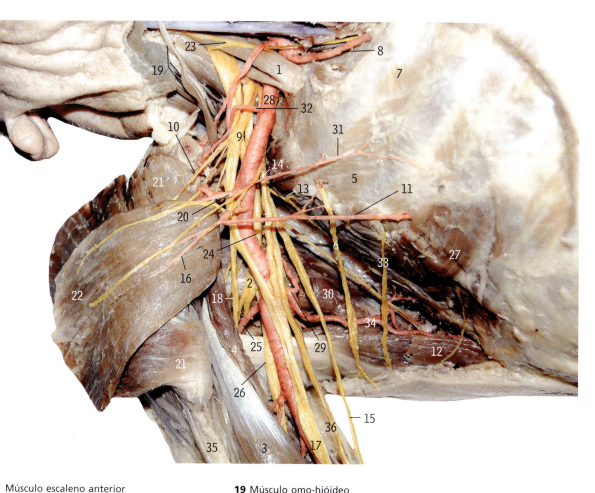

1 Músculo escaleno anterior
2 Nervo axilar
3 Músculo bíceps braquial
4 Músculo coracobraquial
5 Músculo intercostal externo
6 Nervo intercostobraquial
7 Músculo intercostal interno
8 Artéria torácica interna
9 Fascículo lateral do plexo braquial
10 Nervo peitoral lateral
11 Artéria torácica lateral
12 Músculo latíssimo do dorso
13 Nervo torácico longo
14 Fascículo medial do plexo braquial
15 Nervo cutâneo medial do antebraço
16 Artéria peitoral medial
17 Nervo mediano
18 Nervo musculocutâneo

19 Músculo omo-hióideo
20 Ramo peitoral da artéria toracoacromial
21 Músculo peitoral maior (rebatido)
22 Músculo peitoral menor (rebatido)
23 Nervo frênico
24 Fascículo posterior do plexo braquial
25 Artéria circunflexa posterior do úmero
26 Nervo radial
27 Músculo serrátil anterior
28 Artéria subclávia
29 Artéria subescapular
30 Músculo subescapular
31 Artéria torácica superior
32 Artéria supraescapular
33 Nervo espinal T3
34 Artéria toracodorsal
35 Músculo tríceps braquial
36 Nervo ulnar

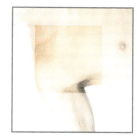

Paralisia de Erb

Escápula alada

146 Axila

Plexo braquial direito *removido para revelar ramos arteriais*

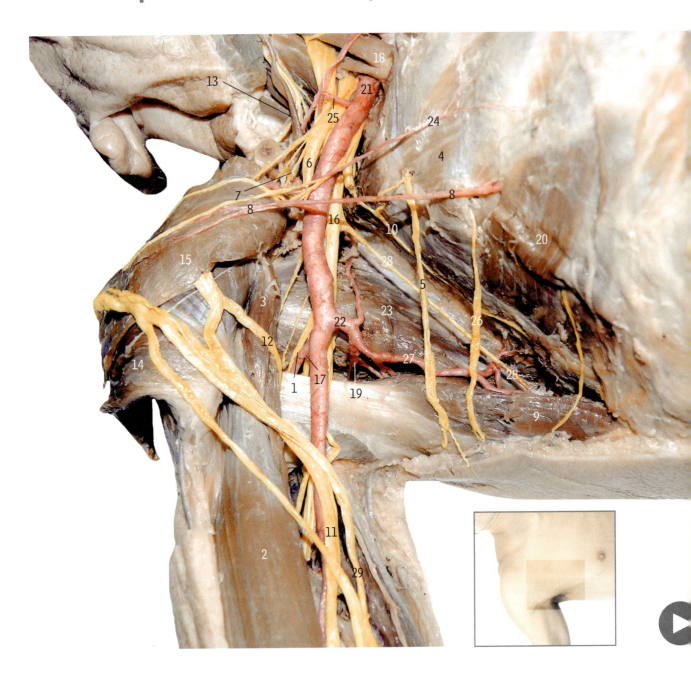

1 Nervo axilar
2 Músculo bíceps braquial
3 Músculo coracobraquial
4 Músculo intercostal externo
5 Nervo intercostobraquial
6 Fascículo lateral do plexo braquial
7 Nervo peitoral lateral
8 Artéria torácica lateral
9 Músculo latíssimo do dorso

10 Nervo torácico longo
11 Nervo mediano
12 Nervo musculocutâneo
13 Músculo omo-hióideo (ventre inferior)
14 Músculo peitoral maior (rebatido)
15 Músculo peitoral menor (rebatido)

16 Fascículo posterior do plexo braquial
17 Artéria circunflexa posterior do úmero
18 Músculo escaleno anterior
19 Artéria circunflexa da escápula
20 Músculo serrátil anterior
21 Artéria subclávia

22 Artéria subescapular
23 Músculo subescapular
24 Artéria torácica superior
25 Artéria supraescapular
26 Nervo espinal T3
27 Artéria toracodorsal
28 Nervo toracodorsal
29 Nervo ulnar

Aneurisma da artéria axilar

Anormalidades vasculares

Axila 147

Plexo braquial e axila direitos

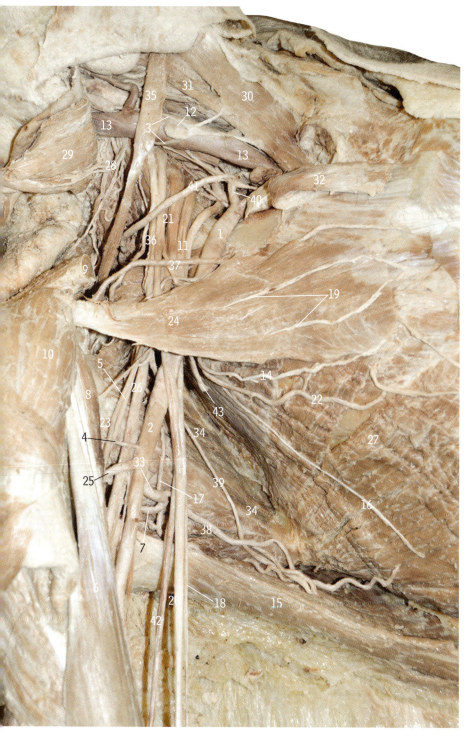
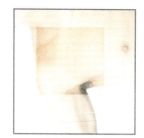

1 Primeira parte da artéria axilar
2 Terceira parte da artéria axilar
3 Alça cervical
4 Artéria circunflexa anterior do úmero
5 Nervo axilar
6 Músculo bíceps braquial (cabeça curta)
7 Artéria circunflexa da escápula
8 Músculo coracobraquial
9 Margem de corte da clavícula
10 Músculo deltoide
11 Tronco inferior do plexo braquial (ponto de Erb)
12 Linfonodo jugular interno
13 Veia jugular interna
14 Artéria torácica lateral

15 Músculo latíssimo do dorso
16 Nervo torácico longo
17 Nervo subescapular inferior
18 Nervo cutâneo medial do antebraço
19 Nervos peitorais mediais
20 Nervo mediano (afastado medialmente)
21 Tronco médio do plexo braquial
22 Ramo arterial muscular para o músculo serrátil anterior
23 Nervo musculocutâneo
24 Músculo peitoral menor
25 Artéria circunflexa posterior do úmero
26 Nervo radial
27 Músculo serrátil anterior
28 Raiz espinal do nervo acessório

29 Músculo esternocleidomastóideo (rebatido)
30 Músculo esterno-hióideo
31 Músculo esternotireóideo
32 Músculo subclávio (rebatido)
33 Artéria subescapular
34 Músculo subescapular
35 Ventre superior do músculo omo-hióideo
36 Tronco superior do plexo braquial
37 Artéria supraescapular (variação)
38 Artéria toracodorsal
39 Nervo toracodorsal
40 Tronco tireocervical
41 Artéria cervical transversa
42 Nervo ulnar
43 Nervo subescapular superior

Plexo braquial direito e vasos axilares
músculos peitorais retraídos

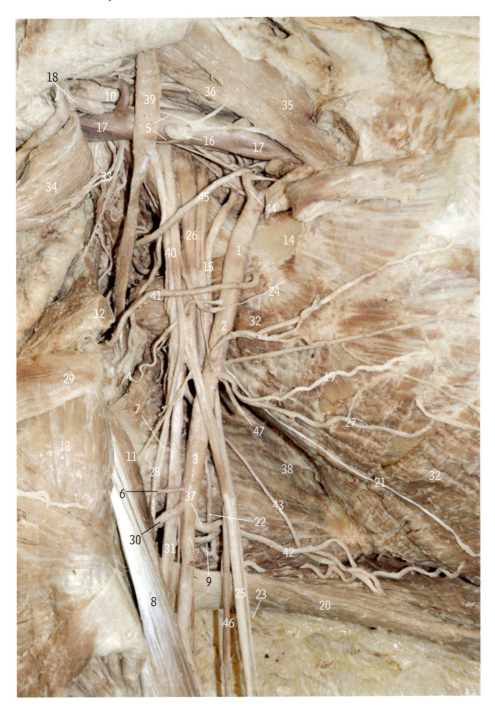
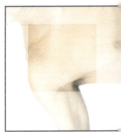

1 Primeira parte da artéria axilar
2 Segunda parte da artéria axilar
3 Terceira parte da artéria axilar
4 Ramo acromial da artéria toracoacromial
5 Alça cervical
6 Artéria circunflexa anterior do úmero
7 Nervo axilar
8 Músculo bíceps braquial (cabeça curta)
9 Artéria circunflexa da escápula
10 Artéria carótida comum
11 Músculo coracobraquial
12 Margem de corte da clavícula
13 Músculo deltoide
14 Primeira costela
15 Tronco inferior do plexo braquial (ponto de Erb)
16 Linfonodo jugular interno
17 Veia jugular interna
18 Linfonodo jugulodigástrico
19 Artéria torácica lateral
20 Músculo latíssimo do dorso
21 Nervo torácico longo
22 Nervo subescapular inferior
23 Nervo cutâneo medial do antebraço
24 Nervos peitorais mediais
25 Nervo mediano (rebatido medialmente)
26 Tronco médio do plexo braquial
27 Ramo arterial muscular para o músculo serrátil anterior
28 Nervo musculocutâneo
29 Músculo peitoral menor (rebatido)
30 Artéria circunflexa posterior do úmero
31 Nervo radial
32 Músculo serrátil anterior
33 Raiz espinal do nervo acessório
34 Músculo esternocleidomastóideo (refletido)
35 Músculo esterno-hióideo
36 Músculo esternotireóideo
37 Artéria subescapular
38 Músculo subescapular
39 Ventre superior do músculo omo-hióideo
40 Tronco superior do plexo braquial
41 Artéria supraescapular (variação)
42 Artéria toracodorsal
43 Nervo toracodorsal
44 Tronco tireocervical
45 Artéria cervical transversa
46 Nervo ulnar
47 Nervo subescapular superior

Plexo braquial esquerdo e ramos *vista anteroinferior*

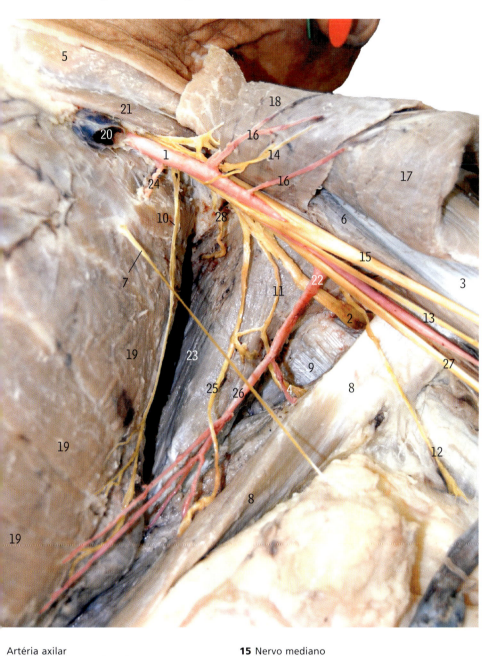

- Artéria axilar
- Nervo axilar (passando pelo espaço quadrangular)
- Músculo bíceps braquial
- Artéria circunflexa da escápula
- Clavícula
- Músculo coracobraquial
- Nervo intercostobraquial
- Músculo latíssimo do dorso
- Cabeça longa do músculo tríceps braquial
- Nervo torácico longo
- Nervo subescapular inferior
- Nervo cutâneo medial do braço
- Nervo cutâneo medial do antebraço
- Nervo peitoral medial

15 Nervo mediano
16 Ramos peitorais
17 Músculo peitoral maior (rebatido)
18 Músculo peitoral menor (rebatido)
19 Músculo serrátil anterior
20 Veia subclávia
21 Músculo subclávio
22 Artéria subescapular
23 Músculo subescapular
24 Artéria torácica superior
25 Nervo toracodorsal
26 Artéria toracodorsal
27 Nervo ulnar
28 Nervo subescapular superior

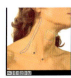

Bloqueio do plexo braquial

Plexo braquial direito e ramos

Nesta vista anterior do plexo, todos os vasos sanguíneos foram removidos para mostrar mais claramente os fascículos do plexo e seus ramos. Observar o padrão "M maiúsculo" formado pelo nervo musculocutâneo (18), a raiz lateral do nervo mediano (8), o próprio nervo mediano (17), a raiz medial do nervo mediano (16) e o nervo ulnar (26). Nesta peça, o tendão do músculo latíssimo do dorso (9) se mostra excepcionalmente alargado e se fundiu à cabeça longa do músculo tríceps braquial (10).

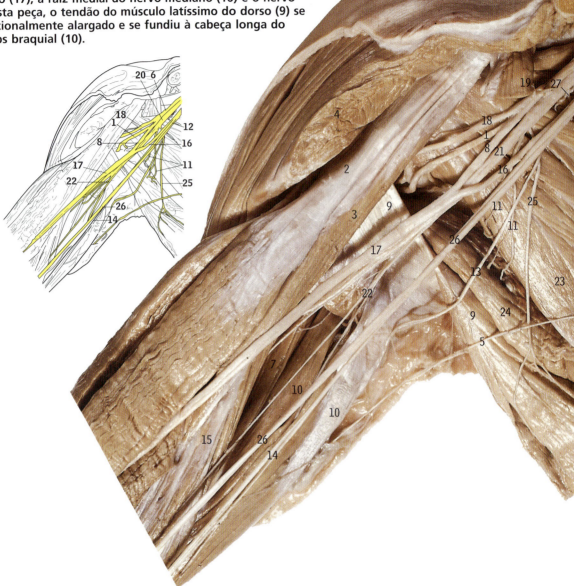

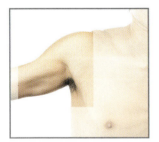

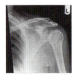

Luxação posterior do ombro

1 Nervo axilar
2 Músculo bíceps braquial
3 Músculo coracobraquial
4 Músculo deltoide
5 Nervo intercostobraquial
6 Fascículo lateral
7 Cabeça curta do músculo tríceps braquial
8 Raiz lateral do nervo mediano
9 Músculo latíssimo do dorso
10 Cabeça longa do músculo tríceps braquial
11 Nervos subescapulares inferiores
12 Fascículo medial
13 Nervo cutâneo medial do braço
14 Nervo cutâneo medial do antebraço
15 Cabeça medial do músculo tríceps braquial
16 Raiz medial do nervo mediano
17 Nervo mediano
18 Nervo musculocutâneo
19 Nervos peitoral menor e peitoral lateral
20 Fascículo posterior
21 Nervo radial
22 Ramos do nervo radial para o músculo tríceps braquial
23 Músculo subescapular
24 Músculo redondo maior
25 Nervo toracodorsal
26 Nervo ulnar
27 Nervos subescapulares superiores

Braço direito *vasos e nervos, vista anterior*

O músculo bíceps braquial (16 e 8) foi deslocado lateralmente para mostrar o nervo musculocutâneo (12) emergindo do músculo coracobraquial (6), dando ramos ao músculo bíceps braquial e ao músculo braquial (14 e 13) e tornando-se o nervo cutâneo lateral do antebraço (7) na região lateral do tendão do músculo bíceps braquial (17).

O nervo mediano (11) cruza gradualmente sobre a região anterior da artéria braquial (2) de lateral para medial. O nervo ulnar (18) passa atrás do septo intermuscular medial (10), e a extremidade da veia basílica (1) é visualizada unindo-se a uma veia comitante (19) da artéria braquial para formar a veia braquial (3).

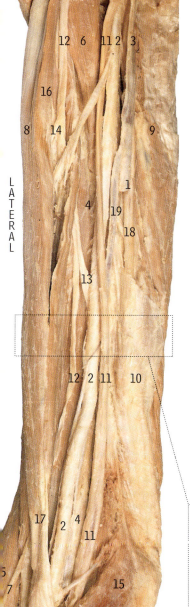
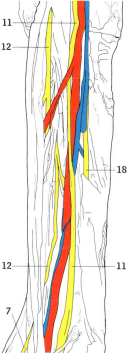

1 Veia basílica (extremidade cortada)
2 Artéria braquial
3 Veia braquial
4 Músculo braquial
5 Músculo braquiorradial
6 Músculo coracobraquial
7 Nervo cutâneo lateral do antebraço
8 Cabeça longa do músculo bíceps braquial
9 Cabeça longa do músculo tríceps braquial
10 Septo intermuscular medial
11 Nervo mediano
12 Nervo musculocutâneo
13 Nervo para o músculo braquial
14 Nervo para a cabeça curta do músculo bíceps braquial
15 Músculo pronador redondo
16 Cabeça curta do músculo bíceps braquial
17 Tendão do músculo bíceps braquial
18 Nervo ulnar
19 Veia comitante da artéria braquial

O nervo musculocutâneo (A12) supre os músculos coracobraquial (A6), bíceps braquial (A16 e 8) e braquial (A4) e, ao nível em que as fibras musculares do músculo bíceps braquial se tornam tendíneas (A17), ele perfura a fáscia profunda para se tornar o nervo cutâneo lateral do antebraço (A7).

O nervo mediano não emite nenhum ramo muscular no braço.

O nervo ulnar (A18) deixa o compartimento anterior do braço perfurando o septo intermuscular medial (A10) e não emite nenhum ramo muscular no braço.

B Braço direito *secção transversal, vista inferior*

Examinando-se a partir do cotovelo em direção ao ombro, o corte é feito através do terço médio do braço. O nervo musculocutâneo (9) fica entre o músculo braquial (4) e o músculo bíceps braquial (2), e o nervo mediano (8) está na região medial da artéria braquial (3), que tem várias veias comitantes adjacentes (não marcadas). O nervo ulnar (13), com a artéria colateral ulnar superior (11) ao lado dele, fica atrás do nervo mediano (8) e da veia basílica (1). O nervo radial e os vasos braquiais profundos (10) estão no compartimento posterior, na região lateral do úmero (6).

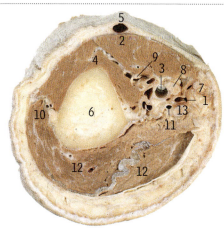

1 Veia basílica
2 Músculo bíceps braquial
3 Artéria braquial
4 Músculo braquial
5 Veia cefálica
6 Úmero
7 Nervo cutâneo medial do antebraço
8 Nervo mediano
9 Nervo musculocutâneo
10 Nervo radial e vasos braquiais profundos
11 Artéria colateral ulnar superior
12 Músculo tríceps braquial
13 Nervo ulnar

Contratura isquêmica de Volkmann

Braço direito *vista posterior*

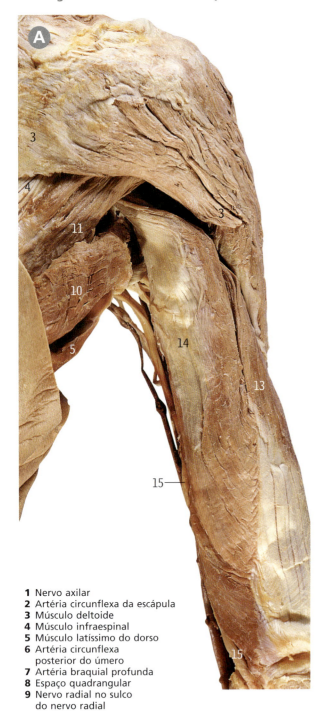
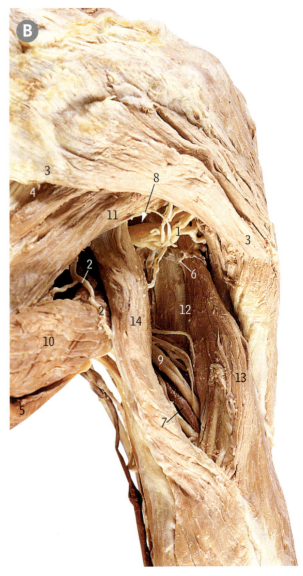

1 Nervo axilar
2 Artéria circunflexa da escápula
3 Músculo deltoide
4 Músculo infraespinal
5 Músculo latíssimo do dorso
6 Artéria circunflexa posterior do úmero
7 Artéria braquial profunda
8 Espaço quadrangular
9 Nervo radial no sulco do nervo radial
10 Músculo redondo maior
11 Músculo redondo menor
12 Espaço triangular (lateral)
13 Músculo tríceps braquial, cabeça curta
14 Músculo tríceps braquial, cabeça longa
15 Nervo ulnar

A após remoção da pele e do tecido adiposo subcutâneo

B após separação dos músculos para demonstrar espaços e feixe neurovascular

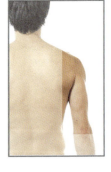

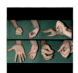

Paralisia do nervo radial

Cotovelo 153

C Cotovelo esquerdo *anatomia de superfície, vista posterior*

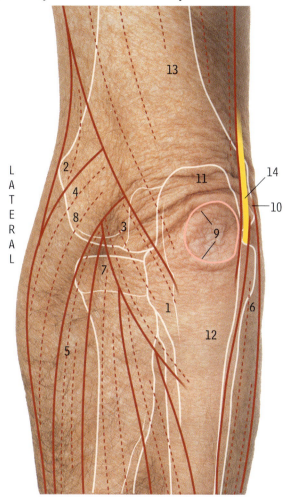

Com o cotovelo em extensão total, os músculos extensores (5, 4) formam uma saliência na região lateral. Na depressão adjacente, pode-se sentir a cabeça do rádio (7) e o capítulo do úmero (3), que indicam a linha da articulação umerorradial, parte da articulação do cotovelo. Os epicôndilos lateral e medial do úmero (8 e 10) são palpáveis em cada lado. A pele enrugada fica na parte posterior do proeminente olécrano (11), e nesse braço a margem da bolsa do olécrano está delineada. A estrutura mais importante nessa região é o nervo ulnar (14), que é palpável quando fica em contato com o úmero posterior ao epicôndilo medial (10). A margem posterior da ulna (12) é subcutânea por toda a sua extensão.

1 Músculo ancôneo
2 Músculo braquiorradial
3 Capítulo do úmero
4 Músculo extensor radial longo do carpo
5 Músculos extensores
6 Músculo flexor ulnar do carpo
7 Cabeça do rádio
8 Epicôndilo lateral do úmero
9 Margem da bolsa do olécrano
10 Epicôndilo medial do úmero
11 Olécrano
12 Margem posterior da ulna
13 Músculo tríceps braquial
14 Nervo ulnar

D Cotovelo direito *vista posteromedial*

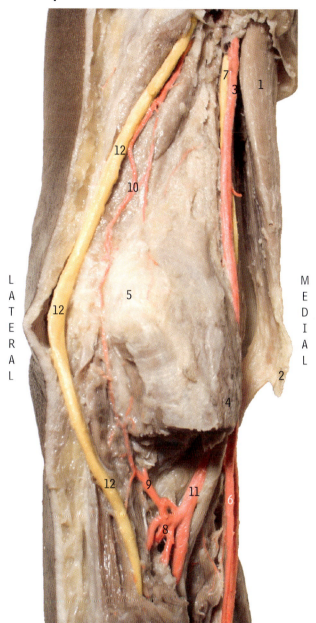

1 Músculo bíceps braquial
2 Aponeurose do músculo bíceps braquial
3 Artéria braquial
4 Origem comum dos músculos flexores
5 Epicôndilo medial
6 Artéria acompanhante do nervo mediano
7 Nervo mediano
8 Ramos arteriais musculares para os músculos flexores do antebraço
9 Artéria recorrente ulnar posterior
10 Artéria colateral ulnar superior
11 Artéria ulnar
12 Nervo ulnar

Obs.: divisão alta e persistência da artéria acompanhante do nervo mediano.

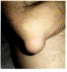
Bursite do olécrano

Reflexo do tendão do músculo tríceps braquial

Paralisia do nervo ulnar

154 Cotovelo

Cotovelo esquerdo e articulação radiulnar proximal

A vista medial **B** vista lateral

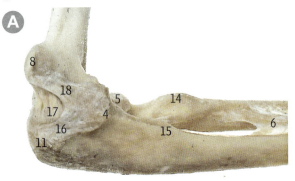

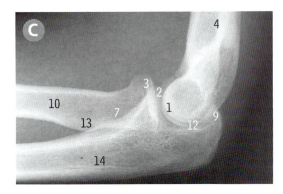

Cotovelo direito e articulação radiulnar proximal

D vista medial **E** vista lateral

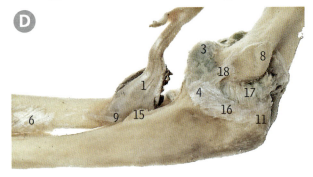

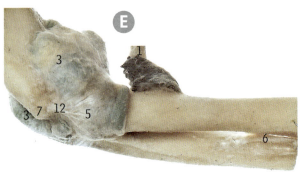

Cotovelo radiografias

C incidência lateral

F incidência anteroposterior

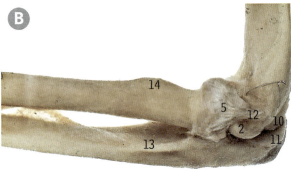

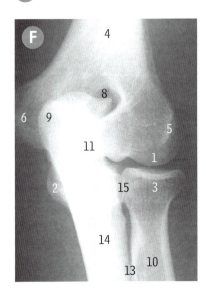

Em A e B, o antebraço está fletido em ângulo reto. Em D e E, está parcialmente fletido, e a cavidade articular dentro da cápsula (3), bem como a bolsa embaixo do tendão do músculo bíceps braquial (1), foram injetadas com resina verde.

1 Tendão do músculo bíceps braquial e bolsa subjacente
2 Capítulo
3 Cápsula articular (distendida)
4 Processo coronoide da ulna
5 Cabeça e colo do rádio cobertos por ligamento anular do rádio
6 Membrana interóssea
7 Epicôndilo lateral
8 Epicôndilo medial
9 Corda oblíqua
10 Fossa do olécrano
11 Olécrano
12 Ligamento colateral radial
13 Crista do músculo supinador
14 Tuberosidade do rádio
15 Tuberosidade da ulna
16 Ligamento colateral ulnar, faixa oblíqua
17 Ligamento colateral ulnar, faixa posterior
18 Ligamento colateral ulnar, faixa superior

1 Capítulo do úmero
2 Processo coronoide da ulna
3 Cabeça do rádio
4 Úmero
5 Epicôndilo lateral do úmero
6 Epicôndilo medial do úmero
7 Colo do rádio
8 Fossa do olécrano
9 Olécrano
10 Rádio
11 Tróclea do úmero
12 Incisura troclear da ulna
13 Tuberosidade do rádio
14 Ulna
15 Articulação radiulnar proximal

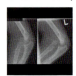

Luxação da cabeça do rádio

Membro superior | Membrana interóssea

A Vista anterior em pronação

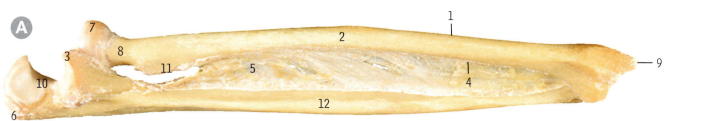

1. Margem anterior do rádio
2. Face anterior do rádio
3. Processo coronoide
4. Margem interóssea
5. Membrana interóssea
6. Olécrano
7. Cabeça do rádio
8. Colo do rádio
9. Processo estiloide do rádio
10. Incisura troclear
11. Tuberosidade do rádio
12. Ulna

B Vista anterior em supinação

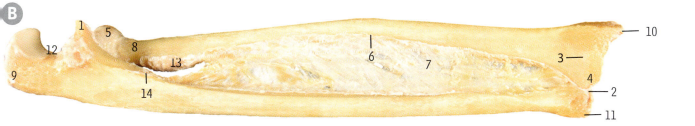

1. Processo coronoide da ulna
2. Articulação radiulnar distal
3. Tubérculo dorsal (de Lister)
4. Sulco para os músculos extensor dos dedos e extensor do indicador
5. Cabeça do rádio
6. Margem interóssea
7. Membrana interóssea
8. Colo do rádio
9. Olécrano da ulna
10. Processo estiloide do rádio
11. Processo estiloide da ulna
12. Incisura troclear da ulna
13. Tuberosidade do rádio
14. Tuberosidade da ulna

156 Cotovelo

Articulação do cotovelo esquerdo

A aberta posteriormente

A articulação foi "forçada a abrir" a partir da região posterior: o capítulo (3) e a tróclea (8) da epífise distal do úmero são visualizados de baixo para cima com o antebraço em flexão forçada para mostrar as epífises proximais do rádio e da ulna (5 e 9) a partir de cima.

1 Ligamento anular do rádio
2 Parte anterior da cápsula articular
3 Capítulo do úmero
4 Processo coronoide da ulna
5 Cabeça do rádio
6 Epicôndilo medial do úmero
7 Processo do olécrano da ulna
8 Tróclea do úmero
9 Incisura troclear da ulna

Cotovelo esquerdo

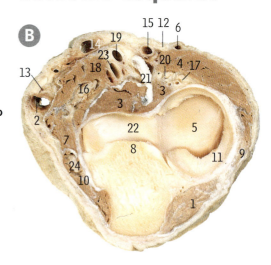

D Cotovelo *secção coronal*

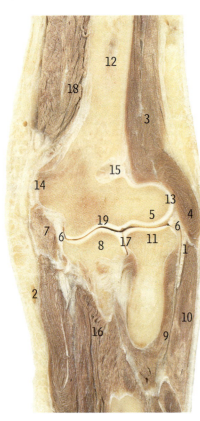

1 Ligamento anular do rádio
2 Veia basílica
3 Músculo braquial
4 Músculo braquiorradial
5 Capítulo do úmero
6 Cápsula articular
7 Origem comum dos músculos flexores
8 Processo coronoide da ulna
9 Músculo extensor radial curto do carpo
10 Músculo extensor radial longo do carpo
11 Cabeça do rádio
12 Úmero
13 Epicôndilo lateral
14 Epicôndilo medial
15 Fossa do olécrano
16 Músculo pronador redondo
17 Articulação radiulnar proximal
18 Músculo tríceps braquial, cabeça medial
19 Tróclea do úmero

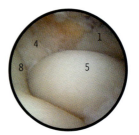

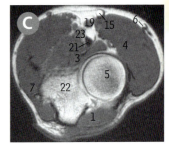

Esta é uma vista artroscópica da articulação de um cotovelo, a partir do aspecto superior, mostrando a orientação e a articulação da junção rádio-capítulo. Bem distal à cabeça radial fica a margem proximal do ligamento anular. A cabeça do rádio é visualizada se articulando com o processo coronoide da ulna.

B secção transversal   C imagem de RM axial

O corte é visualizado de baixo para cima, em direção ao ombro, e fica logo inferior ao ponto onde a artéria braquial se divide em artérias radial e ulnar (19 e 23). O corte passou imediatamente embaixo da tróclea (22) e do capítulo (5) do úmero, e seguiu pelo processo coronoide da ulna (8). O nervo radial (20) e seu ramo interósseo posterior (17) ficam entre os músculos braquiorradial (4) e braquial (3). O nervo mediano (16) está inferior à parte principal do músculo pronador redondo (18), e o nervo ulnar (24) está passando sob o músculo flexor ulnar do carpo (10).

1 Músculo ancôneo
2 Veia basílica
3 Músculo braquial
4 Músculo braquiorradial
5 Capítulo do úmero
6 Veia cefálica
7 Origem comum dos músculos flexores
8 Processo coronoide da ulna
9 Músculos extensores radiais longo e curto do carpo
10 Músculo flexor ulnar do carpo
11 Franja da membrana sinovial
12 Nervo cutâneo lateral do antebraço
13 Nervo cutâneo medial do antebraço
14 Veia basílica do antebraço
15 Veia cefálica do antebraço
16 Nervo mediano
17 Nervo interósseo posterior
18 Músculo pronador redondo
19 Artéria radial
20 Nervo radial
21 Tendão do músculo bíceps braquial
22 Tróclea do úmero
23 Artéria ulnar
24 Nervo ulnar

Artroscopia do cotovelo

Antebraço 157

Fossa cubital esquerda   Ⓐ anatomia de superfície   Ⓑ veias superficiais

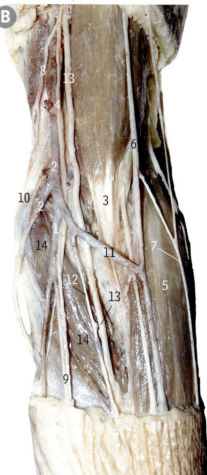

As veias superficiais da região anterior do cotovelo, tais como a cefálica (5) e a basílica (1) e suas tributárias intercomunicantes, são aquelas usadas com mais frequência para injeções intravenosas e para obtenção de amostras de sangue venoso. O padrão das veias é tipicamente em forma de "M" (como em A) ou "H" (como em B), mas há muita variação e nem sempre é possível ou necessário nomear cada vaso.

A ordem das estruturas na fossa cubital de lateral para medial é: tendão do músculo bíceps braquial (2), artéria braquial (3) e nervo mediano (14).

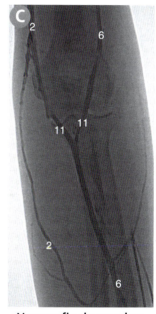

Venografia de membro superior

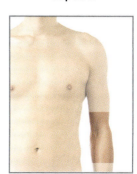

Ⓐ
1 Veia basílica
2 Tendão do músculo bíceps braquial
3 Artéria braquial
4 Músculo braquiorradial
5 Veia cefálica
6 Nervo cutâneo lateral do antebraço
7 Epicôndilo lateral
8 Nervo cutâneo medial do antebraço
9 Epicôndilo medial
10 Veia intermédia basílica
11 Veia intermédia cefálica
12 Veia intermédia do cotovelo
13 Veia intermédia do antebraço
14 Nervo mediano
15 Músculo pronador redondo

Ⓑ Ⓒ
1 Veia basílica acessória
2 Veia basílica
3 Tendão do músculo bíceps braquial
4 Artéria braquial
5 Músculo braquiorradial
6 Veia cefálica
7 Nervo cutâneo lateral do antebraço
8 Nervo cutâneo medial do braço
9 Nervo cutâneo medial do antebraço
10 Epicôndilo medial
11 Veia intermédia do cotovelo
12 Veia intermédia do antebraço
13 Nervo mediano
14 Músculo pronador redondo

Ausculta do pulso da artéria braquial

Reflexo do tendão do músculo bíceps braquial

Injeção em cotovelo de golfista

Cotovelo de tenista

158 Antebraço

Cotovelo esquerdo e região superior do antebraço

C dissecção profunda
D dissecção profunda de nervos e artérias

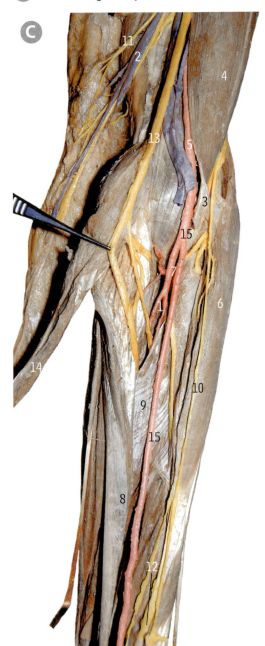
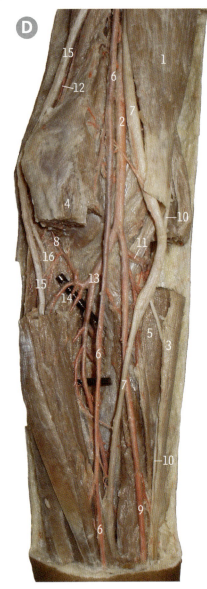
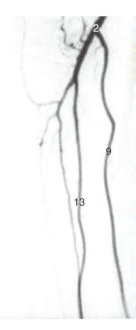

Arteriografia braquial

1 Artéria interóssea anterior
2 Veia basílica
3 Aponeurose do músculo bíceps braquial, rebatida
4 Músculo bíceps braquial
5 Artéria braquial
6 Músculo braquiorradial
7 Artéria interóssea comum
8 Músculo flexor ulnar do carpo
9 Músculo flexor profundo dos dedos
10 Nervo cutâneo lateral do antebraço
11 Nervo cutâneo medial do braço
12 Nervo mediano
13 Nervo mediano, rebatido em sentido medial
14 Músculo pronador redondo, rebatido
15 Artéria ulnar

1 Músculo bíceps braquial
2 Artéria braquial
3 Músculo braquiorradial
4 Origem comum dos músculos flexores
5 Músculo extensor radial longo do carpo
6 Artéria acompanhante do nervo mediano
7 Nervo mediano, tracionado lateralmente
8 Artéria recorrente ulnar posterior
9 Artéria radial
10 Nervo radial, ramo superficial
11 Artéria recorrente radial
12 Artéria colateral ulnar superior
13 Artéria ulnar
14 Artéria ulnar, ramos para os músculos flexores do antebraço
15 Nervo ulnar
16 nervo ulnar, ramo para o músculo flexor ulnar do carpo

Obs.: divisão alta e persistência da artéria acompanhante do nervo mediano.

Aprisionamento do nervo interósseo anterior

Punção arterial no cotovelo

Antebraço 159

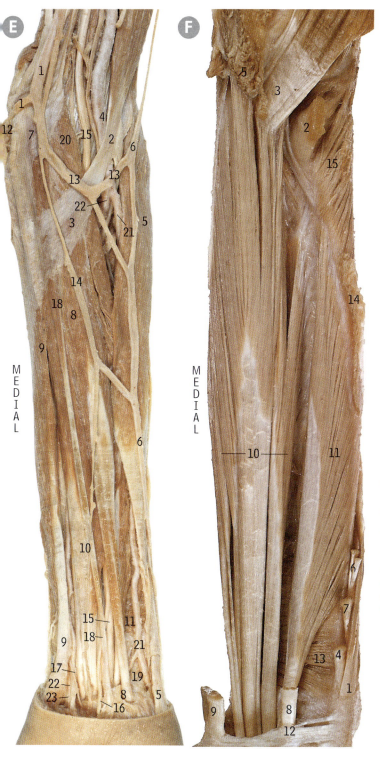

E Antebraço esquerdo
músculos superficiais, vista anterior

Pele e fáscia foram removidas, mas as veias superficiais maiores (1, 6 e 13) foram preservadas. Na região lateral, a artéria radial (21) está amplamente coberta pelo músculo braquiorradial (5). No punho, o tendão do músculo flexor radial do carpo (8) tem a artéria radial (21) em sua face lateral; na região medial está o nervo mediano (15) levemente sobreposto do lado medial pelo tendão do músculo palmar longo (18) (se presente; este músculo está ausente em 13% dos antebraços).

1 Veia basílica
2 Tendão do músculo bíceps braquial
3 Aponeurose do músculo bíceps braquial
4 Artéria braquial
5 Músculo braquiorradial
6 Veia cefálica
7 Origem comum dos músculos flexores
8 Músculo flexor radial do carpo
9 Músculo flexor ulnar do carpo
10 Músculo flexor superficial dos dedos
11 Músculo flexor longo do polegar
12 Epicôndilo medial
13 Veia intermédia do cotovelo
14 Veia intermédia do antebraço
15 Nervo mediano
16 Ramo palmar do nervo mediano
17 Ramo palmar do nervo ulnar
18 Músculo palmar longo
19 Músculo pronador quadrado
20 Músculo pronador redondo
21 Artéria radial
22 Artéria ulnar
23 Nervo ulnar

F Antebraço esquerdo
músculos profundos, vista anterior

Todos os vasos e nervos foram removidos junto com os músculos superficiais para mostrar o grupo dos músculos flexores profundos – flexor profundo dos dedos (10), flexor longo do polegar (11) e pronador quadrado (13).

1 Músculo abdutor longo do polegar
2 Músculo bíceps braquial
3 Musculo braquial
4 Músculo braquiorradial
5 Origem comum dos músculos flexores
6 Músculo extensor radial curto do carpo
7 Músculo extensor radial longo do carpo
8 Músculo flexor radial do carpo
9 Músculo flexor ulnar do carpo
10 Músculo flexor profundo dos dedos
11 Músculo flexor longo do polegar
12 Retináculo dos músculos flexores
13 Músculo pronador quadrado
14 Músculo pronador redondo
15 Músculo supinador

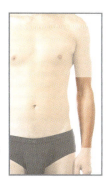

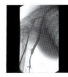
Dissecção venosa

Venopunção do membro superior

160 Antebraço

A Fossa cubital e antebraço direitos *artérias*

As artérias foram injetadas e, após remoção da maioria dos músculos superficiais, a artéria braquial (4) é visualizada dividindo-se em artéria radial (18) e artéria ulnar (20). A artéria radial dá origem à artéria recorrente radial (19), que segue para cima em frente ao músculo supinador, fornecendo ramos para os músculos extensores do carpo (10 e 9). A artéria ulnar dá origem às artérias recorrentes ulnares anterior e posterior (2 e 15), e seu ramo interósseo comum (8) é visto dando origem à artéria interóssea anterior (1), que passa em frente à membrana interóssea, entre o músculo flexor longo do polegar (13) e o músculo flexor profundo dos dedos (12).

1 Artéria interóssea anterior sobre a membrana interóssea
2 Artéria recorrente ulnar anterior
3 Tendão do músculo bíceps braquial
4 Artéria braquial
5 Músculo braquial
6 Músculo braquiorradial
7 Origem comum dos músculos flexores
8 Artéria interóssea comum
9 Músculo extensor radial curto do carpo
10 Músculo extensor radial longo do carpo
11 Músculo flexor ulnar do carpo
12 Músculo flexor profundo dos dedos
13 Músculo flexor longo do polegar
14 Epicôndilo medial do úmero
15 Artéria recorrente ulnar posterior
16 Músculo pronador quadrado
17 Músculo pronador redondo
18 Artéria radial
19 Artéria recorrente radial sobre o músculo supinador
20 Artéria ulnar

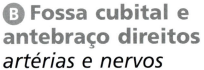

B Fossa cubital e antebraço direitos *artérias e nervos*

A maioria das origens umerais do músculo pronador redondo e do músculo flexor radial do carpo (da origem comum dos músculos flexores, 9 e 7) e do músculo palmar longo foi removida para mostrar o nervo mediano (12) passando superficialmente à cabeça ulnar do músculo pronador redondo (18) e, então, profundamente à margem superior da cabeça radial do músculo flexor superficial dos dedos (14).

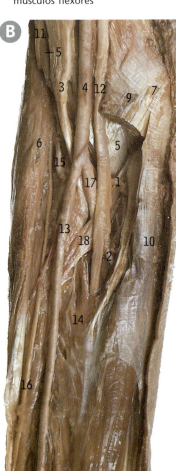
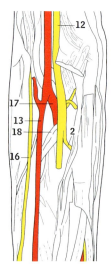

1 Ramo muscular do nervo mediano
2 Nervo interósseo anterior
3 Músculo bíceps braquial
4 Artéria braquial
5 Músculo braquial
6 Músculo braquiorradial (deslocado lateralmente)
7 Origem comum dos músculos flexores
8 Músculo flexor ulnar do carpo (deslocado medialmente)
9 Cabeça umeral do músculo pronador redondo
10 Cabeça umeroulnar do músculo flexor superficial dos dedos
11 Nervo cutâneo lateral do antebraço
12 Nervo mediano
13 Artéria radial
14 Cabeça radial do músculo flexor superficial dos dedos
15 Artéria recorrente radial
16 Ramo superficial terminal do nervo radial sobre o músculo extensor radial longo do carpo
17 Artéria ulnar
18 Cabeça ulnar do músculo pronador redondo
19 Nervo e artéria ulnares

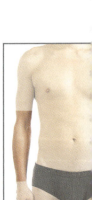

Compressão do nervo interósseo anterior

Contratura isquêmica de Volkmann

Antebraço 161

A Cotovelo esquerdo vista lateral

Com o antebraço em semipronação e visto lateralmente de modo que o rádio (7) fique em frente à ulna, todos os músculos foram removidos, exceto o músculo supinador (8), para mostrar suas origens umeral e ulnar (ver texto).

1. Ligamento anular do rádio
2. Capítulo do úmero
3. Membrana interóssea
4. Epicôndilo lateral
5. Nervo interósseo posterior
6. Ligamento colateral radial
7. Rádio
8. Músculo supinador
9. Crista do músculo supinador

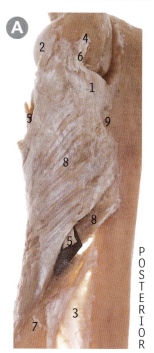

B Antebraço esquerdo músculos profundos, vista lateral

1. Músculo abdutor longo do polegar
2. Músculo bíceps braquial
3. Músculo extensor radial curto do carpo
4. Músculo extensor radial longo do carpo (duplicado)
5. Músculo extensor do indicador
6. Músculo extensor curto do polegar
7. Músculo extensor longo do polegar
8. Retináculo dos músculos extensores
9. Músculo flexor longo do polegar
10. Músculo pronador redondo
11. Músculo supinador

C Antebraço esquerdo nervo interósseo posterior, vista posterior

1. Músculo abdutor longo do polegar
2. Ramo da artéria interóssea posterior
3. Músculo extensor radial curto do carpo
4. Músculo extensor radial longo do carpo
5. Músculo extensor ulnar do carpo
6. Músculo extensor dos dedos
7. Músculo extensor do indicador
8. Músculo extensor curto do polegar
9. Músculo extensor longo do polegar
10. Retináculo dos músculos extensores
11. Nervo interósseo posterior
12. Músculo supinador

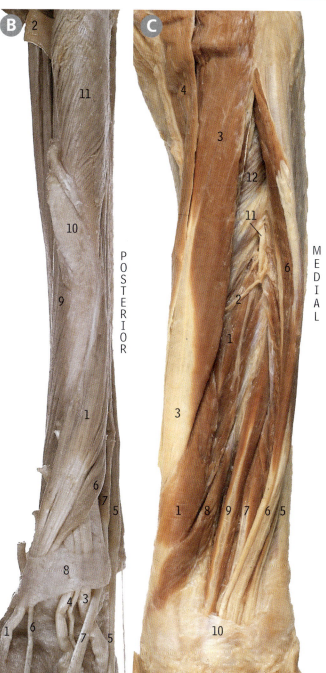

As fibras da membrana interóssea (A3) passam obliquamente para baixo a partir do rádio (A7) para a ulna, transmitindo, assim, o peso da mão e do rádio para a ulna.

O músculo supinador (A8) origina-se do epicôndilo lateral do úmero (A4), do ligamento colateral radial (A6), do ligamento anular do rádio (A1), da crista do músculo supinador (A9) e do osso na frente da crista (página 125, D10) e de uma aponeurose que recobre o músculo. Dessas origens, as fibras se enrolam ao redor da extremidade proximal do rádio, acima da inserção do músculo pronador redondo, para se inserirem à face lateral do rádio, estendendo-se anterior e posteriormente, até a tuberosidade do rádio.

Compressão do nervo interósseo posterior

162 Antebraço

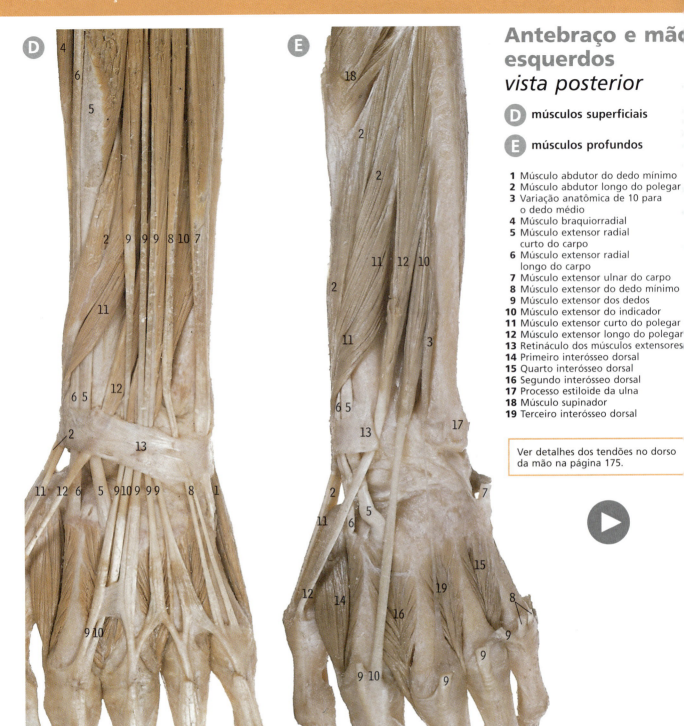

Antebraço e mão esquerdos
vista posterior

D músculos superficiais

E músculos profundos

1 Músculo abdutor do dedo mínimo
2 Músculo abdutor longo do polegar
3 Variação anatômica de 10 para o dedo médio
4 Músculo braquiorradial
5 Músculo extensor radial curto do carpo
6 Músculo extensor radial longo do carpo
7 Músculo extensor ulnar do carpo
8 Músculo extensor do dedo mínimo
9 Músculo extensor dos dedos
10 Músculo extensor do indicador
11 Músculo extensor curto do polegar
12 Músculo extensor longo do polegar
13 Retináculo dos músculos extensores
14 Primeiro interósseo dorsal
15 Quarto interósseo dorsal
16 Segundo interósseo dorsal
17 Processo estiloide da ulna
18 Músculo supinador
19 Terceiro interósseo dorsal

Ver detalhes dos tendões no dorso da mão na página 175.

Doença de Quervain

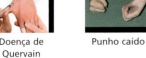
Punho caído

Mão 163

A Palma da mão esquerda

1 Músculo abdutor do dedo mínimo
2 Músculo abdutor curto do polegar
3 Músculo adutor do polegar
4 Prega transversa distal
5 Prega distal do punho
6 Músculo flexor radial do carpo
7 Músculo flexor ulnar do carpo
8 Músculo flexor curto do dedo mínimo
9 Músculo flexor curto do polegar
10 Cabeça do metacarpal
11 Hâmulo do hamato
12 Nível do arco palmar profundo
13 Nível do arco palmar superficial
14 Prega longitudinal
15 Nervo mediano
16 Prega média do punho
17 Músculo palmar curto
18 Músculo palmar longo
19 Pisiforme
20 Prega transversa proximal
21 Prega proximal do punho
22 Artéria radial
23 Eminência tenar
24 Artéria e nervo ulnares

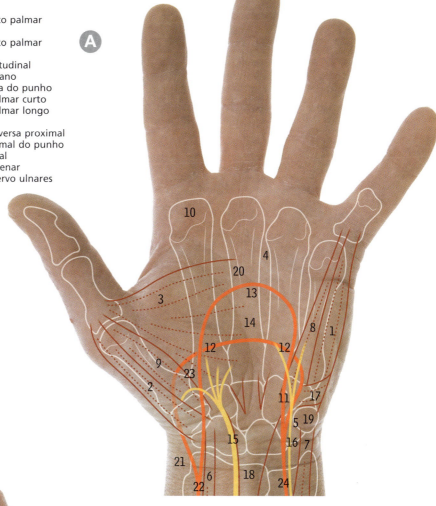

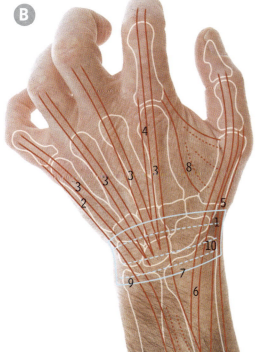

B Dorso da mão esquerda

Os dedos são estendidos nas articulações metacarpofalângicas, causando o destaque dos tendões dos músculos extensores dos dedos (2, 3 e 4) parcialmente flexionados nas articulações interfalângicas. O polegar é estendido na articulação carpometacarpal e parcialmente flexionado nas articulações metacarpofalângica e interfalângica. As linhas proximais às bases dos dedos indicam as extremidades das cabeças dos metacarpais e o nível das articulações metacarpofalângicas. A tabaqueira anatômica (1) é a depressão entre os tendões do músculo abdutor longo do polegar e do músculo extensor curto do polegar (5) lateralmente e o músculo extensor longo do polegar (6) medialmente.

1 Tabaqueira anatômica
2 Músculo extensor do dedo mínimo
3 Músculo extensor dos dedos
4 Músculo extensor do indicador
5 Músculo extensor curto do polegar e músculo abdutor longo do polegar
6 Músculo extensor longo do polegar
7 Retináculo dos músculos extensores
8 Primeiro interósseo dorsal
9 Processo estiloide da ulna
10 Processo estiloide do rádio

Dedos *movimentos*

A flexão das articulações metacarpofalângicas e das articulações interfalângicas

B extensão das articulações metacarpofalângicas e flexão das articulações interfalângicas

C extensão das articulações metacarpofalângicas e interfalângicas

Ao "cerrar um punho" com todas as articulações flexionadas (A), as cabeças dos metacarpais (6) formam os "nós" dos dedos. Para estender as articulações metacarpofalângicas (B9), é necessária a atividade dos tendões dos músculos extensores longos dos dedos, mas, para estender as articulações interfalângicas (C10 e 5), é necessária também a atividade dos músculos interósseos e lumbricais empurrando as expansões extensoras posteriores (página 176B). Os músculos extensores longos só podem estender as articulações interfalângicas se as articulações metacarpofalângicas permanecerem flexionadas.

1 Base da falange distal
2 Base do metacarpal
3 Base da falange média
4 Base da falange proximal
5 Articulação interfalângica distal
6 Cabeça do metacarpal
7 Cabeça da falange média
8 Cabeça da falange proximal
9 Articulação metacarpofalângica
10 Articulação interfalângica proximal

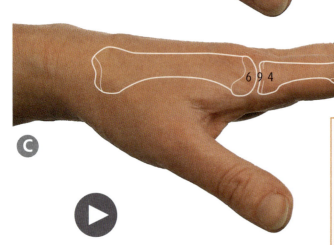

A **Músculos que produzem movimentos nas articulações metacarpofalângicas**

Flexão: músculo flexor profundo dos dedos, músculo flexor superficial dos dedos, músculos lumbricais, músculos interósseos, músculo flexor curto do dedo mínimo, músculo flexor longo do polegar, músculo flexor curto do polegar e o primeiro músculo interósseo palmar para o polegar.

Extensão: músculo extensor dos dedos, músculo extensor do indicador, músculo extensor do dedo mínimo, músculo extensor longo do polegar e músculo extensor curto do polegar.

Adução: músculos interósseos palmares; quando flexionados, os músculos flexores longos ajudam.

Abdução: músculos interósseos dorsais e músculos extensores longos, com o músculo abdutor do dedo mínimo.

B **Músculos que produzem movimentos nas articulações interfalângicas**

Flexão: nas articulações proximais, músculo flexor superficial dos dedos e músculo flexor profundo dos dedos; nas articulações distais, músculo flexor profundo dos dedos. Para o polegar, músculo flexor longo do polegar.

Extensão: com as articulações metacarpofalângicas flexionadas, músculo extensor dos dedos, músculo extensor do indicador e músculo extensor do dedo mínimo; com as articulações metacarpofalângicas estendidas, músculos interósseos e músculos lumbricais. Para o polegar, músculo extensor longo do polegar.

C **Músculos que produzem movimentos na articulação do punho**

Flexão: músculo flexor radial do carpo, músculo flexor ulnar do carpo, músculo palmar longo, com ajuda do músculo flexor superficial dos dedos, músculo flexor profundo dos dedos, músculo flexor longo do polegar e músculo abdutor longo do polegar.

Extensão: músculos extensores radiais longo e curto do carpo, músculo extensor ulnar do carpo, ajudado pelo músculo extensor dos dedos, músculo extensor do indicador, músculo extensor do dedo mínimo e músculo extensor longo do polegar.

Abdução: músculo flexor radial do carpo, músculos extensores radiais longo e curto do carpo, músculo abdutor longo do polegar e músculo extensor curto do polegar.

Adução: músculo flexor ulnar do carpo, músculo extensor ulnar do carpo.

Polegar *movimentos*

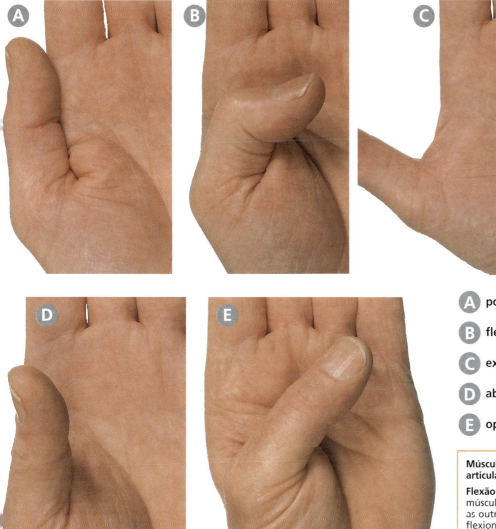

A posição anatômica

B flexão

C extensão

D abdução

E oposição

Músculos que produzem movimentos na articulação carpometacarpal do polegar

Flexão: músculo flexor curto do polegar, músculo oponente do polegar e (quando as outras articulações do polegar estão flexionadas) músculo flexor longo do polegar.

Extensão: músculo abdutor longo do polegar, músculo extensor longo do polegar, músculo extensor curto do polegar.

Abdução: músculo abdutor curto do polegar, músculo abdutor longo do polegar.

Adução: músculo adutor do polegar.

Oposição: músculo oponente do polegar, músculo flexor curto do polegar, reforçado pelo músculo adutor do polegar e pelo músculo flexor longo do polegar.

Com o polegar na posição anatômica (A), a unha do polegar fica em ângulo reto em relação aos dedos porque o primeiro metacarpal está em ângulo reto em relação aos outros (páginas 129 e 130). Esta é uma posição bem artificial; na posição normal de repouso, o polegar forma um ângulo de aproximadamente 60° com o plano da palma (ou seja, fica parcialmente abduzido). Flexão (B) significa inclinar o polegar pela palma da mão, mantendo as falanges em ângulo reto em relação à região palmar. Extensão (C) é o movimento oposto, para longe da região palmar. Em abdução (D), o polegar é levantado para a frente a partir do plano da região palmar, e a continuação desse movimento leva inevitavelmente à oposição (E), com rotação do primeiro metacarpal, girando todo o dedo de modo que a polpa do polegar possa ser trazida em direção à palma, na base do dedo mínimo (ou, mais comumente no uso diário, para entrar em contato ou se sobrepor a quaisquer dedos flexionados). A oposição é uma combinação de abdução com flexão e rotação medial na articulação carpometacarpal; ela não é necessariamente acompanhada por flexão nas demais articulações do polegar.

Punho caído

Palma da mão esquerda

A aponeurose palmar
Remoção da pele da palma revela a aponeurose palmar.

B após remoção da aponeurose palmar
A dissecção mais profunda da palma revela o retináculo dos músculos flexores, os ramos palmares dos nervos mediano e ulnar e o arco palmar superficial, flanqueados pelos músculos das eminências tenar e hipotenar.

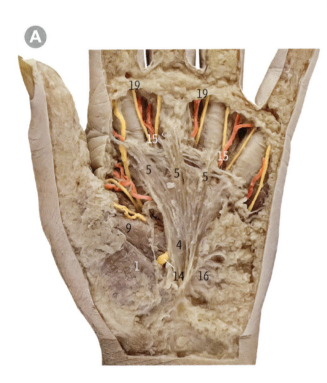

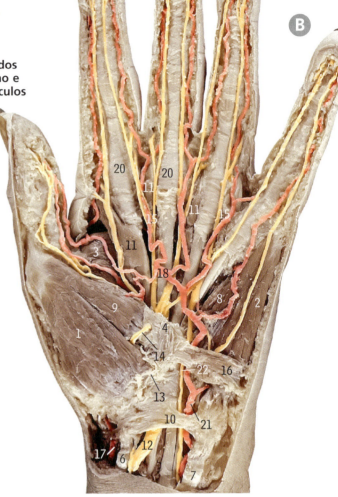

1 Músculo abdutor curto do polegar
2 Músculo abdutor do dedo mínimo
3 Músculo adutor do polegar
4 Aponeurose, parte central
5 Aponeurose, projeções digitais
6 Músculo flexor radial do carpo
7 Músculo flexor ulnar do carpo
8 Músculo flexor curto do dedo mínimo
9 Músculo flexor curto do polegar
10 Retináculo dos músculos flexores
11 Músculo lumbrical
12 Nervo mediano
13 Nervo mediano, ramo palmar
14 Nervo mediano, ramo recorrente
15 Vasos e nervos digitais palmares
16 Músculo palmar curto
17 Artéria radial
18 Arco palmar superficial
19 Ligamentos metacarpais transversos
20 Bainhas sinoviais dos tendões flexores
21 Artéria ulnar
22 Nervo ulnar

TC em reconstrução 3D para mostrar os tendões do músculo flexor profundo dos dedos

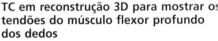

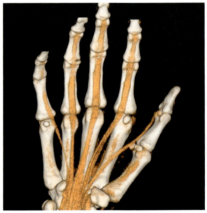

Fístula arteriovenosa

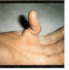
Contratura de Dupuytren

Mão 167

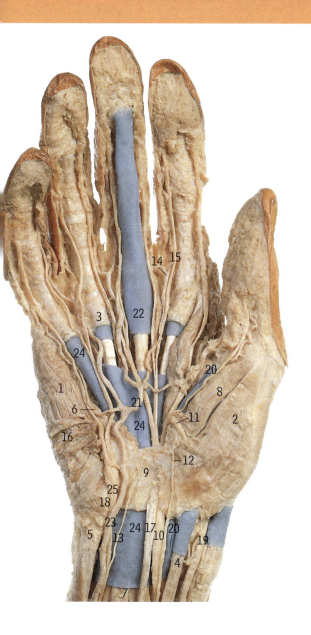

A Palma da mão direita
com bainhas sinoviais

As bainhas sinoviais do punho e dos dedos foram destacadas por tecido azul. No dedo médio, a bainha fibrosa dos flexores foi removida (mas mantida nos demais dedos, como em 3) para mostrar toda a extensão da bainha sinovial (22). Nos dedos indicador e anular, a bainha sinovial se projeta levemente proximal à bainha fibrosa. A bainha sinovial do dedo mínimo é contínua com a bainha que circunda os tendões dos músculos flexores dos dedos embaixo do retináculo dos músculos flexores (bolsa ulnar, 24), e a bainha do músculo flexor longo do polegar é a bolsa radial (20), que também continua embaixo do retináculo (9).

1. Músculo abdutor do dedo mínimo
2. Músculo abdutor curto do polegar
3. Bainha fibrosa dos flexores
4. Músculo flexor radial do carpo
5. Músculo flexor ulnar do carpo
6. Músculo flexor curto do dedo mínimo
7. Músculo flexor superficial dos dedos
8. Músculo flexor curto do polegar
9. Retináculo dos músculos flexores
10. Nervo mediano
11. Ramo muscular (recorrente) do nervo mediano
12. Ramo palmar do nervo mediano
13. Ramo palmar do nervo ulnar
14. Artéria digital palmar
15. Nervo digital palmar
16. Músculo palmar curto
17. Músculo palmar longo
18. Osso pisiforme
19. Artéria radial
20. Bolsa radial e músculo flexor longo do polegar
21. Arco palmar superficial
22. Bainha sinovial
23. Artéria ulnar
24. Bolsa ulnar
25. Nervo ulnar

No túnel do carpo (abaixo do retináculo dos músculos flexores), uma bainha sinovial envolve os oito tendões dos músculos flexores superficiais e profundos (A24) dos dedos; outra envolve o tendão do músculo flexor longo do polegar (A20); e o flexor radial do carpo (em seu próprio compartimento do retináculo dos músculos flexores) tem também sua própria bainha (A4). As bainhas sinoviais para o músculo flexor radial do carpo e para o músculo flexor longo do polegar se estendem até as inserções dos tendões.

A bainha dos músculos flexores longos dos dedos é contínua com a bainha sinovial digital do dedo mínimo, mas *não* é contínua às bainhas sinoviais digitais dos dedos anular, médio e indicador; esses dedos têm suas próprias bainhas sinoviais, cujas extremidades proximais se projetam levemente para além das bainhas *fibrosas* dentro das quais as bainhas *sinoviais* digitais se localizam.

O ramo muscular (recorrente) (A11) do nervo mediano geralmente supre o músculo abdutor curto do polegar, o músculo flexor curto do polegar e o músculo oponente do polegar, mas, de todos os músculos no corpo, o músculo flexor curto do polegar (A8) é o que tem mais probabilidade de ter suprimento anômalo: em cerca de um terço das mãos, ele é suprido pelo nervo mediano; em outro terço, pelo nervo ulnar; e no restante, por ambos.

B Dedo indicador direito
tendões flexores longos, vínculos e suas relações

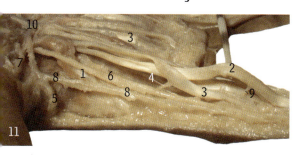

1. Primeiro músculo lumbrical
2. Músculo flexor profundo dos dedos
3. Músculo flexor superficial dos dedos
4. Vínculo longo do tendão superficial
5. Ramo arterial metacarpal
6. Nervo digital palmar
7. Artéria principal do polegar
8. Artéria radial do indicador
9. Vínculo curto do tendão profundo
10. Arco arterial palmar superficial
11. Polegar

Bloqueio do nervo digital

Dedo de martelo

168 Mão

Punho e mão esquerdos
A face palmar B imagem de RM axial

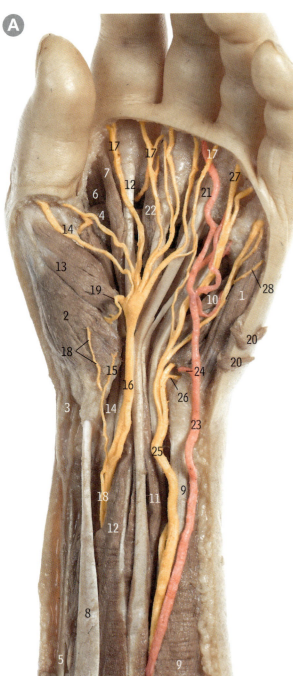

Partes da bainha fibrosa dos músculos flexores dos dedos (A21) também foram excisadas para mostrar os tendões do músculo flexor superficial dos dedos (A12) e do músculo flexor profundo dos dedos (A11). Na palma, os músculos lumbricais (A7 e 22) se originam a partir dos tendões profundos. Comparar as características na imagem de RM com a dissecção.

1. Músculo abdutor do dedo mínimo
2. Músculo abdutor curto do polegar
3. Músculo abdutor longo do polegar
4. Músculo adutor do polegar
5. Músculo braquiorradial
6. Primeiro músculo interósseo dorsal
7. Primeiro músculo lumbrical
8. Músculo flexor radial do carpo
9. Músculo flexor ulnar do carpo
10. Músculo flexor curto do dedo mínimo
11. Músculo flexor profundo dos dedos
12. Músculo flexor superficial dos dedos
13. Músculo flexor curto do polegar
14. Músculo flexor longo do polegar
15. Margem cortada do retináculo dos músculos flexores
16. Nervo mediano
17. Nervo mediano, ramo digital
18. Nervo mediano, ramo palmar
19. Nervo mediano, ramo recorrente
20. Músculo palmar curto
21. Partes remanescentes de bainha fibrosa dos flexores
22. Segundo músculo lumbrical
23. Artéria ulnar
24. Artéria ulnar, ramo profundo
25. Nervo ulnar
26. Nervo ulnar, ramo profundo
27. Nervo ulnar, ramo digital
28. Nervo ulnar, ramo muscular

Os músculos lumbricais não têm inserções ósseas. Eles se originam dos tendões do músculo flexor profundo dos dedos (A11) – primeiro e segundo (A7 e A22) dos tendões dos dedos indicador e médio, respectivamente, e terceiro e quarto das faces adjacentes dos dedos médio e anular, e anular e mínimo, respectivamente. Cada um está inserido em sentido distal na face radial da expansão digital posterior de cada dedo (página 176).

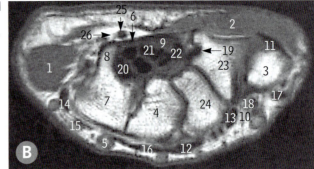

1. Músculo abdutor do dedo mínimo
2. Músculo abdutor curto do polegar
3. Base do primeiro metacarpal
4. Capitato
5. Arco venoso dorsal
6. Retináculo dos músculos flexores
7. Hamato
8. Hâmulo do hamato
9. Nervo mediano
10. Artéria radial
11. Tendão do músculo abdutor longo do polegar
12. Tendão do músculo extensor radial curto do carpo
13. Tendão do músculo extensor radial longo do carpo
14. Tendão do músculo extensor ulnar do carpo
15. Tendão do músculo extensor do dedo mínimo
16. Tendão do músculo extensor dos dedos
17. Tendão do músculo extensor curto do polegar
18. Tendão do músculo extensor longo do polegar
19. Tendão do músculo flexor radial do carpo
20. Tendão do músculo flexor profundo dos dedos
21. Tendão do músculo flexor superficial dos dedos
22. Tendão do músculo flexor longo do polegar
23. Trapézio
24. Trapezoide
25. Artéria ulnar
26. Nervo ulnar

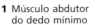

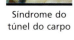
Síndrome do túnel do carpo

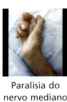
Paralisia do nervo mediano

Mão 169

Arco palmar superficial

A *incompleto na mão esquerda*
B *completo na mão direita*

Em dois terços das mãos, o arco palmar superficial não está completo (como em A29). No outro terço, ele está geralmente completo pelo ramo palmar superficial da artéria radial (B30).

Na palma, o arco arterial superficial (29) e seus ramos (como em 1) ficam superficiais aos nervos digitais palmares comuns (22 e 7), mas nos dedos os nervos digitais palmares próprios (como em 3) ficam superficiais (anteriores) às artérias digitais palmares (como em 2).

1. Uma artéria digital palmar comum
2. Uma artéria digital palmar
3. Um nervo digital palmar
4. Músculo abdutor do dedo mínimo
5. Músculo abdutor curto do polegar
6. Músculo abdutor longo do polegar
7. Ramo digital palmar comum do nervo ulnar
8. Origem comum de 28 e 26
9. Ramo profundo da artéria ulnar
10. Ramo profundo do nervo ulnar
11. Arco palmar profundo
12. Primeiro músculo lumbrical
13. Músculo flexor radial do carpo
14. Músculo flexor ulnar do carpo e osso pisiforme
15. Músculo flexor profundo dos dedos
16. Músculo flexor superficial dos dedos
17. Músculo flexor curto do polegar
18. Músculo flexor longo do polegar
19. Retináculo dos músculos flexores
20. Quarto músculo lumbrical
21. Nervo mediano
22. Nervo mediano dividindo-se em ramos digitais palmares comuns
23. Ramo muscular (recorrente) do nervo mediano
24. Músculo oponente do dedo mínimo
25. Músculo palmar curto
26. Artéria principal do polegar
27. Artéria radial
28. Artéria radial do indicador
29. Arco palmar superficial
30. Ramo palmar superficial da artéria radial
31. Artéria ulnar
32. Nervo ulnar

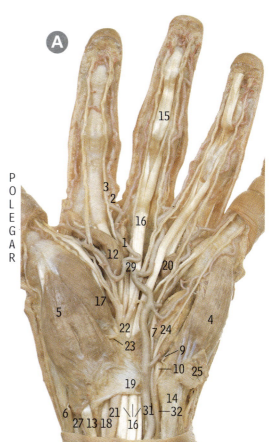

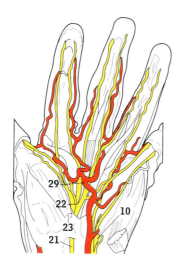

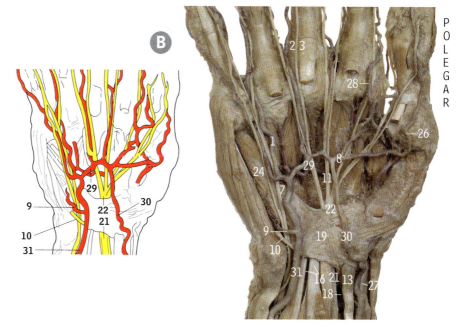

Punção arterial do punho

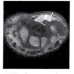
Síndrome do túnel ulnar (de Guyon)

Palma da mão direita

C arco palmar profundo

D arteriografia das artérias palmares

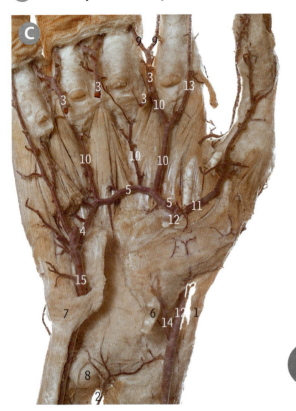
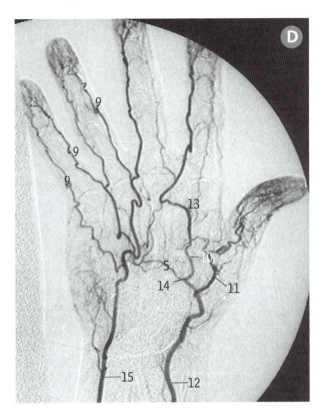

A maioria dos músculos e tendões foi removida, e as artérias foram destacadas por injeção. O arco palmar profundo (5) é visualizado dando origem às artérias metacarpais palmares (10), que se unem às artérias digitais palmares comuns(3) do arco superficial. Comparar C com os vasos na arteriografia.

1 Músculo abdutor longo do polegar
2 Ramo da artéria interóssea anterior para o arco carpal anterior
3 Artérias digitais palmares comuns (do arco superficial)
4 Ramo profundo da artéria ulnar
5 Arco palmar profundo
6 Músculo flexor radial do carpo
7 Músculo flexor ulnar do carpo e osso pisiforme
8 Cabeça da ulna
9 Artérias digitais palmares
10 Artérias metacarpais palmares
11 Artéria principal do polegar
12 Artéria radial
13 Artéria radial do indicador (origem anômala)
14 Ramo palmar superficial da artéria radial
15 Artéria ulnar

Dedo em gatilho

Mão

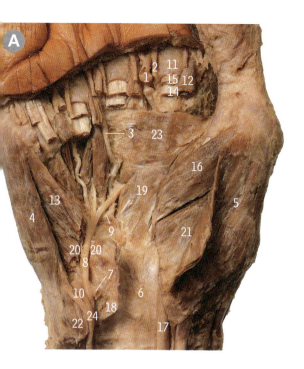

A Palma da mão direita
ramo profundo do nervo ulnar

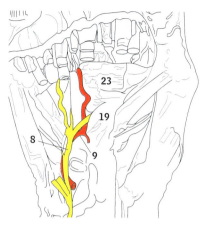

Os tendões dos músculos flexores longos (15 e 14) e dos músculos lumbricais (12) foram cortados próximo às cabeças dos metacarpais, e partes dos músculos hipotenares foram removidas para mostrar os ramos profundos do nervo e artéria ulnares (8 e 7), que seguem para a palma e se curvam lateralmente para passar entre as cabeças transversa e oblíqua do músculo adutor do polegar (23 e 19).

1 Uma artéria digital palmar comum
2 Um nervo digital palmar
3 Uma artéria metacarpal palmar
4 Músculo abdutor do dedo mínimo
5 Músculo abdutor curto do polegar
6 Túnel do carpo
7 Ramo profundo da artéria ulnar
8 Ramo profundo do nervo ulnar
9 Arco palmar profundo
10 Ramos digitais do nervo ulnar
11 Bainha fibrosa dos músculos flexores
12 Primeiro músculo lumbrical
13 Músculo flexor curto do dedo mínimo
14 Músculo flexor profundo dos dedos
15 Músculo flexor superficial dos dedos
16 Músculo flexor curto do polegar
17 Músculo flexor longo do polegar
18 Retináculo dos músculos flexores (margem cortada)
19 Cabeça oblíqua do músculo adutor do polegar
20 Músculo oponente do dedo mínimo
21 Músculo oponente do polegar
22 Pisiforme
23 Cabeça transversa do músculo adutor do polegar
24 Nervo ulnar

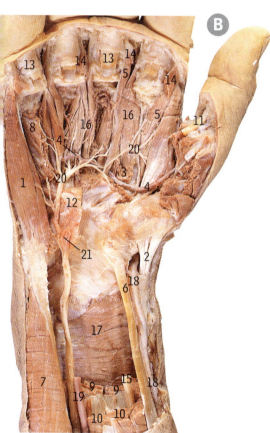

B Palma da mão direita
dissecção profunda

Profundamente ao músculo adutor do polegar e aos tendões dos músculos flexores ficam o músculo pronador quadrado em sentido proximal, os ramos palmares profundos do nervo ulnar e o arco palmar profundo em sentido distal.

1 Músculo abdutor do dedo mínimo
2 Músculo abdutor longo do polegar
3 Músculo adutor do polegar (cortado)
4 Arco palmar profundo
5 Músculos interósseos dorsais
6 Músculo flexor radial do carpo
7 Músculo flexor ulnar do carpo
8 Músculo flexor do dedo mínimo (cortado)
9 Músculo flexor profundo dos dedos (cortado)
10 Músculo flexor superficial dos dedos (cortado)
11 Músculo flexor longo do polegar
12 Retináculo dos músculos flexores (cortado)
13 Bainhas dos tendões dos músculos flexores
14 Músculo lumbrical (cortado)
15 Nervo mediano (cortado)
16 Músculos interósseos palmares
17 Músculo pronador quadrado
18 Artéria radial
19 Artéria ulnar (cortada)
20 Nervo ulnar, ramos profundos para os músculos intrínsecos da mão
21 Nervo ulnar, ramo superficial (cortado no punho)

172 Mão

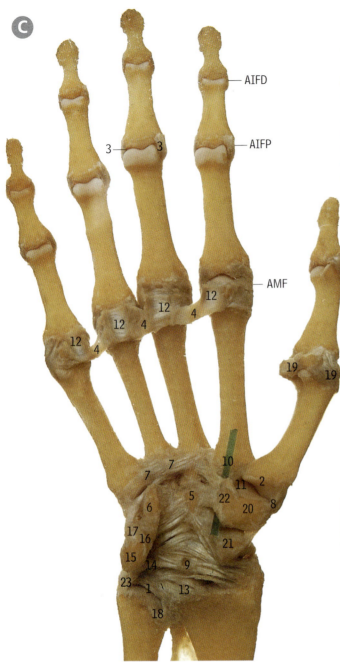

AIFD
AIFP
AMF

AIFD articulação interfalângica distal
AIFP articulação interfalângica proximal
AMF articulação metacarpofalângica

1 Base da falange proximal
2 Ligamento colateral
3 Bainha fibrosa dos músculos flexores
4 Cabeça do segundo metacarpal

Polegar de caçador

C Palma da mão direita

ligamentos e articulações

A cápsula da articulação carpometacarpal do polegar (entre a base do primeiro metacarpal e o trapézio) foi removida para mostrar as faces articulares em formato de sela, que permitem a ocorrência do movimento peculiar de oposição do polegar. Os ligamentos palmar e lateral (11 e 8) da articulação permanecem intactos. A cápsula da articulação radiulnar distal também foi removida para mostrar o disco articular, mas a articulação do punho, cuja parte ulnar fica distal ao disco, não foi aberta.

1 Disco articular da articulação radiulnar distal
2 Base do primeiro metacarpal
3 Ligamento colateral de articulação interfalângica
4 Ligamento metacarpal transverso profundo
5 Cabeça do capitato
6 Hâmulo do hamato
7 Ligamento metacarpal interósseo
8 Ligamento lateral da articulação carpometacarpal do polegar
9 Semilunar
10 Marcador no sulco do osso trapézio para o tendão do músculo flexor radial do carpo
11 Ligamento palmar da articulação carpometacarpal do polegar
12 Ligamento palmar da articulação metacarpofalângica com sulco para o tendão dos músculos flexores
13 Ligamento radiocarpal palmar
14 Ligamento ulnocarpal palmar
15 Pisiforme
16 Ligamento piso-hamato
17 Ligamento pisometacarpal
18 Recesso saciforme da cápsula da articulação radiulnar distal
19 Ossos sesamoides dos tendões do músculo flexor curto do polegar (com músculo adutor do polegar na região medial)
20 Trapézio
21 Tubérculo do escafoide
22 Tubérculo do trapézio
23 Ligamento colateral ulnar do carpo

Os ligamentos colaterais das articulações metacarpofalângica e interfalângica (D2, C3) passam em sentido oblíquo para a frente, da parte posterior e lateral da cabeça do osso proximal para a parte anterior e lateral da base do osso distal.

A oposição ao polegar é uma combinação de flexão e abdução com rotação medial do primeiro metacarpal (página 165). O formato em sela da articulação entre a base do primeiro metacarpal e o trapézio, junto com a maneira como a cápsula e seus ligamentos de reforço estão inseridos aos ossos, assegura que, quando o músculo flexor curto do polegar e o músculo oponente do polegar se contraiam, eles produzam a rotação metacarpal necessária.

O disco articular (1) mantém as extremidades inferiores do rádio e da ulna juntas e separa a articulação radiulnar distal da articulação do punho, de modo que as cavidades dessas articulações não são contínuas (diferentemente daquelas do cotovelo e radiulnar proximal, que têm uma cavidade contínua – página 154).

D Dedo indicador direito

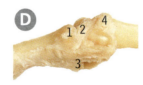

articulação metacarpofalângica, vista lateral

Parte da cápsula foi removida para definir o ligamento colateral (2).

Mão 173

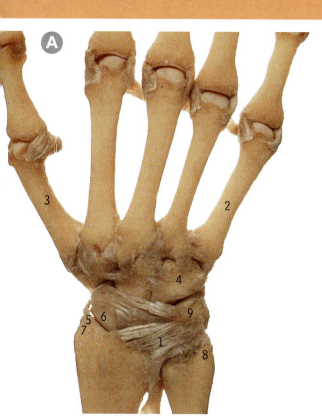

A Dorso da mão direita
ligamentos e articulações

A maioria das cápsulas articulares foi removida, incluindo a parte radial da cápsula da articulação do punho, mostrando, assim, a articulação entre o escafoide (6) e a epífise distal do rádio (7).

1 Ligamento radiocarpal dorsal
2 Quinto metacarpal
3 Primeiro metacarpal
4 Hamato
5 Ligamento colateral radial do carpo
6 Escafoide
7 Processo estiloide do rádio
8 Processo estiloide da ulna
9 Piramidal

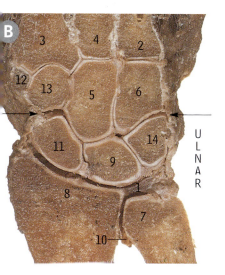

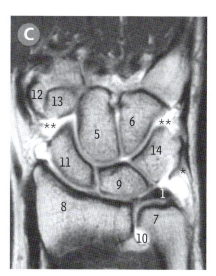

Punho direito
corte coronal

B dissecção

C artrografia coronal por RM

1 Disco articular (fibrocartilagem triangular)
2 Base do quarto metacarpal
3 Base do segundo metacarpal
4 Base do terceiro metacarpal
5 Capitato
6 Hamato
7 Cabeça da ulna
8 Epífise distal do rádio
9 Semilunar
10 Recesso saciforme da articulação radiulnar distal
11 Escafoide
12 Trapézio
13 Trapezoide
14 Piramidal

* Penetração vascular normal do disco articular em sentido periférico.
** Contraste na articulação mediocarpal indica comunicação anormal entre as articulações radiocarpal e mediocarpal.

Visualizado a partir da face posterior, o corte passou pelo punho, próximo a essa face, e o primeiro e quinto metacarpais não foram incluídos no corte. As setas entre as duas fileiras de ossos carpais indicam a linha da articulação mediocarpal. Comparar a imagem de RM com o corte.

Luxação do semilunar

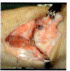
Necrose avascular do escafoide

Dorso da mão esquerda
A vista lateral da "tabaqueira anatômica"

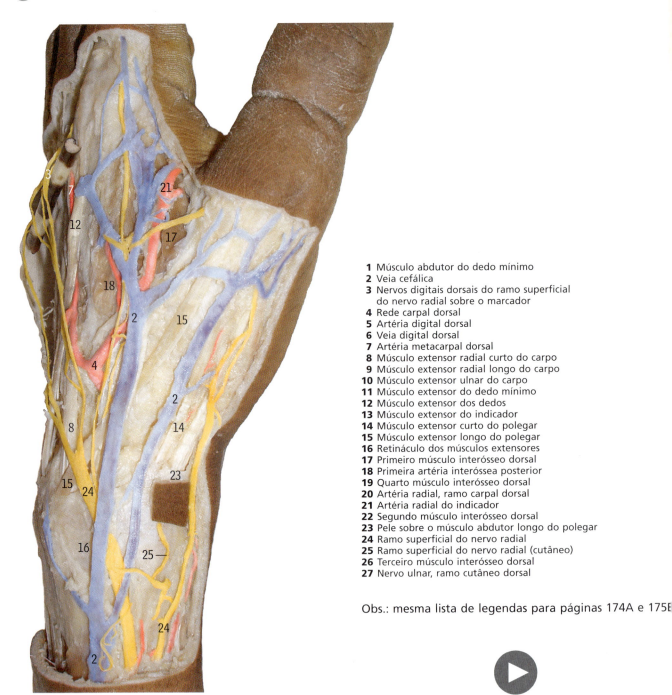

1 Músculo abdutor do dedo mínimo
2 Veia cefálica
3 Nervos digitais dorsais do ramo superficial do nervo radial sobre o marcador
4 Rede carpal dorsal
5 Artéria digital dorsal
6 Veia digital dorsal
7 Artéria metacarpal dorsal
8 Músculo extensor radial curto do carpo
9 Músculo extensor radial longo do carpo
10 Músculo extensor ulnar do carpo
11 Músculo extensor do dedo mínimo
12 Músculo extensor dos dedos
13 Músculo extensor do indicador
14 Músculo extensor curto do polegar
15 Músculo extensor longo do polegar
16 Retináculo dos músculos extensores
17 Primeiro músculo interósseo dorsal
18 Primeira artéria interóssea posterior
19 Quarto músculo interósseo dorsal
20 Artéria radial, ramo carpal dorsal
21 Artéria radial do indicador
22 Segundo músculo interósseo dorsal
23 Pele sobre o músculo abdutor longo do polegar
24 Ramo superficial do nervo radial
25 Ramo superficial do nervo radial (cutâneo)
26 Terceiro músculo interósseo dorsal
27 Nervo ulnar, ramo cutâneo dorsal

Obs.: mesma lista de legendas para páginas 174A e 175B

Dedo em martelo

Mão 175

B Dorso da mão esquerda

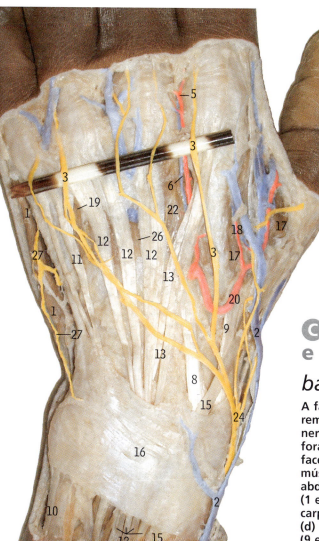

Obs.: a lista de legendas para B está na página 174.

C Dorso de punho e mão direitos

bainhas sinoviais

A fáscia e os ramos cutâneos do nervo ulnar foram removidos; o retináculo dos músculos extensores (13) e o nervo radial (2) foram preservados, e as bainhas sinoviais foram destacadas por tecido azul. Da face radial para a face ulnar, os seis compartimentos do retináculo dos músculos extensores contêm os tendões de: (a) músculos abdutor longo do polegar e extensor curto do polegar (1 e 11); (b) músculos extensores radiais longo e curto do carpo (6 e 5); (c) músculo extensor longo do polegar (12); (d) músculos extensor dos dedos e extensor do indicador (9 e 10); (e) músculo extensor do dedo mínimo (8); (f) músculo extensor ulnar do carpo (7).

C
1 Músculo abdutor longo do polegar
2 Ramos do nervo radial
3 Veia cefálica
4 Bainha comum para 5 e 6
5 Músculo extensor radial curto do carpo
6 Músculo extensor radial longo do carpo
7 Músculo extensor ulnar do carpo
8 Músculo extensor do dedo mínimo
9 Músculo extensor dos dedos
10 Músculo extensor do indicador
11 Músculo extensor curto do polegar
12 Músculo extensor longo do polegar
13 Retináculo dos músculos extensores

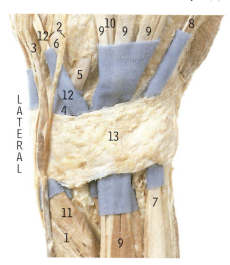

Anormalidades das unhas

Cisto do punho

A Dorso da mão direita *artérias*

As artérias foram injetadas e os tendões longos dos dedos foram removidos para mostrar a rede carpal dorsal (7) e as artérias metacarpais dorsais (como em 13 e 16). Acima, o músculo pronador quadrado foi removido para mostrar o ramo (6) da artéria interóssea anterior (4), que continua em direção à palma; a artéria interóssea anterior passa para a face posterior para se unir à artéria interóssea posterior (14).

B Dedo anular esquerdo *expansão extensora (expansão digital dorsal)*

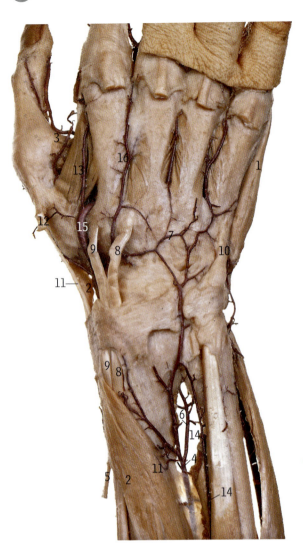

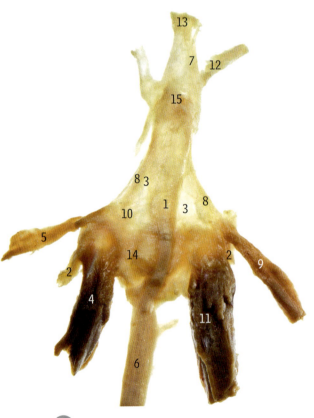

A
1. Músculo abdutor do dedo mínimo
2. Músculo abdutor longo do polegar
3. Músculo adutor do polegar e ramo da artéria principal do polegar
4. Artéria interóssea anterior
5. Músculo braquiorradial
6. Ramo da artéria interóssea anterior para a rede carpal dorsal
7. Rede carpal dorsal
8. Músculo extensor radial curto do carpo
9. Músculo extensor radial longo do carpo
10. Músculo extensor ulnar do carpo
11. Músculo extensor curto do polegar
12. Músculo extensor longo do polegar
13. Primeiro músculo interósseo dorsal e primeira artéria metacarpal dorsal
14. Artéria interóssea posterior
15. Artéria radial
16. Segundo músculo interósseo dorsal e segunda artéria metacarpal dorsal

B
1. Tendão comum dos músculos extensores
2. Ligamento metacarpal transverso profundo
3. Expansão digital dorsal
4. Músculo interósseo dorsal
5. Músculo interósseo dorsal, inserção na falange
6. Tendão do músculo extensor dos dedos
7. Tendão extensor conjunto lateral
8. Tendão lateral – "tendão em asa"
9. Músculo lumbrical
10. Fibras oblíquas do músculo interósseo
11. Músculo interósseo palmar
12. Ligamento transverso superficial do metacarpo
13. Tendão extensor conjunto terminal
14. Ligamento transverso
15. Ligamento triangular

> Três tendões passam para níveis diferentes do polegar: músculo abdutor longo do polegar (A2) para a base do primeiro metacarpal, músculo extensor curto do polegar (A11) para a base da falange proximal, e músculo extensor longo do polegar (A12) para a base da falange distal.

Mão 177

Articulações mediocarpal e radiocarpal direitas
A *articulação mediocarpal, aberta em flexão forçada*
B *articulação radiocarpal, aberta em extensão forçada*

PARTE POSTERIOR DA MARGEM DO POLEGAR DIREITO

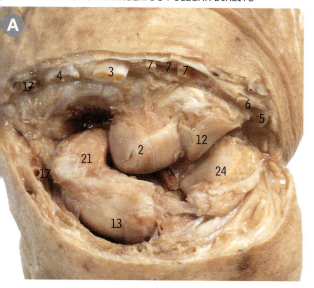
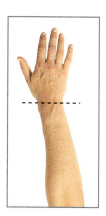

PARTE ANTERIOR DA MARGEM DO POLEGAR DIREITO

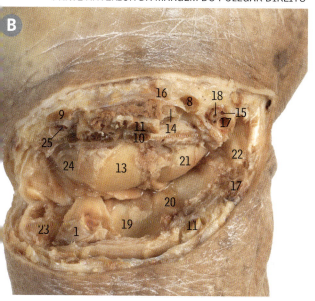
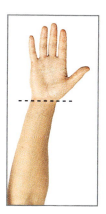

1 Disco articular
2 Capitato
3 Músculo extensor radial curto do carpo
4 Músculo extensor radial longo do carpo
5 Músculo extensor ulnar do carpo
6 Músculo extensor do dedo mínimo
7 Músculo extensor dos dedos
8 Tendão do músculo flexor radial do carpo
9 Tendão do músculo flexor ulnar do carpo
10 Tendão do músculo flexor profundo dos dedos
11 Tendão do músculo flexor superficial dos dedos
12 Hamato
13 Semilunar
14 Nervo mediano
15 Arco venoso palmar superficial
16 Tendão do músculo palmar longo
17 Artéria radial
18 Artéria radial, ramo palmar superficial
19 Face articular para o semilunar
20 Face articular para o escafoide
21 Escafoide
22 Processo estiloide do rádio
23 Processo estiloide da ulna
24 Pisiforme
25 Artéria ulnar

Ambas as articulações foram abertas (bem além da amplitude normal de movimento) para demonstrar as superfícies articulares dos ossos. A articulação radiocarpal em B foi aberta em extensão forçada. A articulação mediocarpal em A foi aberta em flexão forçada. As faces articulares proximais (articulação radiocarpal) do escafoide (21), semilunar (13) e do piramidal (24) são visualizadas em B, e suas faces articulares distais (articulação mediocarpal) são vistas em A.

178 Radiografias de punho e mão

Punho e mão *radiografias*

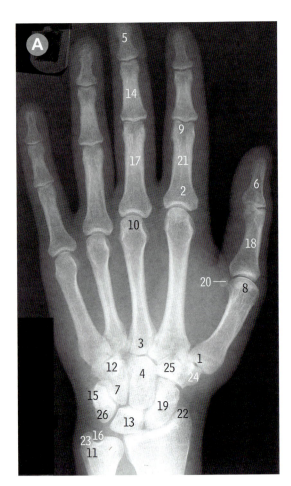
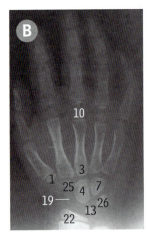
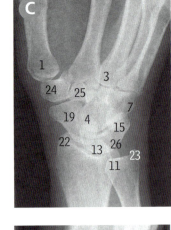
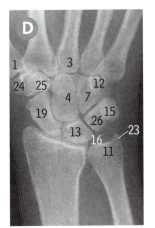
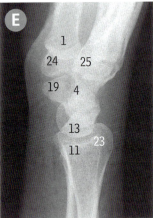

A incidência dorsopalmar

B criança de 4 anos de idade

C incidência oblíqua

D incidência posteroanterior

E incidência lateral

A epífise distal do rádio aparece aos 2 anos e a da ulna, aos 6 anos. O primeiro osso carpal a aparecer é o capitato, com 1 ano de idade.

Comparar as epífises dos metacarpais e das falanges visualizadas em B com as peças ósseas em I e J na página 131.

1 Base do primeiro metacarpal
2 Base da falange
3 Base do terceiro metacarpal
4 Capitato
5 Falange distal do dedo médio
6 Falange distal do polegar
7 Hamato
8 Cabeça do primeiro metacarpal
9 Cabeça da falange
10 Cabeça do terceiro metacarpal
11 Cabeça da ulna
12 Hâmulo do hamato
13 Semilunar
14 Falange média do dedo médio
15 Pisiforme
16 Posição do disco articular (fibrocartilagem triangular)
17 Falange proximal do dedo médio
18 Falange proximal do polegar
19 Escafoide
20 Osso sesamoide no tendão do músculo flexor curto do polegar
21 Corpo da falange
22 Processo estiloide do rádio
23 Processo estiloide da ulna
24 Trapézio
25 Trapezoide
26 Piramidal

Tórax

Tórax

A anatomia de superfície, vista anterior

B esqueleto axial, vista posterior

C esqueleto axial, vista anterior (coluna vertebral e caixa torácica)

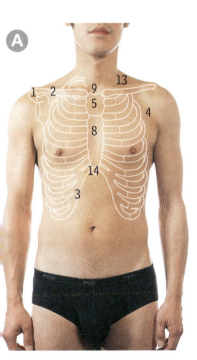 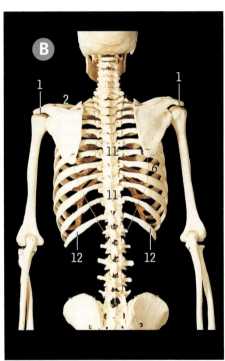 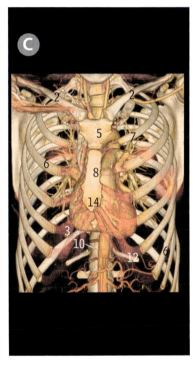

1 Acrômio
2 Clavícula
3 Margem costal
4 Sulco deltopeitoral
5 Manúbrio
6 Costela
7 Segunda costela
8 Corpo do esterno
9 Incisura jugular
10 Vértebra torácica, corpo
11 Vértebra torácica, processo espinhoso
12 Décima segunda costela
13 Músculo trapézio
14 Processo xifoide

180 Ossos do tórax

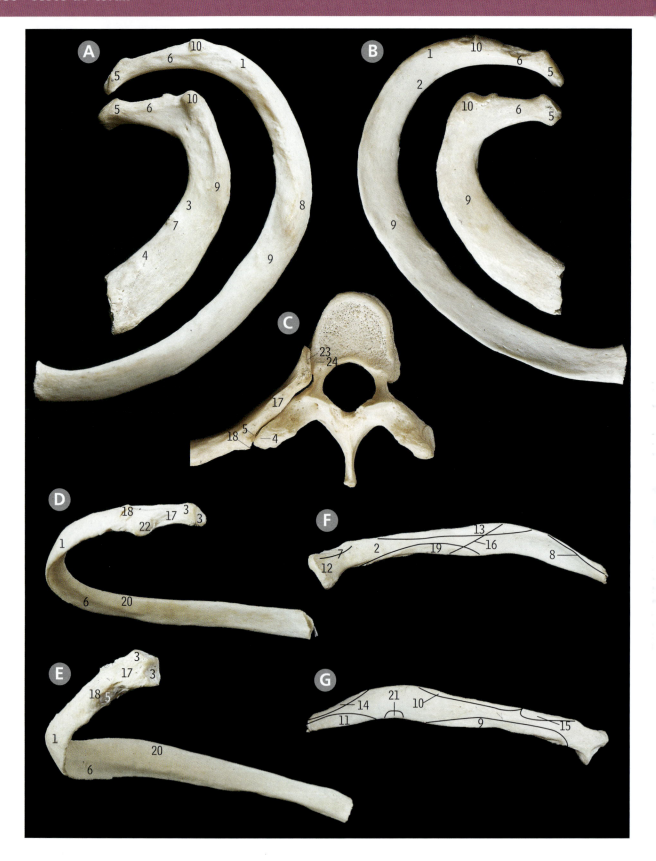

Ossos do tórax 181

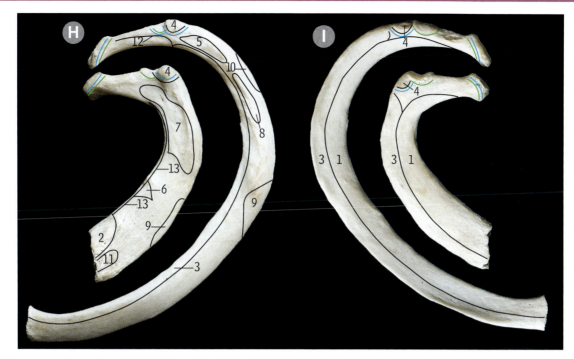

Primeira costela esquerda (face interna) e segunda costela esquerda (face externa)

A vista superior

B vista inferior

1 Ângulo da costela
2 Sulco da costela
3 Sulco da artéria subclávia e primeiro nervo torácico
4 Sulco da veia subclávia
5 Cabeça da costela
6 Colo da costela
7 Tubérculo do músculo escaleno anterior
8 Tuberosidade do músculo serrátil anterior
9 Corpo da costela
10 Tubérculo da costela

Costelas e relações

C uma costela típica e vértebra articulada, vista superior

D quinta costela esquerda, vista posterior (costela superior típica)

E sétima costela esquerda, vista posterior (costela inferior típica)

F décima segunda costela esquerda, vista anterior, com inserções

G décima segunda costela esquerda, vista posterior, com inserções

1 Ângulo da costela
2 Área coberta pela pleura
3 Face articular da cabeça da costela
4 Face articular do processo transverso
5 Parte articular do tubérculo da costela
6 Sulco costal
7 Ligamento costotransversário
8 Músculo diafragma
9 Músculo eretor da espinha
10 Músculo intercostal externo
11 Músculo oblíquo externo do abdome
12 Cabeça da costela
13 Músculo intercostal interno
14 Músculo latíssimo do dorso
15 Músculo levantador das costelas
16 Linha de reflexão pleural
17 Colo da costela
18 Parte não articular do tubérculo da costela
19 Músculo quadrado do lombo
20 Corpo da costela
21 Músculo serrátil posterior inferior
22 Tubérculo da costela
23 Face articular superior da cabeça da costela
24 Face costal superior do corpo vertebral

As costelas atípicas são: primeira, segunda, décima, décima primeira e décima segunda.

A **primeira costela** tem cabeça com uma face articular (A5), tubérculo proeminente (A10), e não tem ângulo e nem sulco costal. O corpo tem faces superior e inferior.

A **segunda costela** tem cabeça com duas faces articulares (B5), ângulo (B1) próximo ao tubérculo (B10), amplo sulco costal posteriormente e face externa voltada para cima e para fora, com a face interna para baixo e para dentro.

A **décima segunda** costela tem cabeça com uma face articular (F12), mas não há tubérculo, nem ângulo e nem sulco costal. O corpo se afunila na extremidade (as extremidades de todas as outras costelas se alargam levemente).

Primeira costela esquerda (face interna) e segunda costela (face externa), inserções

H vista superior 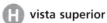   **I** vista inferior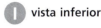

Linhas azuis, linhas epifisiais; linhas verdes, inserção das cápsulas das articulações costovertebrais.

1 Área coberta pela pleura
2 Ligamento costoclavicular
3 Músculos e membranas intercostais
4 Ligamento costotransversário lateral
5 Músculo levantador das costelas
6 Músculo escaleno anterior
7 Músculo escaleno médio
8 Músculo escaleno posterior
9 Músculo serrátil anterior
10 Músculo serrátil posterior superior
11 Músculo subclávio
12 Ligamento costotransversário superior
13 Membrana suprapleural

182 Ossos do tórax

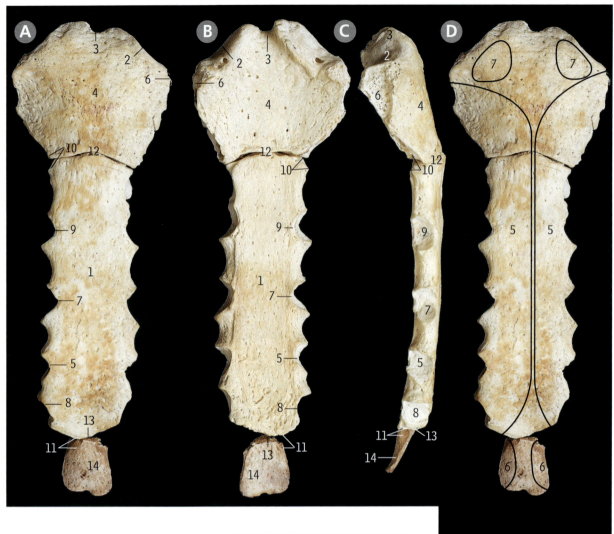

Osso esterno

A vista anterior

B vista posterior

C vista lateral direita

1 Corpo
2 Incisura clavicular
3 Incisura jugular
4 Manúbrio
5 Incisura para a quinta cartilagem costal
6 Incisura para a primeira cartilagem costal
7 Incisura para a quarta cartilagem costal
8 Incisura para a sexta cartilagem costal
9 Incisura para a terceira cartilagem costal
10 Incisuras para a segunda cartilagem costal
11 Incisuras para a sétima cartilagem costal
12 Ângulo do esterno e articulação manubriosternal
13 Articulação xifosternal
14 Processo xifoide

O esterno consiste em manúbrio (4), corpo (1) e processo xifoide (14).

O corpo do esterno (1) é formado pela fusão de quatro estérnebras, e os locais da fusão às vezes são indicados por três cristas levemente transversas.

O manúbrio (4) e o corpo (1) são ósseos. O processo xifoide (14) é uma estrutura cartilagínea que mostra, com frequência, algum grau de ossificação e varia consideravelmente em tamanho e forma.

As articulações manubriosternal e xifosternal (12 e 13) são sínfises, com as faces articulares cobertas por cartilagem hialina e unidas por um disco fibrocartilagíneo.

Esternotomia mediana

Variações do esterno

Ossos do tórax 183

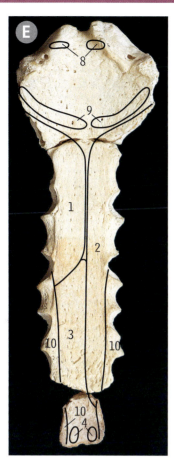

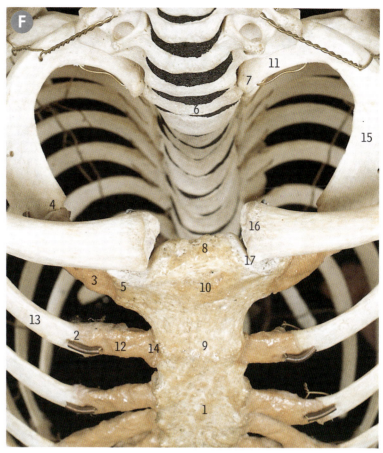

Esterno
Inserções

D vista anterior

E vista posterior

1 Área coberta pela pleura esquerda
2 Área coberta pela pleura direita
3 Área em contato com o pericárdio
4 Músculo diafragma
5 Músculo peitoral maior
6 Músculo reto do abdome
7 Músculo esternocleidomastóideo
8 Músculo esterno-hióideo
9 Músculo esternotireóideo
10 Músculo transverso do tórax

Os dois sacos pleurais estão em contato desde os níveis da segunda para a quarta cartilagem costal (E2 e 1).

F Entrada do tórax em esqueleto articulado, vista anterossuperior

A entrada ou saída do tórax (abertura superior do tórax) tem, aproximadamente, o mesmo tamanho e forma que o contorno do rim e é limitada pela primeira vértebra torácica (6), pelas primeiras costelas (15) e cartilagens costais (3) e pela margem superior do manúbrio do esterno (incisura jugular, 8). Ela não fica em um plano horizontal, mas se inclina para baixo e para a frente.

A segunda cartilagem costal (12) une o manúbrio e o corpo do esterno (10 e 1) ao nível da articulação manubriosternal (9). Esse é um marco anatômico importante, já que a linha da articulação é palpável como uma crista no ângulo sutil entre o manúbrio e o corpo, e a segunda cartilagem costal e a costela podem ser identificadas laterais a ela. Outras costelas podem ser identificadas contando para baixo, a partir da segunda.

1 Corpo do esterno
2 Articulação costocondral (segunda)
3 Primeira cartilagem costal
4 Primeira articulação costocondral
5 Primeira articulação esternocostal
6 Primeira vértebra torácica
7 Cabeça da primeira costela
8 Incisura jugular
9 Articulação manubriosternal (ângulo de Louis)
10 Manúbrio do esterno
11 Colo da primeira costela
12 Segunda cartilagem costal
13 Segunda costela
14 Segunda articulação esternocostal
15 Corpo da primeira costela
16 Extremidade esternal da clavícula
17 Articulação esternoclavicular

Doença costocondral

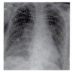
Tórax instável

184 Anatomia de superfície da parede torácica e da mama

Coração, pleura parietal esquerda e pulmão
anatomia de superfície, sexo feminino

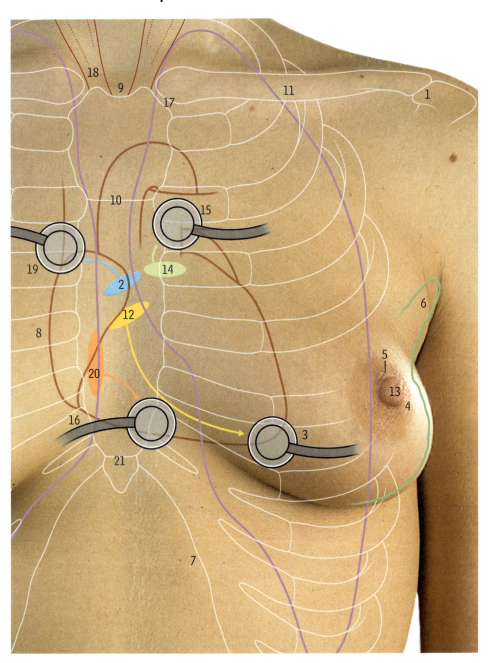

Linha marrom, coração; linha roxa, pleura; linha verde, processo axilar da mama.

As posições das quatro valvas cardíacas estão indicadas por elipses coloridas e são mostrados os locais onde os sons das valvas correspondentes são mais bem percebidos com o estetoscópio.

A articulação manubriosternal (10) é palpável e um guia para identificar a segunda cartilagem costal (15) que se une ao esterno nesse nível (página 183, F9, 14 e 12).

A pleura e o pulmão se estendem para o pescoço em 2,5 cm acima do terço médio da clavícula.

Na linha medioclavicular, o limite inferior da *pleura* atinge a oitava cartilagem costal; na linha média da axila, ele chega à décima costela; e, na margem lateral do músculo eretor da espinha, ele cruza a décima segunda costela. A margem inferior do *pulmão* fica cerca de duas costelas mais alta que a reflexão pleural.

Atrás do esterno, os sacos pleurais são adjacentes um ao outro, na linha média a partir do nível da segunda para a quarta cartilagem costal, mas depois divergem devido ao volume do coração à esquerda.

1 Articulação acromioclavicular
2 Valva da aorta
3 Ápice do coração
4 Aréola da mama
5 Glândulas areolares
6 Processo axilar
7 Margem costal (na oitava cartilagem costal)
8 Quarta cartilagem costal
9 Incisura jugular
10 Articulação manubriosternal
11 Ponto médio da clavícula
12 Valva atrioventricular (AV) esquerda (mitral)
13 Papila mamária
14 Valva do tronco pulmonar
15 Segunda cartilagem costal
16 Sexta cartilagem costal
17 Articulação esternoclavicular
18 Músculo esternocleidomastóideo
19 Terceira cartilagem costal
20 Valva AV direita (tricúspide)
21 Articulação xifosternal

Ausculação de sons cardíacos

Mama feminina *glândula mamária*

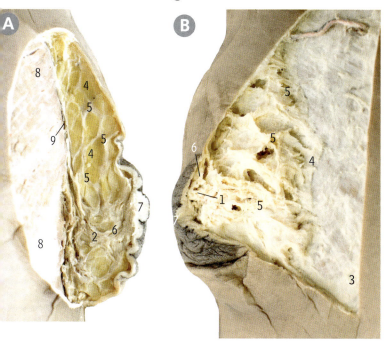
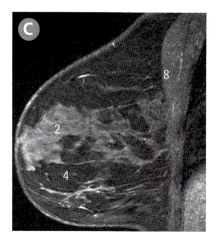

A corte parassagital mediano

B dissecção da aréola, papila mamária e tecido da mama

C RM sagital da mama

1 Ampola do ducto lactífero
2 Tecido glandular condensado
3 Fáscia sobre o músculo peitoral maior
4 Tecido adiposo
5 Septo fibroso
6 Ducto lactífero
7 Papila mamária
8 Músculo peitoral maior
9 Espaço retromamário

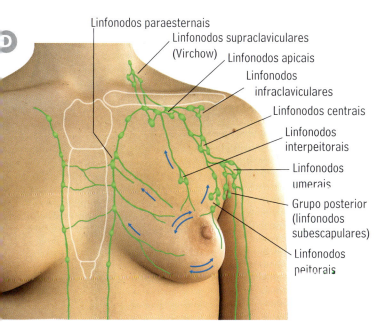

Linfonodos paraesternais
Linfonodos supraclaviculares (Virchow)
Linfonodos apicais
Linfonodos infraclaviculares
Linfonodos centrais
Linfonodos interpeitorais
Linfonodos umerais
Grupo posterior (linfonodos subescapulares)
Linfonodos peitorais

D Mama
drenagem linfática

Existe uma rede difusa de vasos linfáticos anastomosados na mama, incluindo a pele, e a *linfa de qualquer parte pode viajar para qualquer outra parte*. Vasos maiores drenam a maior parte da linfa para os linfonodos axilares, mas alguns da região medial passam pela parede torácica próxima ao esterno para linfonodos paraesternais adjacentes aos vasos torácicos internos. Esses são os locais mais comuns e iniciais para a disseminação de câncer, mas outros linfonodos podem estar envolvidos (especialmente na disseminação mais tardia da doença); estes incluem linfonodos infraclaviculares e supraclaviculares (cervicais profundos), linfonodos no mediastino e linfonodos no abdome (via músculo diafragma e bainha do músculo reto do abdome). A disseminação para a mama oposta também pode ocorrer.

Anormalidades da mama

Exame da mama

Carcinoma de mama

Mastectomia

Pele com textura de casca de laranja e retração da papila mamária

186 Parede torácica e anatomia de superfície

A Lateral direita do tórax
vista posterior com o braço abduzido e em rotação

Com o braço totalmente abduzido e em rotação, a margem medial da escápula (5) fica a um ângulo de cerca de 60° na vertical e indica aproximadamente a linha da fissura oblíqua do pulmão (linha tracejada). A linha vermelha indica a orientação das fibras musculares do trapézio, do deltoide e do latíssimo do dorso.

1 Músculo deltoide
2 Quinto espaço intercostal
3 Ângulo inferior da escápula
4 Músculo latíssimo do dorso
5 Margem medial da escápula
6 Espinha da escápula
7 Processo espinhoso da terceira vértebra torácica
8 Músculo redondo maior
9 Músculo trapézio

A linha da fissura oblíqua do pulmão segue do nível do processo espinhoso da terceira vértebra torácica (7) até a sexta cartilagem costal, na margem lateral do esterno (B). Com o braço totalmente abduzido e em rotação, a margem medial da escápula (5) é um bom guia para a direção dessa fissura.

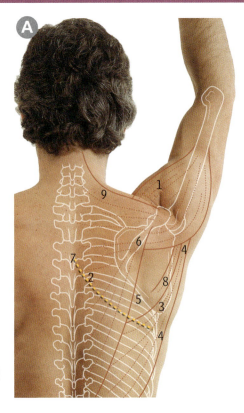

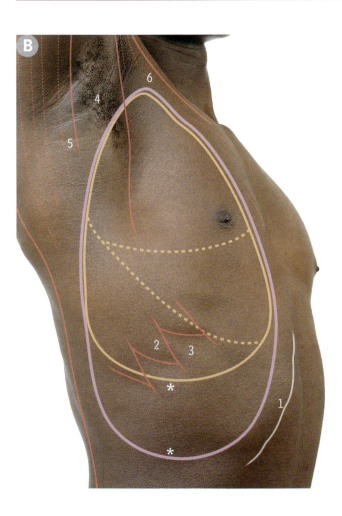

B Lateral direita do tórax
anatomia de superfície, a partir da direita, com o braço abduzido e em rotação

A linha roxa indica a extensão da pleura, e a linha laranja contínua, o limite inferior do pulmão; observar o intervalo entre as duas na porção inferior do tórax, indicando o recesso costodiafragmático da pleura – o pulmão se expande para esse espaço durante a inspiração. As fissuras transversa e oblíqua do pulmão são representadas pelas linhas tracejadas em laranja.

1 Margem costal
2 Digitações do músculo serrátil anterior
3 Músculo oblíquo externo do abdome
4 Assoalho da axila
5 Músculo latíssimo do dorso
6 Músculo peitoral maior

A fissura horizontal do pulmão direito é representada por uma linha desenhada horizontalmente para trás a partir da quarta cartilagem costal até encontrar a linha da fissura oblíqua (descrita em A) seguindo para a frente, para a sexta cartilagem costal. O triângulo assim delineado indica o lobo médio do pulmão, com o lobo superior em posição superior a ele e o lobo inferior em posição inferior e posterior a ele. Essa é a área coberta pela mama direita.

Do lado esquerdo, onde o pulmão só tem dois lobos, superior e inferior, não há fissura horizontal; a anatomia de superfície para a fissura oblíqua é semelhante àquela à direita.

*O asterisco representa os locais em que as margens inferiores do pulmão e da pleura cruzam a oitava e a décima costela, respectivamente, na linha média da axila.

Músculos da parede anterior do tórax
músculos intercostais, vista anterior

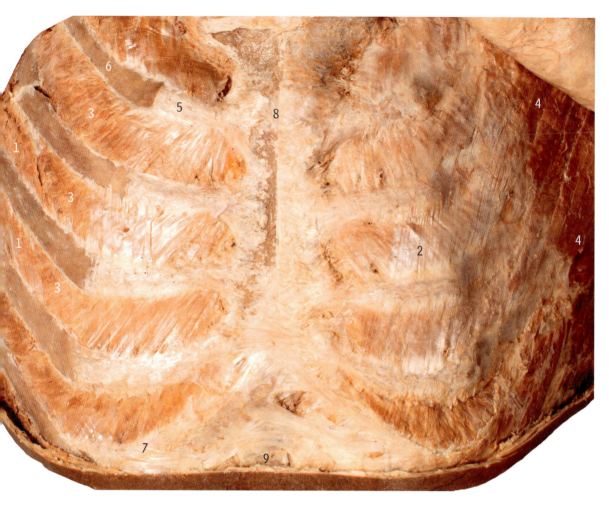

1 Músculo intercostal externo
2 Membrana Intercostal externa
3 Músculo intercostal interno
4 Músculo peitoral menor
5 Segunda cartilagem costal
6 Segunda costela
7 Sexta cartilagem costal
8 Ângulo do esterno (de Louis)
9 Processo xifoide

As fibras dos **músculos intercostais externos** (1) seguem em sentido descendente e medial, e próximo às articulações costocondrais (como entre 5 e 6) dão lugar à membrana intercostal externa (aqui removida); essas são as lâminas finas de tecido conjuntivo através do qual os músculos intercostais internos subjacentes (3) podem ser visualizados.

As fibras dos **músculos intercostais internos** (3) seguem em sentido descendente e lateral. Na região anterior, elas são cobertas pela membrana intercostal externa e, na parte posterior, elas dão espaço para a membrana intercostal interna. As direções diferentes das fibras musculares permitem a distinção entre dois grupos de músculos – descendente e medial para os externos (1), descendente e lateral para os internos (3).

A sétima cartilagem costal é a mais baixa a se unir ao esterno e, junto com a oitava, a nona e a décima cartilagens, forma a margem costal.

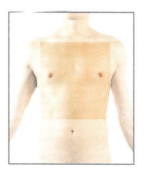

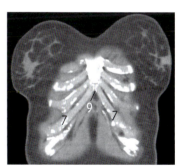

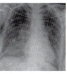

Tórax instável

188 Parede torácica

Músculos do tórax
músculos intercostais direitos

 vista externa

 vista interna

1 Oitava costela
2 Músculo intercostal externo
3 Quinto nervo intercostal
4 Quinta artéria intercostal posterior
5 Quinta veia intercostal posterior
6 Quinta costela
7 Quarta costela
8 Músculo intercostal íntimo
9 Músculo intercostal interno
10 Pleura
11 Sétima costela
12 Sexto nervo intercostal
13 Sexta costela

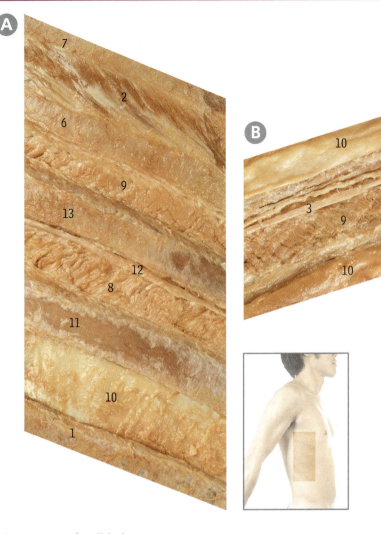

> Os **músculos intercostais internos** são contínuos posteriormente com as membranas intercostais internas que são cobertas pelas extremidades mediais dos músculos intercostais externos (como em 2).

Em A, cada espaço intercostal foi dissecado a uma profundidade diferente, mostrando, de cima para baixo, um músculo intercostal externo (2), um músculo intercostal interno (9), um músculo intercostal íntimo (8) e a pleura (10). Os principais vasos e nervos intercostais ficam entre os músculos intercostais interno e íntimo; o nervo (12) é visualizado no sexto interespaço, imediatamente inferior à sexta costela (13), e repousa na face externa do músculo intercostal íntimo (8), mas a artéria e a veia estão sob o sulco da costela. Os vasos, assim como o nervo, são visualizados no quinto espaço intercostal quando este é dissecado a partir da face interna do tórax, como em B; aqui a pleura e o músculo intercostal íntimo foram removidos, e os vasos (5 e 4) e o quinto nervo intercostal (3) repousam contra a face interna do músculo intercostal interno (9).

Bloqueio do nervo intercostal

Parede torácica 189

Músculos do tórax
A vista interna da parede anterior do tórax
B músculos intercostais inferiores do lado esquerdo

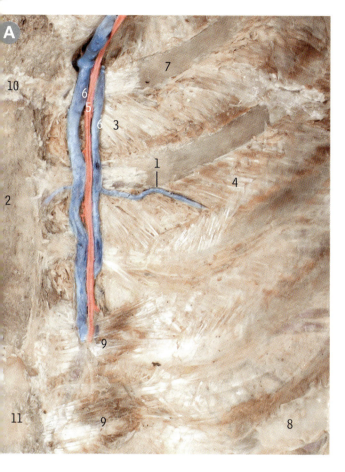

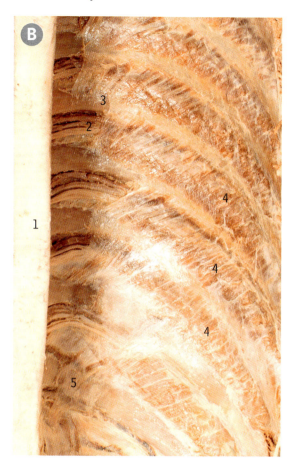

Esta vista da face interna da parede torácica mostra a face posterior da metade direita do osso esterno e parede adjacente, com a pleura removida. A artéria torácica interna é vista passando profunda pelas projeções do músculo transverso do tórax (9, anteriormente chamado de esternocostal).

- Veia Intercostal anterior
- Corpo do esterno
- Membrana intercostal íntima
- Músculo intercostal interno
- Artéria torácica interna
- Veias torácicas internas
- 7 Segunda costela
- 8 Sexta costela
- 9 Projeções do músculo transverso do tórax
- 10 Ângulo do esterno (de Louis)
- 11 Processo xifoide

Esta vista da região inferior do hemitórax esquerdo parte da lateral direita anterior, com pleura, vasos e nervos removidos, e mostra parte da camada mais interna dos músculos da parede torácica (3 e 4).

1 Região torácica da parte descendente da aorta
2 Oitavo feixe neurovascular intercostal
3 Oitava costela
4 Músculo intercostal íntimo
5 Décima segunda costela

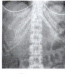

Doença costocondral

Raiz do pescoço e vísceras torácicas

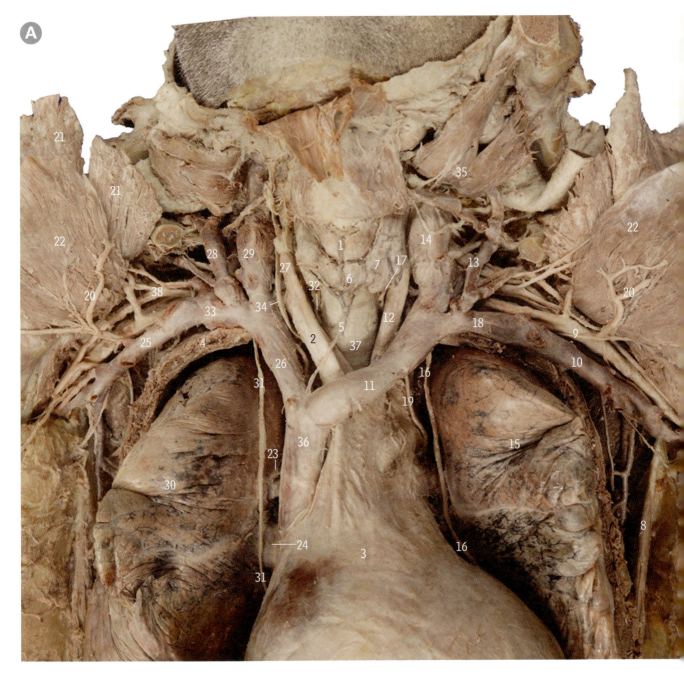

1 Arco da cartilagem cricóidea
2 Tronco braquiocefálico
3 Pericárdio fibroso
4 Primeira costela (borda cortada)
5 Veias tireóideas inferiores
6 Istmo da glândula tireoide
7 Lobo lateral da glândula tireoide
8 Músculo latíssimo do dorso
9 Artéria axilar esquerda
10 Veia axilar esquerda
11 Veia braquiocefálica esquerda
12 Artéria carótida comum esquerda
13 Veia jugular externa esquerda
14 Veia jugular interna esquerda
15 Pulmão esquerdo
16 Nervo frênico esquerdo
17 Nervo laríngeo recorrente esquerdo
18 Veia subclávia esquerda
19 Nervo vago esquerdo (NC X)
20 Ramo peitoral da artéria toracoacromial
21 Músculo peitoral maior
22 Músculo peitoral menor
23 Artéria pulmonar (direita)
24 Veia pulmonar
25 Veia axilar direita
26 Veia braquiocefálica direita
27 Artéria carótida comum direita
28 Veia jugular externa direita
29 Veia jugular interna direita
30 Pulmão direito
31 Nervo frênico direito
32 Nervo laríngeo recorrente direito
33 Veia subclávia direita
34 Nervo vago direito (NC X)
35 Músculos infra-hióideos (rebatidos)
36 Veia cava superior
37 Traqueia
38 Tronco superior do plexo braquial direito

Vísceras torácicas com coração *in situ*

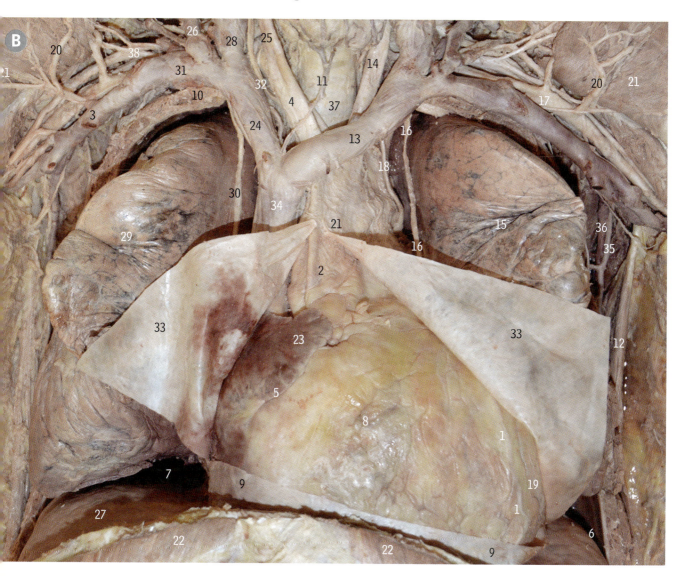

1. Ramo interventricular anterior (DA)
2. Parte ascendente da aorta
3. Veia axilar
4. Tronco braquiocefálico
5. Sulco coronário
6. Recesso costodiafragmático
7. Recesso costomediastinal
8. Epicárdio (lâmina visceral do pericárdio seroso)
9. Pericárdio fibroso
10. Primeira costela (borda cortada)
11. Veia tireóidea inferior
12. Músculo latíssimo do dorso
13. Veia braquiocefálica esquerda
14. Artéria carótida comum esquerda
15. Pulmão esquerdo
16. Nervo frênico esquerdo
17. Artéria axilar esquerda
18. Nervo vago esquerdo (NC X)
19. Ventrículo esquerdo
20. Ramo peitoral da artéria toracoacromial
21. Músculo peitoral menor (rebatido)
22. Músculo reto do abdome
23. Aurícula direita
24. Veia braquiocefálica direita
25. Artéria carótida comum direita
26. Veia jugular externa direita
27. Hemidiafragma direito
28. Veia jugular interna direita
29. Pulmão direito
30. Nervo frênico direito
31. Veia subclávia direita
32. Nervo vago direito (NC X)
33. Pericárdio seroso (lâmina parietal do pericárdio seroso)
34. Veia cava superior
35. Artéria toracodorsal
36. Veia toracodorsal
37. Traqueia
38. Tronco superior do plexo braquial esquerdo

Vísceras torácicas com coração removido

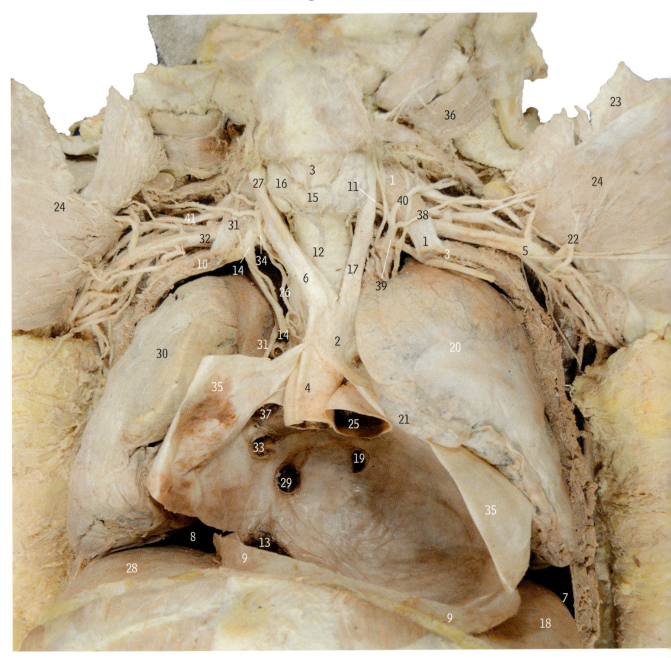

1 Músculo escaleno anterior e tendão
2 Arco da aorta
3 Arco da cartilagem cricóidea
4 Parte ascendente da aorta
5 Artéria axilar (segunda parte)
6 Tronco braquiocefálico
7 Recesso costodiafragmático
8 Recesso costomediastinal
9 Pericárdio fibroso
10 Primeira costela (borda cortada)
11 Artéria tireóidea inferior
12 Veias tireóideas inferiores
13 Veia cava inferior
14 Artéria torácica interna
15 Istmo da glândula tireoide
16 Lobo lateral da glândula tireoide
17 Artéria carótida comum esquerda
18 Hemidiafragma esquerdo
19 Veia pulmonar esquerda inferior
20 Pulmão esquerdo
21 Língula
22 Ramo peitoral da artéria toracoacromial
23 Músculo peitoral maior (refletido)
24 Músculo peitoral menor (refletido)
25 Tronco pulmonar
26 Ramo bronquial direito
27 Artéria carótida comum direita
28 Hemidiafragma direito
29 Veia pulmonar direita inferior
30 Pulmão direito
31 Nervo frênico direito
32 Artéria subclávia direita
33 Veia pulmonar direita superior
34 Nervo vago direito (NC X)
35 Pericárdio seroso (lâmina parietal do pericárdio seroso)
36 Músculos infra-hióideos (rebatidos)
37 Veia cava superior
38 Artéria supraescapular
39 Tronco tireocervical
40 Artéria cervical transversa
41 Tronco superior do plexo braquial

Vísceras torácicas 193

Conteúdo torácico com coração removido

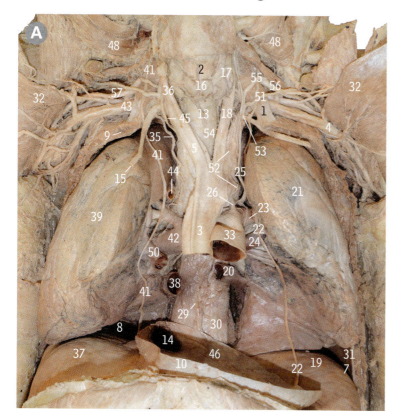

Vista superoinferior da cavidade torácica, da cabeça ao músculo diafragma, com remoção de pericárdio e pulmões

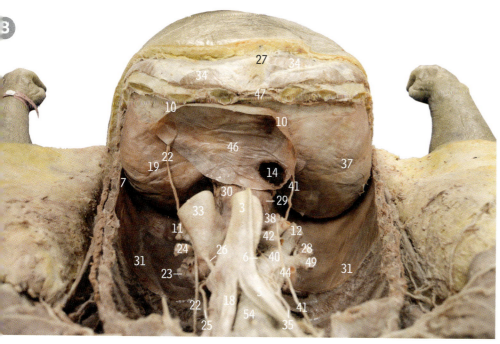

1 Músculo escaleno anterior
2 Arco da cartilagem cricóidea
3 Parte ascendente da aorta
4 Artéria axilar (segunda parte)
5 Tronco braquiocefálico
6 Carina da traqueia (internamente)
7 Recesso costodiafragmático
8 Recesso costomediastinal
9 Borda cortada da primeira costela
10 Pericárdio fibroso
11 Brônquio lobar inferior (esquerdo)
12 Brônquio lobar inferior (direito)
13 Veias tireóideas inferiores
14 Veia cava inferior
15 Artéria torácica interna (rebatida lateralmente)
16 Istmo da glândula tireoide
17 Lobo lateral da glândula tireoide
18 Artéria carótida comum esquerda
19 Hemidiafragma esquerdo
20 Veia pulmonar esquerda inferior
21 Pulmão esquerdo
22 Nervo frênico esquerdo
23 Artéria pulmonar esquerda
24 Veia pulmonar esquerda superior
25 Nervo vago esquerdo
26 Ligamento arterial (ducto arterial)
27 Linha alba
28 Brônquio lobar médio
29 Plexo esofágico
30 Esôfago
31 Pleura parietal
32 Músculo peitoral menor (rebatido)
33 Tronco pulmonar
34 Músculo reto do abdome
35 Ramo bronquial direito (surge da artéria torácica interna, variação)
36 Artéria carótida comum direita
37 Hemidiafragma direito
38 Veia pulmonar direita inferior
39 Pulmão direito
40 Brônquio principal direito
41 Nervo frênico direito
42 Artéria pulmonar direita
43 Artéria subclávia direita
44 Brônquio principal direito (continuação)
45 Nervo vago direito
46 Pericárdio seroso (lâmina parietal do pericárdio seroso)
47 Esterno
48 Músculos infra-hióideos (rebatidos)
49 Brônquio lobar superior
50 Veia pulmonar direita superior
51 Artéria supraescapular
52 Ramos cardíacos torácicos
53 Tronco tireocervical
54 Traqueia
55 Artéria cervical transversa
56 Tronco superior do plexo braquial esquerdo
57 Tronco superior do plexo braquial direito

Mediastino superior e posterior e plexo cardíaco
vista lateral esquerda

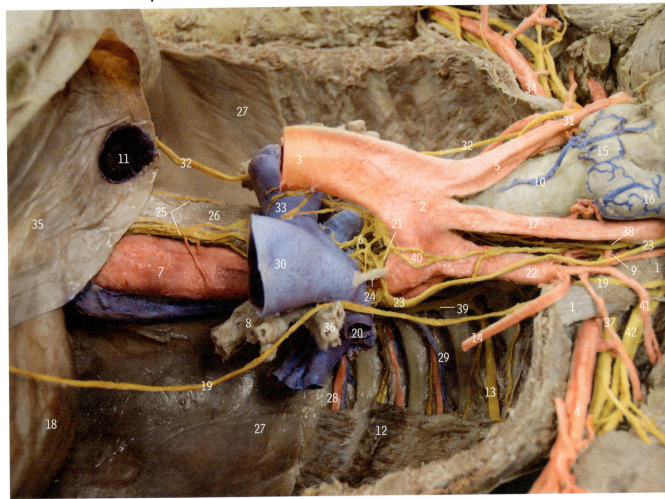

1 Músculo escaleno anterior e tendão
2 Arco da aorta
3 Parte ascendente da aorta
4 Artéria axilar
5 Tronco braquiocefálico
6 Plexo cardíaco (superficial)
7 Parte descendente da aorta
8 Brônquio lobar inferior
9 Artéria tireóidea inferior
10 Veia tireóidea inferior
11 Veia cava inferior
12 Músculo intercostal íntimo
13 Nervo intercostal
14 Artéria torácica interna
15 Istmo da glândula tireoide
16 Lobo lateral da glândula tireoide
17 Artéria carótida comum esquerda
18 Hemidiafragma esquerdo
19 Nervo frênico esquerdo
20 Artéria pulmonar esquerda
21 Nervo laríngeo recorrente esquerdo
22 Artéria subclávia esquerda
23 Nervo vago esquerdo (NC X)
24 Ligamento arterial (ducto arterial)
25 Plexo esofágico
26 Esôfago
27 Pleura parietal
28 Artéria intercostal posterior
29 Veia intercostal posterior
30 Tronco pulmonar
31 Artéria carótida comum direita
32 Nervo frênico direito
33 Artéria pulmonar direita
34 Artéria subclávia direita
35 Pericárdio seroso (lâmina parietal do pericárdio seroso)
36 Brônquio lobar superior
37 Artéria supraescapular
38 Tronco simpático (cervical)
39 Tronco simpático (torácico)
40 Ramos cardíacos torácicos
41 Artéria cervical transversa
42 Tronco superior do plexo braquial

Vísceras torácicas 195

Mediastino superior e posterior *vista lateral direita*

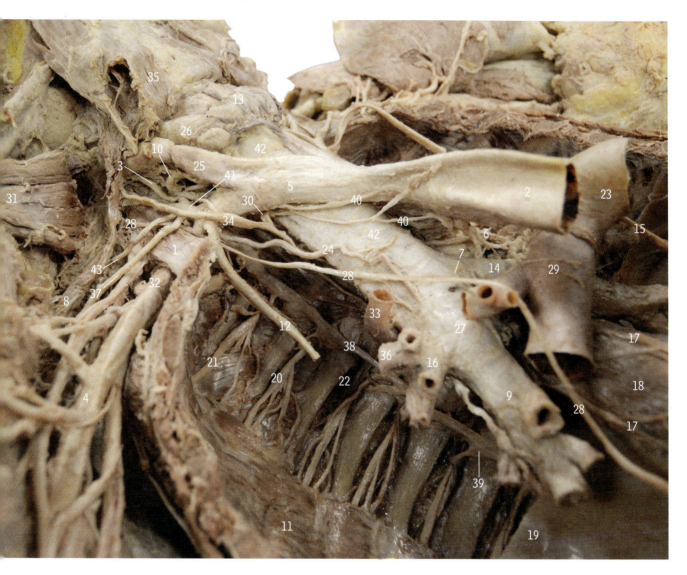

1 Músculo escaleno anterior
2 Parte ascendente da aorta
3 Artéria cervical ascendente
4 Artéria axilar
5 Tronco braquiocefálico
6 Plexo cardíaco
7 Carina da traqueia (aspecto interno)
8 Ventre inferior do músculo omo-hióideo
9 Brônquio lobar inferior
10 Artéria tireóidea inferior
11 Músculo intercostal íntimo
12 Artéria torácica interna
13 Istmo da glândula tireoide
14 Brônquio principal esquerdo
15 Nervo frênico esquerdo
16 Brônquio lobar médio
17 Plexo esofágico
18 Esôfago
19 Pleura parietal
20 Artéria intercostal posterior
21 Nervo intercostal posterior
22 Veia intercostal posterior
23 Tronco pulmonar
24 Ramo bronquial direito
25 Artéria carótida comum direita
26 Lobo direito da glândula tireoide
27 Brônquio principal direito
28 Nervo frênico direito
29 Artéria pulmonar direita
30 Nervo laríngeo recorrente direito
31 Músculo esternocleidomastóideo direito (rebatido)
32 Artéria subclávia direita
33 Veia ázigo
34 Nervo vago direito (NC X)
35 Músculos infra-hióideos (rebatidos)
36 Brônquio lobar superior
37 Artéria supraescapular
38 Tronco simpático
39 Gânglio simpático
40 Ramos cardíacos torácicos
41 Tronco tireocervical
42 Traqueia
43 Artéria cervical transversa

Coração e pericárdio

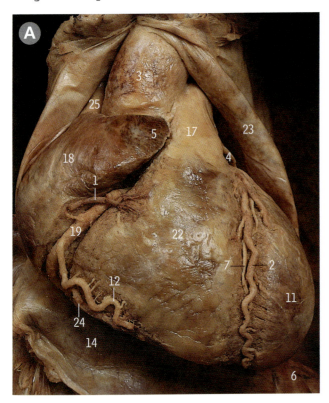
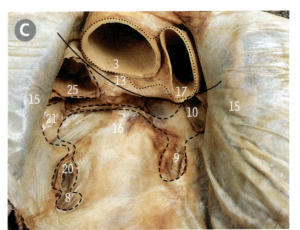

A vista anterior

B com marcador no seio transverso

C seio oblíquo após remoção do coração

1. Veia anterior do ventrículo direito
2. Ramo interventricular anterior de artéria coronária esquerda
3. Parte ascendente da aorta
4. Aurícula esquerda
5. Aurícula direita
6. Músculo diafragma
7. Veia cardíaca magna
8. Veia cava inferior
9. Veia pulmonar esquerda inferior
10. Veia pulmonar esquerda superior
11. Ventrículo esquerdo
12. Ramo marginal de artéria coronária direita
13. Marcador (B) linha negra (C) no seio transverso
14. Pericárdio fundido com o centro tendíneo do músculo diafragma
15. Pericárdio rebatido lateralmente sobre o pulmão
16. Parede posterior da cavidade pericárdica e seio oblíquo
17. Tronco pulmonar
18. Átrio direito
19. Artéria coronária direita
20. Veia pulmonar direita inferior
21. Veia pulmonar direita superior
22. Ventrículo direito
23. Lâmina parietal do pericárdio seroso sobre o pericárdio fibroso (rebatido lateralmente)
24. Veia cardíaca parva
25. Veia cava superior

Em A, o pericárdio foi aberto e rebatido para trás (23) para exibir a face anterior do coração. O tronco pulmonar (17) deixa o ventrículo direito (22) na frente e à esquerda da parte ascendente da aorta (3), que é superposta pela aurícula do átrio direito (18). A veia cava superior (25) fica à direita da aorta e ainda está amplamente coberta por pericárdio. O ramo interventricular anterior (2) da artéria coronária esquerda e a veia cardíaca magna (7) ficam no sulco interventricular anterior entre os ventrículos direito e esquerdo (22 e 11), e a artéria coronária direita (19) fica no sulco coronário entre o ventrículo direito (22) e o átrio direito (18). Em B, somente a parte superior de outro coração é mostrada, com um marcador no seio transverso, o espaço atrás da aorta (3) e do tronco pulmonar (17). Em C, o coração foi removido do pericárdio, deixando os orifícios dos grandes vasos. A linha pontilhada indica a inserção de uma camada única de pericárdio seroso ao redor da aorta (3) e do tronco pulmonar (17). A linha tracejada indica a inserção de outra camada mais complexa, porém única de pericárdio seroso ao redor de todos os outros seis grandes vasos (as quatro veias pulmonares, 10, 9, 20 e 21, e das veias cavas superior e inferior, 25 e 8). O intervalo estreito entre as duas camadas é o seio transverso; a linha contínua em C indica a via do marcador em B. A área do pericárdio (16) entre as veias pulmonares e limitada superiormente pela reflexão do pericárdio seroso sobre a parte posterior do coração é o seio oblíquo.

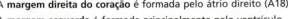

A **margem direita do coração** é formada pelo átrio direito (A18).

A **margem esquerda** é formada principalmente pelo ventrículo esquerdo (A11) com a parte mais alta do ventrículo direito no topo (infundíbulo) (A22) e a extremidade da aurícula esquerda (A4).

A **margem inferior** é formada pelo ventrículo direito (A22) com uma pequena parte do ventrículo esquerdo (A11) no ápice.

Tamponamento cardíaco

Efusão pericárdica

Coração 197

Coração com vasos sanguíneos   A vista anterolateral   B vista posterior

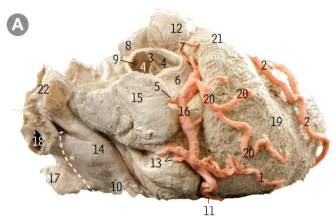

1 Ramo marginal direito
2 Ramo interventricular anterior (ADA)**
3 Cúspides da valva da aorta
4 Seio da aorta (de Valsalva)
5 Ramo do nó sinoatrial
6 Parte ascendente da aorta
7 Ramo do cone arterial (coronária direita)
8 Aurícula esquerda
9 Óstio da artéria coronária esquerda
10 Abertura da veia cava inferior
11 Ramo interventricular posterior (coronária direita)
12 Tronco pulmonar
13 Ramos atriais (coronária direita)
14 Átrio direito
15 Aurícula direita
16 Artéria coronária direita
17 Veia pulmonar direita inferior
18 Veia pulmonar direita superior
19 Ventrículo direito
20 Ramos atrioventriculares
21 Cone arterial
22 Veia cava superior

*Linha imaginária demarcando a divisão entre átrios direito e esquerdo
**Conhecida também como artéria descendente anterior.

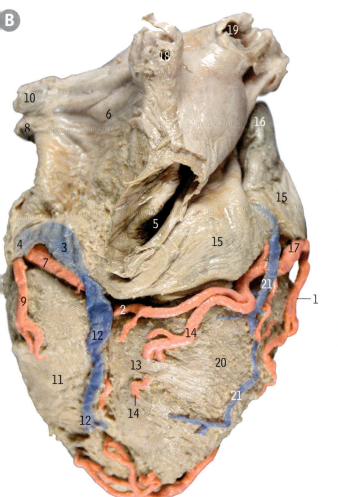

1 Ramo marginal direito
2 Ramo do nó atrioventricular (coronária direita)
3 Seio coronário
4 Veia cardíaca magna
5 Veia cava inferior
6 Átrio esquerdo
7 Ramo circunflexo, artéria coronária esquerda
8 Veia pulmonar esquerda inferior
9 Ramo marginal esquerdo
10 Veia pulmonar esquerda superior
11 Ventrículo esquerdo (face inferior)
12 Veia cardíaca média
13 Ponte miocárdica
14 Ramo interventricular posterior (coronária direita)
15 Átrio direito
16 Aurícula direita
17 Artéria coronária direita
18 Veias pulmonares direitas inferiores
19 Veia pulmonar direita superior
20 Ventrículo direito (face inferior)
21 Veia cardíaca parva

> Os ramos interventriculares são frequentemente chamados pelos médicos de ramos descendentes (interventricular anterior, descendente anterior, interventricular posterior, descendente posterior).

Coração com vasos sanguíneos Ⓐ vista lateral esquerda
Ⓑ vista lateral esquerda e posterior

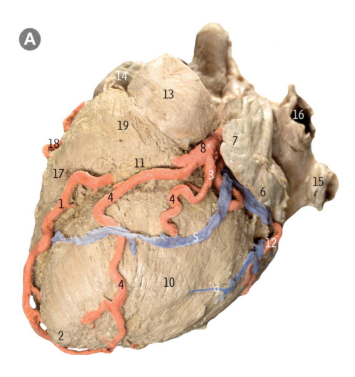

1 Ramo interventricular anterior (ADA)
2 Ápice do coração
3 Ramo circunflexo, artéria coronária esquerda
4 Ramo diagonal
5 Veia cardíaca magna
6 Átrio esquerdo
7 Aurícula esquerda
8 Artéria coronária esquerda
9 Veia marginal esquerda
10 Ventrículo esquerdo
11 Ponte miocárdica
12 Ramo marginal esquerdo
13 Tronco pulmonar
14 Aurícula direita
15 Veia pulmonar direita inferior
16 Veia pulmonar direita superior
17 Ventrículo direito
18 Ramos atrioventriculares
19 Cone arterial

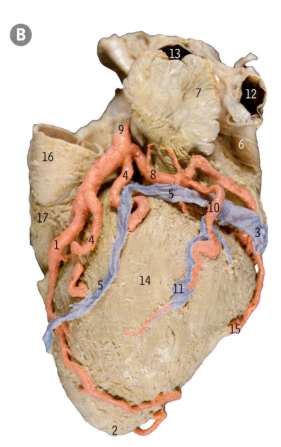

1 Ramo interventricular anterior (ADA)
2 Ápice do coração
3 Seio coronário
4 Ramo diagonal
5 Veia cardíaca magna
6 Átrio esquerdo
7 Aurícula esquerda (rebatida)
8 Ramo circunflexo, artéria coronária esquerda
9 Artéria coronária esquerda
10 Ramo marginal esquerdo
11 Veia marginal esquerda
12 Veia pulmonar esquerda inferior
13 Veia pulmonar esquerda superior
14 Ventrículo esquerdo
15 Ramo marginal esquerdo
16 Tronco pulmonar
17 Cone arterial

Coração 199

C Átrio direito *vista anterior e lateral direita*

A parede anterior foi aberta próximo à sua margem esquerda e refletida para a direita, mostrando em sua face interna a crista terminal vertical (2) e os músculos pectíneos horizontais (7). A fossa oval (3) fica no septo interatrial, e o óstio do seio coronário está à esquerda do óstio da veia cava inferior (4).

1 Aurícula direita
2 Crista terminal
3 Fossa oval
4 Veia cava inferior
5 Limbo da fossa oval
6 Óstio do seio coronário
7 Músculos pectíneos
8 Posição do nó atrioventricular
9 Posição do tubérculo intervenoso (inferior)
10 Veia cava superior
11 Valva AV direita
12 Válvula do seio coronário
13 Válvula da veia cava inferior

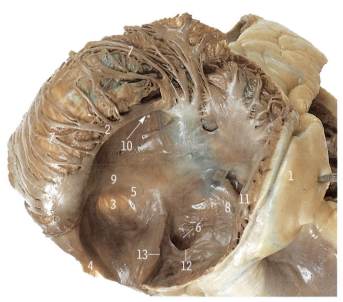

A fossa oval (3) forma parte do septo interatrial e faz parte do septo embrionário primário.

O limbo da fossa oval (5), que forma a margem da fossa oval (3), representa a margem inferior do septo embrionário secundário. Antes da fusão dos septos primário e secundário (ao nascimento), o intervalo entre eles forma o forame oval.

O nó sinoatrial (nó SA, não ilustrado) está embutido na parede anterior do átrio, na extremidade superior da crista terminal, logo inferior à abertura da veia cava superior.

O nó atrioventricular (nó AV, 8) está embutido no septo interatrial, logo superior e para a esquerda do óstio do seio coronário (6).

D Ventrículo direito *vista anterior*

1 Válvula anterior da valva AV direita
2 Músculo papilar anterior
3 Parte ascendente da aorta
4 Aurícula direita
5 Cordas tendíneas
6 Veia cava inferior
7 Cone arterial do ventrículo direito
8 Músculo papilar posterior
9 Tronco pulmonar
10 Átrio direito
11 Trabécula septomarginal
12 Músculo papilar septal
13 Veia cava superior

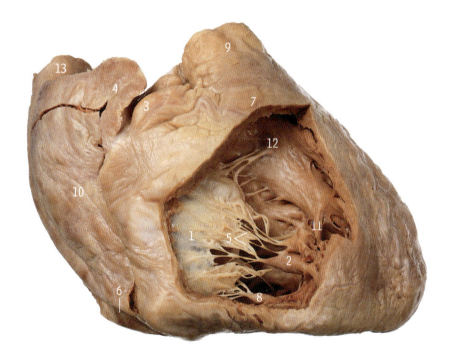

A trabécula septomarginal (11), que conduz parte do ramo direito do feixe atrioventricular do septo interventricular para o músculo papilar anterior (2), era antigamente conhecida com banda moderadora.

As cordas tendíneas (5) ligam as válvulas da valva AV direita aos músculos papilares.

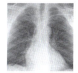
Marca-passo cardíaco artificial

Marca-passo cardíaco

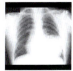
Hipertrofia ventricular esquerda

200 Coração

A Ventrículo esquerdo
vista inferior e lateral esquerda

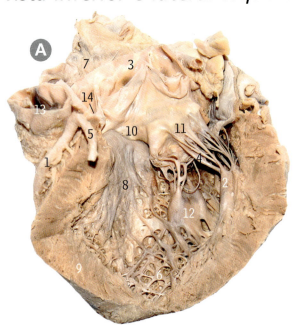

B Coração
corte coronal dos ventrículos

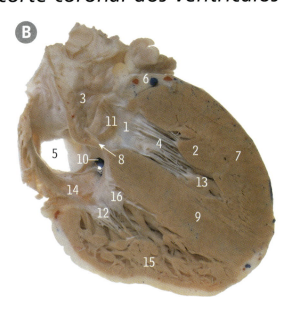

O ventrículo esquerdo foi aberto com a remoção de boa parte das paredes esquerda, anterior e posterior, e é visualizado de baixo para cima, para a face inferior das válvulas da valva AV esquerda (mitral) (1 e 7) que são ancoradas aos músculos papilares anterior e posterior (3 e 8) pelas cordas tendíneas (6). A válvula posterior é substancialmente escondida pela válvula anterior (1) nesta visualização.

1. Ramo interventricular anterior (coronária esquerda)
2. Músculo papilar anterior
3. Aorta
4. Cordas tendíneas
5. Ramo circunflexo da artéria coronária esquerda
6. Trabéculas cárneas
7. Átrio esquerdo
8. Ramo esquerdo do fascículo atrioventricular
9. Ventrículo esquerdo aberto
10. Parte membranácea do septo interventricular
11. Valva AV esquerda
12. Músculo papilar
13. Valva do tronco pulmonar
14. Óstio da artéria coronária direita

Este coração foi cortado em dois no plano coronal e esta é a metade posterior vista anteriormente, voltada para a parte posterior de ambos os ventrículos. O corte passou imediatamente na frente da válvula anterior da valva AV esquerda (1) e a válvula posterior da valva da aorta (11).

1. Válvula anterior da valva AV esquerda
2. Músculo papilar anterior
3. Parte ascendente da aorta
4. Cordas tendíneas
5. Veia cava inferior
6. Ramos da artéria coronária esquerda e veia cardíaca magna
7. Parede do ventrículo esquerdo
8. Parte membranácea do septo interventricular
9. Parte muscular do septo interventricular
10. Óstio do seio coronário
11. Válvula semilunar posterior da valva da aorta
12. Válvula semilunar posterior da valva AV direita
13. Músculo papilar posterior
14. Átrio direito
15. Parede do ventrículo direito
16. Válvula septal da valva AV direita

C Coração
com átrios removidos para mostrar o esqueleto fibroso

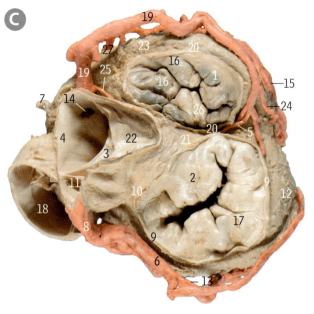

1. Válvula anterior da valva AV direita
2. Válvula anterior da valva AV esquerda
3. Válvula semilunar anterior da valva da aorta
4. Parte ascendente da aorta
5. Ramo do nó AV
6. Ramo circunflexo, artéria coronária esquerda
7. Ramo do cone arterial
8. Artéria coronária esquerda
9. Anel fibroso esquerdo da valva AV esquerda
10. Trígono fibroso esquerdo
11. Válvula semilunar posterior esquerda da valva da aorta
12. Ventrículo esquerdo
13. Ramo marginal esquerdo
14. Óstio da artéria coronária direita
15. Ramo interventricular posterior
16. Válvula posterior da valva AV direita
17. Válvula posterior da valva AV esquerda
18. Artéria pulmonar
19. Artéria coronária direita
20. Anel fibroso direito da valva AV direita
21. Trígono fibroso direito
22. Válvula semilunar posterior direita da valva da aorta
23. Ventrículo direito
24. Ramos atrioventriculares (coronária direita)
25. Ramo do nó SA
26. Válvula septal da valva AV direita
27. Ramos atrioventriculares

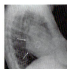

Patologia da valva AV esquerda (mitral)

Coração 201

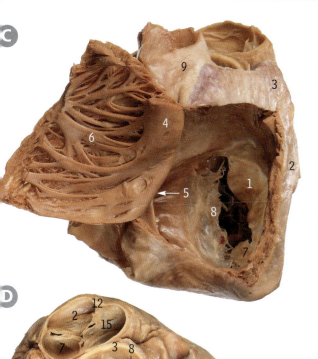

C Valva atrioventricular direita
vista a partir do átrio direito

O átrio foi aberto por incisão da parede anterior (2) e rebatendo o retalho para fora de modo a se visualizar a face atrial do óstio atrioventricular, protegido pelas três válvulas da valva AV direita – anterior (1), posterior (7) e septal (8).

1 Válvula anterior da valva AV direita (tricúspide)
2 Parede anterior do átrio direito
3 Aurícula do átrio direito
4 Crista terminal
5 Septo interatrial
6 Músculos pectíneos
7 Válvula posterior da valva AV direita
8 Válvula septal da valva AV direita
9 Veia cava superior

A válvula posterior (7) da valva AV direita é a menor.

D Valva do tronco pulmonar, valva da aorta e AV esquerda
vista superior

O tronco pulmonar (12) e a parte ascendente da aorta (3) foram cortados imediatamente acima das três válvulas das valvas do tronco pulmonar e da aorta (7, 2 e 15, e 14, 10 e 6). A parte superior do átrio esquerdo (5) foi removida para mostrar a face superior das válvulas da valva AV esquerda (11 e 1).

1 Válvula anterior da valva AV esquerda
2 Válvula semilunar anterior da valva do tronco pulmonar
3 Parte ascendente da aorta
4 Aurícula direita
5 Átrio esquerdo
6 Válvula semilunar esquerda da valva da aorta
7 Válvula semilunar esquerda da valva do tronco pulmonar
8 Marcador no óstio da artéria coronária direita
9 Óstio de artéria coronária esquerda
10 Válvula semilunar posterior da valva da aorta
11 Válvula semilunar posterior da valva AV esquerda
12 Tronco pulmonar
13 Átrio direito
14 Válvula semilunar direita da valva da aorta
15 Válvula semilunar direita da valva do tronco pulmonar
16 Veia cava superior

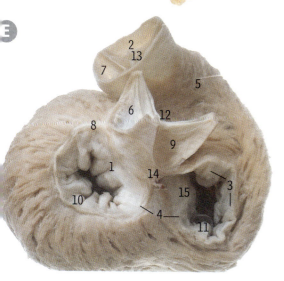

E Coração *esqueleto fibroso*

O coração é visto a partir da direita e posteriormente após remoção de ambos os átrios, voltando para baixo sobre os anéis fibrosos (4) que cercam os óstios das valvas AV esquerda e direita e geram a inserção para as bases das válvulas de cada valva. As válvulas da valva do tronco pulmonar (7, 2 e 13) são vistas no topo do cone arterial do ventrículo direito (5), e as válvulas da valva da aorta (12, 9 e 6) foram dissecadas desde o início da parte ascendente da aorta.

1 Válvula anterior da valva AV esquerda
2 Válvula semilunar anterior da valva do tronco pulmonar
3 Válvula anterior da valva AV direita
4 Anel fibroso
5 Cone arterial do ventrículo direito
6 Válvula semilunar esquerda da valva da aorta
7 Válvula semilunar esquerda da valva do tronco pulmonar
8 Trígono fibroso esquerdo
9 Válvula semilunar posterior da valva da aorta
10 Válvula posterior da valva AV esquerda (mitral)
11 Válvula posterior da valva AV direita
12 Válvula semilunar direita da valva da aorta
13 Válvula semilunar direita da valva do tronco pulmonar
14 Trígono fibroso direito
15 Válvula septal da valva AV direita

Artérias coronárias

A arteriografia da coronária esquerda, incidência lateral

B arteriografia da coronária direita, incidência oblíqua anterior esquerda

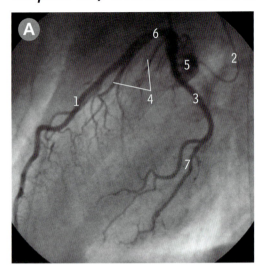

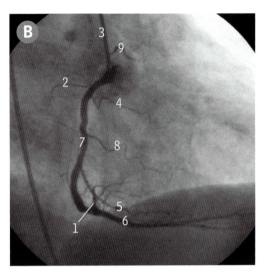

1 Ramo interventricular anterior
2 Cateter na parte ascendente da aorta
3 Ramo circunflexo
4 Ramos diagonais
5 Seio da aorta
6 Artéria coronária esquerda
7 Ramo marginal esquerdo

1 Ramo do nó atrioventricular
2 Ramo atrial
3 Cateter na origem da aorta
4 Ramo do cone arterial
5 Ramo marginal direito da artéria coronária direita
6 Ramo interventricular posterior
7 Artéria coronária direita
8 Ramo atrioventricular
9 Ramo do nó sinoatrial

C conjunto das artérias coronárias, vista anterior

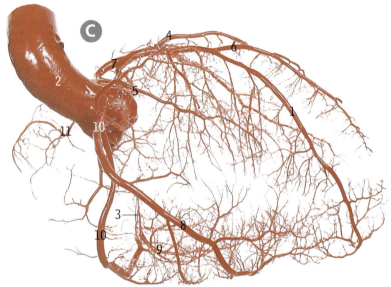

1 Ramo interventricular anterior
2 Parte ascendente da aorta
3 Ramo do nó atrioventricular
4 Ramo circunflexo
5 Ramo do cone arterial
6 Ramo diagonal
7 Artéria coronária esquerda
8 Ramo marginal da artéria coronária direita
9 Ramo interventricular posterior da artéria coronária direita
10 Artéria coronária direita
11 Ramo do nó sinoatrial

Os ramos interventriculares são frequentemente chamados pelos médicos de ramos descendentes (interventricular anterior, descendente anterior; interventricular posterior, descendente posterior).

Angina de peito

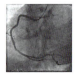

Angiografia coronária

Coração 203

D Artérias coronárias *TC com reconstrução 3D*

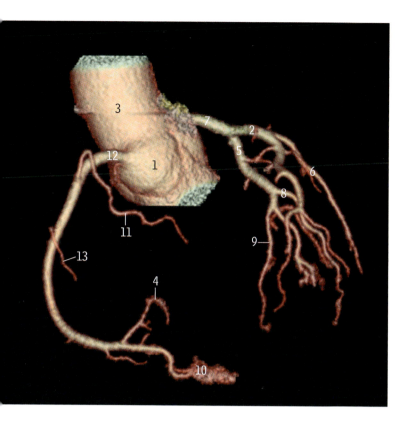

1 Seio da aorta
2 Ramo interventricular anterior, artéria coronária esquerda (ADA)
3 Parte ascendente da aorta
4 Ramo do nó atrioventricular
5 Ramo circunflexo, artéria coronária esquerda
6 Ramo diagonal
7 Artéria coronária esquerda
8 Ramo marginal esquerdo, artéria coronária esquerda
9 Ramo marginal obtuso, artéria coronária esquerda
10 Ramo interventricular posterior, artéria coronária direita
11 Ramo do cone arterial direito
12 Artéria coronária direita
13 Ramo atrioventricular direito, artéria coronária direita

E Molde do coração e grandes vasos *vista inferoposterior*

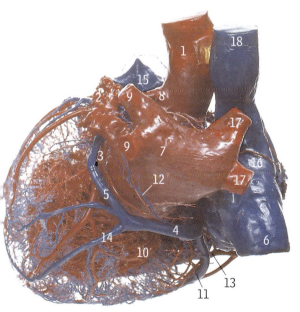

Este molde mostra o seio coronário no sulco coronário e várias tributárias (ver observações).

1 Parte ascendente da aorta
2 Aurícula esquerda
3 Ramo circunflexo da artéria coronária esquerda
4 Seio coronário
5 Veia cardíaca magna
6 Veia cava inferior
7 Átrio esquerdo
8 Artéria coronária esquerda
9 Veias pulmonares esquerdas
10 Ventrículo esquerdo
11 Veia cardíaca média
12 Veia oblíqua do átrio esquerdo
13 Ramo interventricular posterior de artéria coronária direita
14 Veia posterior do ventrículo esquerdo
15 Tronco pulmonar
16 Átrio direito
17 Veias pulmonares direitas
18 Veia cava superior

A base do coração está em sua face posterior, formada substancialmente pelo átrio esquerdo (E7). Observar que a base não é a parte que se une à veia cava superior, à aorta e ao tronco pulmonar; essa parte não tem um nome específico.

A veia oblíqua do átrio esquerdo, muito pequena (E12), marca o ponto onde a veia cardíaca magna (E5) se torna o seio coronário (E4), mas em E a junção fica excepcionalmente muito à direita, de modo que a veia posterior do ventrículo esquerdo (E14) se une à veia cardíaca magna (E5) em vez de se unir ao próprio seio coronário.

O seio coronário (E4), que recebe a maior parte do sangue venoso do coração, fica na parte posterior do sulco atrioventricular, entre o átrio esquerdo e o ventrículo esquerdo, e se abre no átrio direito.

O seio coronário normalmente recebe como tributárias a veia cardíaca magna (E5), a veia cardíaca média (E11) e a veia cardíaca parva, a veia posterior do ventrículo esquerdo (E14) e a veia oblíqua do átrio esquerdo (E12).

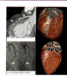

Anormalidades da artéria coronária

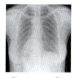

Dextrocardia

204 Mediastino

Ⓐ Raiz do pulmão direito e parte mediastinal da pleura parietal

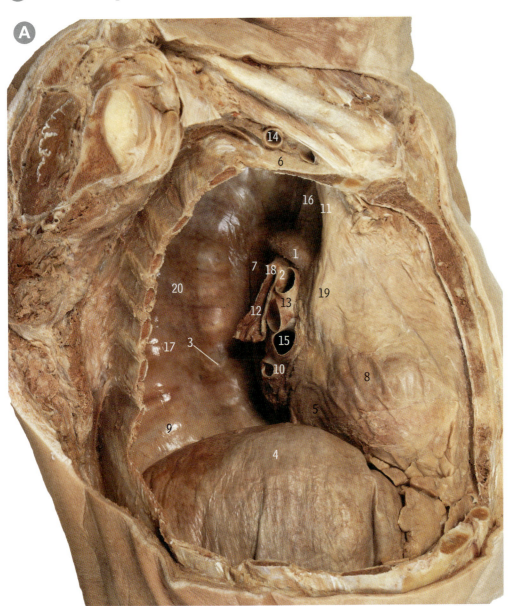

Esta é a vista lateral direita do mediastino após remoção do pulmão, mas com a pleura parietal ainda intacta.

1. Veia ázigo
2. Ramo da artéria pulmonar direita para o lobo superior
3. Ramos do tronco simpático para o nervo esplâncnico maior
4. Músculo diafragma
5. Veia cava inferior
6. Corpo da primeira costela
7. Esôfago
8. Pericárdio sobre o átrio direito
9. Parte costal da pleura parietal
10. Veia pulmonar direita inferior
11. Nervo frênico direito
12. Brônquio principal direito
13. Artéria pulmonar direita
14. Artéria subclávia direita
15. Veia pulmonar direita superior
16. Nervo vago direito
17. Sexto vaso intercostal posterior direito sob a pleura parietal
18. Brônquio lobar superior
19. Veia cava superior
20. Tronco e gânglio simpáticos

Ⓑ Raiz do pulmão direito e mediastino

Em amostra similar a A, a maior parte da pleura foi removida para exibir as estruturas subjacentes. A veia ázigo (1) forma um arco sobre as estruturas que formam a raiz do pulmão para penetrar na veia cava superior (24). As estruturas mais altas na raiz do pulmão são a artéria (2) e o brônquio (14) para o lobo superior do pulmão. A veia pulmonar direita superior (18) fica em frente à artéria pulmonar direita, com a veia pulmonar direita inferior (12) sendo a estrutura mais inferior na raiz do pulmão. Superior ao arco da veia ázigo, a traqueia (28), com o nervo vago direito (19) em contato com ela, fica em frente ao esôfago (8). Parte da primeira costela foi cortada e afastada para mostrar as estruturas que ficam na frente de seu colo (5), o tronco simpático (27), a veia intercostal superior (22), a artéria intercostal superior (20) e o ramo anterior do primeiro nervo torácico. O nervo laríngeo recorrente direito faz uma curva sob a artéria subclávia direita (16). O nervo frênico direito (13) segue para baixo sobre a veia cava superior (24) e o pericárdio, cobrindo o átrio direito (9), e perfura o diafragma (4) ao lado da veia cava inferior. As contribuições do tronco simpático passam sobre os lados dos corpos vertebrais superficiais às artérias e veias intercostais posteriores (como em 20 e 21) para formar o nervo esplâncnico maior. A parte inferior do esôfago (8) atrás da raiz do pulmão e do coração tem a veia ázigo (1) ao seu lado direito.

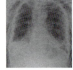

Enfisema cirúrgico

Mediastino 205

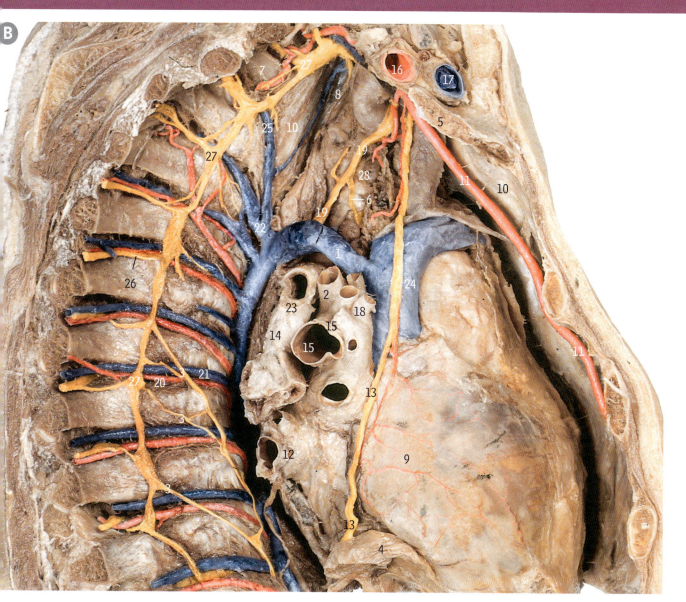

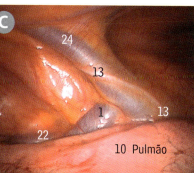

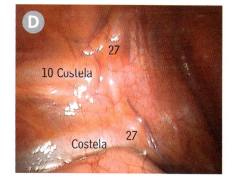

C D Toracoscopias

1. Veia ázigo (arco)
2. Ramo da artéria pulmonar direita para lobo superior
3. Ramos do tronco simpático para o nervo esplâncnico maior
4. Músculo diafragma
5. Primeira costela (cortada)
6. Ramos cardíacos inferiores do nervo vago
7. Colo da primeira costela
8. Esôfago
9. Pericárdio sobre átrio direito
10. Pleura
11. Artéria torácica interna direita
12. Veia pulmonar direita inferior
13. Nervo frênico direito
14. Brônquio principal direito
15. Artéria pulmonar direita
16. Artéria subclávia direita
17. Veia subclávia direita (NB: trombo)
18. Veia pulmonar direita superior
19. Nervo vago direito
20. Sexta artéria intercostal posterior direita
21. Sexta veia intercostal posterior direita
22. Veia intercostal superior
23. Brônquio lobar superior
24. Veia cava superior
25. Veia intercostal suprema
26. Ramos comunicantes simpáticos
27. Tronco e gânglio simpáticos
28. Traqueia

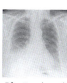
Efusão pleural

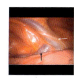
Toracoscopia

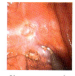
Simpatectomia transtorácica

Raiz do pulmão esquerdo e parte mediastinal da pleura parietal

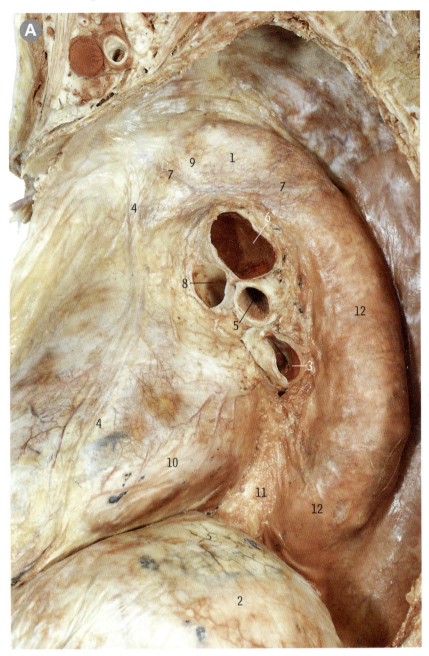

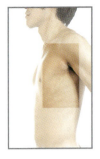

1 Arco da aorta
2 Músculo diafragma
3 Veia pulmonar esquerda inferior
4 Nervo frênico esquerdo e vasos pericardiofrênicos
5 Brônquio principal esquerdo
6 Artéria pulmonar esquerda
7 Veia intercostal superior esquerda
8 Veia pulmonar superior esquerda
9 Nervo vago esquerdo
10 Parte mediastinal da pleura parietal e pericárdio cobrindo o ventrículo esquerdo
11 Esôfago
12 Parte descendente da aorta

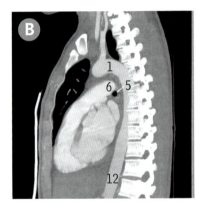

No lado esquerdo superior ao músculo diafragma, a extremidade inferior do esôfago fica em um triângulo limitado pelo músculo diafragma inferiormente (2), o coração anteriormente (10) e a parte descendente da aorta posteriormente (12).

Esta é a vista do lado esquerdo do mediastino após remoção do pulmão, mas com a pleura parietal ainda intacta. Comparar as características visualizadas aqui com aquelas na dissecção oposta (uma peça diferente), da qual a pleura tenha sido removida.

Pneumotórax

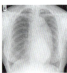

Aneurisma de aorta na região torácica

Mediastino

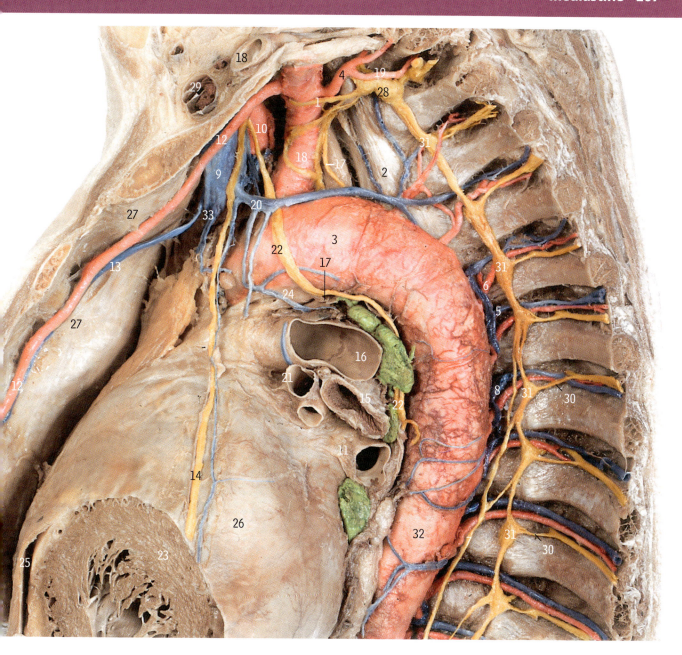

1 Alça subclávia
2 Músculo longo do pescoço
3 Arco da aorta
4 Tronco costocervical
5 Quinta veia intercostal posterior esquerda
6 Quarta artéria intercostal posterior esquerda
7 Nervo esplâncnico maior
8 Veia hemiázigo
9 Veia braquiocefálica esquerda
10 Artéria carótida comum esquerda
11 Veia pulmonar esquerda inferior
12 Artéria torácica interna esquerda
13 Veia torácica interna esquerda
14 Nervo frênico esquerdo e vasos pericardiofrênicos
15 Brônquio principal esquerdo
16 Artéria pulmonar esquerda
17 Nervo laríngeo recorrente esquerdo
18 Artéria subclávia esquerda
19 Artéria intercostal superior esquerda
20 Veia intercostal superior esquerda
21 Veia pulmonar esquerda superior
22 Nervo vago esquerdo
23 Ventrículo esquerdo (NB parede da cavidade espessa)
24 Ligamento arterial
25 Cavidade do pericárdio
26 Pericárdio cobrindo o ventrículo esquerdo
27 Pleura (margem de secção)
28 Gânglio cervicotorácico (estrelado)
29 Veia subclávia
30 Ramos comunicantes simpáticos
31 Tronco e gânglio simpáticos
32 Parte descendente da aorta
33 Veias tímicas (página 366)

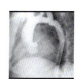
Coarctação da aorta

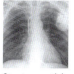
Stent na artéria subclávia

Imagens mediastinais

Imagens por TC axial
com contraste

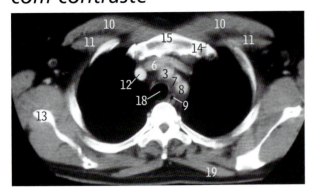

A Nível de T2

1 Arco da aorta
2 Veia ázigo
3 Tronco braquiocefálico
4 Parte descendente da aorta
5 Veia hemiázigo
6 Veia braquiocefálica esquerda
7 Artéria carótida comum esquerda
8 Artéria subclávia esquerda
9 Esôfago

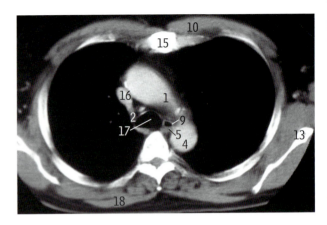

B Nível de T4

10 Músculo peitoral maior
11 Músculo peitoral menor
12 Veia braquiocefálica direita
13 Escápula
14 Articulação esternoclavicular
15 Esterno
16 Veia cava superior
17 Traqueia
18 Trapézio

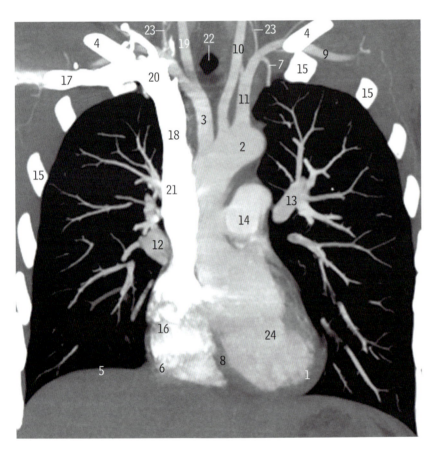

C Tórax
reconstrução por TC coronal com 64 cortes – fase venosa do ciclo cardíaco

1 Ápice do coração
2 Arco da aorta
3 Tronco braquiocefálico
4 Clavícula
5 Cúpula direita do músculo diafragma
6 Veia cava inferior
7 Artéria torácica interna
8 Septo interventricular
9 Artéria axilar esquerda
10 Artéria carótida comum esquerda
11 Artéria subclávia esquerda
12 Artéria pulmonar direita
13 Artéria lobar superior (ramo da artéria pulmonar)
14 Tronco pulmonar
15 Costelas
16 Átrio direito
17 Veia axilar direita
18 Veia braquiocefálica direita
19 Artéria carótida comum direita
20 Veia subclávia direita
21 Veia cava superior
22 Traqueia
23 Artéria vertebral
24 Ventrículo esquerdo

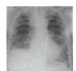

Paralisia do nervo frênico

Molde da região inferior da traqueia e brônquios
A vista anterior e vertical   B vista lateral esquerda e oblíqua

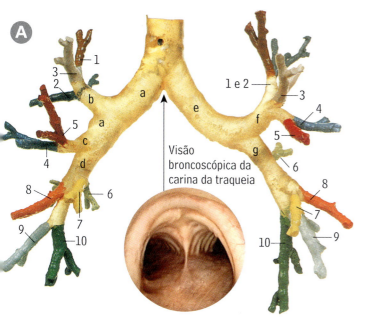

Os brônquios principal e lobar são marcados com letras; os brônquios segmentares são marcados com seus números convencionais. Na vista lateral em B, o molde foi inclinado para evitar sobreposição, e o lado direito é mais anterior que o esquerdo.

Pulmão direito
Brônquios lobares
a Principal
b Lobar superior
c Lobar médio
d Lobar inferior

Pulmão esquerdo
e Principal
f Lobar superior
g Lobar inferior

Brônquios segmentares
Lobo superior
1 Apical
2 Posterior
3 Anterior

Lobo superior
1 e **2** Apicoposterior
3 Anterior
4 Lingular superior
5 Lingular inferior

Lobo médio
4 Lateral
5 Medial

Lobo inferior
6 Superior
7 Basilar medial
8 Basilar anterior
9 Basilar lateral
10 Basilar posterior

Lobo inferior
6 Superior
7 Basilar medial
8 Basilar anterior
9 Basilar lateral
10 Basilar posterior

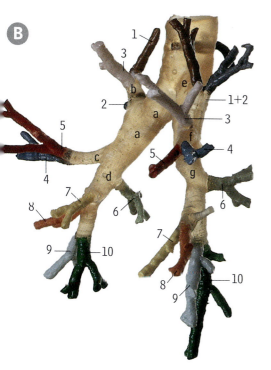

A traqueia se divide em brônquios principais direito e esquerdo (a e e).

O brônquio principal direito (a) é mais curto, mais largo e mais vertical que o esquerdo (e).

O brônquio principal esquerdo (e) é mais comprido e mais estreito e localiza-se mais transversalmente que o direito. Há, portanto, mais probabilidade de corpos estranhos penetrarem mais o brônquio principal direito que o esquerdo.

O brônquio principal direito (a) dá origem ao brônquio lobar superior (b) e, então, penetra no hilo do pulmão direito antes de se dividir em brônquios lobares médio e inferior (c e d).

O brônquio principal esquerdo (e) penetra no hilo do pulmão antes de se dividir nos brônquios lobares superior e inferior (f e g).

Os ramos dos brônquios lobares são chamados de brônquios segmentares, e cada um supre um segmento de tecido pulmonar – segmento broncopulmonar. Os brônquios segmentares e os segmentos broncopulmonares têm nomes similares, e os dez segmentos de cada pulmão são oficialmente numerados (como aqui e na página 210), assim como nomeados.

Os brônquios segmentares dos pulmões esquerdo e direito são essencialmente similares, exceto pelo fato de os brônquios apical e posterior do brônquio lobar superior do pulmão esquerdo surgirem de um tronco comum (por isso chamado de brônquio apicoposterior, marcado aqui como 1 e 2); além disso, não há lobo médio do pulmão esquerdo e, assim, os segmentos correspondentes exibem números similares. O brônquio segmentar basilar medial (7) do pulmão esquerdo geralmente surge em comum com o brônquio segmentar basilar anterior (8).

O brônquio segmentar superior do lobo inferior (6) de ambos os pulmões é o primeiro ou mais alto brônquio a surgir da face posterior da árvore brônquica, como ilustrado em B. Em decúbito dorsal, os fluidos podem ser levados para o interior desse brônquio.

Molde da árvore brônquica

Os brônquios e os segmentos broncopulmonares foram coloridos e marcados com seus números convencionais.

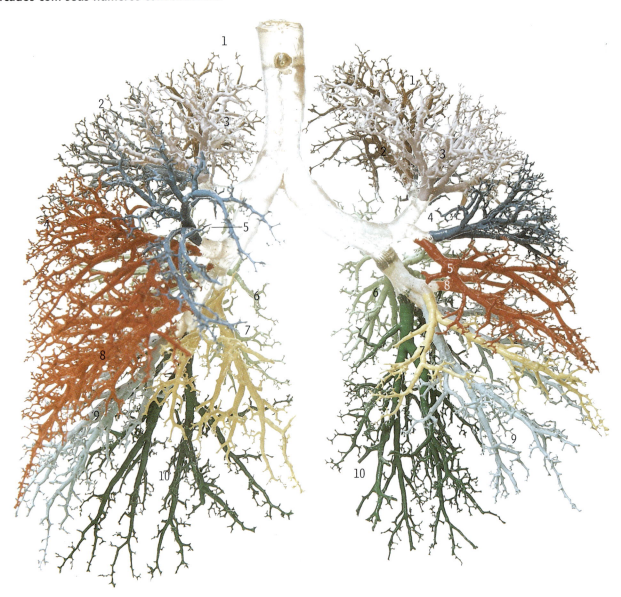

Pulmão direito
Lobo superior

1 Apical
2 Posterior
3 Anterior

Lobo médio
4 Lateral
5 Medial

Lobo inferior

6 Superior
7 Basilar medial
8 Basilar anterior
9 Basilar lateral
10 Basilar posterior

Pulmão esquerdo
Lobo superior

1 Apical
2 Posterior
3 Anterior
4 Lingular superior
5 Lingular inferior

Lobo inferior

6 Superior
7 Basilar medial
8 Basilar anterior
9 Basilar lateral
10 Basilar posterior

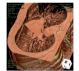
Broncoscopia

Empiema

Pulmões 211

Segmentos broncopulmonares do pulmão direito

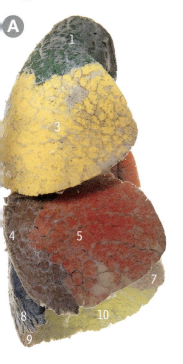
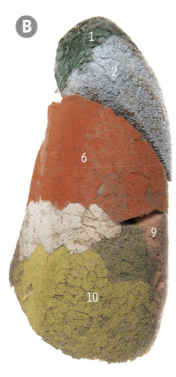

A vista anterior

B vista posterior

Lobo superior
1 Apical
2 Posterior
3 Anterior

Lobo médio
4 Lateral
5 Medial

Lobo inferior
6 Superior
7 Basilar medial
8 Basilar anterior
9 Basilar lateral
10 Basilar posterior

> Um brônquio segmentar subapical e um segmento broncopulmonar subapical estão presentes em mais de 50% dos pulmões; nesta amostra, esse segmento adicional é mostrado em branco.
>
> O segmento basal posterior (10) é colorido com duas tonalidades diferentes de amarelo.

Segmentos broncopulmonares do pulmão esquerdo

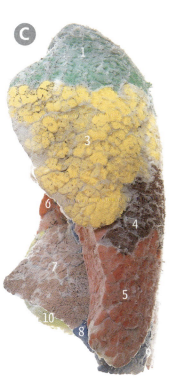
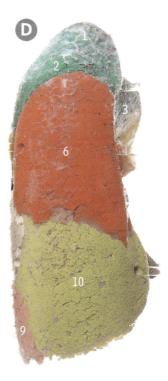

C vista anterior

D vista posterior

Lobo superior
1 Apical
2 Posterior
3 Anterior
4 Lingular superior
5 Lingular inferior

Lobo inferior
6 Superior
7 Basilar medial
8 Basilar anterior
9 Basilar lateral
10 Basilar posterior

> Os segmentos apical e posterior (1 e 2) estão coloridos em verde, tendo sido preenchidos a partir do brônquio segmentar apicoposterior comum (página 209).

A Segmentos broncopulmonares do pulmão direito
vista lateral

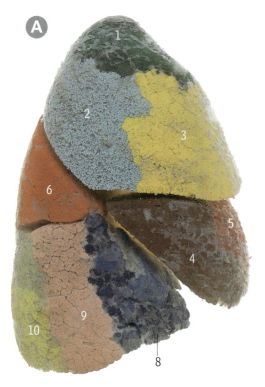

B Broncografia do pulmão direito

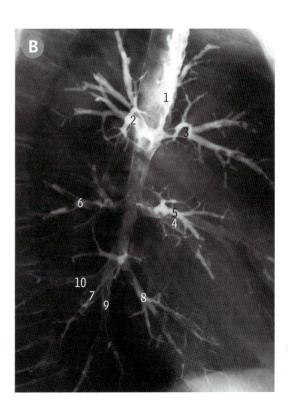

Lobo superior
1 Apical
2 Posterior
3 Anterior

Lobo médio
4 Lateral
5 Medial

Lobo inferior
6 Superior
7 Basilar medial
8 Basilar anterior
9 Basilar lateral
10 Basilar posterior

O segmento basilar medial (7) não é visualizado em A.

O segmento basilar posterior em A (10) está colorido com duas tonalidades de verde.

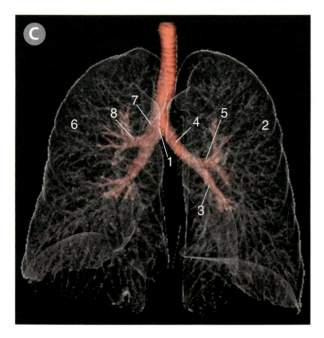

Pulmões e vias respiratórias dos pulmões em TC com reconstrução 3D
secção coronal mediana

1 Carina da traqueia
2 Pulmão esquerdo
3 Brônquio lobar inferior esquerdo
4 Brônquio principal esquerdo
5 Brônquio lobar superior esquerdo
6 Pulmão direito
7 Brônquio principal direito
8 Brônquio lobar superior direito

Empiema

Pulmões 213

C Segmentos broncopulmonares do pulmão esquerdo *vista lateral*

Lobo superior
1 Apical
2 Posterior
3 Anterior
4 Lingular superior
5 Lingular inferior

Lobo inferior
6 Superior
7 Basilar medial
8 Basilar anterior
9 Basilar lateral
10 Basilar posterior

Os segmentos apical e posterior (1 e 2) estão coloridos em verde, tendo sido preenchidos a partir do brônquio apicoposterior comum (página 211).

D Broncografia do pulmão esquerdo

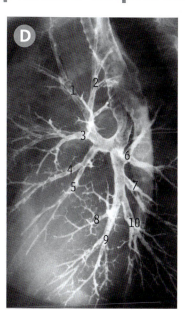

E Pulmões, dissecções detalhadas para mostrar segmentos broncopulmonares do pulmão esquerdo

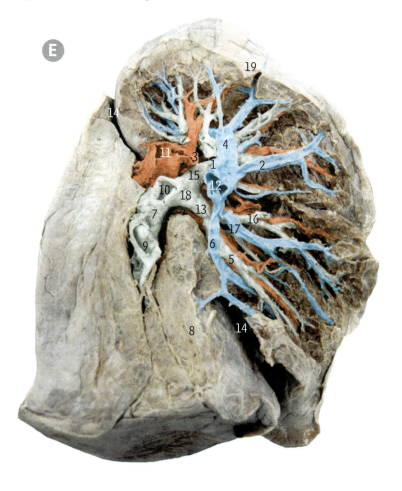

1 Brônquios segmentares anteriores
2 Veia segmentar anterior
3 Brônquios segmentares apicoposteriores
4 Veia segmentar apicoposterior
5 Brônquio lingular inferior
6 Veia lingular inferior
7 Brônquio lobar inferior
8 Lobo inferior
9 Veia pulmonar esquerda inferior
10 Brônquio principal esquerdo
11 Artéria pulmonar esquerda
12 Veia pulmonar esquerda superior
13 Brônquio lobar superior – divisão inferior (lingular)
14 Fissura oblíqua
15 Brônquio lobar superior – divisão superior
16 Brônquio lingular superior
17 Veia segmentar lingular superior
18 Brônquio lobar superior
19 Lobo superior

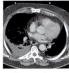
Hemotórax

214 Pulmões

A Molde da árvore brônquica e vasos pulmonares
vista anterior

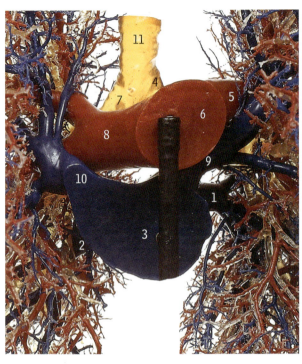

B Raiz do pulmão e ramos bronquiais da artéria aorta
vista superior do lado direito

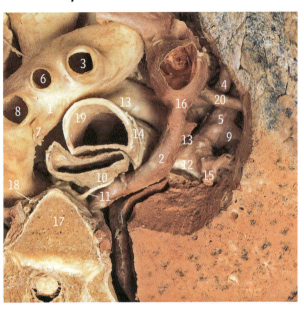

O tronco pulmonar (6) se divide em artérias pulmonares esquerda e direita (5 e 8), e esses vasos foram injetados com resina vermelha. As quatro veias pulmonares (9, 1, 2 e 10) que drenam no átrio esquerdo (3) foram preenchidas com resina azul. Observar que, no corpo vivo, as veias pulmonares são preenchidas com sangue oxigenado dos pulmões e, por isso, são normalmente representadas pela cor vermelha; da mesma forma, as artérias pulmonares contêm sangue desoxigenado e costumam ser representadas pela cor azul.

1 Veia pulmonar esquerda inferior
2 Veia pulmonar direita inferior
3 Átrio esquerdo
4 Brônquio principal esquerdo
5 Artéria pulmonar esquerda
6 Tronco pulmonar
7 Brônquio principal direito
8 Artéria pulmonar direita
9 Veia pulmonar esquerda superior
10 Veia pulmonar direita superior
11 Traqueia

O tórax foi cortado na transversal, ao nível da terceira vértebra torácica (17), logo superior ao arco da aorta (1), cujos três ramos maiores foram removidos (8, 6 e 3), e o tecido pulmonar no hilo do pulmão foi dissecado e afastado a partir de cima. O esôfago (10) e a traqueia (19) foram inclinados para a frente para mostrar um dos ramos bronquiais da artéria aorta (11).

1 Arco da aorta
2 Veia ázigo
3 Tronco braquiocefálico
4 Artéria lobar inferior
5 Brônquio lobar inferior
6 Artéria carótida comum esquerda
7 Nervo laríngeo recorrente esquerdo (cortado)
8 Artéria subclávia esquerda
9 Brônquio lobar médio
10 Esôfago
11 Ramo bronquial direito da artéria aorta
12 Brônquio principal direito
13 Artéria pulmonar direita
14 Nervo vago direito
15 Brônquio lobar superior
16 Veia cava superior
17 Terceira vértebra torácica
18 Ducto torácico
19 Traqueia
20 Tributária da veia pulmonar inferior

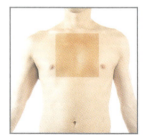

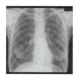
Carcinoma do esôfago

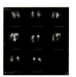
Embolia pulmonar

Pulmões 215

C Molde das artérias pulmonares e brônquios *vista anterior*
D Arteriografia pulmonar

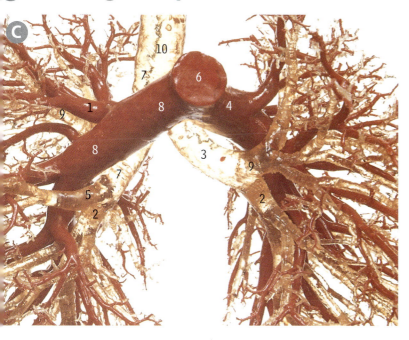

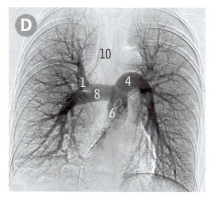

A parte superior do tronco pulmonar (6) é vista de ponta a ponta após corte e afastamento da parte inferior, e a bifurcação do tronco pulmonar nas artérias pulmonares esquerda (4) e direita (8) fica na frente do início do brônquio principal esquerdo. No indivíduo vivo, esses vasos contêm sangue desoxigenado e seriam normalmente representados pela cor azul, mas aqui foram preenchidos com resina vermelha. Comparar esses vasos no molde com aqueles na arteriografia D.

1 Ramo da artéria pulmonar direita para o lobo superior
2 Brônquio lobar inferior
3 Brônquio principal esquerdo
4 Artéria pulmonar esquerda
5 Brônquio lobar médio
6 Tronco pulmonar
7 Brônquio principal direito
8 Artéria pulmonar direita
9 Brônquio lobar superior
10 Traqueia

E Molde dos brônquios e ramos bronquiais da artéria aorta *vista anterior*

Parte da aorta (1 e 10) foi injetada com resina vermelha para preencher os ramos bronquiais. Esses vasos normalmente seguem por trás dos brônquios e de seus ramos, mas nesta amostra eles estão anteriores.

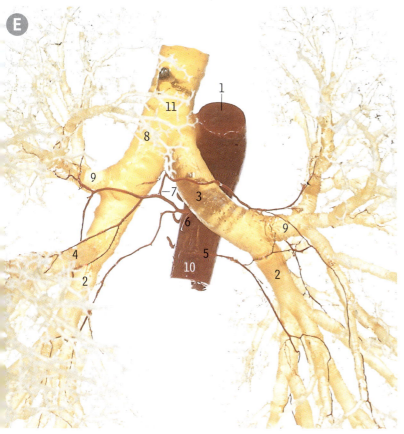

1 Arco da aorta
2 Brônquio lobar inferior
3 Brônquio principal esquerdo
4 Brônquio lobar médio
5 Origem do ramo bronquial inferior esquerdo
6 Origem do ramo bronquial direito
7 Origem do ramo bronquial superior esquerdo
8 Brônquio principal direito
9 Brônquio lobar superior
10 Parte descendente da aorta (parte torácica)
11 Traqueia

216 Pulmões

Pulmão esquerdo
face mediastinal

A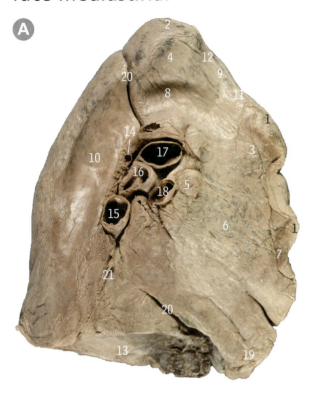

Pulmão direito
face mediastinal

B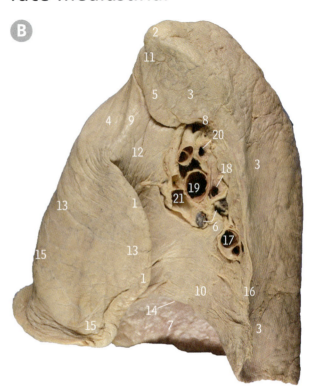

Pulmão esquerdo (face mediastinal)
1 Margem anterior
2 Ápice do pulmão
3 Área do timo e tecido adiposo no mediastino anterior
4 Área da traqueia e do esôfago
5 Linfonodo broncopulmonar
6 Impressão cardíaca
7 Incisura cardíaca
8 Sulco do arco da aorta
9 Sulco da veia braquiocefálica
10 Sulco da parte descendente da aorta
11 Sulco da primeira costela
12 Sulco da artéria subclávia esquerda
13 Margem inferior, face diafragmática
14 Ramo bronquial esquerdo da aorta
15 Veia pulmonar esquerda inferior
16 Brônquio principal esquerdo
17 Artéria pulmonar esquerda
18 Veia pulmonar esquerda superior
19 Língula do pulmão esquerdo
20 Fissura oblíqua
21 Ligamento pulmonar

Pulmão direito (face mediastinal)
1 Margem anterior (deslocamento medial)
2 Ápice do pulmão
3 Área e sulco do esôfago
4 Área do timo e tecido adiposo no mediastino anterior
5 Área da traqueia
6 Linfonodos broncopulmonares (hilares)
7 Face diafragmática
8 Sulco da veia ázigo
9 Sulco da veia braquiocefálica
10 Sulco da veia cava inferior
11 Sulco da artéria subclávia direita
12 Sulco da veia cava superior
13 Fissura horizontal
14 Margem inferior
15 Fissura oblíqua
16 Ligamento pulmonar
17 Veia pulmonar direita inferior
18 Brônquio lobar médio direito
19 Artéria pulmonar direita
20 Brônquio lobar superior direito
21 Veia pulmonar direita superior

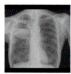
Carcinoma do pulmão

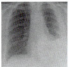
Mesotelioma

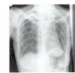
Tuberculose

Mediastino superior 217

Região inferior do pescoço e superior do tórax
anatomia de superfície

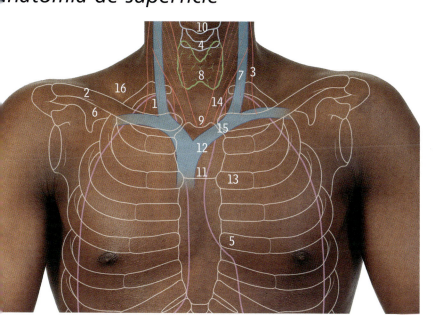

1 Ápice do pulmão e da pleura
2 Clavícula
3 Cabeça clavicular do músculo esternocleidomastóideo
4 Cartilagem cricóidea
5 Quarta cartilagem costal
6 Fossa infraclavicular
7 Veia jugular interna
8 Istmo da glândula tireoide sobre a traqueia
9 Incisura jugular
10 Proeminência laríngea da cartilagem tireóidea
11 Articulação manubriosternal
12 Ponto médio do manúbrio do esterno
13 Segunda cartilagem costal
14 Cabeça esternal do músculo esternocleidomastóideo
15 Articulação esternoclavicular
16 Fossa supraclavicular

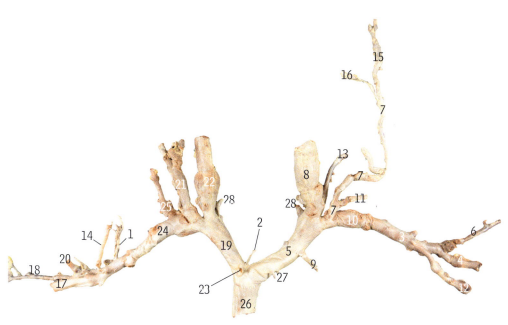

Veias da raiz do pescoço

1 Tributária acromial da veia toracoacromial
2 Veia tireóidea inferior
3 Veia axilar esquerda
4 Veia basílica esquerda
5 Veia braquiocefálica esquerda
6 Veia cefálica esquerda
7 Veia jugular externa esquerda
8 Veia jugular interna esquerda
9 Veia torácica interna esquerda
10 Veia subclávia esquerda
11 Veia supraescapular esquerda
12 Veia toracodorsal esquerda
13 Veia cervical transversa esquerda (unindo-se à VJI)
14 Tributária peitoral da veia toracoacromial
15 Veia auricular posterior
16 Veia retromandibular
17 Veia basílica direita
18 Veia braquial direita
19 Veia braquiocefálica direita
20 Veia cefálica direita
21 Veia jugular externa direita
22 Veia jugular interna direita
23 Veia torácica interna direita
24 Veia subclávia direita
25 Veia supraescapular direita
26 Veia cava superior
27 Veias tímicas
28 Veia vertebral

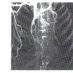

Obstrução da veia cava superior

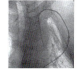

Variação em grandes veias

218 Mediastino superior e entrada do tórax

Entrada do tórax e mediastino *vista anterior*

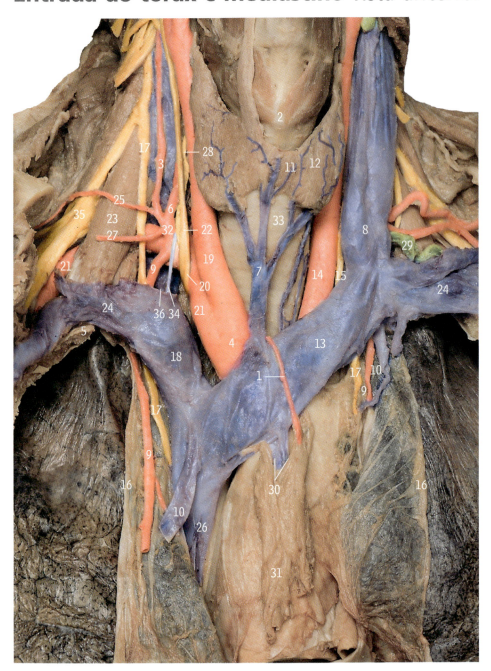

A parede torácica anterior e as extremidades mediais das clavículas foram removidas, mas parte da pleura parietal (16) permanece sobre a região media de cada pulmão. A veia jugular interna direita também foi removida exibindo o tronco tireocervical (32) e a origem da artéria torácica interna (9). As veias tireóideas inferiores (7) seguem para baixo sobre a traqueia (33) para penetrar na veia braquiocefálica esquerda (13). O timo (32) foi dissecado para fora do tecido adiposo do mediastino; veias tímicas (3) penetram na veia braquiocefálica esquerda, e uma artéria tímica incomum (1) surge do tronco braquiocefálico (4).

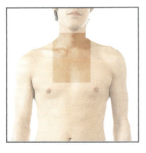

1 Uma artéria tímica
2 Arco da cartilagem cricóidea
3 Artéria cervical ascendente
4 Tronco braquiocefálico
5 Margem de corte da primeira costela
6 Artéria tireóidea inferior
7 Veias tireóideas inferiores
8 Veia jugular interna
9 Artéria torácica interna
10 Veia torácica interna
11 Istmo da glândula tireoide
12 Lobo lateral da glândula tireoide
13 Veia braquiocefálica esquerda
14 Artéria carótida comum esquerda
15 Nervo vago esquerdo
16 Pleura parietal sobre o pulmão (margem cortada)
17 Nervo frênico
18 Veia braquiocefálica direita
19 Artéria carótida comum direita
20 Nervo laríngeo recorrente direito
21 Artéria subclávia direita
22 Nervo vago direito
23 Músculo escaleno anterior
24 Veia subclávia
25 Ramo superficial da artéria cervical transversa
26 Veia cava superior
27 Artéria supraescapular
28 Tronco simpático
29 Ducto torácico
30 Veias tímicas
31 Timo
32 Tronco tireocervical
33 Traqueia
34 Tributária cervical incomum de 18
35 Tronco superior do plexo braquial
36 Veia vertebral

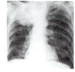

Tumor de Pancoast

Síndrome da saída do tórax

Mediastino superior e entrada do tórax

Entrada do tórax e mediastino superior
Axila e raiz do pescoço

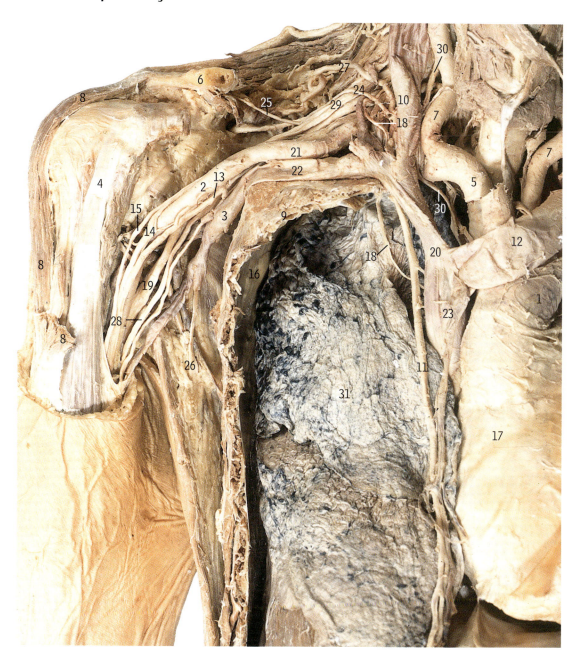

1 Arco da aorta
2 Artéria axilar
3 Veia axilar
4 Cabeça curta do músculo bíceps braquial
5 Tronco braquiocefálico
6 Clavícula (cortada e removida)
7 Artéria carótida comum
8 Músculo deltoide
9 Primeira costela
10 Veia jugular interna
11 Artéria torácica interna
12 Veia braquiocefálica esquerda
13 Fascículo medial do plexo braquial
14 Nervo mediano
15 Nervo musculocutâneo
16 Pleura parietal cobrindo a parede do tórax
17 Pericárdio fibroso
18 Nervo frênico
19 Nervo radial
20 Veia braquiocefálica direita
21 Artéria subclávia
22 Veia subclávia
23 Veia cava superior
24 Artéria supraescapular
25 Nervo supraescapular
26 Veia toracodorsal
27 Artéria cervical transversa
28 Nervo ulnar
29 Tronco superior do plexo braquial
30 Nervo vago
31 Pleura visceral cobrindo o pulmão

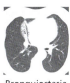
Bronquiectasia

Sarcoidose

220 Entrada do tórax (abertura superior do tórax)

Entrada do tórax *costelas superiores direitas, vista inferior*

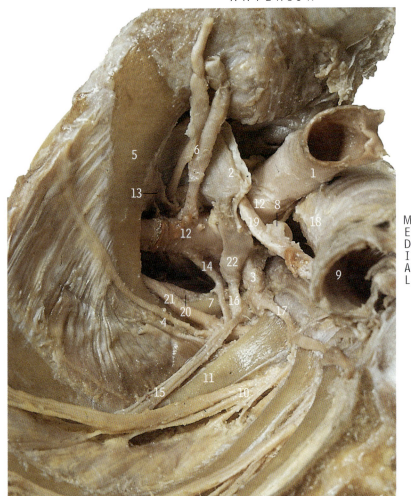

ANTERIOR

MEDIAL

1 Tronco braquiocefálico
2 Veia braquiocefálica
3 Gânglio cervicotorácico (estrelado)
4 Primeiro nervo intercostal
5 Primeira costela
6 Vasos torácicos internos
7 Colo da primeira costela
8 Nervo laríngeo recorrente
9 Brônquio principal direito
10 Segundo nervo intercostal
11 Segunda costela
12 Artéria subclávia
13 Veia subclávia
14 Artéria intercostal superior
15 Veia intercostal superior
16 Veia intercostal suprema (incomumente grande)
17 Tronco simpático
18 Traqueia
19 Nervo vago
20 Ramo anterior do oitavo nervo cervical
21 Ramo anterior do primeiro nervo torácico
22 Veia vertebral

O colo da primeira costela (7) é cruzado de medial para lateral por tronco simpático (17), veia intercostal suprema (16), artéria intercostal superior (14) e ramo anterior do primeiro nervo torácico (21).

Esta é a vista para cima do lado direito da entrada do tórax – a região ocupada pela pleura cervical, aqui removida. A face inferior da maior parte da primeira costela (5) é vista de baixo para cima, com a artéria subclávia (12) passando sobre o topo dela após dar origem à artéria torácica interna (6) que segue em direção ao topo da figura (para a parede torácica anterior) e o tronco costocervical cujo ramo intercostal superior (14) segue para baixo sobre o colo da primeira costela (7). A veia vertebral (22) desce do pescoço e é marcada em sua face posterior antes de penetrar na veia braquiocefálica (2, marcada em sua margem cortada aberta). A veia vertebral recebe uma veia intercostal suprema incomumente grande (16). Em sua região medial fica o tronco simpático (17) com o gânglio cervicotorácico (3). O colo da primeira costela (7) tem o ramo anterior do primeiro nervo torácico (21) subjacente a ele.

Cateterização da veia subclávia

Síndrome de saída do tórax

Mediastino posterior 221

Mediastino posterior *vista interna da metade direita do tórax*

Arco da veia ázigo
Veia ázigo
Ramos comunicantes cinzentos e brancos
Nervo esplâncnico maior
Artéria intercostal posterior
Nervo intercostal
Veia intercostal posterior
Plexo esofágico
Esôfago
Nervo frênico
Tronco simpático
Gânglio simpático
Ducto torácico

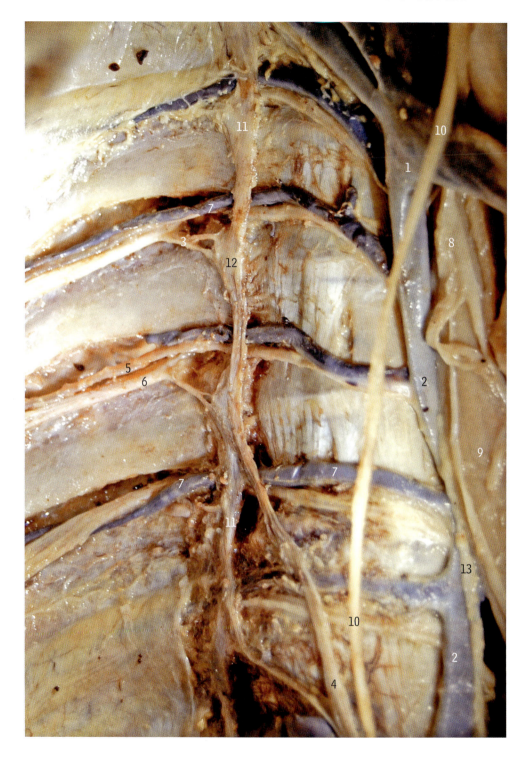

Lobo ázigo

A Esôfago *parte torácica inferior, vista anterior*

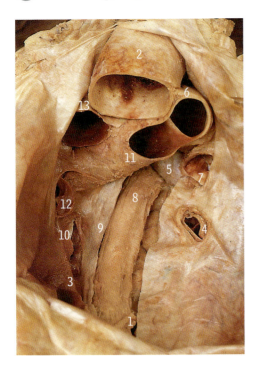

O coração foi removido da cavidade do pericárdio mediante corte transversal dos grandes vasos, com o tronco pulmonar sendo cortado no ponto onde ele se divide em duas artérias pulmonares (11 e 6). Uma porção do pericárdio (9) na parte posterior foi removida para revelar o esôfago (8). Ele é visualizado inferiormente ao brônquio principal esquerdo (5) e está sendo cruzado pelo início da artéria pulmonar direita (11).

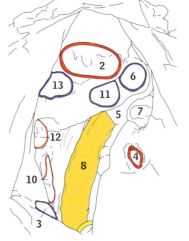

1 Tronco esofágico anterior
2 Parte ascendente da aorta
3 Veia cava inferior
4 Veia pulmonar esquerda inferior
5 Brônquio principal esquerdo
6 Artéria pulmonar esquerda
7 Veia pulmonar esquerda superior
8 Esôfago
9 Pericárdio (margem cortada)
10 Veia pulmonar direita inferior
11 Artéria pulmonar direita
12 Veia pulmonar direita superior
13 Veia cava superior

B Espaços intercostais
vista interna e posterior

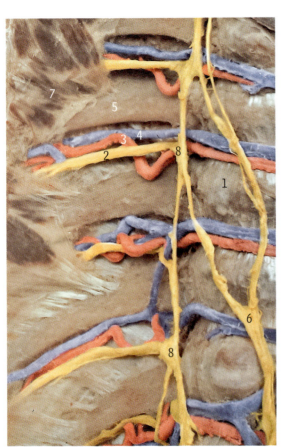

Esta dissecção mostra as extremidades mediais de alguns espaços intercostais do lado direito, visualizados anteriormente e levemente a partir da direita. A pleura foi removida revelando os músculos subcostais (7) lateralmente, os nervos e os vasos (4, 3 e 2) nos espaços intercostais e o tronco simpático (8) e o nervo esplâncnico maior (6) ao lado dos corpos vertebrais (como em 10).

1 Corpo da nona vértebra torácica
2 Oitavo nervo intercostal
3 Oitava artéria intercostal posterior
4 Oitava veia intercostal posterior
5 Oitava costela
6 Nervo esplâncnico maior
7 Músculo subcostal
8 Tronco e gânglio simpáticos

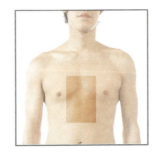

Drenagem intercostal

Nervos intercostais e articulações torácicas 223

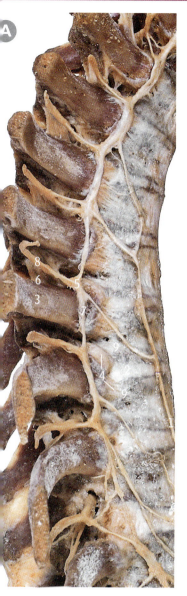

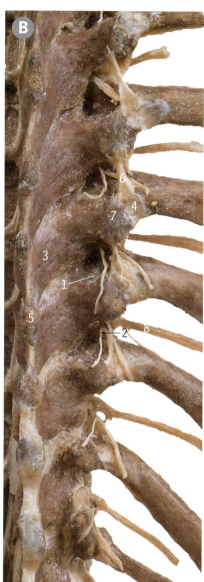

A Articulações das cabeças das costelas
vista lateral direita

Nesta parte da região torácica média do lado direito, as costelas foram cortadas além dos tubérculos, e as articulações que as duas faces articulares da cabeça de uma costela formam com as fóveas costais nas laterais dos corpos vertebrais adjacentes e o disco intervertebral são mostrados, como em 4, 9 e 2, onde o ligamento radiado (4) cobre a cápsula dessas pequenas articulações sinoviais.

1 Nervo esplâncnico maior
2 Disco intervertebral
3 Colo da costela
4 Ligamento radiado da cabeça da costela
5 Ramos comunicantes
6 Ligamento costotransversário superior
7 Tronco simpático
8 Ramo anterior do nervo torácico
9 Corpo vertebral

B Articulações costotransversárias
vista posterior

Nesta visualização da metade direita da região torácica da coluna vertebral em vista posterior, as articulações costotransversárias entre os processos transversos de vértebras e os tubérculos das costelas estão cobertas pelos ligamentos costotransversários laterais (como em 4). Os ramos posteriores dos nervos espinais (2) passam medialmente aos ligamentos costotransversários superiores (6); os ramos anteriores (8) seguem anteriormente a esses ligamentos.

1 Ligamento costotransversário
2 Ramo posterior do nervo espinal
3 Lâmina do arco vertebral
4 Ligamento costotransversário superior
5 Processo espinhoso
6 Ligamento costotransversário superior
7 Processo transverso
8 Ramo anterior do nervo espinal

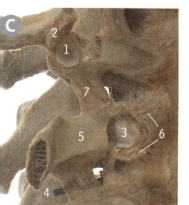

C Articulações costotransversárias
desarticuladas, vista lateral direita

Na parte superior da figura, a costela superior foi cortada através do colo (5), e a parte com o tubérculo inserido foi girada para cima, após corte através da cápsula da articulação costotransversária, para mostrar a face articular do tubérculo (2) e o processo transverso (1). A cabeça da costela inferior foi removida após corte transversal do ligamento irradiado (6) e da cápsula subjacente da articulação da cabeça da costela (3).

1 Face articular do processo transverso
2 Face articular do tubérculo da costela
3 Cavidade da articulação da cabeça de costela
4 Marcador entre partes anterior e posterior do ligamento costotransversário superior
5 Colo da costela
6 Ligamento radiado da cabeça da costela
7 Ligamento costotransversário superior

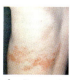

Infecção por vírus de varicela-zóster – parede do tórax

224 Aorta e vasos associados

Molde da aorta e vasos associados

A *vista lateral direita* **B** *vista lateral esquerda*

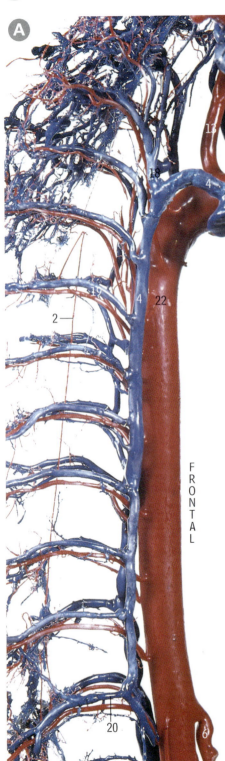

O sistema arterial foi injetado com resina vermelha e o sistema venoso, com resina azul. Em A, observada a partir da direita, a veia ázigo (4) se une à veia cava superior (21) após receber a veia intercostal superior direita (18) e outras veias intercostais posteriores (como em 19). Em B, observada a partir da esquerda, a veia intercostal superior esquerda (14) cruza a parte superior do arco da aorta (3) para se unir à veia braquiocefálica esquerda (10). A veia hemiázigo (9) se comunica (7) com a veia hemiázigo acessória (1). As origens de muitas artérias intercostais posteriores a partir da parte torácica da aorta (22) podem ser visualizadas em ambas as imagens.

1 Veia hemiázigo acessória
2 Artéria espinal anterior
3 Arco da aorta
4 Veia ázigo
5 Tronco braquiocefálico
6 Tronco celíaco
7 Comunicação entre 1 e 9
8 Comunicação entre 14 e 1
9 Veia hemiázigo
10 Veia braquiocefálica esquerda
11 Artéria carótida comum esquerda
12 Veia lombar ascendente esquerda
13 Artéria subclávia esquerda
14 Veia intercostal superior esquerda
15 Veia vertebral esquerda
16 Veia braquiocefálica direita
17 Veia subclávia direita
18 Veia intercostal superior direita
19 Sextos vasos intercostais posteriores
20 Vasos subcostais
21 Veia cava superior
22 Parte descendente da aorta (parte torácica)

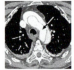
Dissecção da aorta

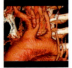
Variação em grandes artérias

Diafragma 225

Diafragma *vista superior*

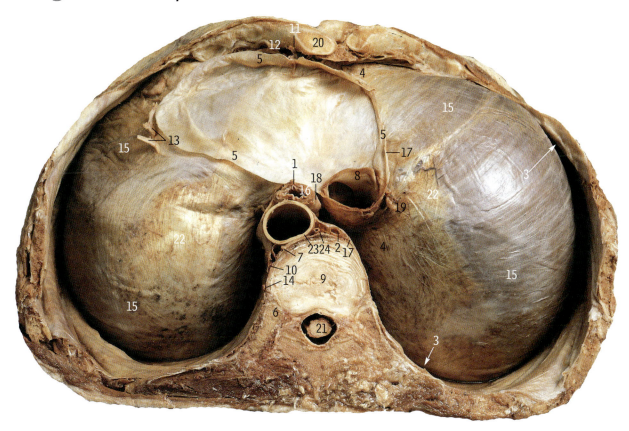

tórax foi cortado na
ansversal, ao nível do
sco intervertebral,
ntre a nona e a décima
rtebra torácica.

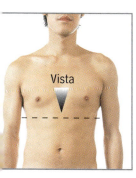

Vista

1 Plexo esofágico anterior
2 Veia ázigo
3 Recesso costodiafragmático
4 Recesso costomediastinal
5 Pericárdio fibroso (margem cortada)
6 Cabeça da nona costela esquerda
7 Veia hemiázigo
8 Veia cava inferior
9 Disco intervertebral
10 Nervo esplâncnico maior esquerdo
11 Artéria torácica interna esquerda
12 Artéria musculofrênica esquerda
13 Nervo frênico esquerdo
14 Tronco simpático esquerdo
15 Músculo diafragma
16 Esôfago
17 Pleura (margem cortada)
18 Plexo esofágico posterior
19 Nervo frênico direito
20 Sétima cartilagem costal esquerda
21 Medula espinal
22 Centro tendíneo do músculo diafragma
23 Parte descendente da aorta (parte torácica)
24 Ducto torácico

De acordo com a descrição usada normalmente nos livros, o forame da veia cava inferior fica ao nível do disco entre a oitava e a nona vértebra torácica; o hiato esofágico, ao nível da décima vértebra torácica; e o hiato aórtico, em oposição à décima segunda vértebra torácica. Entretanto, é comum encontrar o hiato esofágico mais próximo da linha mediana, como nesta amostra (16), e o forame da veia cava inferior (8) está mais baixo que o usual.

O forame da veia cava inferior fica na parte tendínea do diafragma, e o hiato esofágico, na parte muscular. O hiato aórtico não está *no* diafragma, mas atrás dele.

O centro tendíneo do músculo diafragma tem a forma de uma folha de trevo e não conta com inserção óssea.

O nervo frênico direito (19) passa pelo forame da veia cava inferior na parte tendínea, mas o nervo frênico esquerdo (13) perfura a parte muscular em frente ao centro tendíneo, logo lateralmente ao pericárdio.

Os nervos frênicos são os *únicos nervos motores* para o músculo diafragma, incluindo os pilares. O suprimento dos nervos torácicos inferiores (intercostal e subcostal) é puramente sensitivo. O dano a um nervo frênico paralisa completamente a metade do músculo diafragma suprida por ele.

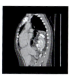
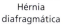
Hérnia diafragmática

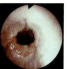
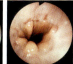
Refluxo gastresofágico

Radiografias esofágicas *durante ingestão de bário*

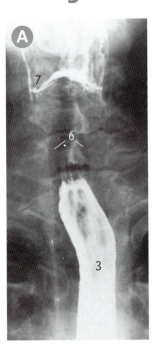
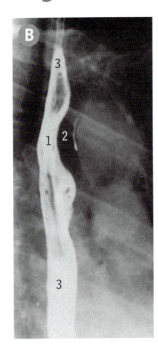
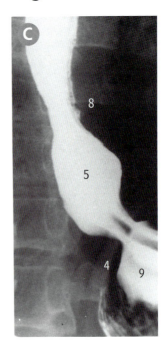

A parte inferior da faringe e superior do esôfago

B parte média do esôfago

C extremidade inferior do esôfago

1 Impressão da aorta no esôfago
2 Arco da aorta com placa de calcificação
3 Bário no esôfago
4 Músculo diafragma
5 Parte torácica do esôfago
6 Margens da traqueia (transparente, contendo ar)
7 Recesso piriforme na parte laríngea da faringe
8 Posição do átrio esquerdo do coração
9 Estômago

Em A, em visualização anterior, uma pequena quantidade do meio de contraste à base de bário adere à parede da faringe, delineando os recessos piriformes (7), mas a maior parte do contraste passou para o interior do esôfago (3). Em B, em vista oblíqua a partir da esquerda, o esôfago mostra uma reentrância pelo arco da aorta (2), que evidencia alguma calcificação em sua parede – um recurso útil para sua identificação. Em C, existe alguma dilatação na extremidade inferior da parte torácica do esôfago (5) e ele sofre constrição onde passar pelo músculo diafragma (4) para se unir ao estômago (9). O átrio esquerdo do coração (8) fica anterior à parte torácica inferior do esôfago (página 222, A8), mas, somente quando o átrio dilatar, poderá gerar uma reentrância no esôfago.

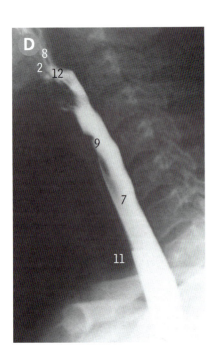
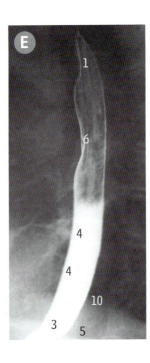

D parte cervical

E parte torácica

1 Impressão do arco da aorta
2 Raiz da língua
3 Junção gastresofágica
4 Posição do átrio esquerdo
5 Metade esquerda do músculo diafragma
6 Impressão do brônquio principal esquerdo
7 Esôfago
8 Parte oral da faringe
9 Impressão do plexo venoso pós-cricóideo
10 Metade direita do músculo diafragma
11 Traqueia
12 Valécula epiglótica

Abdome e Pelve

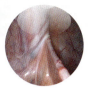
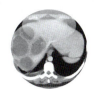

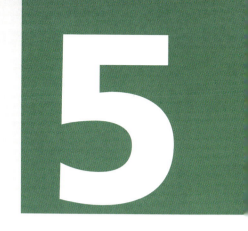

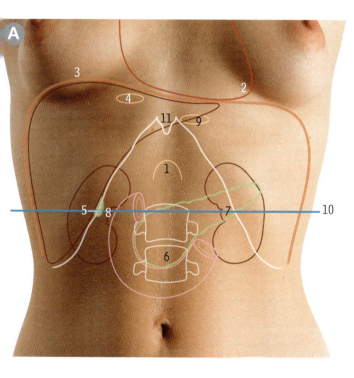

A Parede anterior do abdome
anatomia de superfície, acima do umbigo

A linha branca contínua indica a margem costal. A linha azul indica o plano transpilórico. O duodeno em forma de "C" está delineado em rosa-escuro; os rins e o fígado, em marrom; e o pâncreas, em verde-claro.

1. Hiato aórtico no músculo diafragma
2. Ápice do coração no quinto espaço intercostal
3. Cúpula do músculo diafragma e margem superior do fígado
4. Forame da veia cava inferior no músculo diafragma
5. Fundo da vesícula biliar e junção da nona cartilagem costal com a margem lateral da bainha do músculo reto do abdome
6. Cabeça do pâncreas e nível da segunda vértebra lombar
7. Hilo renal esquerdo
8. Hilo renal direito
9. Hiato esofágico no músculo diafragma
10. Plano transpilórico
11. Processo xifoide

O plano transpilórico (10) fica a meio caminho entre a incisura jugular do osso esterno e a margem superior da sínfise púbica, ou aproximadamente um palmo abaixo da articulação xifoesternal (11) e nivelado com a parte inferior do corpo da primeira vértebra lombar.

B Regiões do abdome

O abdome pode ser dividido em regiões por duas linhas verticais e duas horizontais. As linhas verticais (LV) passam pelos pontos médios das regiões inguinais: a linha horizontal superior corresponde ao plano transpilórico (PT, A10), e a linha inferior é desenhada entre os tubérculos das cristas ilíacas (plano supracristal, SC).

1. Epigástrio
2. Hipogástrio ou região púbica
3. Hipocôndrio esquerdo
4. Região inguinal esquerda
5. Região lateral esquerda
6. Hipocôndrio direito
7. Região inguinal direita
8. Região lateral direita
9. Região umbilical

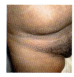

Infecção por vírus varicela-zóster – parede do abdome

228 Parede anterior do abdome

A Parede anterior do abdome

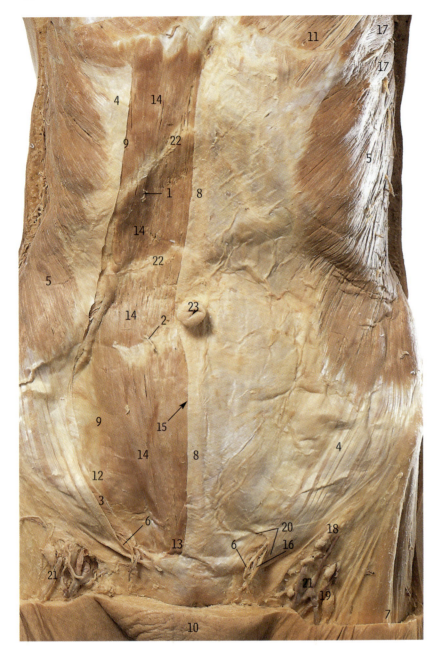

1 Nervo cutâneo anterior (oitavo intercostal)
2 Nervo cutâneo anterior (décimo intercostal)
3 Aponeurose do músculo oblíquo interno do abdome, camada anterior
4 Aponeurose do músculo oblíquo externo do abdome
5 Músculo oblíquo externo do abdome
6 Nervo ilioinguinal
7 Trato iliotibial
8 Linha alba
9 Linha semilunar
10 Monte do púbis
11 Músculo peitoral maior, parte abdominal
12 Aponeurose do músculo oblíquo interno do abdome, camada posterior
13 Músculo piramidal
14 Músculo reto do abdome
15 Bainha do músculo reto do abdome, lâmina anterior
16 Ligamento redondo do útero
17 Músculo serrátil anterior
18 Linfonodo inguinal superficial (grupo horizontal)
19 Linfonodo inguinal superficial (grupo vertical)
20 Anel inguinal superficial
21 Veias inguinais superficiais
22 Intersecção tendínea do músculo reto do abdome
23 Umbigo

A bainha do músculo reto do abdome (A15) é formada pela aponeurose do músculo oblíquo interno do abdome (A3), que se divide na margem lateral do músculo reto do abdome (A9) em duas camadas. A camada posterior (A12) passa atrás do músculo para se misturar com a aponeurose do músculo transverso do abdome (B19) e formar a parede posterior da bainha (B13), e a camada anterior (A3) passa na frente do músculo para se misturar com a aponeurose do músculo oblíquo externo do abdome (A4) como parede anterior (A15).

As paredes anterior e posterior da bainha se unem na margem medial do músculo reto do abdome para formar a linha alba medianamente (A8, B11).

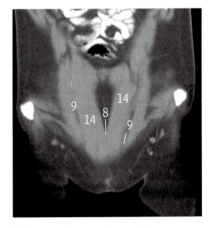

TC coronal, parede anterior do abdome

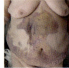

Hematoma da bainha do músculo reto do abdome

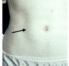

Hérnia de Spigelius

Parede anterior do abdome 229

B Bainha do músculo reto do abdome

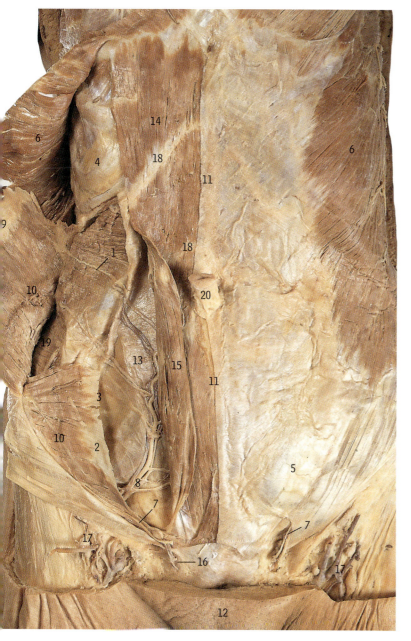

1 Nervo cutâneo anterior (décimo intercostal)
2 Aponeurose do músculo oblíquo interno do abdome, camada anterior
3 Parede anterior da bainha do músculo reto do abdome
4 Oitava costela
5 Aponeurose do músculo oblíquo externo do abdome
6 Músculo oblíquo externo do abdome
7 Nervo ilioinguinal
8 Vasos epigástricos inferiores
9 Aponeurose do músculo oblíquo interno do abdome
10 Músculo oblíquo interno do abdome
11 Linha alba
12 Monte do púbis
13 Parede posterior da bainha do músculo reto do abdome
14 Músculo reto do abdome
15 Músculo reto do abdome, rebatido
16 Ligamento redondo do útero
17 Linfonodos inguinais superficiais
18 Intersecção tendínea
19 Músculo transverso do abdome
20 Umbigo

Não existe bainha posterior no terço inferior do músculo reto do abdome, inferior à linha arqueada (página 232, A1).

TC coronal

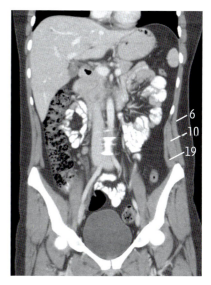

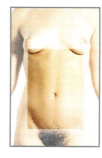

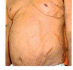

Estrias de Cushing

230 Parede anterior do abdome

Região inguinal masculina

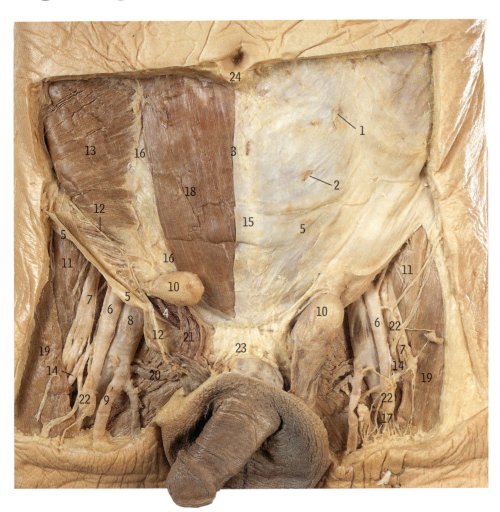

1. Nervo cutâneo anterior (décimo primeiro intercostal)
2. Nervo cutâneo anterior (décimo segundo intercostal)
3. Bainha anterior do músculo reto do abdome (margem cortada)
4. Ducto deferente
5. Aponeurose do músculo oblíquo externo do abdome
6. Artéria femoral
7. Nervo femoral
8. Veia femoral
9. Veia safena magna
10. Saco herniário (hérnia indireta)
11. Músculo ilíaco
12. Nervo ilioinguinal
13. Músculo oblíquo interno do abdome
14. Artéria circunflexa femoral lateral
15. Linha alba
16. Linha semilunar
17. Vasos linfáticos
18. Músculo reto do abdome
19. Músculo sartório
20. Conexões venosas do escroto
21. Funículo espermático
22. Linfonodo inguinal superficial
23. Ligamento suspensor do pênis
24. Umbigo

Os sacos herniários (10) mostrados aqui não estão presentes em indivíduos normais.

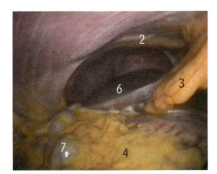

Vista laparoscópica de cavidade abdominal superior

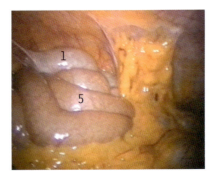

Vista laparoscópica de cavidade abdominal inferior

1. Ceco
2. Músculo diafragma
3. Ligamento falciforme
4. Omento maior
5. Alça do íleo
6. Lobo hepático direito
7. Colo transverso

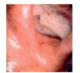

Reparo de hérnia inguinal

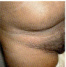

Infecção por vírus varicela-zóster – parede do abdome

Parede anterior do abdome 231

Parede anterior do abdome de homem adulto
anatomia de superfície, fossa ilíaca direita

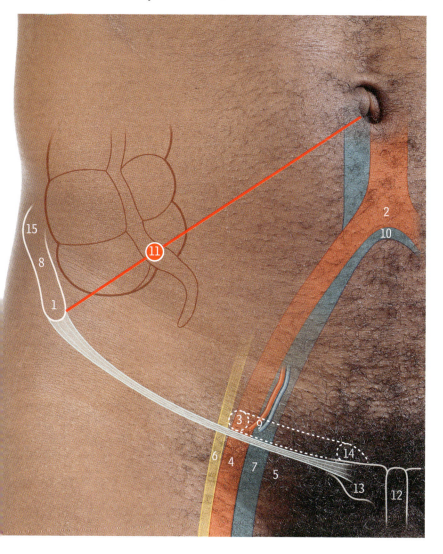

1 Espinha ilíaca anterossuperior
2 Bifurcação da aorta (quarta vértebra lombar)
3 Anel inguinal profundo
4 Artéria femoral
5 Canal femoral
6 Nervo femoral
7 Veia femoral
8 Crista ilíaca
9 Vasos epigástricos inferiores
10 Extremidade inferior da veia cava inferior (quinta vértebra lombar)
11 Ponto de McBurney
12 Sínfise púbica
13 Tubérculo púbico
14 Anel inguinal superficial
15 Tuberosidade ilíaca

A artéria femoral (4, cuja pulsação deverá ser normalmente palpável) penetra na coxa a meio caminho entre a sínfise púbica (12) e a espinha ilíaca anterossuperior (1). Isso é normalmente conhecido como ponto médio inguinal.

TC coronal, abdome

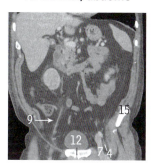

TC sagital, abdome

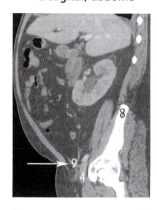

As setas apontam a artéria epigástrica inferior

A linha marrom indica o ceco com a abertura do apêndice vermiforme dentro dele a partir da esquerda e o colo ascendente continuando para cima a partir dele. A linha azul-clara indica o ligamento inguinal, entre a espinha ilíaca anterossuperior (1) e o tubérculo púbico (13). A artéria femoral (4) tem a veia femoral (7) medialmente e o nervo femoral (6) lateralmente. O canal femoral (5) está medial à veia. O anel inguinal profundo (3) e os vasos epigástricos inferiores (9) estão superiores à artéria femoral, enquanto o anel inguinal superficial (14) fica superior e lateral ao tubérculo púbico (13). O ponto de McBurney (11) é o local na face anterior da parede do abdome que indica a localização comum da base do apêndice vermiforme internamente. Ele fica a um terço do caminho ao longo de uma linha que vai da espinha ilíaca anterossuperior direita até o umbigo (linha vermelha).

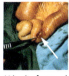
Hérnia femoral

Ponto de McBurney

A Parede anterior do abdome de adulto
pregas umbilicais, vista posterior

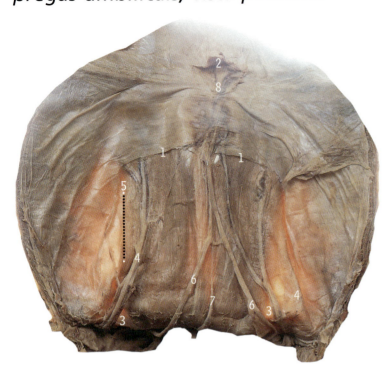

Esta vista da superfície do peritônio que cobre a região central da parede anterior do abdome mostra as pregas peritoneais elevadas por estruturas subjacentes. Existe uma prega superior ao umbigo – o ligamento falciforme – e cinco inferiores a ele: a prega umbilical mediana (7) na linha mediana e um par de pregas umbilicais medial e lateral de cada lado (6 e 4).

1 Linha arqueada
2 Ligamento falciforme
3 Trígono inguinal (Hesselbach)
4 Prega umbilical lateral que contém os vasos epigástricos inferiores
5 Linha semilunar
6 Prega umbilical medial
7 Prega umbilical mediana
8 Umbigo

O trígono inguinal de Hesselbach é uma região naturalmente frágil entre o músculo reto do abdome e os vasos epigástricos inferiores. Hérnias inguinais diretas aparecem por essa região.

B Parede anterior do abdome de feto *vista posterior*

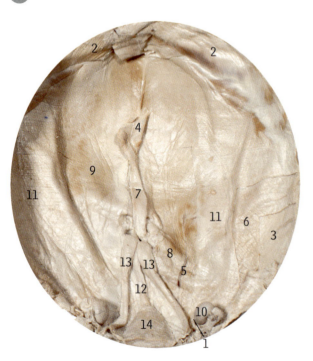

Neste feto a termo, o peritônio e os tecidos extraperitoneais foram removidos da parede anterior do abdome para mostrar as artérias umbilicais (9) e a veia umbilical esquerda (6) convergindo na parte de trás (não marcada) do umbigo.

1 Anel inguinal profundo
2 Músculo diafragma
3 Músculo oblíquo externo do abdome
4 Ligamento falciforme
5 Vasos epigástricos inferiores
6 Músculo oblíquo interno do abdome
7 Veia umbilical esquerda
8 Músculo reto do abdome
9 Bainha do músculo reto do abdome (camada posterior)
10 Testículo (não descido)
11 Músculo transverso do abdome
12 Úraco
13 Artérias umbilicais
14 Bexiga urinária

Cabeça de medusa

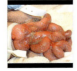
Onfalocele

Cateter pós-natal na veia umbilical

Hérnia umbilical e paraumbilical

Região inguinal 233

A Anel inguinal profundo direito em homem adulto vista laparoscópica

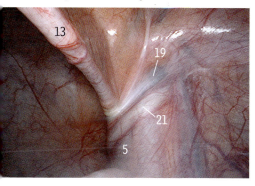

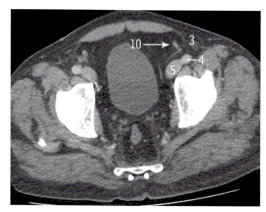

TC axial, pelve

B Parede anterior do abdome vista interna

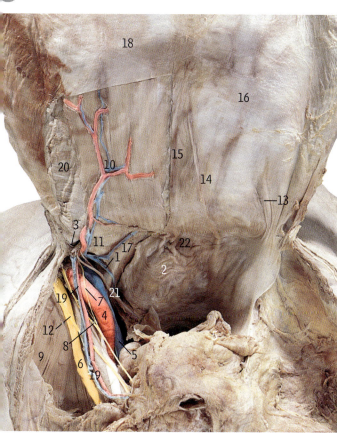

As vísceras abdominais foram removidas, e a parede anterior do abdome foi destacada lateralmente e rebatida anterior e inferiormente para revelar a sua face interna. O peritônio parietal foi removido a partir do lado esquerdo para mostrar estruturas mais profundas nas paredes pélvica e abdominal.

1 Artéria obturatória acessória
2 Bexiga urinária
3 Anel inguinal profundo
4 Artéria ilíaca externa
5 Veia ilíaca externa
6 Nervo femoral
7 Nervo genitofemoral, ramo femoral
8 Nervo genitofemoral, ramo genital
9 Músculo ilíaco
10 Vasos epigástricos inferiores
11 Trígono inguinal (Hesselbach)
12 Nervo cutâneo femoral lateral
13 Prega umbilical lateral (vasos epigástricos inferiores)
14 Prega umbilical medial (artéria umbilical)
15 Prega umbilical mediana (úraco)
16 Peritônio parietal
17 Margem pélvica
18 Bainha posterior do músculo reto do abdome
19 Vasos testiculares
20 Músculo transverso do abdome
21 Ducto deferente
22 Peritônio visceral, sobre a bexiga urinária

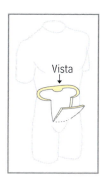

Vista

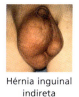

Hérnia inguinal

Hérnia inguinal indireta

Região inguinal

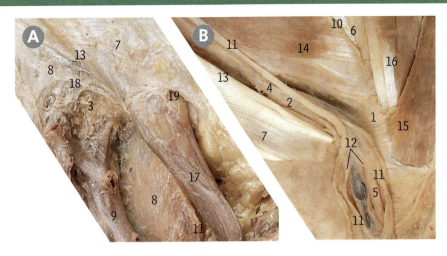

Região inguinal direita *masculina*

A dissecção superficial

B com a aponeurose do músculo oblíquo externo do abdome e funículo espermático cortados

Em A, o funículo espermático (17) é visto emergindo do anel inguinal superficial (19) e coberto pela fáscia espermática externa. Em B, com a aponeurose do músculo oblíquo externo do abdome rebatida e a parede anterior da bainha do músculo reto do abdome removida, o funículo espermático está emergindo do anel inguinal profundo (4) sendo a fáscia cremastérica (2) agora o revestimento mais superficial. Todos os três revestimentos do funículo espermático foram cortados (12) para mostrar o ducto deferente (5).

1 Tendão conjunto
2 Fáscia cremastérica e músculo cremaster sobre o funículo espermático
3 Fáscia cribriforme
4 Anel inguinal profundo
5 Ducto deferente
6 Margem da bainha do músculo reto do abdome
7 Aponeurose do músculo oblíquo externo do abdome
8 Fáscia lata
9 Veia safena magna
10 Nervo ilio-hipogástrico
11 Nervo ilioinguinal
12 Margem cortada dos revestimentos do funículo espermático
13 Ligamento inguinal
14 Músculo oblíquo interno do abdome
15 Músculo piramidal
16 Músculo reto do abdome
17 Funículo espermático
18 Margem superior da abertura da veia safena magna
19 Margem superior do anel inguinal superficial

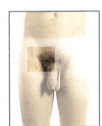

Região inguinal direita *feminina*

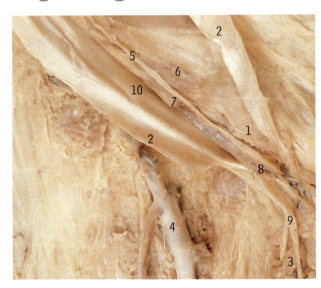

A aponeurose do músculo oblíquo externo do abdome (2) foi cortada e rebatida para mostrar a posição do anel inguinal profundo (7) que marca a extremidade lateral do canal inguinal. O ligamento redondo do útero (9) emerge do anel inguinal superficial (8) que marca a extremidade medial do canal e desaparece no tecido adiposo do lábio maior do pudendo (3). O nervo ilioinguinal (5) também passa pelo canal inguinal por fora do anel superficial.

1 Tendão conjunto
2 Aponeurose do músculo oblíquo externo do abdome
3 Tecido adiposo do lábio maior
4 Veia safena magna
5 Nervo ilioinguinal
6 Músculo oblíquo interno do abdome
7 Posição do anel inguinal profundo
8 Posição do anel inguinal superficial
9 Ligamento redondo do útero
10 Face superior do ligamento inguinal

> Na mulher, o canal inguinal contém o ligamento redondo do útero e o nervo ilioinguinal.
>
> O processo vaginal normalmente é obliterado, mas pode permanecer patente no canal inguinal feminino, quando se denomina canal de Nuck.

Região inguinal 235

A Anel inguinal profundo direito e trígono inguinal
vista interna

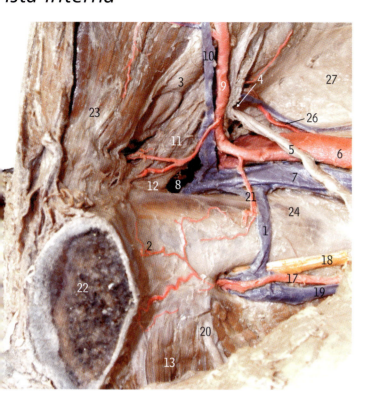

Esta é a visualização interna da metade direita da pelve a partir da esquerda mostrando a superfície posterior da parte inferior da parede anterior do abdome, superior à sínfise púbica. O anel femoral (8), a entrada do canal femoral, está inferior à extremidade medial do ligamento inguinal (11). Os vasos epigástricos inferiores (9, 10) ficam mediais ao anel inguinal profundo (4).

> O trígono inguinal (triângulo de Hesselbach) é a área limitada lateralmente pelos vasos epigástricos inferiores, medialmente pela margem lateral do músculo reto do abdome e inferiormente pelo ligamento inguinal. Uma hérnia inguinal direta avança através desse trígono, medial aos vasos epigástricos inferiores.
>
> Uma hérnia inguinal indireta passa pelo anel inguinal profundo, lateral aos vasos epigástricos inferiores.

B Anel inguinal profundo esquerdo em homem
vista peritoneal interna (como vista em laparoscopia)

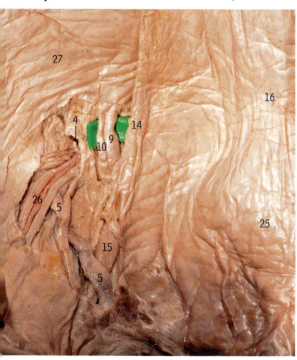

1 Veia obturatória aberrante
2 Corpo do púbis
3 Tendão conjunto
4 Anel inguinal profundo
5 Ducto deferente
6 Artéria ilíaca externa
7 Veia ilíaca externa
8 Anel femoral
9 Artéria epigástrica inferior
10 Veia epigástrica inferior
11 Ligamento inguinal
12 Ligamento lacunar
13 Músculo levantador do ânus
14 Prega umbilical medial
15 Ligamento umbilical medial
16 Ligamento umbilical mediano
17 Artéria obturatória
18 Nervo obturatório
19 Veia obturatória
20 Origem do músculo levantador do ânus a partir da fáscia que cobre o músculo obturador interno
21 Ramos púbicos dos vasos epigástricos inferiores
22 Ramo púbico (corte transversal)
23 Músculo reto do abdome
24 Ramo superior do púbis
25 Face superior da bexiga urinária
26 Vasos testiculares
27 Fáscia transversal cobrindo o músculo transverso do abdome

Pregas peritoneais abdominais após remoção dos órgãos do interior do abdome para mostrar as relações dos ligamentos e mesentérios

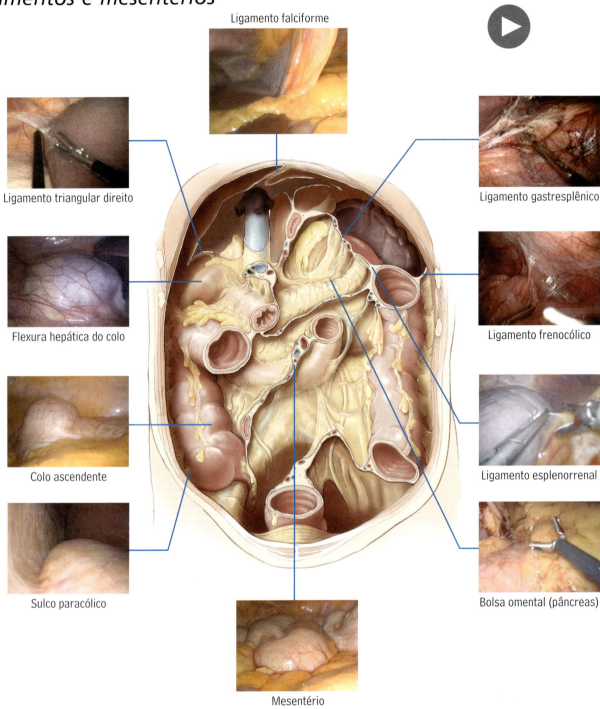

Ligamento falciforme
Ligamento triangular direito
Ligamento gastresplênico
Flexura hepática do colo
Ligamento frenocólico
Colo ascendente
Ligamento esplenorrenal
Sulco paracólico
Bolsa omental (pâncreas)
Mesentério

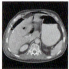
Drenagem de abscessos subfrênicos

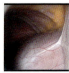
Lavagem peritoneal

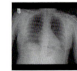
Peritonite

Abdome superior

Vísceras abdominais *vista anterior*

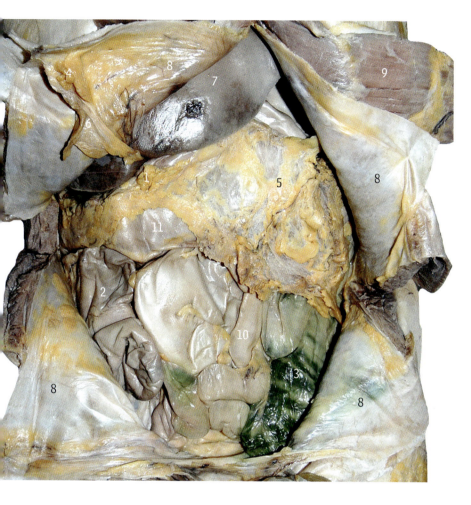

- Apêndices adiposos do colo
- Colo ascendente
- Colo descendente
- Ligamento falciforme
- Omento maior
- Ligamento redondo do fígado

7 Fígado
8 Peritônio parietal na parede anterior do abdome
9 Músculo reto do abdome, rebatido lateralmente
10 Intestino delgado
11 Colo transverso

Para explanação sobre estruturas peritoneais, ver diagramas nas páginas 236 e 243.

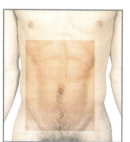

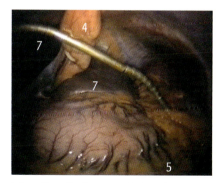

Visualização laparoscópica das vísceras abdominais superiores

Biopsia do fígado

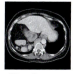

Situs inversus totalis

Vísceras abdominais *vista anterior*

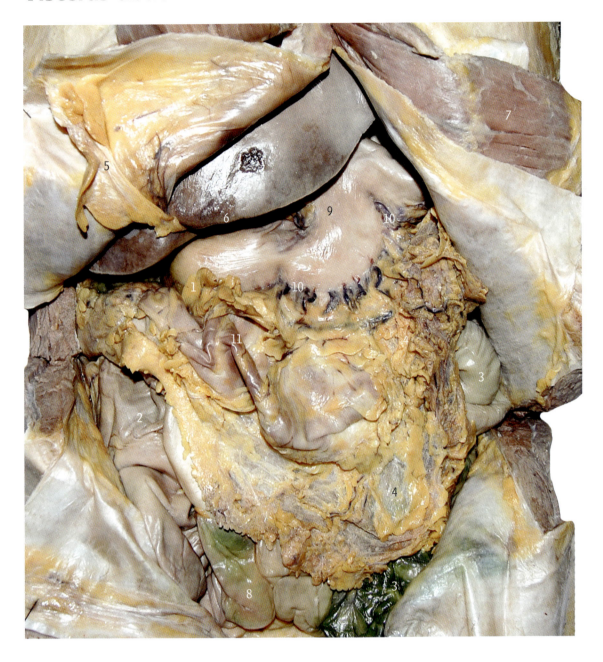

1 Apêndices adiposos do colo
2 Colo ascendente
3 Colo descendente
4 Ligamento falciforme
5 Ligamento redondo do fígado
6 Fígado, lobo hepático direito
7 Face posterior do omento maior
8 Músculo reto do abdome, rebatido
9 Intestino delgado (alça do íleo)
10 Intestino delgado (alça do jejuno)
11 Colo transverso

Colecistectomia

Abdome superior

Vísceras abdominais *vista anterior*

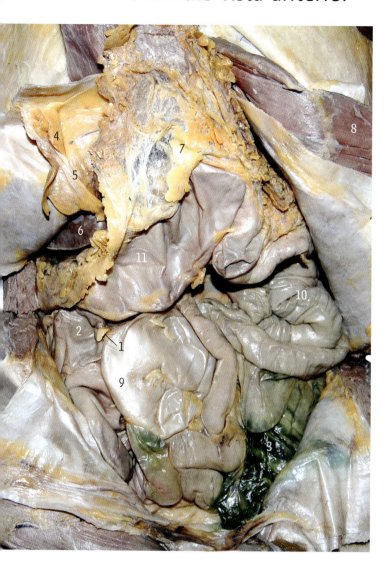

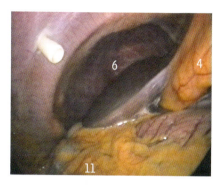

Vista laparoscópica das vísceras abdominais

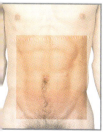

1 Apêndices adiposos do colo
2 Colo ascendente
3 Colo descendente
4 Omento maior
5 Ligamento redondo do fígado no ligamento falciforme
6 Fígado, lobo hepático esquerdo
7 Músculo reto do abdome, rebatido
8 Intestino delgado
9 Estômago
10 Estômago, curvatura maior
11 Colo transverso

Os apêndices adiposos do colo (1) são apêndices do peritônio preenchidos por tecido adiposo em várias partes dos colos (ascendente, transverso, descendente e sigmoide). Eles não estão presentes no intestino delgado ou no reto e podem ser rudimentares no ceco e no apêndice vermiforme. Em cirurgias abdominais representam uma característica que ajuda a distinguir o colo de outras partes do intestino.

Bolo omental

Omento menor e forame omental
A vista anterior B vista anterior e lateral direita

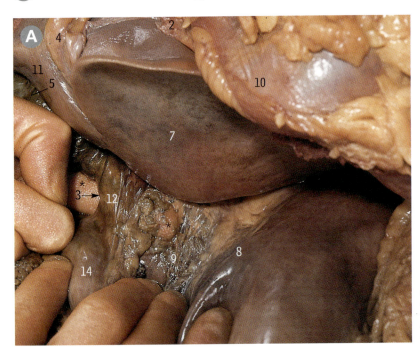
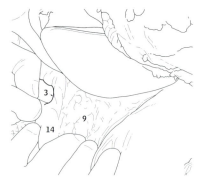

1 Parte descendente do duodeno
2 Músculo diafragma
3 Forame omental* (de Winslow)
4 Ligamento falciforme
5 Vesícula biliar
6 Veia cava inferior
7 Lobo hepático esquerdo
8 Curvatura menor do estômago
9 Omento menor
10 Pericárdio
11 Lobo quadrado do fígado
12 Margem direita livre do omento menor
13 Lobo hepático direito
14 Parte superior do duodeno
15 Polo superior do rim direito

Em A, um dedo* foi colocado no forame omental (3) atrás da margem livre direita do omento menor (12), e a ponta pode ser vista na bolsa omental, através do omento menor transparente que se estende entre o fígado (7) e a curvatura menor do estômago (8). Na vista mais lateral em B, olhando-se dentro do forame omental a partir da direita, esse forame (3) é identificado entre a margem livre direita do omento menor (12) anteriormente e a veia cava inferior (6) posteriormente, acima da parte superior do duodeno (14).

O forame omental (de Winslow, A3 e B3) é a comunicação entre a cavidade peritoneal geral (às vezes chamada de saco maior) e a bolsa omental (saco menor), um espaço revestido pelo peritônio atrás do estômago (A8 e B8) e do omento menor (A9 e A12) e anterior às partes do pâncreas e do rim esquerdo.

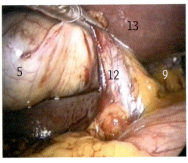
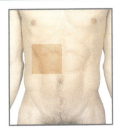
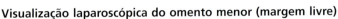

Visualização laparoscópica do omento menor (margem livre)

Vísceras abdominais superiores *vista anterior*

Nesta visualização, o estômago, o colo transverso (9) e o omento maior (5) foram tracionados superiormente para mostrar a região da flexura duodenojejunal (3).

1 Colo ascendente
2 Alças do intestino delgado
3 Flexura duodenojejunal
4 Duodeno, parte superior
5 Omento maior
6 Jejuno
7 Mesentério
8 Peritônio parietal sobre a parede anterior do abdome, rebatida superiormente
9 Colo transverso, rebatido superiormente
10 Mesocolo transverso

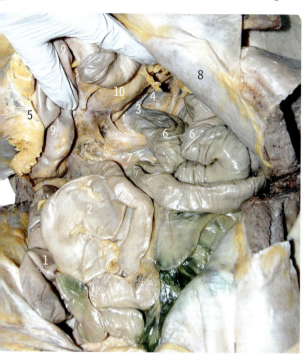
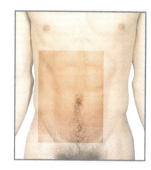

Saco menor na região superior do abdome

1 Apêndices adiposos do colo
2 Vesícula biliar
3 Omento maior, rebatido inferiormente
4 Saco menor
5 Ligamento redondo do fígado no ligamento falciforme
6 Peritônio parietal sobre a parede anterior do abdome
7 Peritônio do saco menor cobrindo o pâncreas
8 Músculo reto do abdome, rebatido
9 Veias gastromentais direita e esquerda
10 Lobo hepático direito
11 Estômago, curvatura maior
12 Estômago, face posterior
13 Colo transverso, rebatido inferiormente
14 Mesocolo transverso

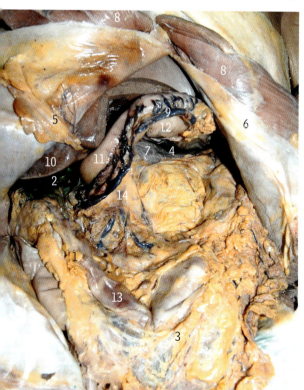
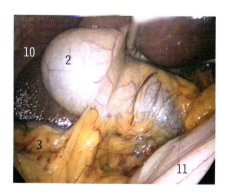

Visualização laparoscópica da vesícula biliar.

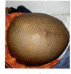
Ascite

Laparoscopia

Mesentério e colos *vista anterior*

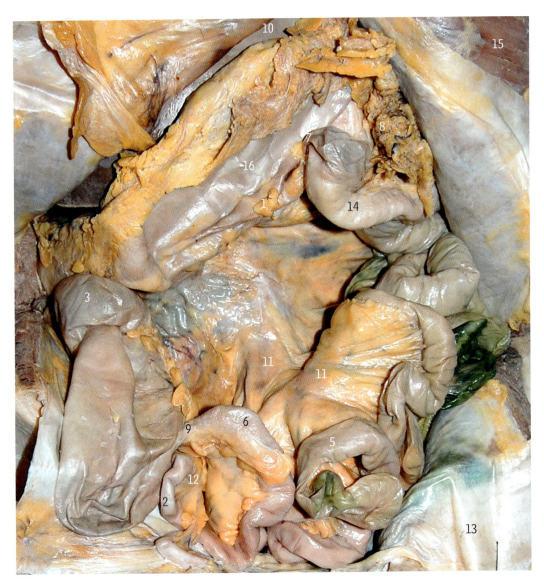

1 Apêndices adiposos do colo
2 Apêndice vermiforme
3 Colo ascendente
4 Ceco
5 Alças do intestino delgado
6 Região distal do íleo
7 Flexura duodenojejunal
8 Omento maior
9 Junção ileocecal
10 Fígado
11 Mesentério
12 Mesoapêndice
13 Peritônio parietal sobre a parede anterior do abdome
14 Região proximal do jejuno
15 Músculo reto do abdome rebatido
16 Colo transverso

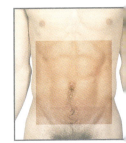

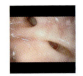
Doença diverticular

Vólvulo

Abdome superior 243

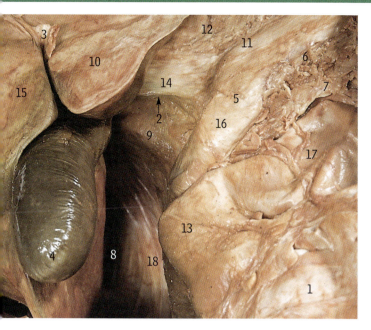

A Recesso hepatorrenal do peritônio
vista lateral direita e inferior

Com o corpo em decúbito dorsal e observado pela direita, o fígado (15) foi deslocado para cima (para a esquerda) para abrir o espaço entre o fígado e o polo superior do rim direito (18) – o recesso hepatorrenal do peritônio (8, compartimento sub-hepático direito da cavidade peritoneal).

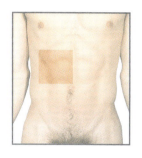

- Colo ascendente
- Forame omental (de Winslow)
- Ligamento falciforme
- Vesícula biliar
- Junção gastroduodenal
- Curvatura maior do estômago

7 Omento maior
8 Recesso hepatorrenal (de Morison)
9 Veia cava inferior
10 Lobo hepático esquerdo
11 Curvatura menor do estômago
12 Omento menor cobrindo o pâncreas

13 Flexura direita do colo
14 Margem livre direita do omento menor
15 Lobo hepático direito
16 Parte superior do duodeno
17 Colo transverso
18 Polo superior do rim direito

Diagramas do peritônio (ver páginas 237-242)

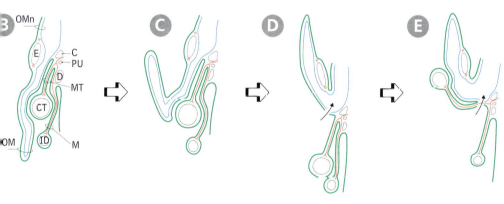

B posição normal

C com a parte inferior do omento maior elevada

D com o omento maior elevado e separado do mesocolo e colo transverso, com uma abertura na bolsa omental

E com o omento maior e o mesocolo e colo transverso elevados, com uma abertura na bolsa omental através do mesocolo

Estas representações de um corte sagital pela região mediana do abdome, visualizadas a partir da esquerda, ilustram teoricamente como o peritônio forma o omento menor (OMn, passando abaixo do estômago, E), omento maior (OM), mesocolo transverso (MT) passando para o colo transverso (CT) e o mesentério (M) do intestino delgado (ID). A camada em azul representa o peritônio da bolsa omental. A artéria mesentérica superior passa entre a cabeça e o processo uncinado do pâncreas (C e PU) e continua pelo duodeno (D) no mesentério (M) para o intestino delgado (ID), dando origem à artéria cólica média que segue no mesocolo transverso (MT) para o colo transverso (CT). O omento maior (OM) é formado por quatro camadas fundidas e também com a região anterior do mesocolo transverso (MT, duas camadas) e colo transverso. Na dissecção, não é possível a separação entre quaisquer camadas, exceto entre o omento maior e o mesocolo transverso. As seis camadas entre o estômago e o colo transverso são, às vezes, conhecidas coletivamente como o ligamento gastrocólico. B corresponde às dissecções nas páginas 237 e 238; C, à página 239; D, à página 241A; e E, à página 241B. As pequenas setas em D e E indicam as camadas cortadas para efetuar aberturas artificiais na bolsa omental.

Tronco celíaco

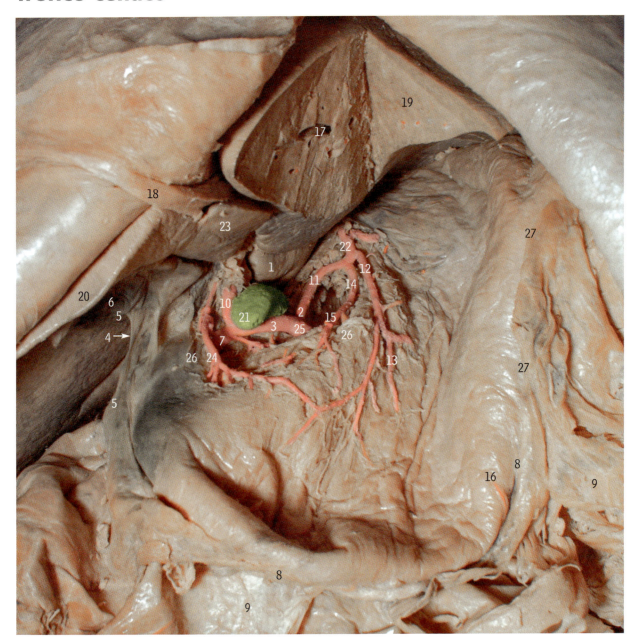

1 Lobo caudado do fígado
2 Tronco celíaco
3 Artéria hepática comum
4 Forame omental – seta
5 Margem livre do omento menor
6 Vesícula biliar
7 Artéria gastroduodenal
8 Curvatura maior do estômago
9 Omento maior
10 Artéria hepática própria
11 Artéria gástrica esquerda
12 Ramo anterior da artéria gástrica esquerda
13 Ramo anterior da artéria gástrica esquerda para o corpo gástrico
14 Ramo posterior da artéria gástrica esquerda
15 Ramo posterior da artéria gástrica esquerda para curvatura menor do estômago
16 Vasos gastromentais esquerdos
17 Veia porta (ramo esquerdo)
18 Ligamento redondo do fígado no interior do ligamento falciforme
19 Fígado, lobo hepático esquerdo
20 Fígado, lobo hepático direito
21 Linfonodo celíaco aumentado
22 Ramo esofágico da artéria gástrica esquerda
23 Lobo quadrado do fígado
24 Artéria gástrica direita
25 Artéria esplênica
26 Estômago, curvatura menor
27 Peritônio visceral, margem cortada

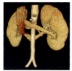
Variações de vasos abdominais

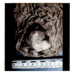
Carcinoma do estômago

Abdome superior

Vasos mesentéricos superiores, origens
A duodeno e pâncreas in situ
B duodeno rebatido para revelar as relações posteriores dos vasos

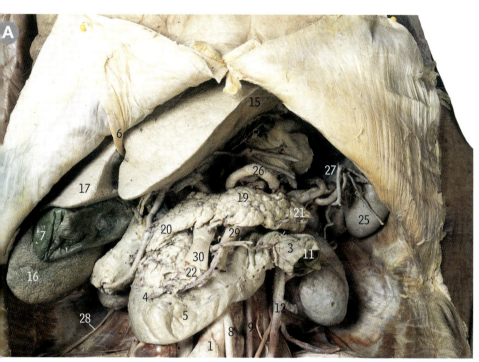

1 Aorta
2 Duodeno rebatido e alfinetado
3 Duodeno, parte ascendente
4 Duodeno, parte descendente
5 Duodeno, parte horizontal
6 Ligamento falciforme
7 Vesícula biliar, fundo
8 Artéria mesentérica inferior
9 Veia mesentérica inferior
10 Veia cava inferior
11 Jejuno, origem
12 Veia gonadal esquerda
13 Artéria renal esquerda
14 Veia renal esquerda
15 Fígado, lobo hepático esquerdo
16 Fígado, lobo de Riedel
17 Fígado, lobo hepático direito
18 Linfonodos pré-aórticos e aórticos laterais moderadamente aumentados
19 Pâncreas, corpo
20 Pâncreas, cabeça
21 Pâncreas, cauda
22 Pâncreas, processo uncinado
23 Cisto renal, benigno
24 Veia gonadal direita
25 Baço
26 Artéria esplênica
27 Veia esplênica
28 Nervo subcostal
29 Artéria mesentérica superior
30 Veia mesentérica superior
31 Ureter

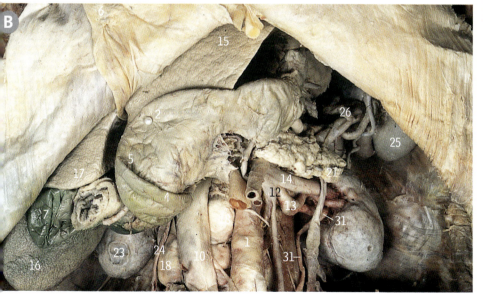

Obstrução da veia cava inferior

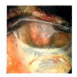
Doença pancreática

Pancreatite

Tronco celíaco, região superior do abdome *dissecção detalhada*

O estômago foi cortado para expor o fígado dissecado, as vias biliares, o pâncreas, o duodeno e os vasos mesentéricos superiores que ficam posteriores ao leito do estômago.

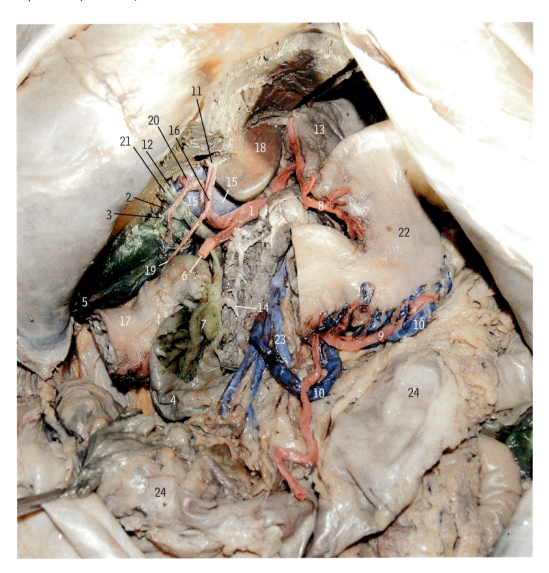

1 Artéria hepática comum
2 Artéria cística
3 Ducto cístico
4 Duodeno
5 Vesícula biliar
6 Artéria gastroduodenal
7 Ampola hepatopancreática
8 Artéria gástrica esquerda
9 Artéria gastromental esquerda
10 Veia gastromental esquerda
11 Artéria hepática esquerda
12 Ducto hepático esquerdo
13 Esôfago
14 Ducto pancreático
15 Veia porta
16 Artéria hepática própria
17 Piloro
18 Lobo caudado do fígado
19 Artéria gástrica direita
20 Artéria hepática direita
21 Ducto hepático direito
22 Estômago
23 Veia mesentérica superior
24 Colo transverso

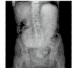

Estenose pilórica (adulto)

Abdome superior

Tronco celíaco, região superior do abdome *dissecção detalhada*

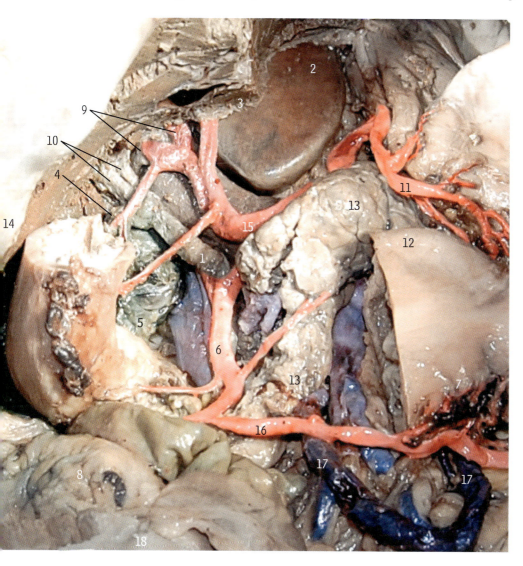

1. Ducto hepático comum
2. Lobo caudado do fígado
3. Margem cortada do fígado
4. Ducto cístico
5. Fundo da vesícula biliar
6. Artéria gastroduodenal
7. Curvatura maior do estômago
8. Omento maior
9. Artérias hepáticas esquerda e direita
10. Ductos hepáticos esquerdo e direito
11. Artéria gástrica esquerda
12. Curvatura menor do estômago
13. Pâncreas
14. Peritônio parietal sobre a parede anterior do abdome, rebatido lateralmente
15. Artéria hepática própria
16. Artéria gastromental
17. Veia gastromental
18. Colo transverso

Vasos mesentéricos superiores

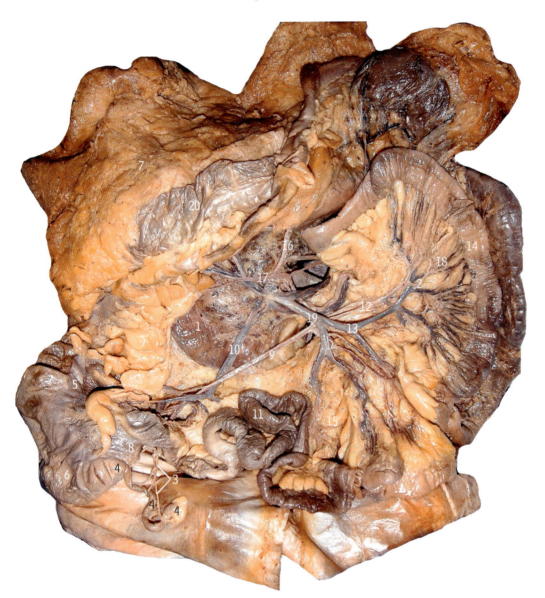
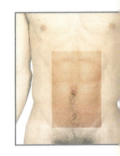

1 Parte horizontal do duodeno
2 Arco justacólico
3 Artéria apendicular
4 Apêndice vermiforme
5 Colo ascendente
6 Ceco
7 Omento maior
8 Junção ileocecal
9 Artéria ileocólica
10 Veia ileocólica
11 Íleo
12 Artéria jejunal
13 Veia jejunal
14 Jejuno
15 Mesentério do íleo
16 Artéria cólica média
17 Artéria cólica direita
18 Artérias retas
19 Veia mesentérica superior
20 Colo transverso

Divertículo de Meckel

Vasos mesentéricos inferiores *vista anterior*

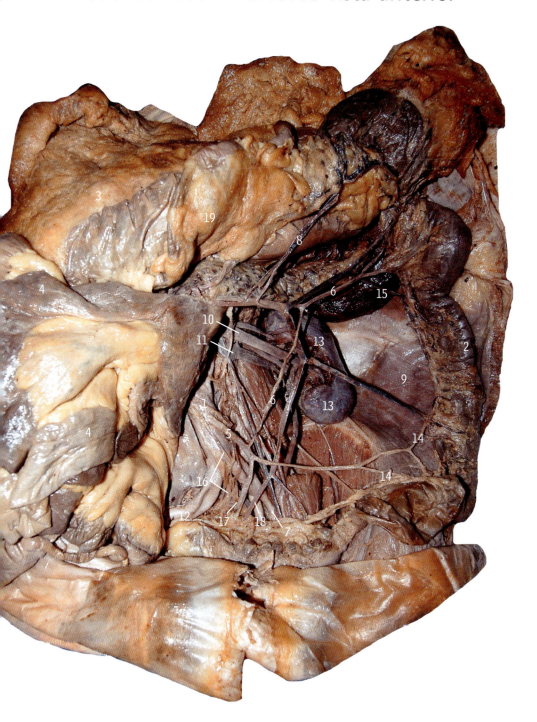

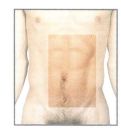

1 Parte descendente da aorta (parte abdominal)
2 Colo descendente
3 Omento maior
4 Jejuno e íleo
5 Artéria mesentérica inferior
6 Artéria cólica esquerda
7 Artéria ilíaca comum esquerda
8 Arco justacólico (artéria marginal do colo)
9 Músculo transverso do abdome
10 Artéria renal
11 Veia renal
12 Artéria ilíaca comum direita
13 Rim esquerdo
14 Artérias sigmóideas
15 Baço
16 Plexo hipogástrico superior
17 Artéria retal superior
18 Veia retal superior
19 Colo transverso

Isquemia do intestino

250 Imagens intestinais

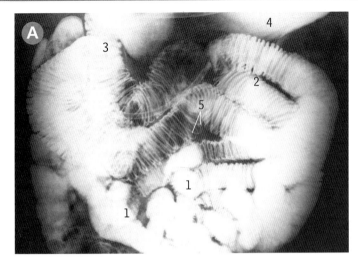

A Radiografia de intestino delgado
enema via tubo no jejuno proximal, enteróclise

1 Alças do íleo
2 Alças do jejuno
3 Parte descendente do duodeno
4 Estômago
5 Pregas circulares

B Duplo contraste
enema baritado

Neste enema baritado de duplo contraste (bário e ar), as saculações (9) das várias partes do colo permitem que ele seja diferenciado do íleo terminal mais estreito (11), que se tornou parcialmente preenchido pelo bário que fluiu nele através de uma junção ileocecal incompetente (5).

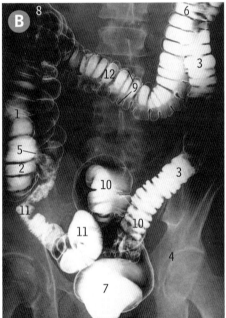

1 Colo ascendente
2 Ceco
3 Colo descendente
4 Articulação do quadril
5 Junção ileocecal
6 Flexura esquerda do colo
7 Reto
8 Flexura direita do colo
9 Saculações do colo
10 Colo sigmoide
11 Íleo terminal
12 Colo transverso

C Escanograma (*scout*) em reconstrução 3D de colonografia por TC

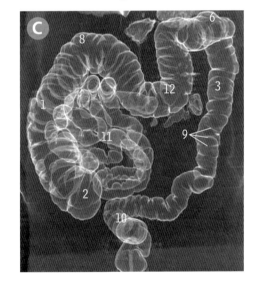

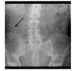
Stents de colo

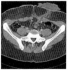
Colostomia

Doença de Crohn

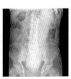
Corpos estranhos retossigmóideos

Abdome superior 251

Estômago com vasos e nervo vago, vista anterior

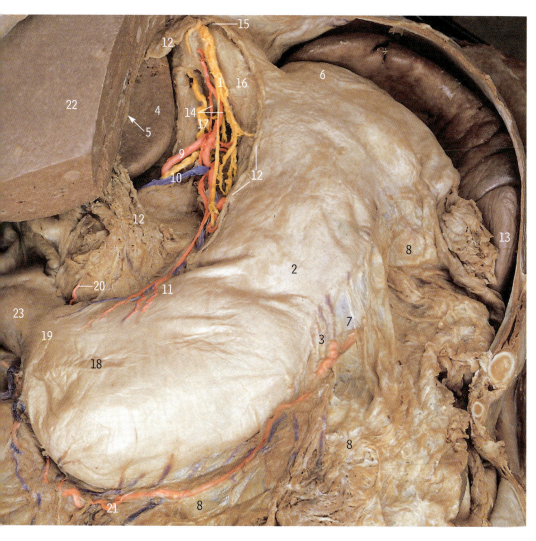

As paredes anteriores do tórax e do abdome e o lobo hepático esquerdo foram removidos, com parte do omento menor (12), para mostrar o estômago (6, 2, 18 e 19) nessa posição sem manipulação.

1 Tronco vagal anterior (esquerdo)
2 Corpo gástrico
3 Ramos dos vasos gastromentais esquerdos
4 Lobo caudado do fígado
5 Fissura do ligamento venoso
6 Fundo gástrico
7 Curvatura maior do estômago
8 Omento maior
9 Artéria gástrica esquerda
10 Veia gástrica esquerda
11 Curvatura menor do estômago
12 Omento menor (margem cortada)
13 Extremidade inferior do baço
14 Ramos esofágicos dos vasos gástricos esquerdos
15 Hiato esofágico no músculo diafragma
16 Esôfago
17 Tronco vagal posterior (direito)
18 Antro pilórico
19 Canal pilórico
20 Artéria gástrica direita
21 Vasos gastromentais direitos e seus ramos
22 Lobo hepático direito
23 Parte superior do duodeno

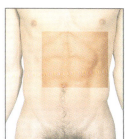

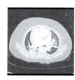
Refluxo gastresofágico em lactentes

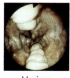
Varizes esofágicas

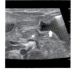
Estenose pilórica em lactentes

Vagotomia

Região superior do abdome **A** *estômago – ingestão de bário*

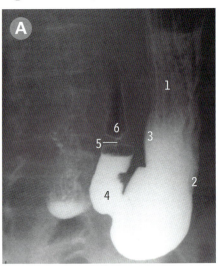

1 Corpo gástrico
2 Curvatura maior do estômago
3 Curvatura menor do estômago
4 Antro pilórico
5 Canal pilórico
6 Parte superior do duodeno (ampola)

B *parede posterior – gânglio celíaco e suas relações; parte abdominal da aorta removida*

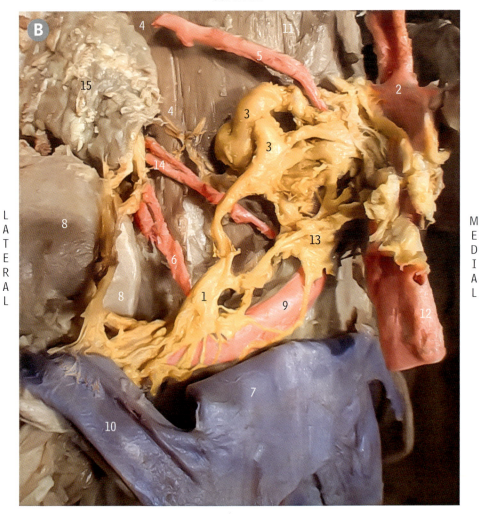

1 Gânglio aorticorrenal
2 Tronco celíaco (rebatido anteriormente)
3 Gânglio celíaco
4 Músculo diafragma
5 Artéria frênica inferior
6 Artéria suprarrenal inferior
7 Veia cava inferior (rebatida inferiormente)
8 Rim, direito, polo superior
9 Artéria renal direita
10 Veia renal (rebatida)
11 Pilar direito do diafragma
12 Artéria mesentérica superior
13 Gânglio mesentérico superior
14 Artéria suprarrenal superior
15 Glândula suprarrenal

Bloqueio do plexo celíaco

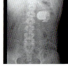
Marca-passo gástrico

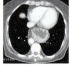
Hérnia de hiato

Abdome superior 253

A Pâncreas, duodeno e vasos mesentéricos superiores

O estômago com sua inserção no omento maior foi levantado.

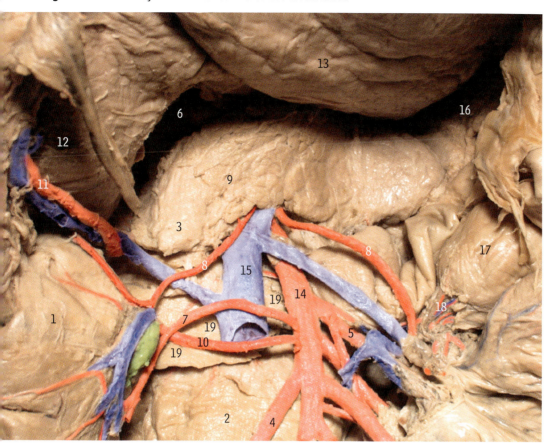

B Papila maior do duodeno

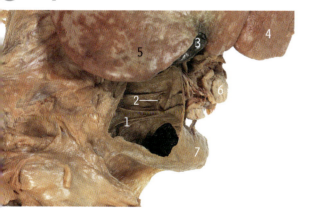

O estômago sofreu retração superior para revelar o "leito gástrico".

1 Colo ascendente
2 Duodeno, parte horizontal
3 Cabeça do pâncreas
4 Artéria ileocólica
5 Artéria jejunal, ramo da artéria mesentérica superior
6 Bolsa omental
7 Artéria cólica média
8 Artéria cólica média, variação aberrante
9 Colo do pâncreas
10 Artéria cólica direita

11 Vasos gastromentais direitos
12 Estômago, antro pilórico (rebatido anteriormente)
13 Estômago, corpo gástrico
14 Artéria mesentérica superior
15 Veia mesentérica superior
16 Cauda do pâncreas
17 Colo transverso
18 Artéria e veia para o colo transverso
19 Processo uncinado do pâncreas

A parede anterior da parte descendente do duodeno foi removida.

1 Pregas circulares da membrana mucosa
2 Papila maior do duodeno
3 Vesícula biliar

4 Fígado, lobo hepático esquerdo
5 Fígado, lobo hepático direito
6 Pâncreas
7 Parte horizontal do duodeno

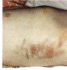

Pancreatite

Fígado vista anterior

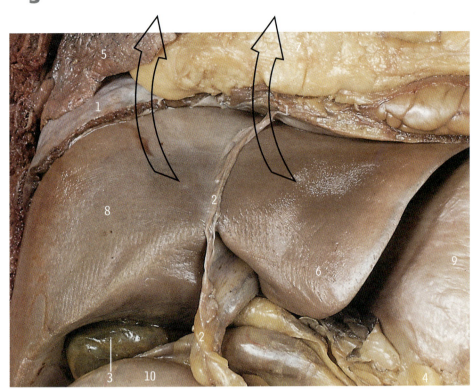
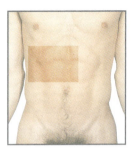

1 Músculo diafragma
2 Ligamento falciforme
3 Vesícula biliar, fundo
4 Omento maior
5 Lobo inferior do pulmão direito
6 Lobo hepático esquerdo
7 Gordura no pericárdio
8 Lobo hepático direito
9 Estômago
10 Colo transverso

Para explicações sobre estruturas peritoneais, ver diagramas nas páginas 236 e 240.

As paredes torácica e abdominal e a parte anterior do músculo diafragma foram removidas para mostrar as vísceras não manipuladas. O fígado (6 e 8) e o estômago (9) ficam imediatamente inferiores ao músculo diafragma (1). O omento maior (4) pende da curvatura maior do estômago (margem inferior) (9), cobrindo a maior parte dos intestinos delgado e grosso, mas deixando parte do colo transverso (10) descoberta. O fundo da vesícula biliar (3) é visualizado entre o lobo hepático direito (8) e o colo transverso (10). As setas indicam a direção da reflexão do fígado para a visualização da página seguinte.

TC coronal, região superior do abdome

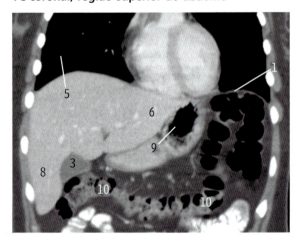

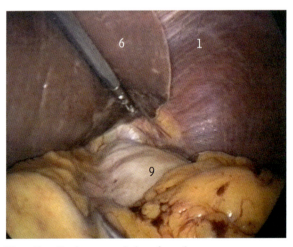

Visualização laparoscópica das vísceras abdominais superiores

Cirrose hepática

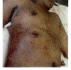
Traumatismo hepático

Fígado 255

Fígado *vista inferoposterior*

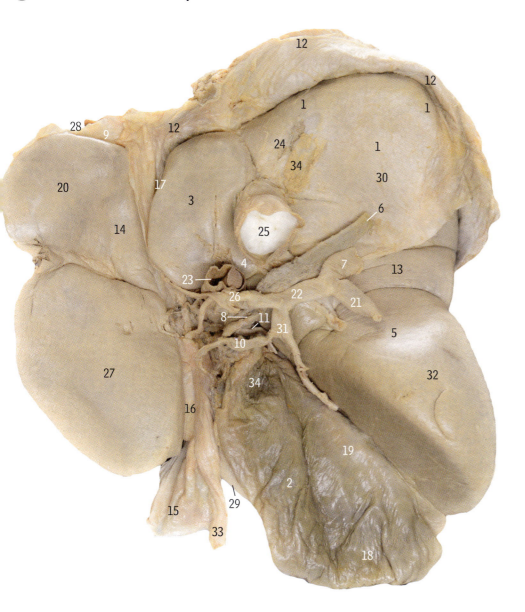

1 Área nua
2 Corpo da vesícula biliar
3 Lobo caudado do fígado
4 Processo caudado do fígado
5 Impressão cólica
6 Ducto colédoco
7 Artéria hepática comum
8 Ducto hepático comum
9 Ligamento coronário
10 Artéria cística
11 Ducto cístico
12 Músculo diafragma (rebatido com o ligamento coronário)
13 Impressão duodenal
14 Impressão esofágica
15 Ligamento falciforme do fígado
16 Fissura do ligamento redondo
17 Fissura do ligamento venoso
18 Fundo da vesícula biliar
19 Vesícula biliar
20 Impressão gástrica
21 Artéria gastroduodenal
22 Artéria hepática própria
23 Veia porta
24 Porção hepatorrenal do ligamento coronário
25 Veia cava inferior
26 Artéria hepática esquerda
27 Lobo hepático esquerdo
28 Ligamento triangular esquerdo
29 Lobo quadrado do fígado
30 Impressão renal
31 Artéria hepática direita
32 Lobo hepático direito
33 Ligamento redondo do fígado
34 Impressão suprarrenal

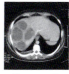
Abscesso do fígado

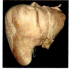
Lobo de Riedel

Molde do fígado, vias biliares extra-hepáticas e vasos associados

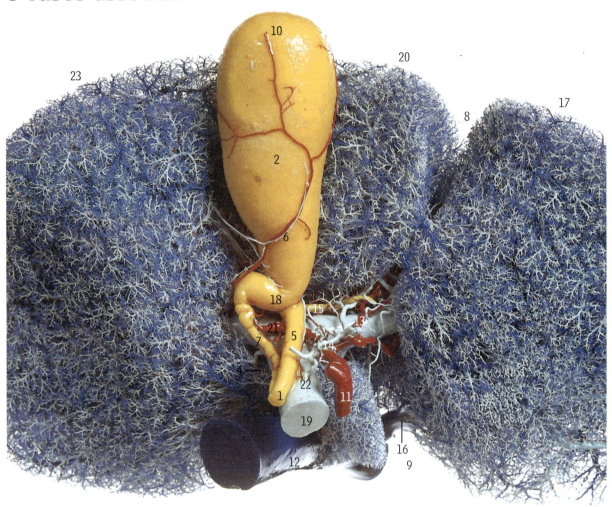

Amarelo, vesícula biliar e vias biliares.
Vermelho, artéria hepática e ramos.
Azul-claro, veia porta e tributárias.
Azul-escuro, veia cava inferior, veias hepáticas e tributárias.

1 Ducto colédoco
2 Corpo da vesícula biliar
3 Lobo caudado do fígado
4 Processo caudado do fígado
5 Ducto hepático comum
6 Artéria e veias císticas
7 Ducto cístico
8 Fissura do ligamento redondo
9 Fissura do ligamento venoso
10 Fundo da vesícula biliar
11 Artéria hepática
12 Veia cava inferior
13 Ramo esquerdo de artéria hepática cobrindo o ramo esquerdo da veia porta
14 Veia gástrica esquerda
15 Ducto hepático esquerdo
16 Veia hepática esquerda
17 Lobo hepático esquerdo
18 Colo da vesícula biliar
19 Veia porta
20 Lobo quadrado
21 Ramo direito da artéria hepática cobrindo o ramo direito da veia porta
22 Veia gástrica direita
23 Lobo hepático direito

Imagens da vesícula biliar 257

A Colangiopancreatografia endoscópica retrógrada CPER

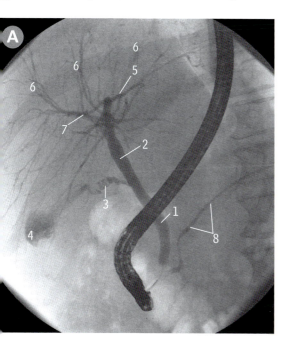

Durante uma CPER, um endoscópio é passado pela boca, pela faringe, pelo esôfago e pelo estômago para o interior do duodeno, e através dele uma cânula é introduzida na papila maior do duodeno (página 253B) e do ducto colédoco, para que um meio de contraste possa ser injetado até as vias biliares. (O ducto pancreático também pode ser canulado dessa forma.)

1 Ducto colédoco
2 Ducto hepático comum
3 Ducto cístico
4 Vesícula biliar
5 Ducto hepático esquerdo
6 Sombra do fígado e tributárias dos ductos hepáticos
7 Ducto hepático direito
8 Ducto pancreático

B Ducto pancreático CPER

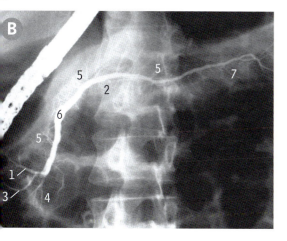

C Colangiopancreatografia por ressonância magnética CPRM

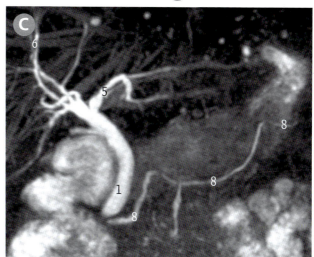

Ver lista numerada em A.

Ducto pancreático acessório (de Santorini)
Corpo do pâncreas
Cânula na ampola hepatopancreática (de Vater)
Cabeça do pâncreas
Ductos intralobulares do pâncreas
Ducto pancreático principal (de Wirsung)
Cauda do pâncreas

Carcinoma do pâncreas

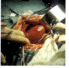
Colecistectomia

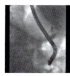
Cálculos biliares

Molde da veia porta e tributárias e vasos mesentéricos *vista posterior*

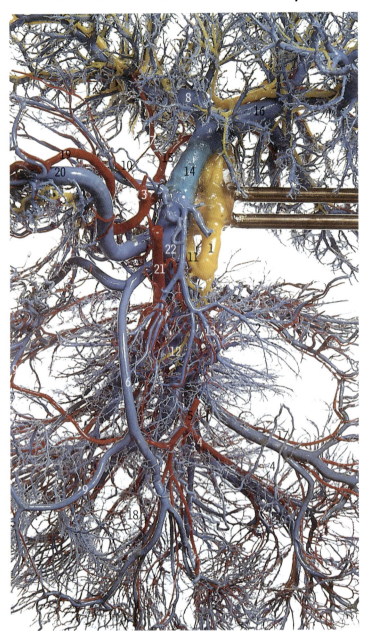

Amarelo, vias biliares e ductos pancreáticos; vermelho, artérias; azul, sistema venoso portal.

Nesta vista posterior (escolhida em detrimento da vista anterior, na qual os múltiplos vasos pequenos para os intestinos teriam obscurecido os ramos maiores), a veia mesentérica superior (22) é visualizada continuando ascendentemente para se tornar a veia porta (14) após ter recebido a veia esplênica (20). Na porta do fígado, a veia porta se divide em ramos esquerdo e direito (8 e 16). Em virtude da remoção da aorta, a parte superior da artéria mesentérica inferior (5) ficou levemente deslocada para a direita e parece ter dado origem à artéria ileocólica (4), mas trata-se simplesmente de uma sobreposição dos vasos; a origem da artéria ileocólica é a artéria mesentérica superior, que não é visualizada nesta imagem.

1 Ducto colédoco
2 Ramos dos vasos cólicos médios
3 Tronco celíaco
4 Vasos ileocólicos
5 Artéria mesentérica inferior
6 Veia mesentérica inferior
7 Ramo esquerdo da artéria hepática
8 Ramo esquerdo da veia porta
9 Vasos cólicos esquerdos
10 Artéria e veia gástricas esquerdas
11 Ducto pancreático
12 Ductos pancreáticos na cabeça do pâncreas
13 Vasos pancreaticoduodenais
14 Veia porta
15 Ramo direito da artéria hepática
16 Ramo direito da veia porta
17 Vasos cólicos direitos
18 Vasos sigmóideos
19 Artéria esplênica
20 Veia esplênica
21 Artéria mesentérica superior
22 Veia mesentérica superior

TC coronal, abdome

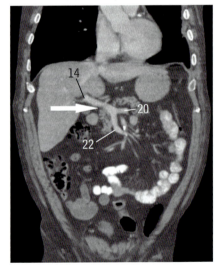

A Baço *vista anterior*

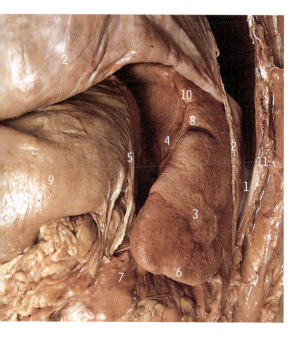

As paredes anterior e superior esquerda do abdome e torácica anterior e inferior foram removidas, e parte do músculo diafragma (2) voltada para cima para mostrar o baço em sua posição normal, adjacente ao estômago (9) e colo (7), com a parte inferior em contato com o rim (D16 e 9, oposto).

> O ligamento gastresplênico contém os vasos gástricos curtos e gastromentais esquerdos dos vasos esplênicos.
>
> O ligamento esplenorrenal contém a cauda do pâncreas e os vasos esplênicos.

1 Recesso costodiafragmático da pleura
2 Músculo diafragma
3 Face diafragmática
4 Impressão gástrica
5 Ligamento gastresplênico
6 Margem inferior do baço
7 Flexura esquerda do colo
8 Incisura esplênica
9 Estômago
10 Margem superior do baço
11 Parede torácica

TC sagital de abdome superior e tórax

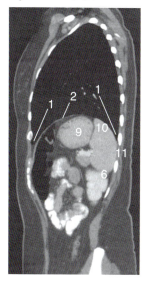

B Baço *face visceral*

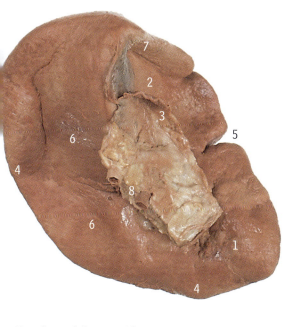

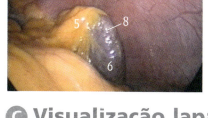

C Visualização laparoscópica do baço

As marcações se referem à legenda em A.

1 Impressão cólica
2 Impressão gástrica
3 Ligamento gastresplênico contendo os vasos gástrico curto e gastromental esquerdo
4 Margem inferior
5 Incisura esplênica
6 Impressão renal
7 Margem superior
8 Cauda do pâncreas e vasos esplênicos no ligamento esplenorrenal

Em B, o baço foi removido para mostrar sua face visceral (medial), com uma pequena parte dos ligamentos gastresplênico (3) e esplenorrenal (8) permanecendo inserida.

 Ruptura do baço
 Esplenectomia
 Cistos esplênicos
 Infarto do baço
 Esplenomegalia
 Esplenúnculos

260 Baço e intestinos

D Baço *corte transversal da parte esquerda do abdome superior*

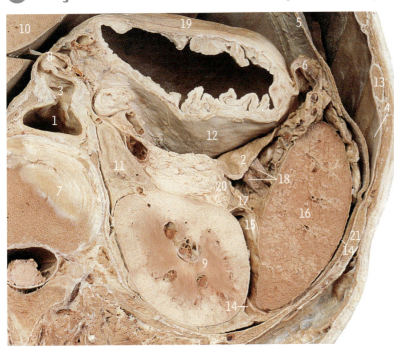

O corte está ao nível do disco intervertebral (7) entre a décima segunda vértebra torácica e a primeira vértebra lombar, e é visualizado de baixo para cima em direção ao tórax.

1. Parte descendente da aorta – parte abdominal
2. Camada anterior do ligamento esplenorrenal
3. Tronco celíaco
4. Recesso costodiafragmático da pleura
5. Músculo diafragma
6. Ligamento gastresplênico
7. Disco intervertebral
8. Artéria gástrica esquerda
9. Rim esquerdo
10. Lobo hepático esquerdo
11. Glândula suprarrenal esquerda
12. Bolsa omental
13. Nona costela
14. Peritônio do saco maior
15. Camada posterior do ligamento esplenorrenal
16. Baço
17. Artéria esplênica
18. Veia esplênica
19. Estômago
20. Cauda do pâncreas
21. Décima costela

E Ceco *corte sagital, vista interna*

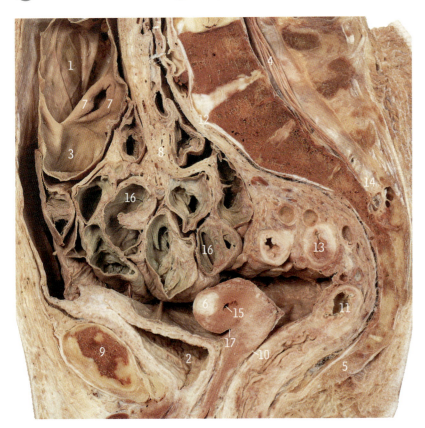

Este é um corte mediano da pelve feminina, com o lado direito visualizado a partir da esquerda. A parede anterior do ceco foi cortada aberta e rebatida para mostrar os lábios da papila ileal (7).

1. Colo ascendente
2. Bexiga urinária
3. Ceco
4. Cauda equina
5. Cóccix
6. Mioma no fundo do útero
7. Lábios da papila ileal
8. Mesentério
9. Sínfise púbica
10. Escavação retouterina (de Douglas)
11. Reto
12. Promontório sacral
13. Colo sigmoide
14. Terminação do saco dural
15. Cavidade do útero
16. Válvulas coniventes
17. Escavação vesicouterina

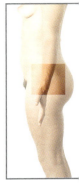

Carcinoma da bexiga

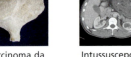
Intussuscepção

Intestinos 261

A Apêndice vermiforme, artéria ileocólica e estruturas relacionadas
vista anterior

A maior parte do peritônio da parede posterior do abdome e do mesentério foi removida, e as alças do intestino delgado (11) foram deslocadas para a direita da figura para mostrar a artéria ileocólica (8), o íleo terminal (15) e o apêndice vermiforme com sua artéria apendicular (1).

1 Artéria apendicular no mesoapêndice
2 Apêndice vermiforme
3 Colo ascendente
4 Ceco
5 Parte descendente do duodeno
6 Nervo genitofemoral
7 Vasos ileais e cecais
8 Artéria ileocólica
9 Veia cava inferior
10 Polo inferior do rim
11 Mesentério e alças do jejuno e do íleo
12 Mesoapêndice
13 Músculo psoas maior
14 Artéria cólica direita
15 Parte terminal do íleo
16 Artéria testicular
17 Veia testicular
18 Ureter

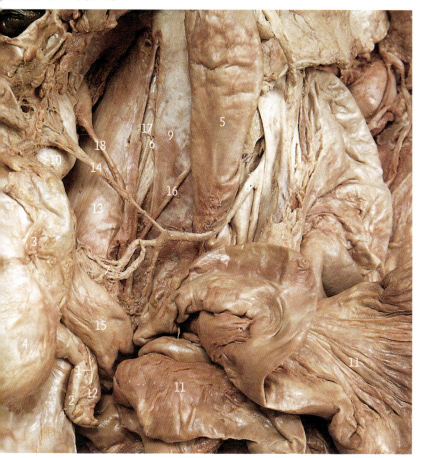
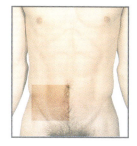
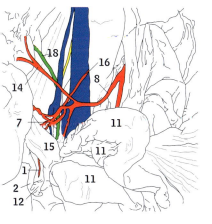

B Ceco e apêndice vermiforme
vista anterior

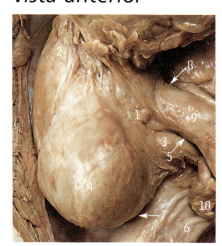

O íleo terminal (9) é visualizado unindo-se ao intestino grosso na junção do ceco (4) e do colo ascendente (2), e o apêndice vermiforme (3) se une ao ceco logo abaixo da junção ileocecal.

1 Tênia do colo
2 Colo ascendente
3 Base do apêndice vermiforme
4 Ceco
5 Recesso ileocecal inferior do peritônio
6 Peritônio cobrindo os vasos ilíacos externos
7 Recesso retrocecal do peritônio
8 Recesso ileocecal superior do peritônio
9 Íleo terminal
10 Extremidade do apêndice vermiforme

Apendicite

Intestino delgado

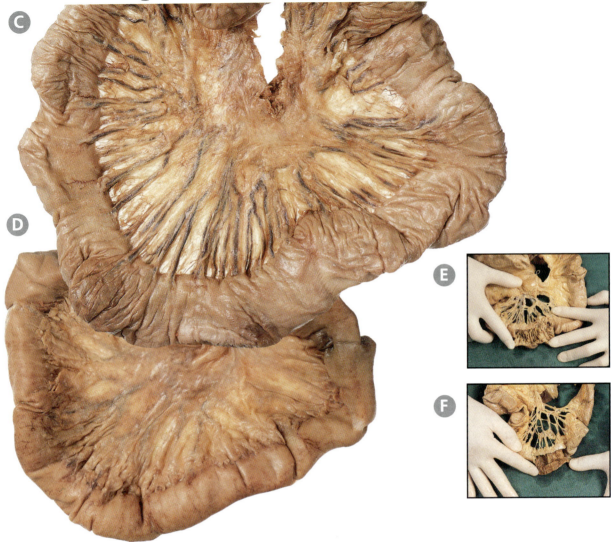

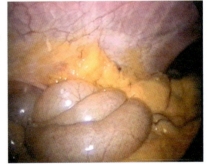

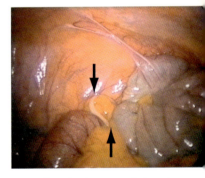

C alças típicas do jejuno
D alças típicas do íleo
E vasos jejunais dissecados
F vasos ileais dissecados

Na parte do mesentério que suporta o jejuno em C, os vasos formam anastomose para formar uma ou talvez duas arcadas vasculares (E) que dão origem a ramos longos e retos que seguem para a parede do intestino delgado. A gordura no mesentério tende a se concentrar próximo à raiz, deixando áreas ou "janelas" próximas às paredes do intestino que não possuem gordura. No mesentério que suporta o íleo em D, os vasos formam várias arcadas com ramos mais curtos (F), e não há áreas livres de gordura. A parede do jejuno (C) é mais espessa que a do íleo (D) e tem lúmen mais amplo. O jejuno também é mais espesso à palpação, pois as dobras de sua membrana mucosa são mais numerosas que no íleo.

Visualização laparoscópica de alças do intestino delgado

Visualização laparoscópica do apêndice vermiforme

Intussuscepção em crianças

Rins e glândulas suprarrenais 263

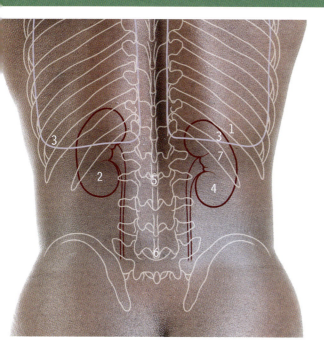

A Rins e ureteres *anatomia de superfície, vista posterior*

O polo superior do rim esquerdo se eleva ao nível da décima primeira costela, mas o rim direito é levemente mais baixo (devido ao volume do fígado à direita). O hilo de cada rim fica a 5 cm de distância da linha mediana. A borda inferior do recesso costodiafragmático da pleura cruza a décima segunda costela; comparar com a dissecção abaixo (B6).

1 Décima primeira costela
2 Rim esquerdo
3 Margem inferior da pleura
4 Rim direito
5 Processo espinhoso da primeira vértebra lombar
6 Processo espinhoso da quarta vértebra lombar
7 Décima segunda costela

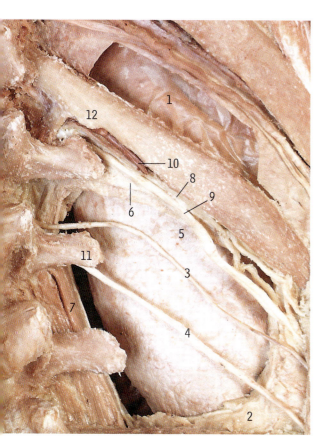

B Rim direito *vista posterior*

A maioria dos músculos torácicos e abdominais foi removida para mostrar os três nervos (9, 3 e 4) que se localizam posteriormente ao rim (5). Muito mais importante é a relação da parte superior do rim com a pleura. Uma janela foi cortada na pleura parietal superior à décima segunda costela (12) para se abrir no recesso costodiafragmático (1), cujo limite inferior (6) se dirige transversal e posteriormente ao rim e anteriormente à décima segunda costela, disposta obliquamente.

1 Recesso costodiafragmático da pleura
2 Tecido extraperitoneal
3 Nervo ilio-hipogástrico
4 Nervo ilioinguinal
5 Rim
6 Margem inferior da pleura
7 Músculo psoas maior
8 Artéria subcostal
9 Nervo subcostal
10 Veia subcostal
11 Processo transverso da segunda vértebra lombar
12 Décima segunda costela

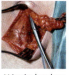

Hérnia lombar   Biopsia renal

264 Rins e glândulas suprarrenais

C Rim esquerdo, glândula suprarrenal e vasos relacionados *vista anterior*

D Rim direito, glândula suprarrenal e vasos relacionados *vista posterior*

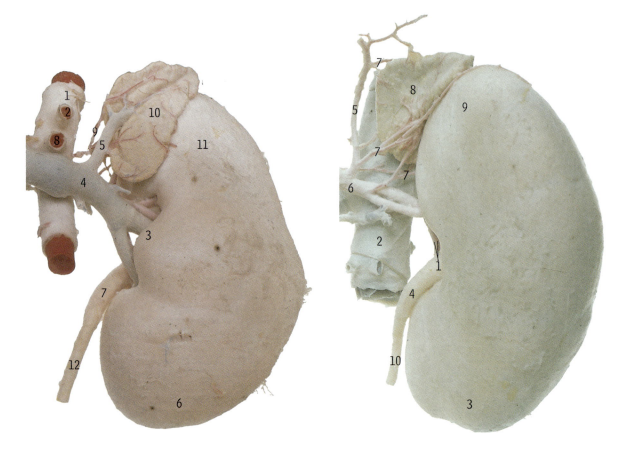

Os vasos foram distendidos por injeção de resina, e toda a fáscia foi removida, mas a glândula suprarrenal (10) foi mantida em sua posição normal, repousando medialmente no polo superior do rim (11).

1. Parte descendente da aorta (parte abdominal)
2. Tronco celíaco
3. Hilo renal
4. Veia renal esquerda cobrindo a artéria renal
5. Veia suprarrenal esquerda
6. Polo inferior do rim
7. Pelve renal
8. Artéria mesentérica superior
9. Artérias suprarrenais
10. Glândula suprarrenal
11. Polo superior do rim
12. Ureter

Similar a C, mas notar que este é o rim direito visto posteriormente, não o esquerdo; o hilo de cada rim é medial.

1. Hilo do rim
2. Veia cava inferior
3. Polo inferior do rim
4. Pelve renal
5. Artéria frênica inferior direita
6. Artéria renal direita
7. Artérias suprarrenais
8. Glândula suprarrenal
9. Polo superior do rim
10. Ureter

Doença da glândula suprarrenal

Rins e glândulas suprarrenais 265

A Rim *estrutura interna em corte coronal*

O corte é feito pelo centro do rim e inclui a pelve renal (9) e o início do ureter (10). Os vasos maiores no hilo (2) foram removidos.

1 Córtex renal
2 Hilo renal
3 Cálice renal maior
4 Medula renal
5 Pirâmide renal
6 Cálice renal menor
7 Coluna renal
8 Papila renal
9 Pelve renal
10 Ureter

Os dois ou três cálices maiores (3) se unem para formar a pelve renal (9) que sai do rim através do hilo renal (2) para se transformar no ureter (10), quase sempre com ligeiro estreitamento na junção. Isso é conhecido como junção ureteropélvica (JUP) e representa um local de obstrução por cálculos renais.

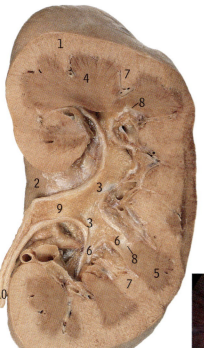

Visualização laparoscópica do rim direito (NB cobertura peritoneal)

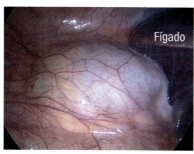

B Molde do rim direito *vista anterior*

Vermelho, artéria renal.
Amarelo, vias urinárias.

Aqui, a divisão posterior (8) da artéria renal (9) passa posteriormente à pelve renal (7) e ao cálice renal maior superior (5 superior), mas todos os demais vasos ficam anteriores às vias urinárias; assim, este é um rim direito visto anteriormente (veia, artéria, ureter anterior para posterior e hilo renal na margem medial – página 264), e não um rim esquerdo visto posteriormente.

1 Divisão anterior da artéria renal
2 Artéria do segmento anterior inferior
3 Artéria do segmento anterior superior (dupla)
4 Artéria do segmento inferior
5 Cálice renal maior
6 Cálice renal menor
7 Pelve renal
8 Divisão posterior (formando a artéria do segmento posterior)
9 Artéria renal
10 Artéria do segmento superior
11 Ureter

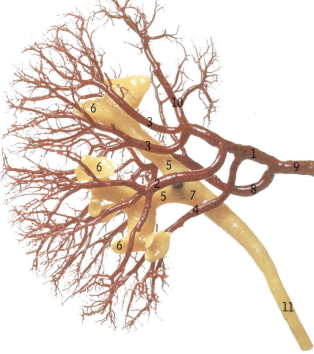

C Molde da aorta e dos rins *vista anterior*

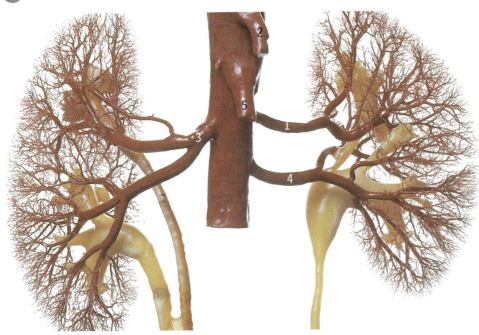

Vermelho, artérias.
Amarelo, vias urinárias.

1 Artéria renal acessória esquerda
2 Tronco celíaco
3 Ramificação precoce da artéria renal direita
4 Artéria renal esquerda
5 Artéria mesentérica superior

As artérias renais acessórias representam vasos segmentares que surgem diretamente da aorta. Nesta peça, os vasos acessórios esquerdos (C1) suprem os segmentos superior e anterossuperior, deixando os vasos "normais" para suprir os segmentos posterior, anteroinferior e inferior.

Do lado direito, os ureteres (não marcados) são duplicados, cada um surgindo de um conjunto separado de cálices renais. À esquerda, as artérias são duplicadas (1 a 4).

D Molde dos rins e dos grandes vasos *vista anterior*

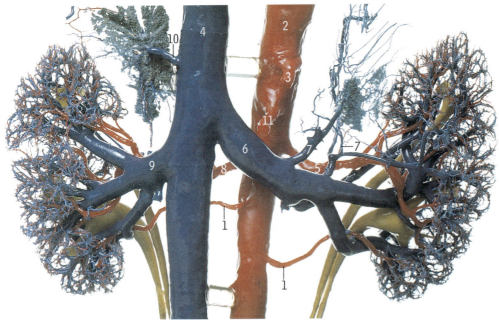

Vermelho, artérias.
Azul, veias.
Amarelo, vias urinárias.

1 Artérias renais acessórias
2 Aorta
3 Tronco celíaco
4 Veia cava inferior
5 Artéria renal esquerda
6 Veia renal esquerda
7 Veias suprarrenais esquerdas
8 Artéria renal direita
9 Veia renal direita
10 Veia suprarrenal direita
11 Artéria mesentérica superior

Aqui ambos os rins mostram ureteres duplos (não marcados) e existem artérias renais acessórias (1) para os polos inferiores de ambos os rins. As glândulas suprarrenais (também não marcadas) são delineadas pelo padrão de seus vasos, e a veia suprarrenal direita curta (10) é mostrada drenando diretamente para a veia cava inferior (4). À esquerda, há duas veias suprarrenais (7), ambas drenando para a veia renal esquerda (6). Ver também página 267, A14, A9, A12.

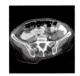

Variações renais congênitas

Rins e glândulas suprarrenais 267

A Rim esquerdo e glândula suprarrenal *vista anterior*

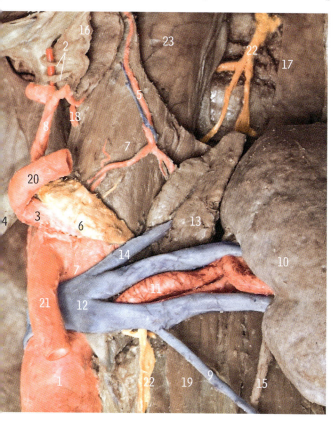

O rim esquerdo (10) e a glândula suprarrenal (13) são visualizados na parede posterior do abdome. Grande parte do músculo diafragma foi removida, mas o hiato esofágico permanece, com o final do esôfago (16) abrindo-se na cárdia do estômago e um tronco vagal anterior (duplo) cobrindo o marcador vermelho. O tronco vagal posterior (18) fica atrás e à direita do esôfago. Parte da pleura foi cortada e afastada (17) para mostrar o tronco simpático (22) no lado das vértebras torácicas inferiores. O gânglio celíaco esquerdo e o plexo celíaco (6) estão na raiz do tronco celíaco (3).

1 Parte descendente da aorta (parte abdominal)
2 Tronco vagal anterior (duplo, sobre o marcador)
3 Tronco celíaco
4 Artéria hepática comum
5 Vasos frênicos inferiores
6 Gânglio celíaco e plexo celíaco esquerdos
7 Pilar esquerdo do diafragma
8 Artéria gástrica esquerda
9 Veia gonadal esquerda
10 Rim esquerdo
11 Artéria renal esquerda
12 Veia renal esquerda
13 Glândula suprarrenal esquerda
14 Veia suprarrenal esquerda
15 Ureter esquerdo
16 Extremidade inferior do esôfago
17 Pleura (margem cortada)
18 Tronco vagal posterior
19 Músculo psoas maior
20 Artéria esplênica
21 Artéria mesentérica superior
22 Tronco simpático
23 Parte descendente da aorta (parte torácica)

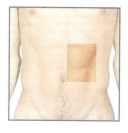

B Rim direito e fáscia renal *corte transversal com vista inferior*

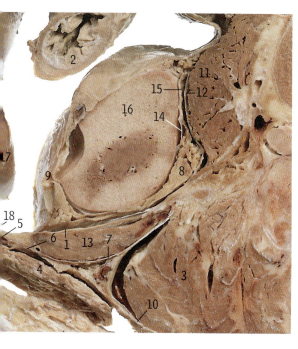

No corte transversal da parte inferior do rim direito (16), visualizado de baixo para cima em sentido do tórax, a fáscia renal (15) foi dissecada do corpo adiposo pararrenal (8) e da cápsula fibrosa (14). (Existia um pequeno cisto na superfície desse rim.) O corte também mostra as três camadas (10, 7 e 1) da fáscia toracolombar (6).

1 Camada anterior da fáscia toracolombar
2 Alça do intestino delgado
3 Músculo eretor da espinha
4 Músculo oblíquo externo do abdome
5 Músculo oblíquo interno do abdome
6 Fáscia toracolombar
7 Camada média da fáscia toracolombar
8 Corpo adiposo pararrenal
9 Peritônio
10 Camada posterior da fáscia toracolombar
11 Músculo psoas maior
12 Bainha do músculo psoas maior
13 Músculo quadrado do lombo
14 Cápsula renal fibrosa
15 Fáscia renal
16 Rim direito
17 Lobo hepático direito
18 Músculo transverso do abdome

Fora da cápsula renal fibrosa (14), existe uma quantidade variável de gordura (corpo adiposo pararrenal, 8), e fora dela há uma condensação de tecido conjuntivo formando a fáscia renal (15).

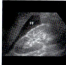
Hemoperitônio

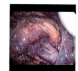
Nefrectomia

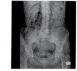
Pneumorretroperitônio

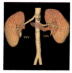
Síndrome de artéria mesentérica superior

Rins e glândulas suprarrenais

A dissecção **B** rim direito e glândula suprarrenal, visualização laparoscópica

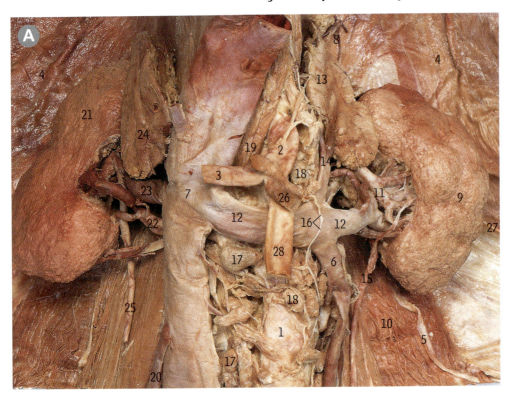

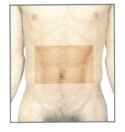

Os rins (9 e 21) e as glândulas suprarrenais (13 e 24) são mostrados na parede posterior do abdome após remoção de todas as outras vísceras. A veia renal esquerda (12) recebe as veias suprarrenal esquerda (14) e gonadal (6) e, então, passa sobre a aorta (1) e por baixo da artéria mesentérica superior (28) para alcançar a veia cava inferior (7). No hilo renal direito (21), um grande ramo da artéria renal (22) passa em frente à veia renal (23). As origens das artérias renais a partir da aorta não são visualizadas porque elas estão por baixo da veia renal esquerda (12) e da veia cava inferior (7).

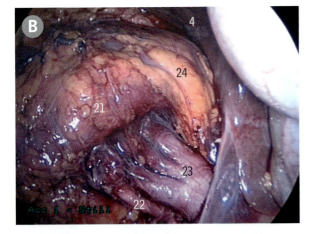

1 Parte descendente da aorta (parte abdominal) e plexo aórtico
2 Tronco celíaco
3 Artéria hepática comum
4 Músculo diafragma
5 Primeiro nervo espinal lombar
6 Veia gonadal esquerda
7 Veia cava inferior
8 Vasos frênicos inferiores esquerdos
9 Rim esquerdo
10 Músculo psoas maior esquerdo
11 Artéria renal esquerda
12 Veia renal esquerda
13 Glândula suprarrenal esquerda
14 Veia suprarrenal esquerda
15 Ureter esquerdo
16 Vasos linfáticos
17 Linfonodos aórticos laterais
18 Linfonodos pré-aórticos
19 Pilar direito do diafragma
20 Veia gonadal direita
21 Rim direito
22 Artéria renal direita
23 Veia renal direita
24 Glândula suprarrenal direita
25 Ureter direito
26 Artéria esplênica
27 Nervo subcostal, esquerdo
28 Artéria mesentérica superior

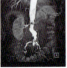
Sopros aórticos

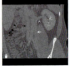
Duplicação da veia cava inferior

Carcinoma renal

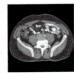
Fibrose retroperitoneal

Rins e imagens renais 269

Urografia intravenosa *TC em reconstrução 3D*

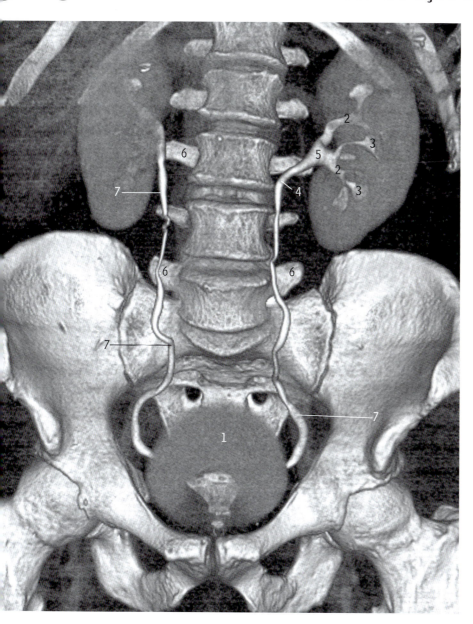

Meio de contraste injetado por via intravenosa é excretado pelos rins para delinear os cálices (3 e 2), a pelve renal (5) e os ureteres (7) que entram na bexiga urinária (1) na pelve.

1 Bexiga urinária
2 Cálice renal maior
3 Cálice renal menor
4 Junção ureteropélvica
5 Pelve renal
6 Processos transversos de vértebras lombares
7 Ureter

Normalmente, os ureteres ficam próximo às extremidades dos processos transversos das vértebras lombares e podem mudar seu curso sobre o músculo psoas maior quando o músculo se mostra com hipertrofia (p. ex., em remadores e ciclistas profissionais).

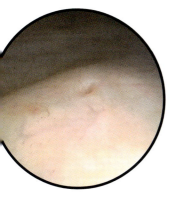

Vista citoscópica do óstio do ureter

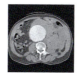
Aneurisma da parte abdominal da aorta

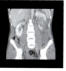
Traumatismo renal

Ureterocele

Cálculos das vias urinárias

270 Diafragma e parede abdominal posterior

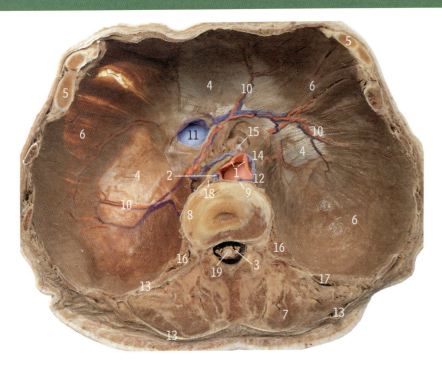

A Diafragma
vista inferior

1 Aorta
2 Veia ázigo
3 Cauda equina
4 Centro tendíneo do músculo diafragma
5 Margem costal
6 Músculo diafragma
7 Músculo eretor da espinha
8 Primeiro disco intervertebral lombar
9 Veia hemiázigo
10 Vasos frênicos inferiores
11 Abertura da veia cava inferior
12 Pilar esquerdo do diafragma
13 Fáscia toracolombar
14 Ligamento arqueado mediano
15 Hiato esofágico
16 Músculo psoas maior
17 Músculo quadrado do lombo
18 Pilar direito do diafragma
19 Medula espinal

As fibras do pilar direito do diafragma (A18) formam os limites direito e esquerdo do hiato esofágico (A15).

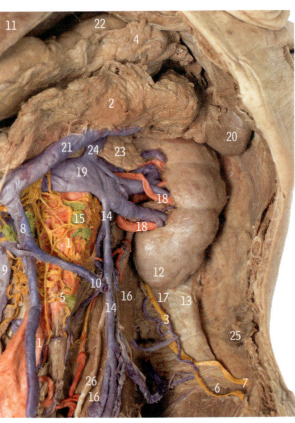

B Parede abdominal posterior *lado esquerdo*

Aqui as estruturas da parede abdominal posterior têm visualização anterior. O corpo do pâncreas (2) foi deslocado para cima para expor a veia esplênica (21). A glândula suprarrenal (23) aparece destacada do polo superior do rim (comparado com A13 e 10, página 267).

1 Aorta e plexo aórtico
2 Corpo do pâncreas
3 Primeiro nervo espinal lombar
4 Omento maior
5 Plexo hipogástrico
6 Nervo ilioinguinal
7 Nervo ilio-hipogástrico
8 Veia mesentérica inferior
9 Veia cava inferior
10 Veia cólica esquerda
11 Fígado
12 Polo inferior do rim
13 Parte lombar da fáscia toracolombar
14 Veia ovárica
15 Linfonodos aórticos laterais
16 Músculo psoas maior
17 Músculo quadrado do lombo
18 Artéria renal
19 Veia renal
20 Baço
21 Veia esplênica
22 Estômago
23 Glândula suprarrenal
24 Veia suprarrenal
25 Músculo transverso do abdome
26 Ureter

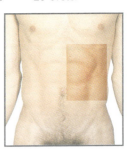

Rim esponjoso medular

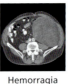

Hemorragia retroperitoneal

Paredes abdominal posterior e pélvica

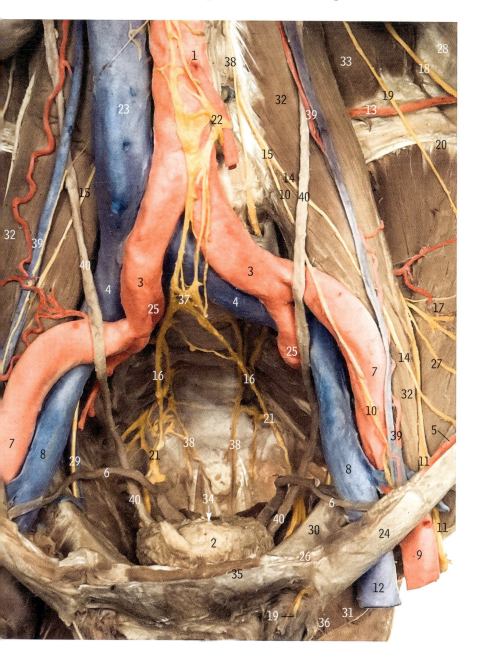

Todo o peritônio e as vísceras (exceto bexiga urinária, 2, ureter, 40, e ducto deferente, 6) foram removidos para exibir vasos e nervos.

1. Aorta e plexo aórtico
2. Bexiga urinária
3. Artéria ilíaca comum
4. Veia ilíaca comum
5. Artéria circunflexa ilíaca profunda
6. Ducto deferente
7. Artéria ilíaca externa
8. Veia ilíaca externa
9. Artéria femoral
10. Ramo femoral do nervo genitofemoral
11. Nervo femoral
12. Veia femoral
13. Quarta artéria lombar
14. Ramo genital do nervo genitofemoral
15. Nervo genitofemoral
16. Nervo hipogástrico
17. Músculo ilíaco e ramos de nervo femoral e da artéria iliolombar
18. Nervo ilio-hipogástrico
19. Nervo ilioinguinal
20. Ligamento iliolombar
21. Plexo hipogástrico inferior (pélvico) e nervos esplâncnicos pélvicos
22. Artéria mesentérica inferior e plexo
23. Veia cava inferior
24. Ligamento inguinal
25. Artéria ilíaca interna
26. Ligamento lacunar
27. Nervo cutâneo femoral lateral surgindo do nervo femoral
28. Parte lombar da fáscia toracolombar
29. Nervo e vasos obturatórios
30. Ligamento pectíneo
31. Posição do canal femoral
32. Músculo psoas maior
33. Músculo quadrado do lombo
34. Reto (borda cortada)
35. Músculo reto do abdome
36. Funículo espermático
37. Plexo hipogástrico superior
38. Tronco e gânglios simpáticos
39. Vasos testiculares
40. Ureter

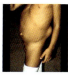

Abscesso do músculo psoas maior

Parede abdominal posterior

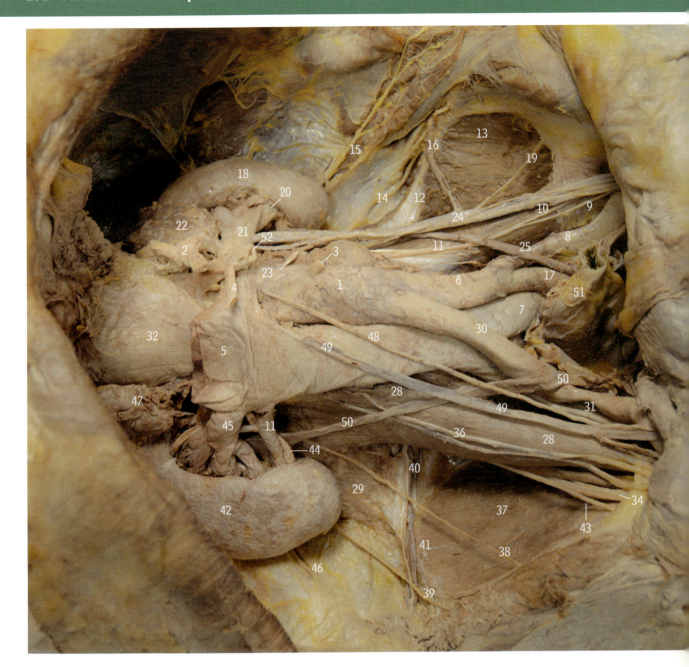

1 Parte descendente da aorta (parte abdominal)
2 Tronco celíaco
3 Artéria mesentérica inferior
4 Artéria pancreaticoduodenal inferior
5 Veia cava inferior
6 Artéria ilíaca comum esquerda
7 Veia ilíaca comum esquerda
8 Artéria ilíaca externa esquerda
9 Ramo femoral esquerdo do nervo genitofemoral
10 Ramo genital esquerdo do nervo genitofemoral
11 Nervo genitofemoral esquerdo
12 Crista ilíaca esquerda
13 Músculo ilíaco esquerdo
14 Nervo ilioinguinal esquerdo
15 Nervo ilio-hipogástrico esquerdo
16 Artéria iliolombar esquerda
17 Artéria ilíaca interna esquerda
18 Rim esquerdo
19 Nervo cutâneo femoral lateral esquerdo
20 Artéria renal esquerda
21 Veia renal esquerda
22 Glândula suprarrenal esquerda
23 Artéria testicular esquerda
24 Veia testicular esquerda
25 Ureter esquerdo

Parede abdominal posterior

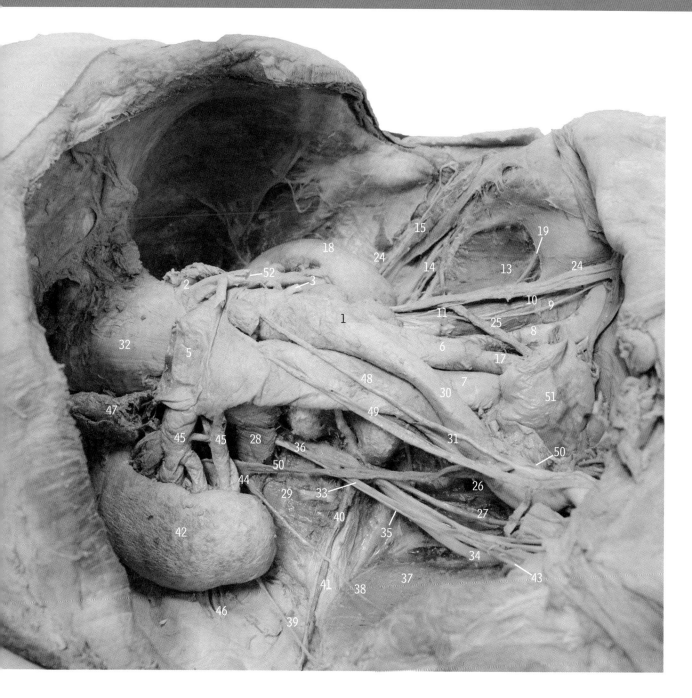

1 Tronco lombossacral
2 Nervo obturatório
3 Músculo psoas maior
4 Músculo quadrado do lombo
5 Artéria ilíaca comum direita
6 Veia ilíaca comum direita
7 Pilar direito do diafragma
8 Ramo femoral direito do nervo genitofemoral
9 Nervo femoral direito

35 Ramo genital direito do nervo genitofemoral
36 Nervo genitofemoral direito
37 Músculo ilíaco direito
38 Nervo ilioinguinal direito
39 Nervo ilio-hipogástrico direito
40 Artéria iliolombar direita
41 Veia iliolombar direita
42 Rim direito
43 Nervo cutâneo femoral lateral direito

44 Artéria renal direita
45 Veia renal direita
46 Nervo subcostal direito
47 Glândula suprarrenal direita
48 Artéria testicular direita
49 Veia testicular direita
50 Ureter direito
51 Colo sigmoide
52 Artéria mesentérica superior

274 Parede abdominal posterior

Componentes autônomos do abdome

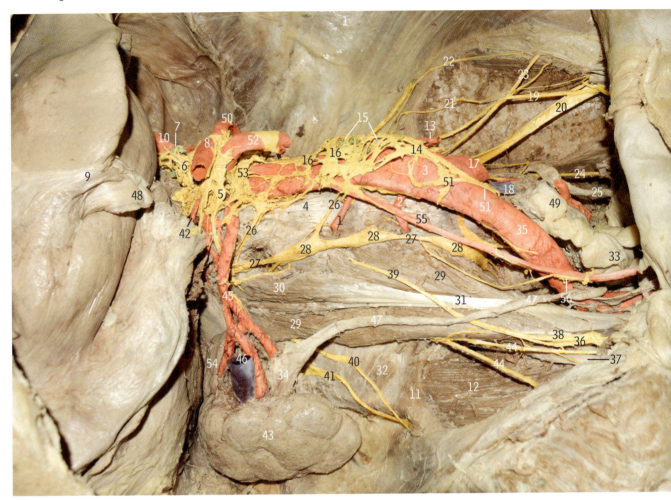

1 Terceira artéria lombar
2 Quarta artéria lombar
3 Parte descendente da aorta (parte abdominal)
4 Ligamento longitudinal anterior
5 Gânglio aorticorrenal
6 Gânglio celíaco
7 Linfonodos celíacos (pré-aórticos)
8 Tronco celíaco
9 Ligamento falciforme do fígado
10 Artéria hepática própria (variação)
11 Crista ilíaca
12 Músculo ilíaco
13 Artéria mesentérica inferior
14 Gânglio mesentérico inferior
15 Linfonodos mesentéricos inferiores (pré-aórticos)
16 Plexo intermesentérico (aórtico)
17 Artéria ilíaca comum esquerda
18 Veia ilíaca comum esquerda
19 Ramo femoral esquerdo do nervo genitofemoral
20 Nervo femoral esquerdo
21 Ramo genital esquerdo do nervo genitofemoral
22 Nervo ilioinguinal esquerdo
23 Nervo cutâneo femoral lateral esquerdo (divisão precoce em dois ramos)
24 Nervo obturatório esquerdo
25 Ureter esquerdo
26 Nervos esplâncnicos lombares
27 Cadeia simpática lombar
28 Gânglios simpáticos lombares
29 Músculo psoas maior
30 Músculo psoas menor
31 Tendão do músculo psoas menor
32 Músculo quadrado do lombo
33 Reto
34 Pelve renal
35 Artéria ilíaca comum direita
36 Ramo femoral direito do nervo genitofemoral
37 Nervo femoral direito
38 Ramo genital direito do nervo genitofemoral
39 Nervo genitofemoral direito
40 Nervo ilioinguinal direito
41 Nervo ilio-hipogástrico direito
42 Artéria frênica inferior direita
43 Rim direito
44 Nervo cutâneo femoral lateral direito (divisão precoce em dois ramos)
45 Artéria renal direita
46 Veia renal direita
47 Ureter direito
48 Ligamento redondo do fígado
49 Colo sigmoide
50 Artéria esplênica
51 Plexo hipogástrico superior
52 Artéria mesentérica superior
53 Gânglio mesentérico superior
54 Glândula suprarrenal
55 Artéria testicular
56 Plexo testicular

Plexo lombar esquerdo
vista anterior

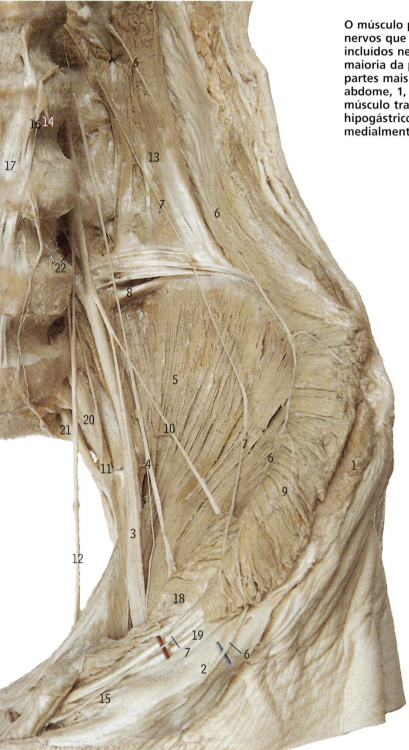

O músculo psoas maior foi removido para mostrar os nervos que constituem o plexo lombar, os quais estão incluídos neste músculo. Por causa da remoção da maioria da parede anterolateral do abdome (exceto as partes mais inferiores do músculo oblíquo externo do abdome, 1, músculo oblíquo interno do abdome, 9, e músculo transverso do abdome, 18), os nervos ilio-hipogástrico (6) e ilioinguinal (7) foram deslocados medialmente; eles não ficam sobre o músculo ilíaco (5).

1 Músculo oblíquo externo do abdome
2 Aponeurose do músculo oblíquo externo do abdome
3 Nervo femoral
4 Nervo genitofemoral
5 Músculo ilíaco
6 Nervo ilio-hipogástrico
7 Nervo ilioinguinal
8 Ligamento iliolombar
9 Músculo oblíquo interno do abdome
10 Nervo cutâneo femoral lateral
11 Tronco lombossacral
12 Nervo obturatório
13 Músculo quadrado do lombo
14 Ramos comunicantes
15 Anel inguinal superficial
16 Tronco e gânglios simpáticos
17 Terceira vértebra lombar e ligamento longitudinal anterior
18 Músculo transverso do abdome
19 Face superior do ligamento inguinal
20 Ramo anterior do quinto nervo lombar
21 Ramo anterior do primeiro nervo sacral
22 Ramo anterior do quarto nervo lombar

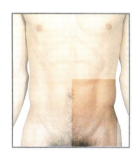

Simpatectomia lombar

A Músculos da metade esquerda da pelve e região proximal da coxa
vista anterior ligeiramente oblíqua

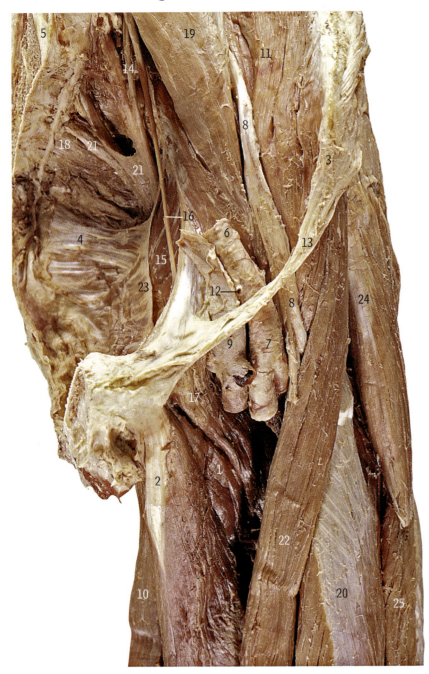
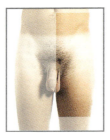

1 Músculo adutor curto
2 Músculo adutor longo
3 Espinha ilíaca anterossuperior
4 Músculo coccígeo
5 Disco intervertebral da quinta vértebra lombar
6 Artéria ilíaca externa
7 Artéria femoral
8 Nervo femoral
9 Veia femoral
10 Músculo grácil
11 Músculo ilíaco
12 Artéria epigástrica inferior, origem
13 Ligamento inguinal
14 Tronco lombossacral
15 Músculo obturador interno
16 Nervo obturatório
17 Músculo pectíneo
18 Músculo piriforme
19 Músculo psoas maior
20 Músculo reto femoral
21 Plexo sacral
22 Músculo sartório
23 Arco tendíneo do músculo levantador do ânus
24 Músculo tensor da fáscia lata
25 Músculo vasto lateral

A parede anterior do abdome e a maioria das vísceras e da fáscia foram removidas. Segmentos dos vasos externos ilíacos/femorais e a margem inferior da aponeurose do músculo oblíquo externo do abdome (ligamento inguinal) foram mantidos para ajudar a orientação.

A espinha ilíaca anterossuperior (3) e o tubérculo púbico, que dão ligação às extremidades do ligamento inguinal (13), são marcos palpáveis importantes na região inguinal (página 234).

A parte do músculo obturador interno (15) *superior* à inserção do músculo levantador do ânus faz parte da parede lateral da cavidade pélvica, enquanto a parte *inferior* à inserção está no períneo e forma parte da parede lateral da fossa isquioanal (páginas 290 e 292).

O músculo piriforme (18) passa fora da pelve para a região glútea pelo forame isquiático *maior superior* à espinha isquiática, enquanto o músculo obturador interno (15) passa por fora da pelve pelo forame isquiático *menor inferior* à espinha isquiática.

Paredes da pelve 277

Músculos da metade esquerda da pelve

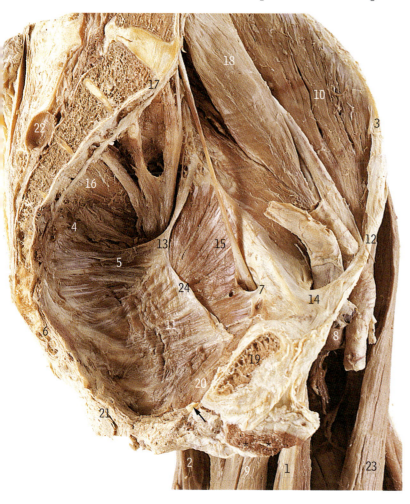

B Pelve masculina

A fáscia que cobre o músculo obturador interno (15) foi removida para baixo até o tendão de origem do músculo levantador do ânus (11 e 20); um cateter uretral (seta) indica a posição do músculo esfíncter externo da uretra, e o plano de corte passa através do músculo bulbocavernoso (asteriscos).

1 Músculo adutor longo
2 Músculo adutor magno
3 Espinha ilíaca anterossuperior
4 Ramo do quarto nervo sacral
5 Músculo coccígeo
6 Cóccix
7 Fáscia sobre o músculo obturador interno
8 Veia femoral
9 Músculo grácil
10 Músculo ilíaco
11 Músculo iliococcígeo, parte do músculo levantador do ânus
12 Ligamento inguinal
13 Espinha isquiática
14 Ligamento lacunar
15 Músculo obturador interno, perfurado pelo nervo obturatório
16 Músculo piriforme
17 Promontório sacral
18 Músculo psoas maior
19 Sínfise púbica
20 Músculo pubococcígeo, parte do músculo levantador do ânus
21 Reto
22 Canal sacral com cisto
23 Músculo sartório
24 Arco tendíneo do músculo levantador do ânus

TC parassagital da metade esquerda do abdome e da pelve

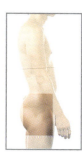

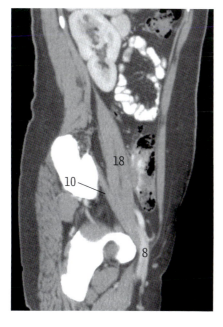

A Direita

Linfadenopatia inguinal

278 Região inguinal masculina, genitais externos

Funículo espermático e testículo

B Testículo direito, epidídimo e pênis *vista lateral direita*

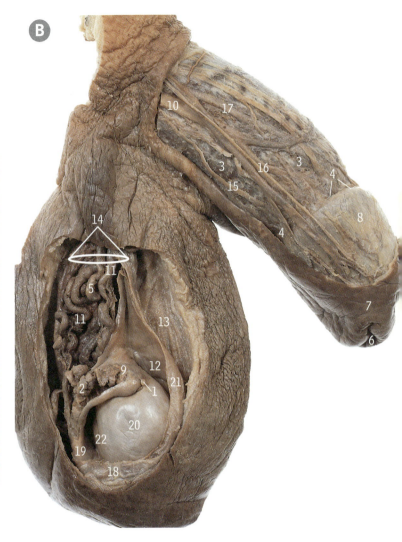

1 Fáscia cremastérica
2 Ducto deferente
3 Artéria do ducto deferente
4 Fáscia espermática externa
5 Nervo ilioinguinal
6 Fáscia espermática interna
7 Plexo venoso pampiniforme
8 Pênis
9 Escroto
10 Funículo espermático
11 Fáscia superficial com fibras musculares do dartos
12 Anel inguinal superficial
13 Artéria testicular
14 Túnica albugínea
15 Túnica vaginal do testículo, lâmina parietal
16 Túnica vaginal do testículo, lâmina visceral

1 Apêndice do epidídimo
2 Corpo do epidídimo
3 Corpo do pênis
4 Coroa da glande
5 Ducto deferente
6 Óstio externo da uretra
7 Prepúcio do pênis
8 Glande do pênis
9 Cabeça do epidídimo
10 Veia superficial lateral
11 Plexo venoso pampiniforme
12 Cavidade da túnica vaginal
13 Escroto
14 Funículo espermático
15 Artéria dorsal superficial
16 Nervo dorsal superficial
17 Veia dorsal superficial
18 Túnica dartos
19 Cauda do epidídimo
20 Testículo
21 Túnica vaginal do testículo, lâmina parietal
22 Túnica vaginal do testículo, lâmina visceral, cobrindo a túnica albugínea

Circuncisão

Gangrena de Fournier

Hidrocele

Fimose e parafimose

Edema escrotal

Varicocele

Vasectomia

Pelve masculina 279

Pelve masculina *metade esquerda de um corte sagital na linha mediana*

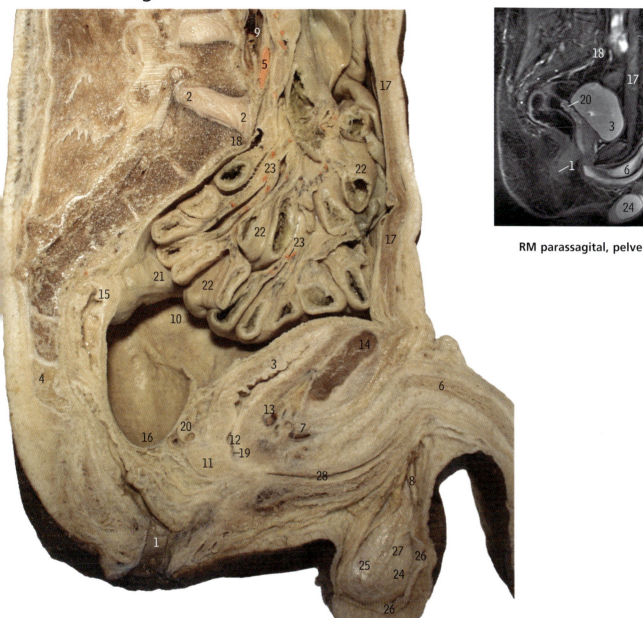

RM parassagital, pelve

RM sagital, pelve

1 Canal anal
2 Anel fibroso
3 Bexiga urinária
4 Cóccix
5 Artéria ilíaca comum
6 Corpo cavernoso
7 Veia dorsal profunda do pênis
8 Ducto deferente
9 Veia cava inferior
10 Peritônio parietal
11 Próstata

12 Parte prostática da uretra
13 Plexo venoso prostático
14 Sínfise púbica
15 Junção retossigmóidea
16 Escavação retovesical do peritônio
17 Músculo reto do abdome
18 Promontório sacral
19 Colículo seminal
20 Glândula seminal
21 Colo sigmoide

22 Intestino delgado, alças
23 Vasos mesentéricos superiores, ramos jejunais e ileais
24 Testículo
25 Túnica albugínea
26 Túnica vaginal do testículo, lâmina parietal
27 Túnica vaginal do testículo, lâmina visceral
28 Parte esponjosa da uretra

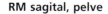

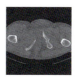
Extravasamento de urina

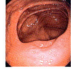
Proctoscopia e sigmoidoscopia

Torção testicular

280 Pelve masculina

Pelve, região inguinal direita e pênis *vista superior*

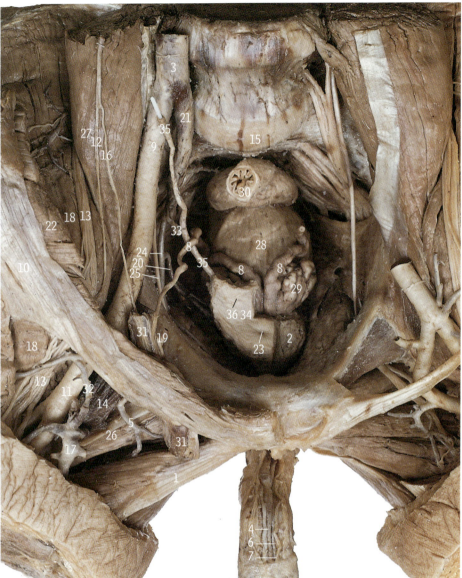

Na pelve, a maior parte da bexiga urinária (34) foi removida para mostrar parte da base da próstata (2) e a glândula seminal esquerda (29) lateral ao ducto deferente (8). Na pelve, o ducto deferente cruza superficialmente ao ureter (35). A artéria ilíaca externa (9) passa por baixo do ligamento inguinal (10) para se tornar a artéria femoral (11). No dorso do pênis, a fáscia foi removida mostrando a veia dorsal profunda ímpar na linha mediana (4) com a artéria dorsal do pênis (6) e o nervo dorsal do pênis (7) de cada lado.

O trígono da bexiga (34), na parte inferior da base ou na face posterior, é a área relativamente fixa com membrana mucosa lisa entre o óstio interno da uretra (23) e os dois óstios dos ureteres (36 do lado direito).

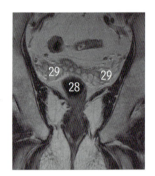

RM coronal, pelve

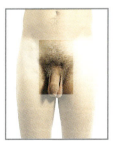

1 Músculo adutor longo
2 Base da próstata
3 Artéria ilíaca comum
4 Veia dorsal profunda do pênis
5 Artéria pudenda externa profunda
6 Artéria dorsal do pênis
7 Nervo dorsal do pênis
8 Ducto deferente
9 Artéria ilíaca externa
10 Aponeurose do músculo oblíquo externo do abdome e ligamento inguinal
11 Artéria femoral

12 Ramo femoral do nervo genitofemoral
13 Nervo femoral
14 Veia femoral
15 Quinto disco intervertebral lombar
16 Ramo genital do nervo genitofemoral
17 Veia safena magna
18 Músculo ilíaco
19 Artéria epigástrica inferior
20 Artéria vesical inferior
21 Artéria ilíaca interna
22 Músculo oblíquo interno do abdome
23 Óstio interno da uretra

24 Artéria obturatória
25 Nervo obturatório
26 Músculo pectíneo
27 Músculo psoas maior
28 Reto
29 Glândula seminal
30 Colo sigmoide (extremidade inferior cortada)
31 Funículo espermático
32 Veia circunflexa ilíaca superficial
33 Artéria vesical superior
34 Trígono da bexiga
35 Ureter
36 Óstio do ureter

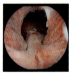
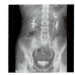

Carcinoma do intestino grosso   Cistite   Cistoscopia   Variações do ureter

Pelve masculina 281

A Bexiga urinária e próstata *vista posterior*

1 Base da bexiga urinária
2 Ducto deferente
3 Ducto ejaculatório esquerdo
4 Face posterior da próstata
5 Glândula seminal
6 Ureter

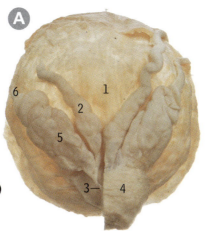

B Lado esquerdo da pelve masculina *vista lateral direita*

Neste corte sagital na linha mediana, a próstata (24) está dilatada, alongando a parte prostática da uretra (25) e acentuando as trabéculas da bexiga urinária. A membrana mucosa da bexiga urinária (cujo trígono está rotulado em 36) foi removida para mostrar trabéculas musculares em sua parede. Variações nas ramificações da artéria ilíaca interna (14) são comuns, e aqui a artéria obturatória (22) dá origem às artérias vesical superior (34) e vesical inferior (13), assim como a artéria retal média (20).

C Vesiculografia seminal
vasografia, contraste

D Citoscopia da próstata (TURP)

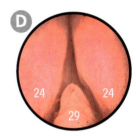

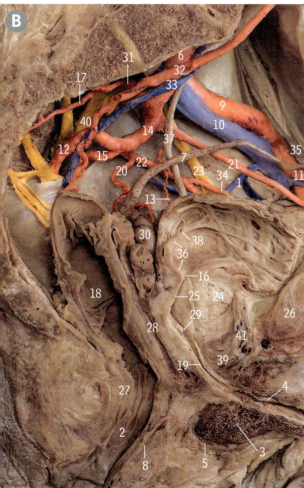

1 Veia obturatória acessória
2 Canal anal
3 Bulbo do pênis
4 Parte esponjosa da uretra
5 Músculo bulboesponjoso
6 Artéria ilíaca comum
7 Ducto deferente
8 Músculo esfíncter externo do ânus
9 Artéria ilíaca externa
10 Veia ilíaca externa
11 Vasos epigástricos inferiores
12 Artéria glútea inferior
13 Artéria vesical inferior
14 Artéria ilíaca interna
15 Artéria pudenda interna
16 Óstio interno da uretra
17 Artéria sacral lateral
18 Extremidade inferior do reto
19 Parte membranácea da uretra
20 Artéria retal média
21 Artéria umbilical obliterada
22 Artéria obturatória
23 Nervo obturatório
24 Próstata (dilatada)
25 Parte prostática da uretra
26 Sínfise púbica
27 Músculo puborretal, parte do músculo levantador do ânus
28 Fáscia retovesical
29 Colículo seminal
30 Glândula seminal
31 Artéria glútea superior
32 Artéria retal superior
33 Veia retal superior
34 Artéria vesical superior
35 Vasos testiculares e anel inguinal profundo
36 Trígono da bexiga
37 Ureter
38 Óstio do ureter
39 Diafragma urogenital
40 Ramo anterior do primeiro nervo sacral
41 Plexo venoso vesicoprostático

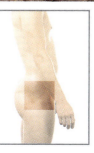

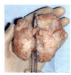
Hiperplasia prostática benigna

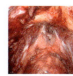
Carcinoma da próstata

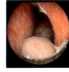
Ressecção transuretral da próstata (RPTU)

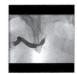
Constrição uretral

A Artérias e nervos da pelve *vista lateral direita*

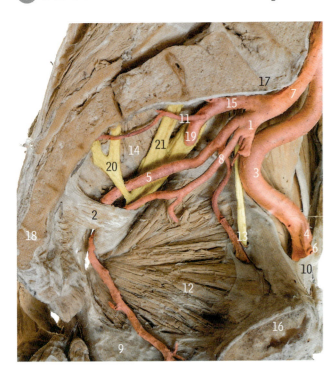
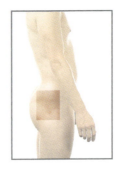

1. Tronco anterior da artéria ilíaca interna
2. Ligamentos coccígeo e sacrospinal
3. Artéria ilíaca externa
4. Artéria epigástrica inferior
5. Artéria glútea inferior
6. Ligamento inguinal
7. Artéria ilíaca interna
8. Artéria pudenda interna
9. Túber isquiático
10. Ligamento lacunar
11. Artéria sacral lateral
12. Músculo obturador interno
13. Nervo e artéria obturatórios
14. Músculo piriforme
15. Tronco posterior da artéria ilíaca interna
16. Sínfise púbica
17. Promontório sacral
18. Articulação sacrococcígea
19. Artéria glútea superior perfurando o tronco lombossacral
20. União dos ramos anteriores do segundo e terceiro nervos sacrais
21. Ramo anterior do primeiro nervo sacral

Neste corte da metade esquerda da pelve, todo o peritônio, a fáscia, as veias e as artérias viscerais foram removidos junto com o músculo levantador esquerdo do ânus para exibir toda a face interna do músculo obturador interno (12). Na parede pélvica posterior, os vasos ficam geralmente superficiais aos nervos.

Nesta peça, a artéria ilíaca externa (3) é incomumente tortuosa, e o tronco anterior da artéria ilíaca interna (1) se dividiu excepcionalmente em um nível alto em seus ramos terminais, a artéria pudenda interna (8) e a artéria glútea inferior (5). A artéria glútea superior (19) perfurou o tronco lombossacral.

B Plexo hipogástrico inferior esquerdo *vista lateral direita*

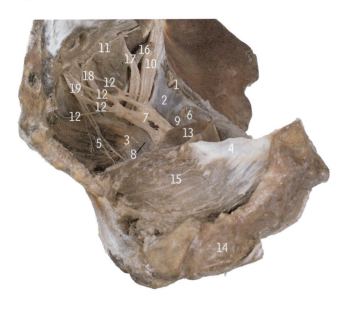
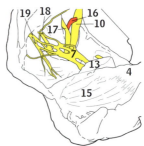

1. Linha arqueada
2. Fáscia cobrindo o músculo obturador interno
3. Espinha isquiática
4. Face lateral da fáscia de revestimento do músculo obturatório interno direito
5. Músculo coccígeo esquerdo e nervos para o músculo levantador do ânus
6. Ducto deferente esquerdo
7. Plexo hipogástrico inferior esquerdo
8. Músculo levantador do ânus esquerdo
9. Glândula seminal esquerda
10. Tronco lombossacral
11. Parte do tronco simpático esquerdo
12. Nervos esplâncnicos pélvicos (nervos erigentes)
13. Reto
14. Ramo isquiopúbico direito
15. Músculo levantador do ânus direito e fossa isquioanal
16. Artéria glútea superior
17. Ramo anterior do primeiro nervo sacral
18. Ramo anterior do segundo nervo sacral
19. Ramo anterior do terceiro nervo sacral

Nesta visualização do lado esquerdo da pelve a partir da direita, a parede pélvica direita foi removida, mas o músculo levantador do ânus direito (15) formando parte do assoalho da pelve (diafragma da pelve) foi preservado e é visualizado a partir do seu lado direito (perineal). Os nervos esplâncnicos pélvicos (12) surgem dos ramos anteriores do segundo e terceiro nervos sacrais (18 e 19) e contribuem para o plexo hipogástrico inferior (7).

Vasos e nervos da pelve 283

Artéria ilíaca interna *ramos e relações, pelve feminina do lado esquerdo*

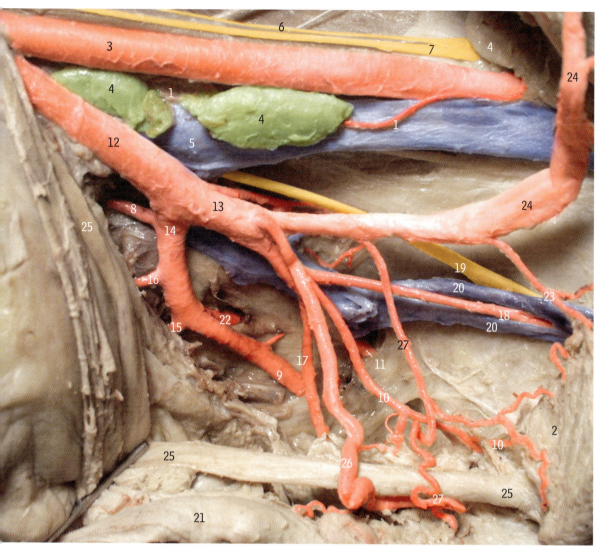

1 Artéria para os linfonodos ilíacos
2 Bexiga urinária
3 Artéria ilíaca externa
4 Linfonodos ilíacos externos (aumentados)
5 Veia ilíaca externa
6 Nervo genitofemoral, ramo femoral
7 Nervo genitofemoral, ramo genital
8 Artéria iliolombar
9 Artéria glútea inferior
10 Artéria vesical inferior
11 Artéria pudenda interna
12 Artéria ilíaca interna
13 Artéria ilíaca interna, divisão anterior
14 Artéria ilíaca interna, divisão posterior
15 Artéria sacral lateral, inferior
16 Artéria sacral lateral, superior
17 Artéria retal média
18 Artéria obturatória
19 Nervo obturatório
20 Veias obturatórias
21 Ligamento redondo do útero (refletido)
22 Artéria glútea superior
23 Artéria vesical superior
24 Artéria umbilical (resquício)
25 Ureter (retraído)
26 Artéria uterina
27 Artéria vaginal

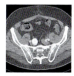

Embolização da ilíaca interna

284 Ligamentos da pelve

A Esqueleto e ligamentos da pelve *vista lateral esquerda*

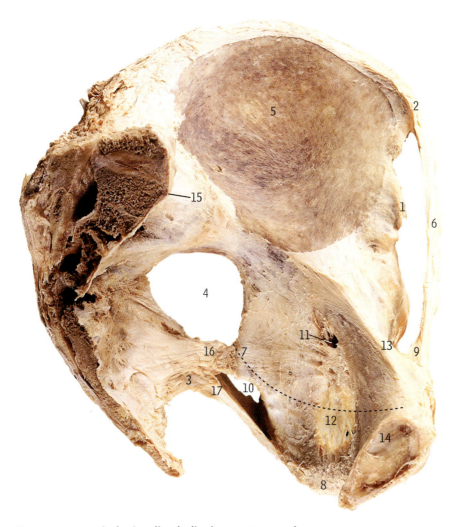

1 Espinha ilíaca anteroinferior e origem da cabeça reta do músculo reto femoral
2 Espinha ilíaca anterossuperior
3 Processo falciforme do ligamento sacrotuberal
4 Forame isquiático maior
5 Fossa ilíaca
6 Ligamento inguinal
7 Espinha isquiática
8 Túber isquiático
9 Ligamento lacunar
10 Forame isquiático menor
11 Forame obturatório com nervos e vasos obturatórios
12 Membrana obturatória
13 Ligamento pectíneo
14 Sínfise púbica
15 Promontório sacral
16 Ligamento sacrospinal
17 Ligamento sacrotuberal

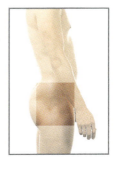

Neste corte sagital, visualizado ligeiramente superior à linha mediana, a maioria das partes moles foi removida, exceto os ligamentos.

Os ligamentos classificados como "ligamentos da pelve" (ligamentos vertebropélvicos) são o sacrotuberal (17), o sacrospinal (16) e iliolombar (vista posterior, página 334, C7).

O ligamento lacunar (9) passa posteriormente à extremidade medial do ligamento inguinal (6) até a extremidade medial da linha pectínea do púbis, no qual o ligamento pectíneo (13) está inserido.

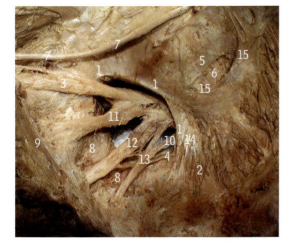

B Forame isquiático maior, plexo sacral e músculo levantador do ânus *vista lateral esquerda*

1 Forame isquiático maior
2 Músculo levantador do ânus
3 Tronco lombossacral (com S1)
4 Nervo para o músculo levantador do ânus
5 Fáscia do músculo obturador interno
6 Músculo obturador interno
7 Nervo obturatório
8 Fibras do músculo piriforme (massa muscular removida)
9 Ligamento longitudinal anterior cobrindo o sacro
10 Nervo pudendo
11 Nervo sacral, S2
12 Nervo sacral, S3 e S4
13 Nervo sacral, S5
14 Ligamento sacrospinal
15 Arco tendíneo do músculo levantador do ânus, uma origem desse músculo

Aspiração de medula óssea

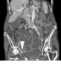
Hérnia do obturador

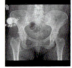
Estimulação do nervo sacral

Pelve feminina 285

Pelve feminina metade esquerda com injeção arterial, vista lateral direita

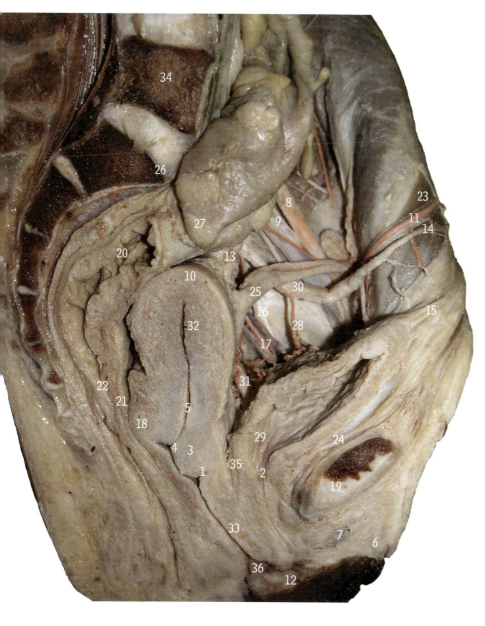

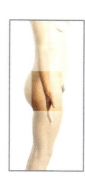

1 Fórnice da vagina, parte anterior
2 Colo da bexiga urinária
3 Colo do útero
4 Colo do útero, óstio externo
5 Colo do útero, óstio interno
6 Clitóris
7 Ramo do clitóris
8 Artéria ilíaca externa
9 Veia ilíaca externa
10 Fundo do útero
11 Vasos epigástricos inferiores
12 Lábio menor do pudendo
13 Ligamento útero-ovárico
14 Ligamento umbilical medial
15 Ligamento umbilical mediano (úraco)
16 Nervo obturatório
17 Vasos obturatórios
18 Fórnice da vagina, parte posterior
19 Sínfise púbica
20 Junção retossigmóidea
21 Escavação retouterina
22 Reto
23 Músculo reto do abdome
24 Espaço retropúbico
25 Ligamento redondo do útero
26 Promontório sacral
27 Colo sigmoide
28 Artéria vesical superior
29 Trígono da bexiga
30 Artéria umbilical (resquício)
31 Ureter
32 Cavidade do útero
33 Vagina
34 Corpo vertebral, L5
35 Escavação vesicouterina
36 Vestíbulo da vagina

Útero retrovertido – variação anatômica.

Continência fecal

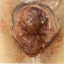
Hemorroidas

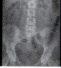
Ligadura das tubas uterinas

Exame do reto (PR)

Prolapso do reto

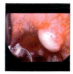
Miomas do útero

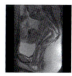
Variações do útero

Pelve feminina

A Imagem de RM sagital durante a menstruação

B Imagem de RM coronal

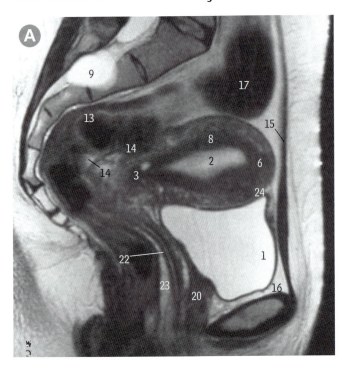

1 Bexiga urinária
2 Coágulo sanguíneo na cavidade do útero
3 Colo do útero
4 Corpo lúteo
5 Cavidade do útero
6 Fundo do útero
7 Músculo levantador do ânus
8 Miométrio
9 Cisto na cauda equina
10 Ovário
11 Músculos do períneo
12 Fórnice da vagina, parte posterior
13 Junção retossigmóidea
14 Escavação retouterina (de Douglas)
15 Músculo reto do abdome
16 Espaço retropúbico (de Retzius)
17 Colo sigmoide
18 Intestino delgado
19 Trígono da bexiga
20 Uretra
21 Tuba uterina
22 Vagina
23 Parede vaginal
24 Escavação vesicouterina

Olhando a pelve inferior e anteriormente, o fundo do útero (6) cobre a bexiga urinária (1) com intervenção do peritônio da escavação vesicouterina (24). Essas relações são visualizadas nesta imagem B de RM.

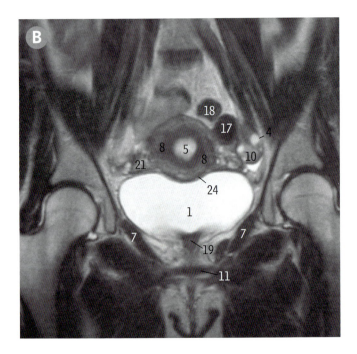

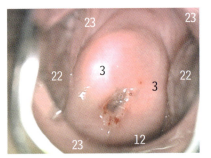

Exame do colo do útero com espéculo

Teste do esfregaço

Cistite

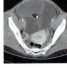
Cisto de ovário

Exame vaginal

Pelve feminina

A útero e ovários, vista superoanterior

B histerossalpingografia

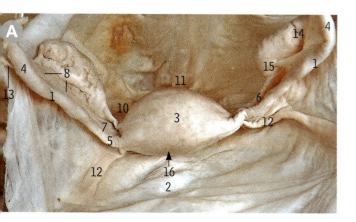

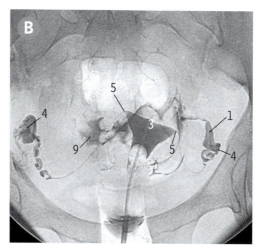

- Ampola da tuba uterina
- Bexiga urinária
- Fundo do útero
- Infundíbulo da tuba uterina
- Istmo da tuba uterina
- Ligamento útero-ovárico
- Mesossalpinge
- Mesovário
- Extravasamento de contraste na cavidade abdominal
- **10** Face posterior do ligamento largo
- **11** Escavação retouterina
- **12** Ligamento redondo do útero
- **13** Ligamento suspensor do ovário com vasos ováricos
- **14** Extremidade tubária do ovário
- **15** Extremidade uterina do ovário
- **16** Escavação vesicouterina

Olhando a pelve anteriormente, o fundo do útero (3) cobre a bexiga (2) com intervenção do peritônio da escavação vesicouterina (16). Em B, o meio de contraste preencheu o útero e as tubas uterinas (3, 5, 1 e 4) e extravasou para a cavidade peritoneal (9).

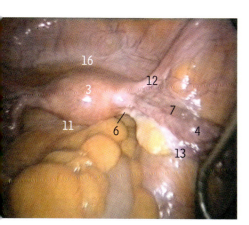

Vista laparoscópica da pelve feminina

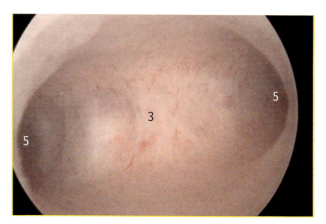

Vista histeroscópica da cavidade uterina e das tubas uterinas

Salpingite aguda

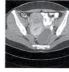
Carcinoma de ovário

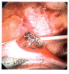
Ruptura de gravidez ectópica

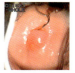
Dispositivos contraceptivos intrauterinos (DIU)

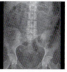
Ligadura das tubas uterinas

Pelve feminina *metade esquerda, vista anterior oblíqua*

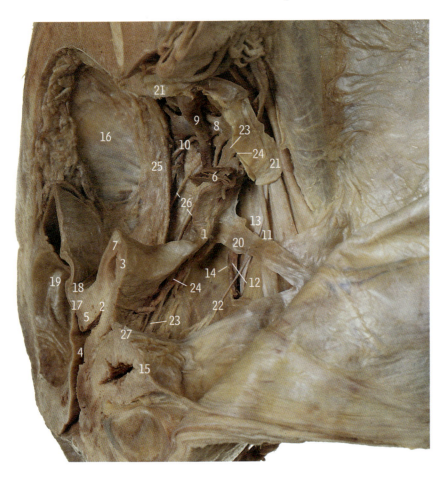

1 Ampola da tuba uterina
2 Fórnice da vagina, parte anterior
3 Corpo do útero
4 Cavidade da vagina
5 Colo do útero
6 Fímbrias da tuba uterina
7 Fundo do útero
8 Artéria ilíaca interna
9 Veia ilíaca interna
10 Artéria retal média
11 Artéria umbilical obliterada
12 Artéria obturatória
13 Nervo obturatório
14 Veia obturatória
15 Peritônio cobrindo a bexiga urinária
16 Peritônio cobrindo o músculo piriforme
17 Fórnice da vagina, parte posterior
18 Escavação retouterina
19 Reto
20 Ligamento redondo do útero
21 Mesocolo sigmoide
22 Artéria vesical superior
23 Ureter
24 Artéria uterina
25 Ligamento retouterino
26 Artéria vaginal (dupla)
27 Escavação vesicouterina

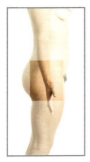

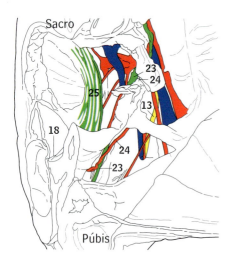

Em uma vista anterior oblíqua da metade esquerda da pelve, com a parede anterior do abdome voltada para a frente, o peritônio da escavação vesicouterina (27) foi cortado, e o útero (3) deslocado para trás. Isso mostra o ureter (23) seguindo em direção à bexiga urinária e sendo cruzado pela artéria uterina (24). O ligamento retouterino (25) passa posterior e lateralmente ao reto (19) em direção à face pélvica do sacro. A raiz do mesocolo sigmoide (21) foi deixada no local para enfatizar que o ureter esquerdo (23) passa do abdome para a pelve por baixo dela.

Abscessos anorretais

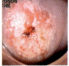
Carcinoma do útero

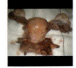
Histerectomia

Suporte das vísceras pélvicas

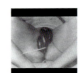
Aborto não seguro

Períneo feminino

A anatomia de superfície

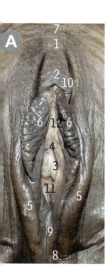

1 Comissura anterior do lábio maior
2 Clitóris
3 Cistocele (prolapso da bexiga)
4 Óstio externo da uretra
5 Lábio maior do pudendo
6 Lábio menor do pudendo
7 Monte púbico
8 Corpo do períneo
9 Comissura posterior do lábio maior
10 Prepúcio do clitóris
11 Óstio da vagina
12 Vestíbulo da vagina

B fossa isquioanal, vista posterior

1 Margem anal
2 Corpo anoccocígeo
3 Músculo bíceps femoral, cabeça longa
4 Cóccix
5 Músculo esfíncter externo do ânus
6 Músculo glúteo máximo
7 Músculo glúteo médio
8 Músculo grácil
9 Músculo gêmeo inferior
10 Artéria glútea inferior
11 Nervo anal inferior
12 Túber isquiático
13 Fossa isquioanal, gordura removida
14 Músculo levantador do ânus
15 Músculo obturador interno e fáscia
16 Tendão do músculo obturador interno
17 Músculo piriforme
18 Nervo cutâneo femoral posterior, ramos perineais
19 Nervo labial posterior
20 Artéria pudenda (interna)
21 Nervo pudendo
22 Músculo quadrado femoral
23 Ligamento sacrotuberal
24 Sacro
25 Nervo isquiático
26 Músculos semimembranáceo e semitendíneo
27 Músculo transverso superficial do períneo
28 Artéria glútea superior

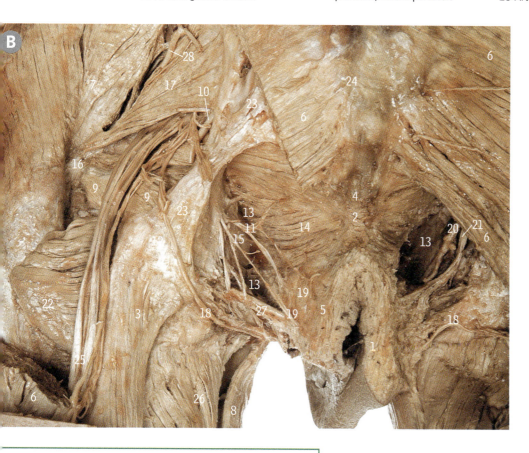

Atualmente, a fossa isquiorretal é mais corretamente chamada de fossa isquioanal; o canal anal, não o reto, é seu limite medial e inferior. As paredes e seu conteúdo são semelhantes em ambos os sexos.

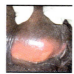

Abscesso das glândulas vestibulares (de Bartholin)

Episiotomia

Circuncisão genital feminina

Bloqueio do nervo pudendo

Períneo feminino e fossa isquioanal
vista inferior (posição de litotomia)

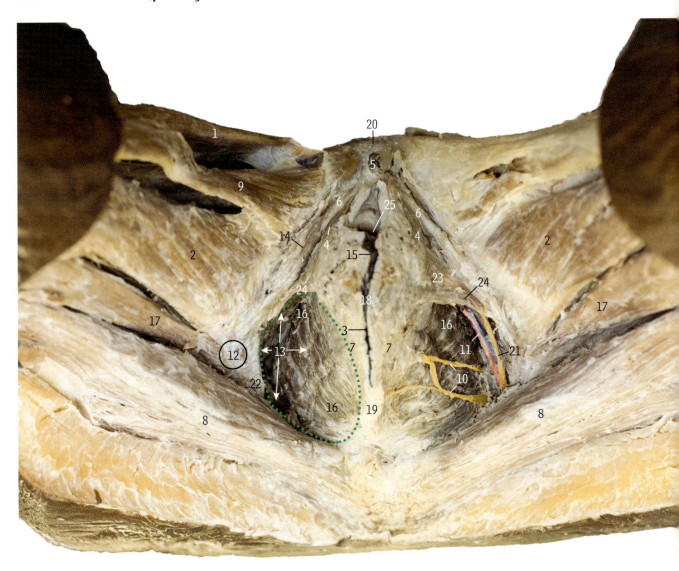

1 Músculo adutor longo
2 Músculo adutor magno
3 Ânus
4 Músculo bulboesponjoso
5 Clitóris (corte transversal)
6 Ramo do clitóris
7 Músculo esfíncter externo do ânus
8 Músculo glúteo máximo
9 Músculo grácil
10 Ramos do nervo anal inferior
11 Artéria e veia pudendas internas
12 Túber isquiático
13 Fossa isquioanal (pontilhada)
14 Músculo isquiocavernoso
15 Lábio menor do pudendo
16 Músculo levantador do ânus
17 Cabeça longa dos músculos bíceps femoral e semitendíneo
18 Corpo do períneo
19 Rafe do períneo
20 Sínfise púbica
21 Nervo pudendo
22 Ligamento sacrotuberal
23 Local da membrana do períneo (removid)
24 Músculo transverso superficial do períneo
25 Vestíbulo da vagina (espaço entre os lábios menores do pudendo)

Cisto de Gartner na parede da vagina

Desenvolvimento genital ambíguo

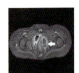
Abscesso da fossa isquioanal

Períneo masculino 291

A Períneo masculino

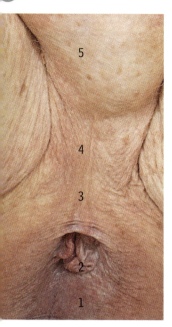

A área central é mostrada com o escroto (5) puxado para cima e para a frente.

1 Corpo anococcígeo
2 Margem do ânus, com dobras na pele
3 Corpo do períneo
4 Rafe do escroto cobrindo a região do bulbo do pênis
5 Escroto cobrindo o testículo direito

Dobras na pele são, com frequência, resquícios de hemorroidas anteriores.

B Raiz do pênis *vista anteroinferior*

A parte anterior do pênis foi removida para mostrar a raiz, formada pelos dois corpos cavernosos posteriormente (2) e o corpo esponjoso ímpar anteriormente (3) contendo a parte esponjosa da uretra (14).

1 Músculo bulboesponjoso
2 Corpo cavernoso
3 Corpo esponjoso
4 Veia dorsal profunda do pênis
5 Artéria dorsal do pênis
6 Nervo dorsal do pênis
7 Músculo esfíncter externo do ânus
8 Vasos retais inferiores e nervo cruzando a fossa isquioanal
9 Músculo isquiocavernoso
10 Ramo isquiopúbico
11 Corpo do períneo
12 Sínfise púbica
13 Músculo transverso superficial do períneo cobrindo a membrana do períneo
14 Parte esponjosa da uretra

Vista citoscópica da uretra

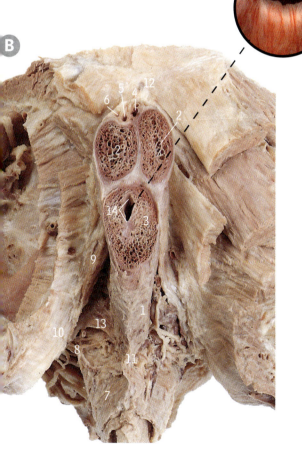

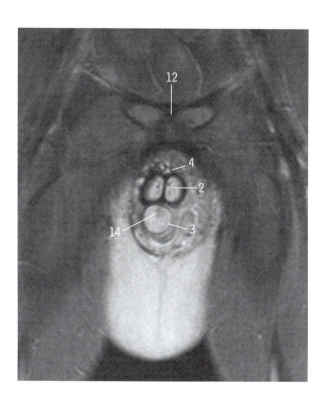

RM, pênis

Glândulas bulbouretrais

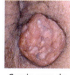
Carcinoma do ânus

Hidrocele

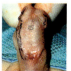
Hipospadia

Ânus imperfurado

Períneo masculino e fossa isquioanal *vista inferior*

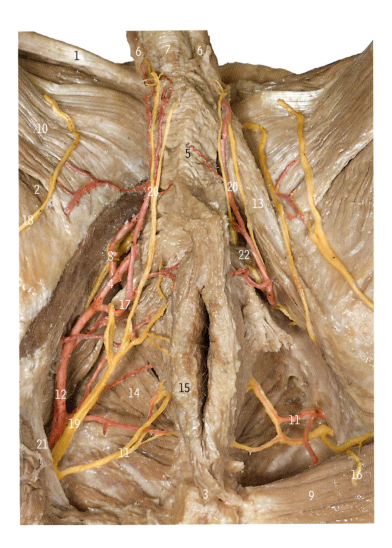

Toda a gordura foi removida da fossa isquioanal de modo a se obter uma visualização clara da face perineal do músculo levantador do ânus (14) e dos vasos e nervos dentro da fossa. Do lado esquerdo (à direita da figura), a membrana do períneo (22) está intacta, mas do lado direito essa membrana e os músculos subjacentes (diafragma urogenital) foram removidos.

1. Músculo adutor longo
2. Músculo adutor magno
3. Corpo anococcígeo
4. Artéria do bulbo do pênis
5. Músculo bulboesponjoso cobrindo o bulbo do pênis
6. Corpo cavernoso do pênis
7. Corpo esponjoso do pênis
8. Nervo e artéria dorsais do pênis
9. Músculo glúteo máximo
10. Músculo grácil
11. Vasos retais inferiores e nervo na fossa isquioanal
12. Artéria pudenda interna
13. Músculo isquiocavernoso cobrindo a raiz do pênis
14. Músculo levantador do ânus
15. Margem do ânus
16. Nervo cutâneo perfurante
17. Artéria perineal
18. Ramo perineal do nervo cutâneo femoral posterior
19. Nervo perineal
20. Vasos e nervos escrotais posteriores
21. Ligamento sacrotuberal
22. Músculo transverso superficial do períneo cobrindo a margem posterior da membrana do períneo.

Em ambos os sexos, a fossa isquioanal tem o canal pudendo em sua parede lateral. O canal foi aberto para mostrar seu conteúdo: a artéria pudenda interna (12) e os ramos terminais do nervo pudendo – o nervo perineal (19) e o nervo dorsal do pênis (8) ou clitóris.

Posição de litotomia

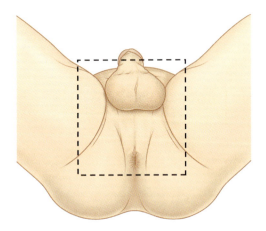

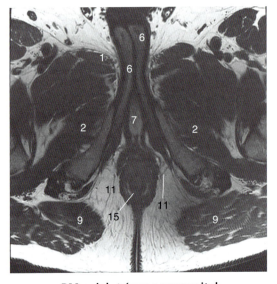

RM axial, trígono urogenital

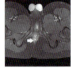

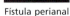
Fístula perianal

Priapismo

Membro Inferior

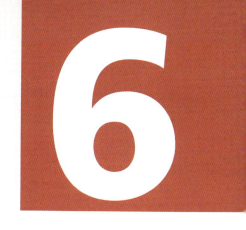

 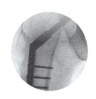

Membro inferior   **A** *anatomia de superfície, vista anterior*
B *dissecção, vista anterior*   **C** *dissecção, vista posterior*
D *dissecção, vista lateral*   **E** *esqueleto, vista lateral*

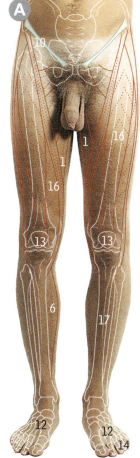  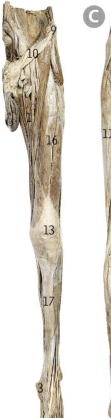 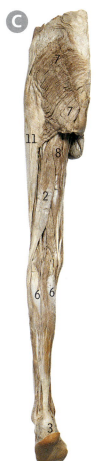 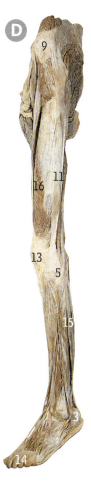 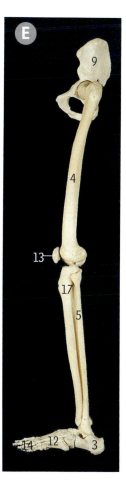

1 Músculos adutores
2 Músculo bíceps femoral
3 Calcâneo
4 Fêmur
5 Fíbula
6 Músculo gastrocnêmio
7 Músculo glúteo máximo
8 Músculos do jarrete
9 Osso do quadril
10 Ligamento inguinal
11 Trato iliotibial
12 Ossos metatarsais
13 Patela
14 Falanges dos dedos dos pés
15 Músculos fibulares
16 Músculo quadríceps femoral
17 Tíbia

Osso do quadril esquerdo *face lateral*

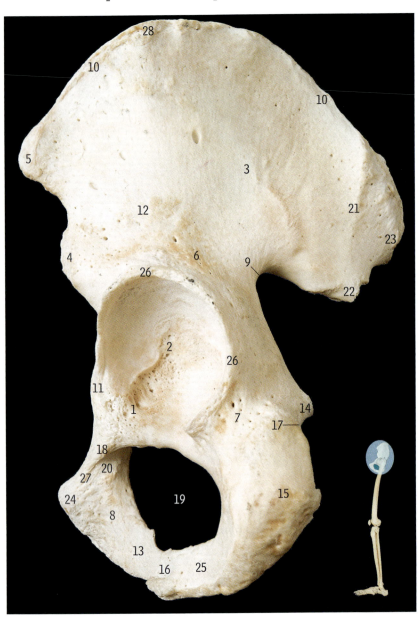

1 Incisura do acetábulo
2 Acetábulo
3 Linha glútea anterior
4 Espinha ilíaca anteroinferior
5 Espinha ilíaca anterossuperior
6 Corpo do ílio
7 Corpo do ísquio
8 Corpo do púbis
9 Incisura isquiática maior
10 Crista ilíaca
11 Eminência iliopúbica
12 Linha glútea inferior
13 Ramo inferior do púbis
14 Espinha isquiática
15 Túber isquiático
16 Articulação entre 25 e 13
17 Incisura isquiática menor
18 Crista obturatória
19 Forame obturado
20 Sulco obturatório
21 Linha glútea posterior
22 Espinha ilíaca posteroinferior
23 Espinha ilíaca posterossuperior
24 Tubérculo púbico
25 Ramo do ísquio
26 Limbo do acetábulo
27 Ramo superior do púbis
28 Tubérculo ilíaco

O osso do quadril é formado pela união do ílio (6), do ísquio (7) e do púbis (8).

Os dois ossos do quadril se articulam na linha mediana, anteriormente na sínfise púbica; posteriormente, eles são separados pelo sacro, formando as articulações sacroilíacas. Os dois ossos do quadril com o sacro e o cóccix formam a pelve óssea (página 96).

Osso do quadril esquerdo *inserções, face lateral*

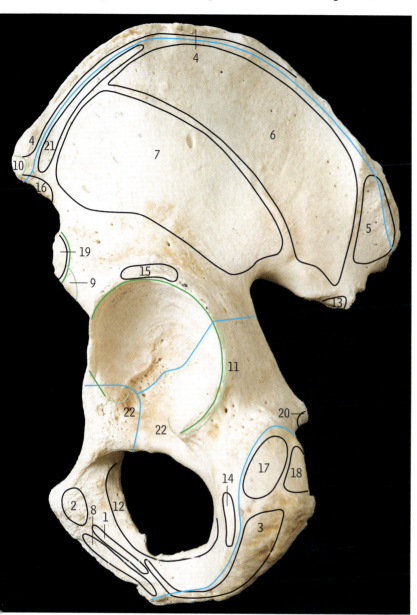

Linhas azuis, linhas epifisiais.
Linhas verdes, inserção da cápsula da articulação do quadril.
Linhas verde-claras, inserções de ligamentos.

1 Músculo adutor curto
2 Músculo adutor longo
3 Músculo adutor magno
4 Músculo oblíquo externo do abdome
5 Músculo glúteo máximo
6 Músculo glúteo médio
7 Músculo glúteo mínimo
8 Músculo grácil
9 Ligamento iliofemoral
10 Ligamento inguinal
11 Ligamento isquiofemoral
12 Músculo obturador externo
13 Músculo piriforme
14 Músculo quadrado femoral
15 Cabeça reflexa do músculo reto femoral
16 Músculo sartório
17 Músculo semimembranáceo
18 Músculo semitendíneo e cabeça longa do músculo bíceps femoral
19 Cabeça reta do músculo reto femoral
20 Músculo gêmeo superior
21 Músculo tensor da fáscia lata
22 Ligamento transverso

Osso do quadril esquerdo *face medial*

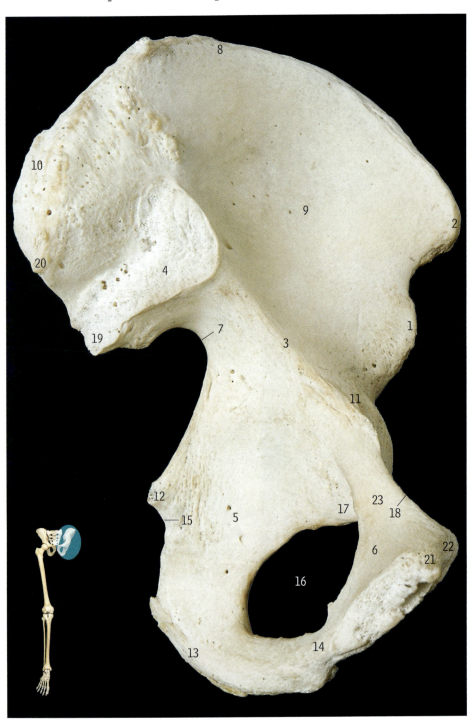

1 Espinha ilíaca anteroinferior
2 Espinha ilíaca anteroinferior
3 Linha arqueada
4 Face auricular
5 Corpo do ísquio
6 Corpo do púbis
7 Incisura isquiática maior
8 Crista ilíaca
9 Fossa ilíaca
10 Tubérculo ilíaco
11 Eminência iliopúbica
12 Espinha isquiática
13 Túber isquiático
14 Ramo isquiopúbico
15 Incisura isquiática menor
16 Forame obturado
17 Sulco obturatório
18 Linha pectínea do púbis
19 Espinha ilíaca posteroinferior
20 Espinha ilíaca posterossuperior
21 Crista púbica
22 Tubérculo púbico
23 Ramo superior do púbis

A face auricular do ílio (4) é a superfície articular para a articulação sacroilíaca.

A incisura isquiática maior (7) é mais curva (em forma de "J") no sexo masculino, enquanto a incisura feminina tem um ângulo mais reto (em forma de "L").

Osso do quadril esquerdo *inserções, face medial*

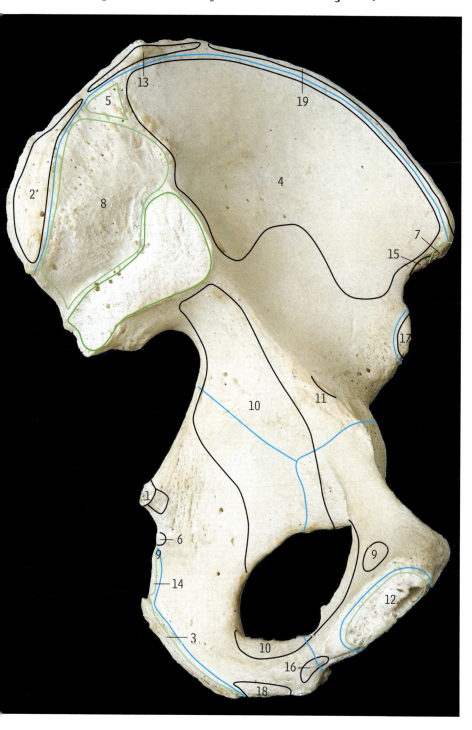

Linhas azuis, linhas epifisiais.
Linha verde, inserção da cápsula da articulação sacroilíaca.
Linhas verde-claras, inserções de ligamentos.

1 Ligamento coccígeo e sacroespinal
2 Músculo eretor da espinha
3 Processo falciforme do ligamento sacrotuberal
4 Músculo ilíaco
5 Ligamento iliolombar
6 Músculo gêmeo inferior
7 Ligamento inguinal
8 Ligamento sacroilíaco interósseo
9 Músculo levantador do ânus
10 Músculo obturador interno
11 Músculo psoas menor
12 Sínfise púbica
13 Músculo quadrado do lombo
14 Ligamento sacrotuberal
15 Músculo sartório
16 Músculo esfíncter externo da uretra
17 Cabeça reta do músculo reto femoral
18 Músculo isquiocavernoso e músculo transverso superficial do períneo
19 Músculo transverso do abdome

Osso do quadril esquerdo *vista superior*

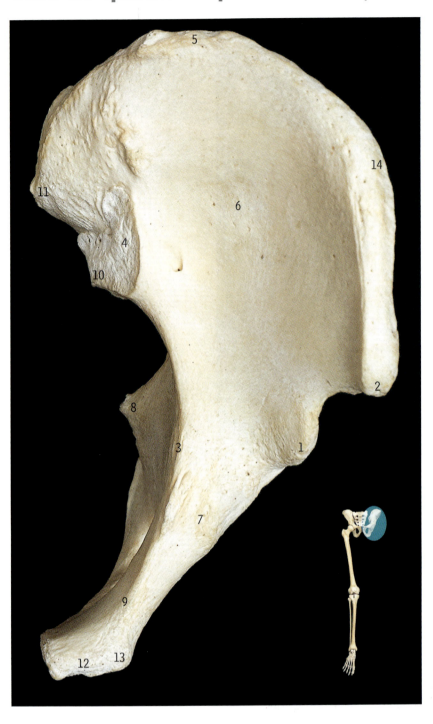

1 Espinha ilíaca anteroinferior
2 Espinha ilíaca anterossuperior
3 Linha arqueada
4 Face auricular
5 Crista ilíaca
6 Fossa ilíaca
7 Eminência iliopúbica
8 Espinha isquiática
9 Linha pectínea do púbis
10 Espinha ilíaca posteroinferior
11 Espinha ilíaca posterossuperior
12 Crista púbica
13 Tubérculo púbico
14 Tubérculo ilíaco

A linha arqueada do ílio (3), a linha pectínea e a crista do púbis (9 e 12) formam parte da borda da abertura superior da pelve (o resto da borda é formado pelo promontório e pela face superior da região lateral do sacro – páginas 94 e 96).

O pécten do púbis (9) é mais usualmente chamado de linha pectínea do púbis.

Osso do quadril esquerdo *inserções, vista superior*

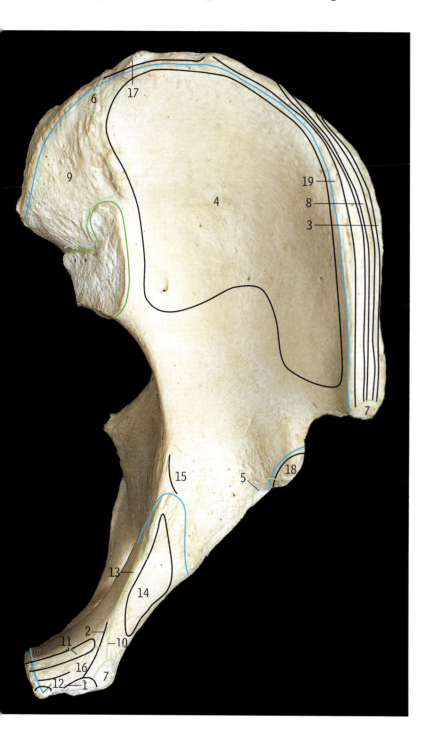

Linhas azuis, linhas epifisiais.
Linha verde, inserção da cápsula da articulação sacroilíaca.
Linhas verde-claras, inserções de ligamentos.

1 Parede anterior da bainha do músculo reto do abdome
2 Tendão conjunto
3 Músculo oblíquo externo do abdome
4 Músculo ilíaco
5 Ligamento iliofemoral
6 Ligamento iliolombar
7 Ligamento inguinal
8 Músculo oblíquo interno do abdome
9 Ligamento sacroilíaco interósseo
10 Ligamento lacunar
11 Cabeça lateral do músculo reto do abdome
12 Cabeça medial do músculo reto do abdome
13 Ligamento pectíneo
14 Músculo pectíneo
15 Músculo psoas menor
16 Músculo piramidal
17 Músculo quadrado do lombo
18 Cabeça reta do músculo reto femoral
19 Músculo transverso do abdome

O ligamento inguinal (7) é formado pela margem inferior da aponeurose do músculo oblíquo externo do abdome e se estende desde a espinha ilíaca anterossuperior até o tubérculo púbico.

O ligamento lacunar (10, às vezes chamado de parte pectínea do ligamento inguinal) é a parte do ligamento inguinal que se estende para trás desde a extremidade medial desse ligamento até a linha pectínea do púbis.

O ligamento pectíneo do púbis (13) é a extensão lateral do ligamento lacunar ao longo da linha pectínea do púbis. Ele não é classificado como parte do ligamento inguinal e não deve ser confundido com o nome alternativo para o ligamento lacunar (parte pectínea do ligamento inguinal).

O tendão conjunto (2) é formado pelas aponeuroses dos músculos oblíquo interno do abdome e transverso do abdome, e fica inserido à crista púbica e à parte adjunta da linha pectínea, fundindo-se medialmente com a parede anterior da bainha do músculo reto do abdome.

300 Ossos do membro inferior

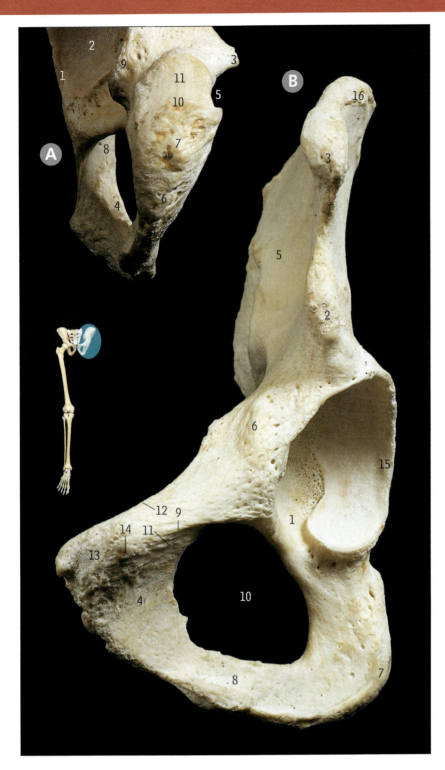

Ⓐ Osso do quadril esquerdo
túber isquiático, vista posteroinferior

1 Incisura do acetábulo
2 Acetábulo
3 Espinha isquiática
4 Ramo isquiopúbico
5 Incisura isquiática menor
6 Crista longitudinal
7 Parte inferior da tuberosidade
8 Sulco obturatório
9 Limbo do acetábulo
10 Ponte transversa
11 Parte superior do túber isquiático

Ⓑ Osso do quadril esquerdo
vista anterior

1 Incisura do acetábulo
2 Espinha ilíaca anteroinferior
3 Espinha ilíaca anterossuperior
4 Corpo do púbis
5 Fossa ilíaca
6 Eminência iliopúbica
7 Túber isquiático
8 Ramo isquiopúbico
9 Crista obturatória
10 Forame obturado
11 Sulco obturatório
12 Linha pectínea do púbis
13 Crista púbica
14 Tubérculo púbico
15 Limbo do acetábulo
16 Tubérculo ilíaco

Ossos do membro inferior 301

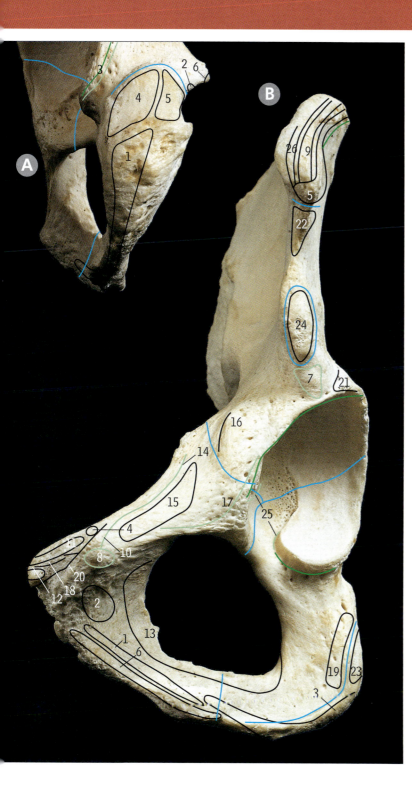

A Osso do quadril esquerdo *inserções, túber isquiático, vista posteroinferior*

Linhas azuis, linhas epifisiais.
Linha verde, inserção da cápsula da articulação do quadril.
Linhas verde-claras, inserções de ligamentos.

1 Músculo adutor magno
2 Músculo gêmeo inferior
3 Ligamento isquiofemoral
4 Músculo semimembranáceo
5 Músculo semitendíneo e cabeça longa do músculo bíceps femoral
6 Músculo gêmeo superior

A área do túber isquiático medial à inserção do músculo adutor magno (1) é coberta por tecido fibroadiposo e pela bolsa isquiática subjacente ao músculo glúteo máximo.

B Osso do quadril esquerdo *inserções, vista anterior*

Linhas azuis, linhas epifisiais.
Linha verde, inserção da cápsula da articulação do quadril.
Linhas verde-claras, inserções de ligamentos.

1 Músculo adutor curto
2 Músculo adutor longo
3 Músculo adutor magno
4 Tendão conjunto
5 Músculo oblíquo externo do abdome e ligamento inguinal
6 Músculo grácil
7 Ligamento iliofemoral
8 Ligamento inguinal
9 Músculo oblíquo interno do abdome
10 Ligamento lacunar
11 Cabeça lateral do músculo reto do abdome
12 Cabeça medial do músculo reto do abdome
13 Músculo obturador externo
14 Ligamento pectíneo
15 Músculo pectíneo
16 Músculo psoas menor
17 Ligamento pubofemoral
18 Músculo piramidal
19 Músculo quadrado femoral
20 Bainha do músculo reto do abdome
21 Cabeça reflexa do músculo reto femoral
22 Músculo sartório
23 Músculo semimembranáceo
24 Cabeça reta do músculo reto femoral
25 Ligamento transverso
26 Músculo transverso do abdome

Fêmur esquerdo *epífise proximal*

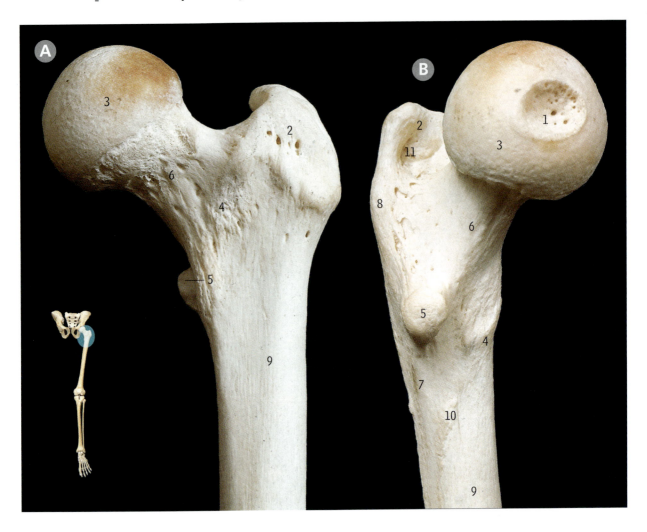

A vista anterior
B vista medial

1 Fóvea da cabeça do fêmur
2 Trocanter maior
3 Cabeça do fêmur
4 Linha intertrocantérica
5 Trocanter menor
6 Colo do fêmur
7 Linha pectínea
8 Tubérculo quadrado na crista intertrocantérica
9 Corpo do fêmur
10 Linha espiral
11 Fossa trocantérica

A *linha* intertrocantérica (4) fica na junção do colo do fêmur (6) e do corpo do fêmur (9) na face anterior; a *crista* intertrocantérica fica em posição similar na face posterior (8 e página 304, A5).

O colo do fêmur forma um ângulo de aproximadamente 125° com o corpo do fêmur em um indivíduo adulto.

A linha pectínea do fêmur (7) nunca deve ser confundida com a linha pectínea do púbis (9, página 298), nem com a linha espiral do fêmur (10), que é em geral mais proeminente que a linha pectínea.

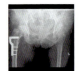

Fraturas com avulsão

Ossos do membro inferior 303

Fêmur esquerdo *inserções, epífise proximal*

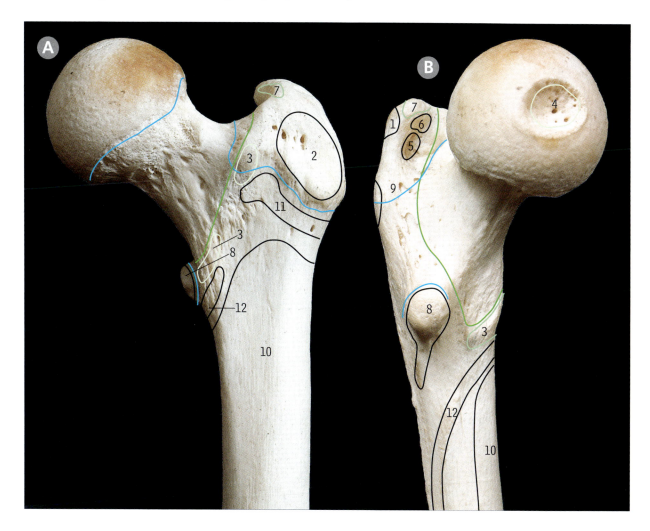

A vista anterior

B vista medial

Linhas azuis, linhas epifisiais.
Linha verde, inserção da cápsula da articulação do quadril.
Linhas verde-claras, inserções de ligamentos.

1 Músculo glúteo médio
2 Músculo glúteo mínimo
3 Ligamento iliofemoral
4 Ligamento da cabeça do fêmur
5 Músculo obturador externo
6 Músculo obturador interno e músculos gêmeos
7 Músculo piriforme
8 Músculo psoas maior e ilíaco
9 Músculo quadrado femoral
10 Músculo vasto intermédio
11 Músculo vasto lateral
12 Músculo vasto medial

O ligamento iliofemoral tem a forma de um "V" invertido, com o tronco inserido à espinha ilíaca anteroinferior do osso do quadril (página 301, B7) e as faixas lateral e medial inseridas às extremidades superior (lateral) e inferior (medial) da linha intertrocantérica (página 304, 6), fundindo-se com a cápsula da articulação do quadril.

O tendão do músculo psoas maior fica fixo ao trocanter menor (página 304, 8); muitas das fibras musculares do músculo ilíaco estão inseridas no tendão do músculo psoas maior, mas algumas chegam ao fêmur inferiormente ao trocanter.

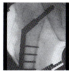

Fratura intertrocantérica – fêmur

304 Ossos do membro inferior

Fêmur esquerdo *epífise proximal*

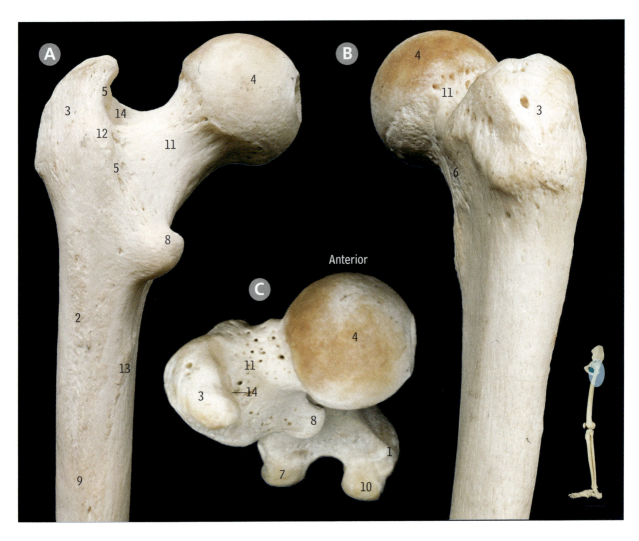

A vista posterior

B vista lateral

C vista superior

1. Tubérculo do adutor na epífise distal
2. Tuberosidade glútea
3. Trocanter maior
4. Cabeça do fêmur
5. Crista intertrocantérica
6. Linha intertrocantérica
7. Côndilo lateral na epífise distal
8. Trocanter menor
9. Linha áspera
10. Côndilo medial na epífise distal
11. Colo do fêmur
12. Tubérculo quadrado
13. Linha espiral
14. Fossa trocantérica

O colo do fêmur passa para a frente, para cima e medialmente (C11), formando um ângulo de aproximadamente 15° (no adulto) com o eixo transversal da epífise distal (o ângulo de torção femoral ou anteversão femoral).

O trocanter menor (8) se projeta para trás e medialmente.

Fratura da diáfise do fêmur

Ossos do membro inferior 305

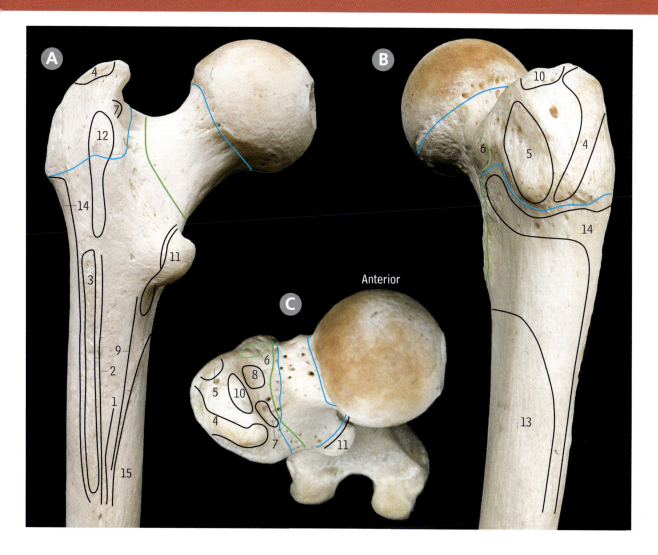

A vista posterior

B vista lateral

C vista superior

Linhas azuis, linhas epifisiais.
Linha verde, inserção da cápsula da articulação do quadril.
Linhas verde-claras, inserções de ligamentos.

1 Músculo adutor curto
2 Músculo adutor magno
3 Músculo glúteo máximo
4 Músculo glúteo médio
5 Músculo glúteo mínimo
6 Ligamento iliofemoral (faixa lateral)
7 Músculo obturador externo
8 Músculo obturador interno e músculos gêmeos
9 Músculo pectíneo
10 Músculo piriforme
11 Músculos psoas maior e ilíaco
12 Músculo quadrado femoral
13 Músculo vasto intermédio
14 Músculo vasto lateral
15 Músculo vasto medial

> Na face anterior do fêmur (página 303), a cápsula da articulação do quadril está inserida à linha intertrocantérica, mas na face posterior essa cápsula está inserida ao colo do fêmur e não se estende tão lateralmente quanto a crista intertrocantérica (página 304, A5).

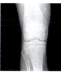

Exostoses femorais (esporões)

306 Ossos do membro inferior

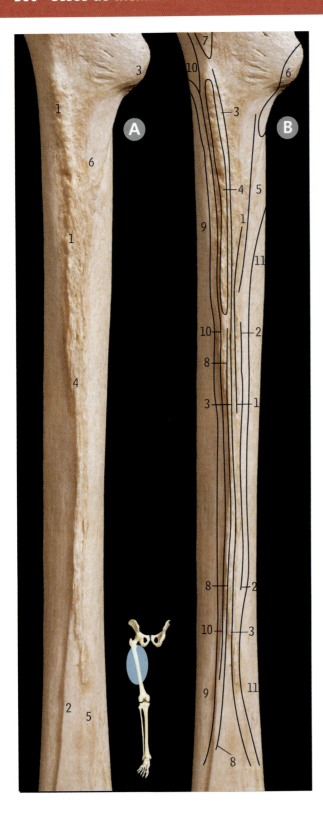

Fratura da diáfise do fêmur

A Fêmur esquerdo
corpo, vista posterior

1 Tuberosidade glútea
2 Linha supracondilar lateral
3 Trocanter menor
4 Linha áspera
5 Linha supracondilar medial
6 Linha pectínea

A linha áspera rústica (4) mostra, com frequência, lábios medial e lateral distintos; o lábio lateral continua em direção ascendente como a tuberosidade glútea (1).

B Fêmur esquerdo
inserções, corpo, vista posterior

1 Músculo adutor curto
2 Músculo adutor longo
3 Músculo adutor magno
4 Músculo glúteo máximo
5 Músculo pectíneo
6 Músculos psoas maior e ilíaco
7 Músculo quadrado femoral
8 Cabeça curta do músculo bíceps femoral
9 Músculo vasto intermédio
10 Músculo vasto lateral
11 Músculo vasto medial

Para clareza do diagrama, as inserções musculares à linha áspera foram levemente separadas.

C Fêmur esquerdo
epífise proximal, vista anterior

Essa é a metade posterior de uma peça cortada em duas partes e diafanizada, para mostrar os principais grupos de trabéculas ósseas.

1 *Calcar femorale*
2 Da face lateral do corpo do fêmur até o trocanter maior
3 Da face lateral do corpo do fêmur até a cabeça
4 Da face medial do corpo do fêmur até o trocanter maior
5 Da face medial do corpo do fêmur até a cabeça
6 Área triangular de poucas trabéculas.

O *calcar femorale* (1) é uma concentração densa de trabéculas que passam da região do trocanter menor para a face subjacente do colo do fêmur.

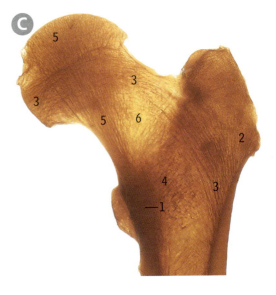

Ossos do membro inferior 307

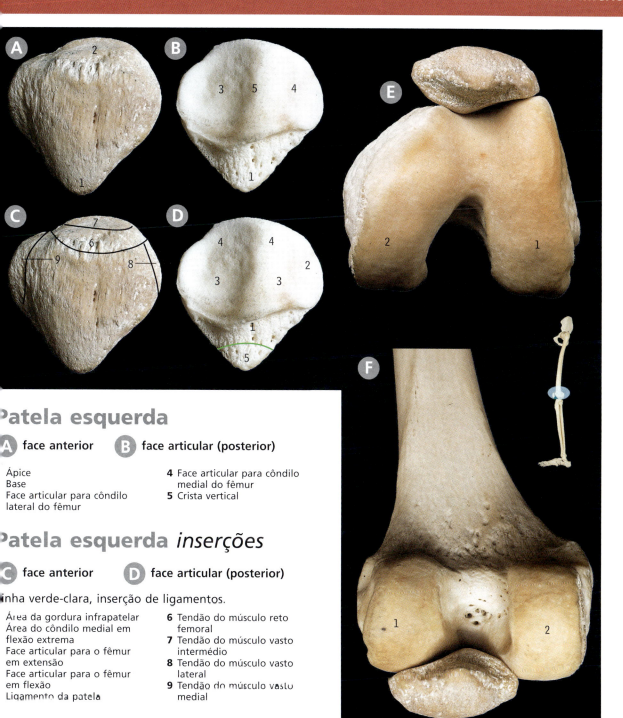

Patela esquerda

A face anterior   **B** face articular (posterior)

1 Ápice
2 Base
3 Face articular para côndilo lateral do fêmur
4 Face articular para côndilo medial do fêmur
5 Crista vertical

Patela esquerda *inserções*

C face anterior   **D** face articular (posterior)

Linha verde-clara, inserção de ligamentos.

1 Área da gordura infrapatelar
2 Área do côndilo medial em flexão extrema
3 Face articular para o fêmur em extensão
4 Face articular para o fêmur em flexão
5 Ligamento da patela
6 Tendão do músculo reto femoral
7 Tendão do músculo vasto intermédio
8 Tendão do músculo vasto lateral
9 Tendão do músculo vasto medial

Fêmur esquerdo e patela articulados

E vista inferior com o joelho estendido

F vista inferoposterior com o joelho flexionado

Na flexão, observar a área de contato aumentada entre o côndilo medial do fêmur (2) e a patela.

1 Côndilo lateral   2 Côndilo medial

A face articular mais medial da patela (D2) só entra em contato com o côndilo medial em flexão extrema como em F.

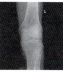
Patela bipartite

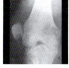
Luxação da patela

Fratura da patela

Fêmur esquerdo *epífise distal*

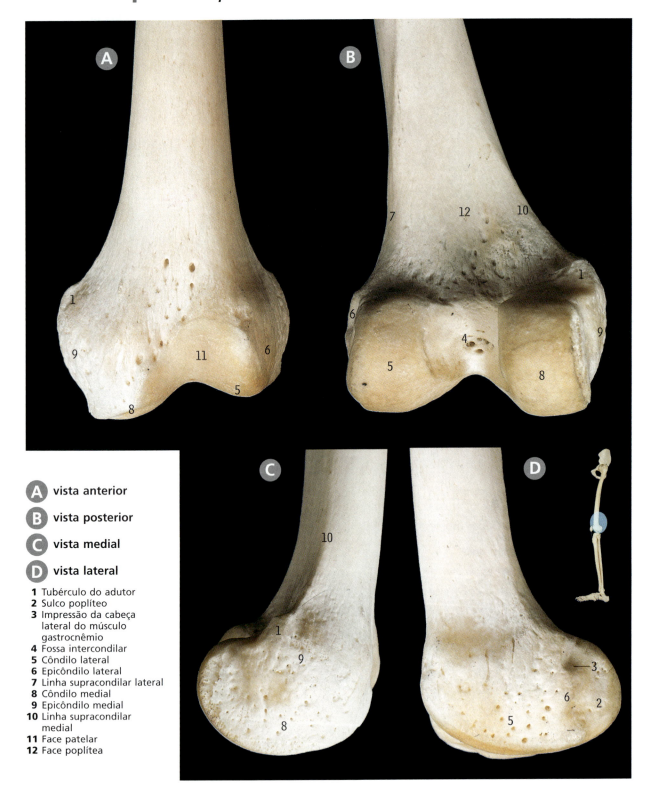

A vista anterior
B vista posterior
C vista medial
D vista lateral

1 Tubérculo do adutor
2 Sulco poplíteo
3 Impressão da cabeça lateral do músculo gastrocnêmio
4 Fossa intercondilar
5 Côndilo lateral
6 Epicôndilo lateral
7 Linha supracondilar lateral
8 Côndilo medial
9 Epicôndilo medial
10 Linha supracondilar medial
11 Face patelar
12 Face poplítea

Ossos do membro inferior 309

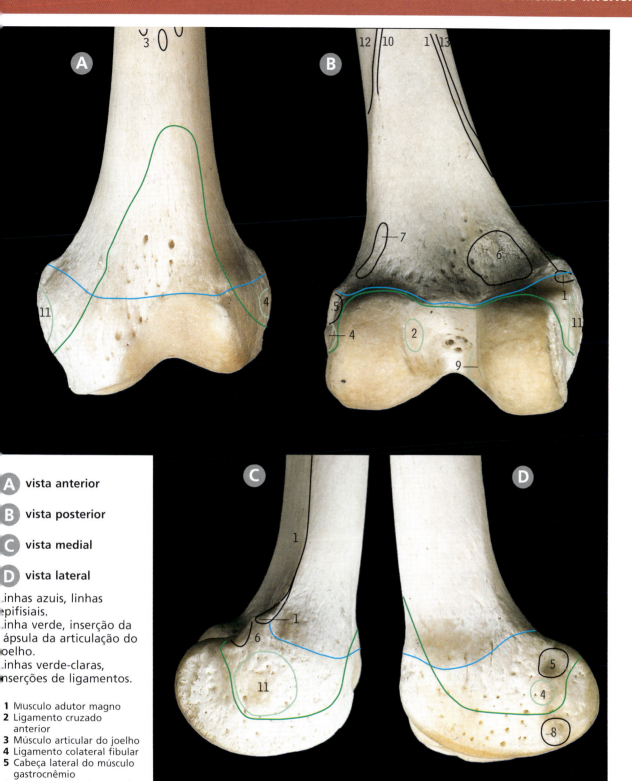

A vista anterior
B vista posterior
C vista medial
D vista lateral

Linhas azuis, linhas epifisiais.
Linha verde, inserção da cápsula da articulação do joelho.
Linhas verde-claras, inserções de ligamentos.

1 Músculo adutor magno
2 Ligamento cruzado anterior
3 Músculo articular do joelho
4 Ligamento colateral fibular
5 Cabeça lateral do músculo gastrocnêmio
6 Cabeça medial do músculo gastrocnêmio
7 Músculo plantar
8 Músculo poplíteo
9 Ligamento cruzado posterior
10 Cabeça curta do músculo bíceps femoral
11 Ligamento colateral tibial
12 Músculo vasto intermédio
13 Músculo vasto medial

Tíbia esquerda *epífise proximal*

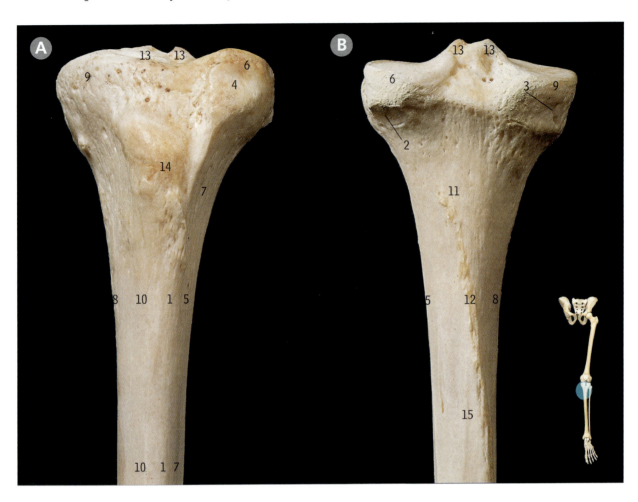

A vista anterior

B vista posterior

1 Margem anterior
2 Face articular fibular
3 Sulco do músculo semimembranáceo
4 Impressão do trato iliotibial
5 Margem interóssea
6 Côndilo lateral
7 Face lateral
8 Margem medial
9 Côndilo medial
10 Face medial
11 Face posterior
12 Linha para o músculo sóleo
13 Tubérculos da eminência intercondilar
14 Tuberosidade da tíbia
15 Linha vertical

O corpo da tíbia tem três margens: anterior (1), medial (8) e interóssea (5) – e três faces: medial (10), lateral (7) e posterior (11).

Grande parte da margem anterior (1) forma uma crista levemente curvada, em geral conhecida como "canela". A maior parte da face medial lisa (10) é subcutânea. A face posterior contém a linha para o músculo sóleo e as linhas verticais (12 e 15).

A tuberosidade da tíbia (14) fica na extremidade superior da margem anterior.

Ossos do membro inferior 311

Tíbia esquerda *inserções, epífise proximal*

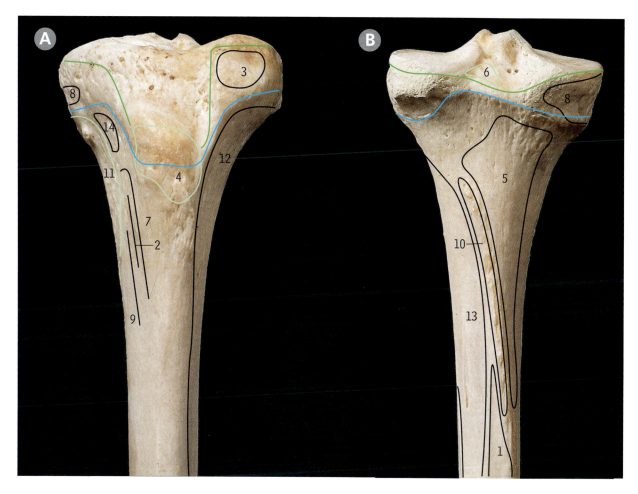

A vista anterior
B vista posterior

Linhas azuis, linhas epifisiais.
Linha verde, inserção da cápsula da articulação do joelho.
Linhas verde-claras, inserções de ligamentos.

1 Músculo flexor longo dos dedos
2 Músculo grácil
3 Trato iliotibial
4 Ligamento da patela
5 Músculo poplíteo
6 Ligamento cruzado posterior
7 Músculo sartório
8 Músculo semimembranáceo
9 Músculo semitendíneo
10 Musculo sóleo
11 Ligamento colateral tibial
12 Músculo tibial anterior
13 Músculo tibial posterior
14 Músculo vasto medial

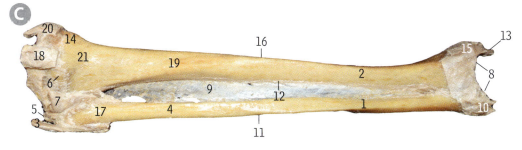

MEMBRANA INTERÓSSEA – TÍBIA – FÍBULA

1 Margem anterior da fíbula
2 Margem anterior da tíbia
3 Tendão do músculo bíceps femoral
4 Fíbula
5 Ligamento colateral fibular
6 Tubérculo do trato iliotibial (de Gerdy)
7 Trato iliotibial
8 Face articular inferior
9 Membrana interóssea
10 Maléolo lateral
11 Face lateral da fíbula
12 Face lateral da tíbia
13 Ligamento colateral medial
14 Côndilo medial
15 Maléolo medial
16 Face medial da tíbia
17 Colo da fíbula
18 Ligamento da patela
19 Tíbia
20 Ligamento colateral tibial
21 Tuberosidade da tíbia

312 Ossos do membro inferior

Tíbia esquerda *epífise proximal*

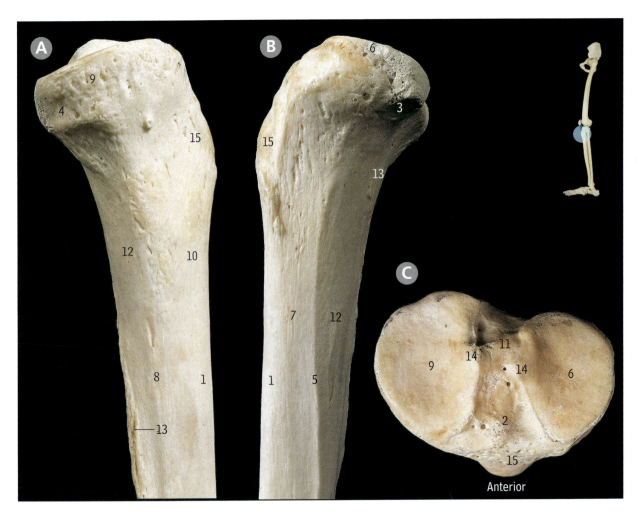

A vista medial
B vista lateral
C vista superior

1 Margem anterior
2 Área intercondilar anterior
3 Face articular fibular
4 Sulco do músculo semimembranáceo
5 Margem interóssea
6 Côndilo lateral
7 Face lateral
8 Margem medial

9 Côndilo medial
10 Face medial
11 Área intercondilar posterior
12 Face posterior
13 Linha para o músculo sóleo
14 Tubérculos de eminência intercondilar
15 Tuberosidade da tíbia

O côndilo medial (C9) é maior que o côndilo lateral (C6).

A face articular fibular fica no aspecto posteroinferior do côndilo lateral (B3).

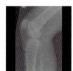

Doença de Osgood-Schlatter

Ossos do membro inferior 313

Tíbia esquerda *inserções, epífise proximal*

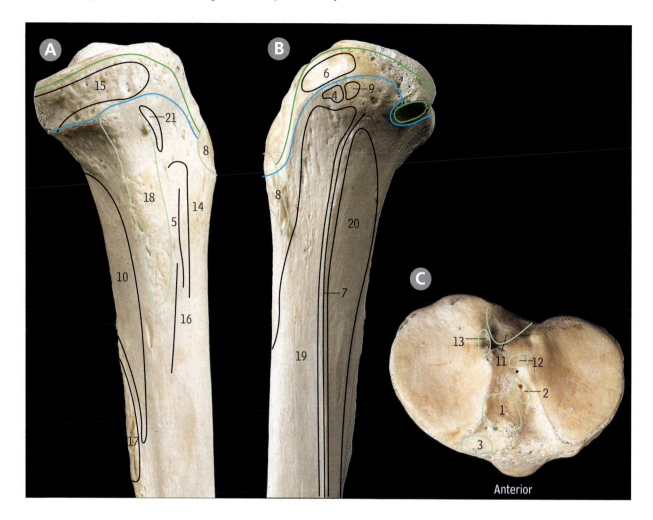

A vista medial
B vista lateral
C vista superior

Linhas azuis, linhas epifisiais. Linhas verdes, inserções capsulares das articulações do joelho e tibiofibular proximal. Linhas verde-claras, inserções de ligamentos.

1 Ligamento cruzado anterior
2 Corno anterior do menisco lateral
3 Corno anterior do menisco medial
4 Músculo extensor longo dos dedos
5 Músculo grácil
6 Trato iliotibial
7 Membrana interóssea
8 Ligamento da patela
9 Músculo fibular longo
10 Músculo poplíteo
11 Ligamento cruzado posterior
12 Corno posterior do menisco lateral
13 Corno posterior do menisco medial
14 Músculo sartório
15 Músculo semimembranáceo
16 Músculo semitendíneo
17 Músculo sóleo
18 Ligamento colateral tibial
19 Músculo tibial anterior
20 Músculo tibial posterior
21 Músculo vasto medial

314 Ossos do membro inferior

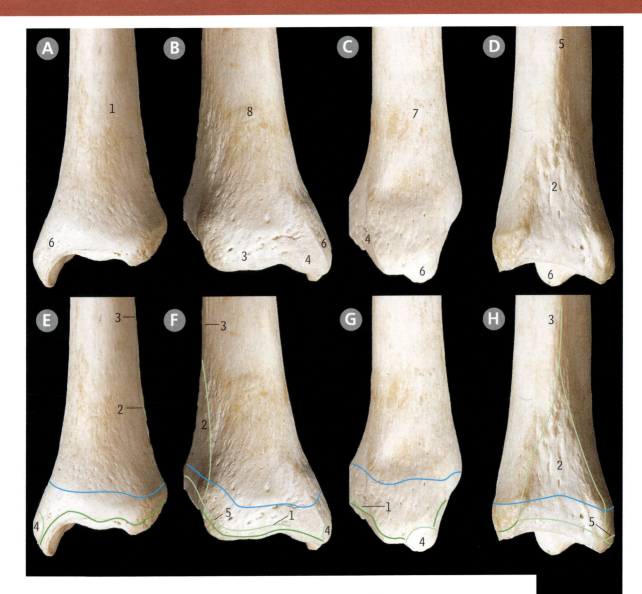

Tíbia esquerda epífise distal

A vista anterior
B vista posterior
C vista medial
D vista lateral

1 Face anterior
2 Incisura fibular
3 Sulco para o músculo flexor longo do hálux
4 Sulco para o músculo tibial posterior
5 Margem interóssea
6 Maléolo medial
7 Face medial
8 Face posterior

Tíbia esquerda *inserções*, epífise distal

E vista anterior
F vista posterior
G vista medial
H vista lateral

Linha azul, linha epifisial.
Linha verde, inserção da cápsula da articulação do tornozelo.
Linhas verde-claras, inserção de ligamentos.

1 Ligamento transverso inferior
2 Ligamento interósseo
3 Membrana interóssea
4 Ligamento colateral medial
5 Ligamento tibiofibular posterior

O ligamento colateral medial (G4) é usualmente conhecido como ligamento deltóideo.

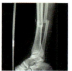

Fraturas da tíbia

Ossos do membro inferior 315

Tíbia e fíbula esquerdas *articuladas*

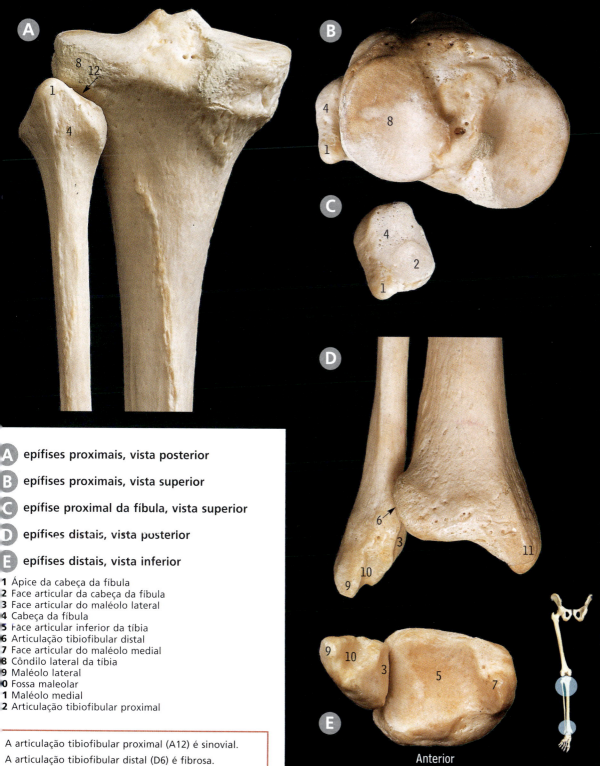

A epífises proximais, vista posterior
B epífises proximais, vista superior
C epífise proximal da fíbula, vista superior
D epífises distais, vista posterior
E epífises distais, vista inferior

1 Ápice da cabeça da fíbula
2 Face articular da cabeça da fíbula
3 Face articular do maléolo lateral
4 Cabeça da fíbula
5 Face articular inferior da tíbia
6 Articulação tibiofibular distal
7 Face articular do maléolo medial
8 Côndilo lateral da tíbia
9 Maléolo lateral
10 Fossa maleolar
11 Maléolo medial
12 Articulação tibiofibular proximal

A articulação tibiofibular proximal (A12) é sinovial.
A articulação tibiofibular distal (D6) é fibrosa.
O maléolo lateral (D9) se estende mais inferiormente que o maléolo medial (D11).

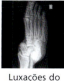

Luxações do tarso

Ossos do membro inferior

Fíbula esquerda *epífise proximal*

A vista anterior
B vista posterior
C vista medial
D vista lateral

1 Margem anterior
2 Ápice da cabeça da fíbula
3 Face articular da cabeça da fíbula
4 Cabeça da fíbula
5 Margem interóssea
6 Face lateral
7 Crista medial
8 Face medial
9 Colo da fíbula
10 Margem posterior
11 Face posterior

A fíbula tem três margens: anterior (A1), interóssea (A5) e posterior (B10) – e três faces: medial (A8), lateral (A6) e posterior (B11).

À primeira vista, grande parte do corpo parece ter quatro margens e quatro faces, mas isso acontece porque a face posterior (B11) é dividida em duas partes (medial e lateral) pela crista medial (B7).

Fíbula esquerda *epífise distal*

E vista anterior
F vista posterior
G vista medial
H vista lateral

1 Margem anterior
2 Face articular do maléolo lateral
3 Sulco para o músculo fibular curto
4 Margem interóssea
5 Maléolo lateral
6 Face lateral
7 Fossa maleolar
8 Crista medial
9 Face medial
10 Margem posterior
11 Face posterior
12 Face para o ligamento interósseo
13 Área triangular subcutânea

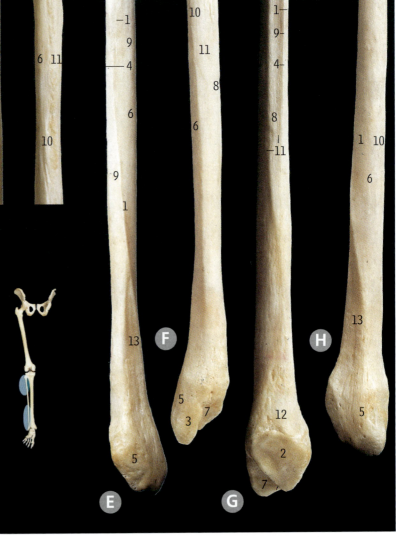

Ossos do membro inferior

Fíbula esquerda
inserções, epífise proximal

A vista anterior
B vista posterior
C vista medial
D vista lateral

Linha azul, linha epifisial.
Linha verde, inserção da cápsula da articulação tibiofibular proximal.
Linhas verde-claras, inserções de ligamentos.

1 Músculo bíceps femoral
2 Músculo extensor longo dos dedos
3 Músculo extensor longo do hálux
4 Ligamento colateral fibular
5 Músculo flexor longo do hálux
6 Membrana interóssea
7 Músculo fibular curto
8 Músculo fibular longo
9 Músculo sóleo
10 Músculo tibial posterior

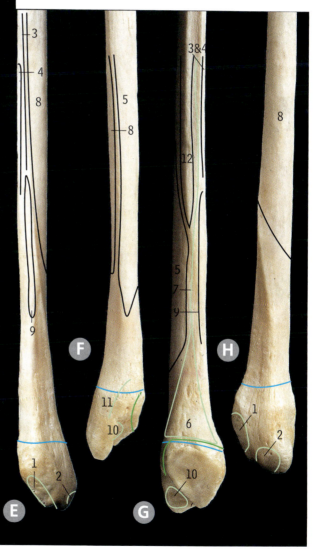

Fíbula esquerda inserções, epífise distal

E vista anterior
F vista posterior
G vista medial
H vista lateral

Linha azul, linha epifisial.
Linha verde, inserção da cápsula da articulação do tornozelo.
Linhas verde-claras, inserções de ligamentos.

1 Ligamento talofibular anterior
2 Ligamento calcaneofibular
3 Músculo extensor longo dos dedos
4 Músculo extensor longo do hálux
5 Músculo flexor longo do hálux
6 Ligamento interósseo
7 Membrana interóssea
8 Músculo fibular curto
9 Músculo fibular terceiro
10 Ligamento talofibular posterior
11 Ligamento tibiofibular posterior
12 Músculo tibial posterior

318 Ossos do pé

Ossos do pé esquerdo

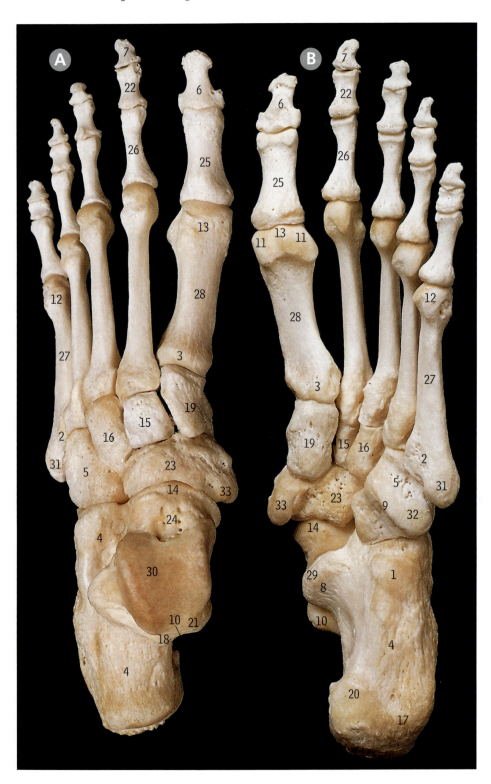

A vista superior (dorso)
B vista inferior (planta)

1 Tubérculo anterior do calcâneo
2 Base do quinto metatarsal
3 Base do primeiro metatarsal
4 Calcâneo
5 Cuboide
6 Falange distal do hálux
7 Falange distal do segundo dedo
8 Sulco do tendão do músculo flexor longo do hálux
9 Sulco do tendão do músculo fibular longo
10 Sulco do tendão do músculo flexor longo do hálux
11 Sulcos para os ossos sesamoides no tendão do músculo flexor curto do hálux
12 Cabeça do quinto metatarsal
13 Cabeça do primeiro metatarsal
14 Cabeça do tálus
15 Cuneiforme intermédio
16 Cuneiforme lateral
17 Processo lateral da tuberosidade do calcâneo
18 Tubérculo lateral do tálus
19 Cuneiforme medial
20 Processo medial da tuberosidade do calcâneo
21 Tubérculo medial do tálus
22 Falange média do segundo dedo
23 Navicular
24 Colo do tálus
25 Falange proximal do hálux
26 Falange proximal do segundo dedo
27 Corpo do quinto metatarsal
28 Corpo do primeiro metatarsal
29 Sustentáculo do tálus
30 Face superior da tróclea do tálus
31 Tuberosidade do quinto metatarsal
32 Tuberosidade do cuboide
33 Tuberosidade do navicular

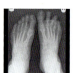
Luxação do hálux

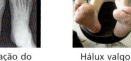
Hálux valgo

Ossos do pé esquerdo *inserções*

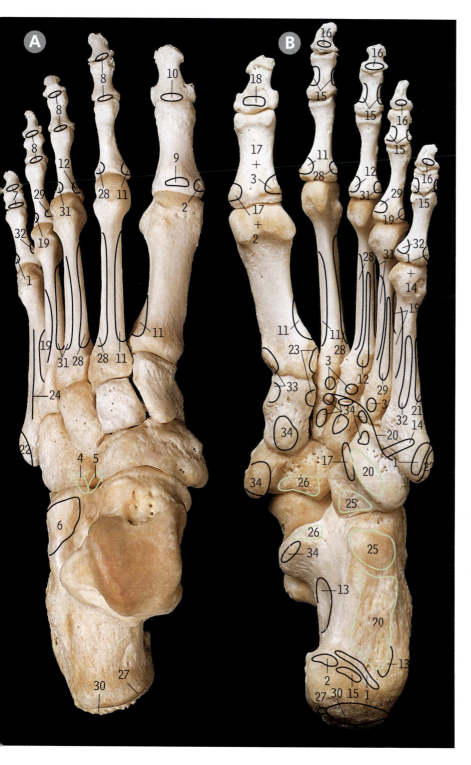

A vista superior

B vista inferior

As cápsulas articulares e os ligamentos menores foram omitidos.

Linhas verde-claras, inserções de ligamentos.

1 Músculo abdutor do dedo mínimo
2 Músculo abdutor do hálux
3 Músculo adutor do hálux
4 Ligamento calcaneocubóideo (parte do ligamento bifurcado)
5 Ligamento calcaneonavicular (parte do ligamento bifurcado)
6 Músculo extensor curto dos dedos
7 Músculo extensor longo dos dedos
8 Músculos extensores longo e curto dos dedos
9 Músculo extensor curto do hálux
10 Músculo extensor longo do hálux
11 Primeiro interósseo dorsal
12 Primeiro interósseo plantar
13 Músculo quadrado plantar
14 Músculo flexor curto do dedo mínimo
15 Músculo flexor curto dos dedos
16 Músculo flexor longo dos dedos
17 Músculo flexor curto do hálux
18 Músculo flexor longo do hálux
19 Quarto interósseo dorsal
20 Ligamento plantar longo
21 Músculo oponente do dedo mínimo (parte de 14)
22 Músculo fibular curto
23 Músculo fibular longo
24 Músculo fibular terceiro
25 Ligamento calcaneocubóideo plantar
26 Ligamento calcaneonavicular plantar
27 Músculo plantar
28 Segundo interósseo dorsal
29 Segundo interósseo plantar
30 Tendão do calcâneo
31 Terceiro interósseo dorsal
32 Terceiro interósseo plantar
33 Músculo tibial anterior
34 Músculo tibial posterior

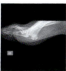

Fratura do osso sesamoide do hálux

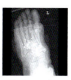

Fraturas dos ossos metatarsais

Ossos do pé esquerdo

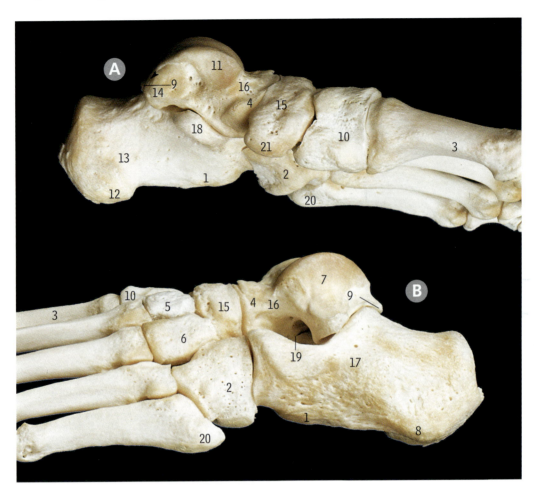

A vista medial   **B** vista lateral

1 Tubérculo do calcâneo
2 Cuboide
3 Primeiro metatarsal
4 Cabeça do tálus
5 Cuneiforme intermédio
6 Cuneiforme lateral
7 Face maleolar lateral
8 Processo lateral da tuberosidade do calcâneo
9 Tubérculo lateral do tálus
10 Cuneiforme medial
11 Face maleolar medial
12 Processo medial da tuberosidade do calcâneo
13 Face medial do calcâneo
14 Tubérculo medial do tálus
15 Navicular
16 Colo do tálus
17 Tróclea fibular
18 Sustentáculo do tálus
19 Seio do tarso
20 Tuberosidade do quinto metatarsal
21 Tuberosidade do navicular

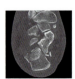
Fratura do calcâneo

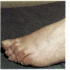
Dedo em martelo

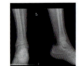
Osso trígono

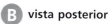

Ossos do pé esquerdo
Calcâneo esquerdo

A vista superior   **B** vista posterior

Tálus esquerdo

C vista inferior

1 Face articular calcânea anterior
2 Face articular talar anterior
3 Sulco do tendão do músculo flexor longo do hálux (calcâneo)
4 Sulco do tendão do músculo flexor longo do hálux (tálus)
5 Cabeça do tálus
6 Processo medial da tuberosidade do calcâneo
7 Face articular calcânea média
8 Face articular talar média
9 Face articular calcânea posterior
10 Face posterior do calcâneo
11 Face articular talar posterior
12 Sulco do calcâneo
13 Sulco do tálus
14 Face articular do ligamento calcaneonavicular plantar
15 Sustentáculo do tálus

Calcâneo esquerdo, inserções

D vista superior   **E** vista posterior

Tálus esquerdo, inserções

F vista inferior

As linhas curvas indicam as faces articulares correspondentes: verde, inserção da cápsula das articulações talocalcânea e talocalcaneonavicular; linhas verde-claras, inserções de ligamentos.

1 Área da bolsa sinovial
2 Área do tecido fibroadiposo
3 Ligamento calcaneocubóideo (parte do ligamento bifurcado)
4 Ligamento calcaneofibular
5 Ligamento calcaneonavicular (parte do ligamento bifurcado)
6 Ligamento cervical
7 Músculo extensor curto dos dedos
8 Retináculo inferior dos músculos extensores
9 Ligamento talocalcâneo interósseo
10 Ligamento talocalcâneo lateral
11 Ligamento talocalcâneo medial
12 Músculo plantar
13 Tendão do calcâneo
14 Parte tibiocalcânea do ligamento deltóideo

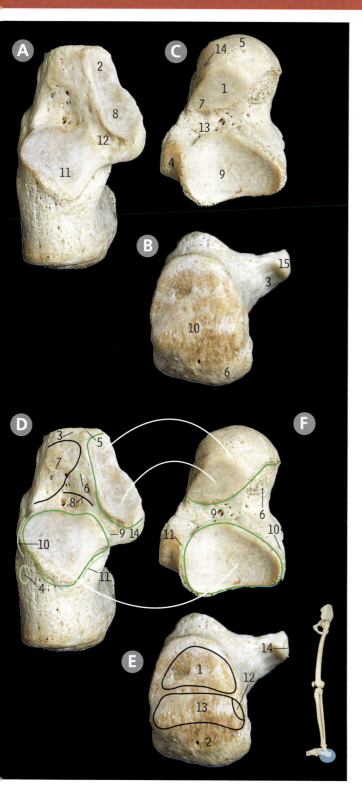

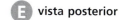

O ligamento talocalcâneo interósseo (9) é formado pelo espessamento das cápsulas adjacentes das articulações talocalcânea e talocalcaneonavicular.

Para interpretações diferentes do termo "articulação subtalar", ver as notas na página 358.

Ossos do membro inferior esquerdo
centros secundários de ossificação

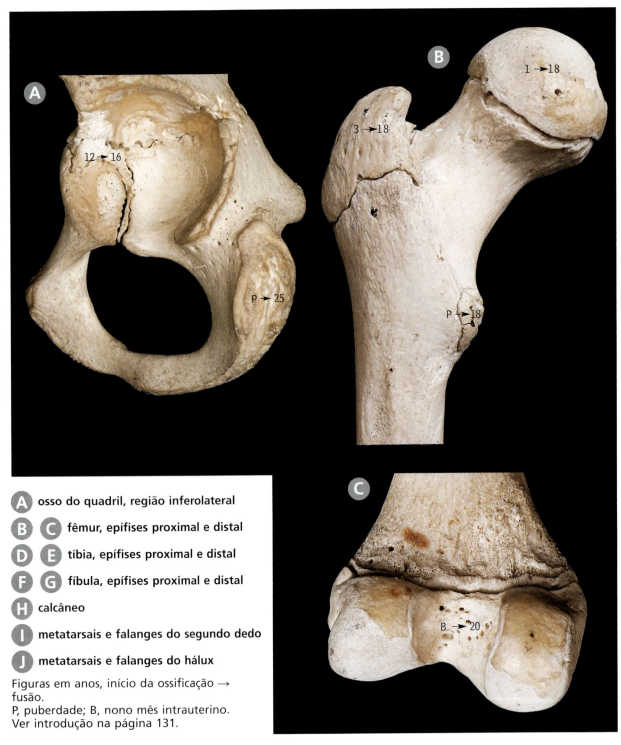

A osso do quadril, região inferolateral
B C fêmur, epífises proximal e distal
D E tíbia, epífises proximal e distal
F G fíbula, epífises proximal e distal
H calcâneo
I metatarsais e falanges do segundo dedo
J metatarsais e falanges do hálux

Figuras em anos, início da ossificação → fusão.
P, puberdade; B, nono mês intrauterino.
Ver introdução na página 131.

Epifisiólise proximal do fêmur

Desenvolvimento dos ossos do membro inferior 323

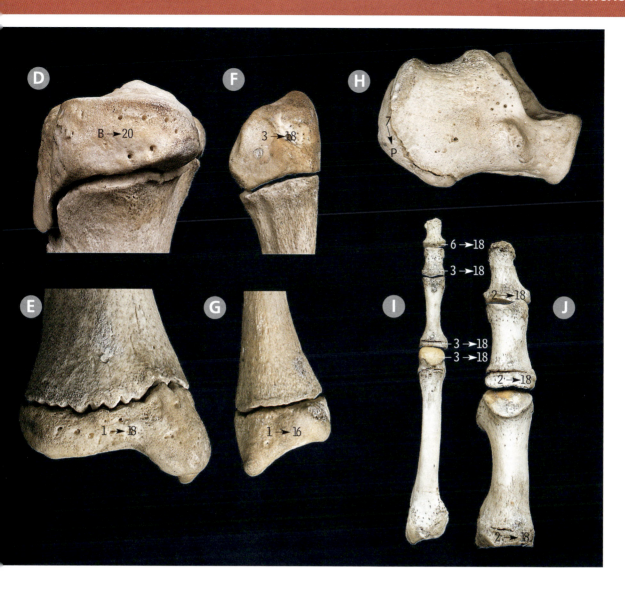

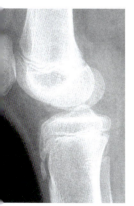
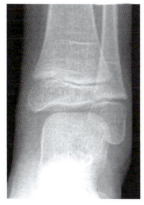

Observar epífises dos ossos longos da articulação do joelho e da articulação do tornozelo vistas em radiografias convencionais.

No osso do quadril (A), um ou mais centros de ossificação secundários aparecem na cartilagem em forma de "Y" entre ílio, ísquio e púbis. Outros centros (não ilustrados) estão em geral presentes para a crista ilíaca, espinha ilíaca anteroinferior e (possivelmente) o tubérculo púbico e a crista púbica (todos P → 25).

A patela (não ilustrada) começa a ossificar de um ou mais centros entre o terceiro e o sexto anos.

Todas as falanges e o primeiro metatarsal possuem um centro secundário em suas extremidades proximais; os outros metatarsais possuem um centro em suas extremidades distais.

Nos ossos do tarso, o maior deles, o calcâneo, começa a ossificar no terceiro mês de vida intrauterina, e o tálus, cerca de 3 meses mais tarde. O cuboide pode começar a ossificar ou um pouco antes ou logo após o nascimento, com cuneiforme lateral no primeiro ano, cuneiforme medial aos 2 anos e cuneiforme intermédio e navicular aos 3 anos.

O calcâneo (H) é o único osso do tarso a ter um centro secundário.

A Região glútea *anatomia de superfície*

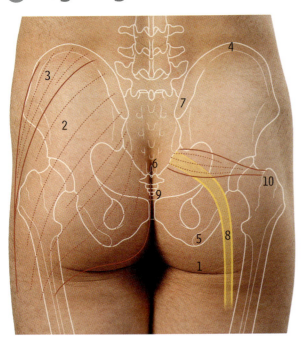

A crista ilíaca (4) com a espinha ilíaca posterossuperior (7), a extremidade do cóccix (9), o túber isquiático (5) e a extremidade do trocanter maior do fêmur (10) são pontos de referência palpáveis. Uma linha traçada a partir de um ponto médio entre a espinha ilíaca posterossuperior (7) e a extremidade do cóccix (9) até a extremidade do trocanter maior (10) marca a margem inferior do músculo piriforme (ilustrado na nádega direita), que é um ponto de referência importante da região glútea, na qual a estrutura mais importante é o nervo isquiático (indicado aqui em amarelo, 8; consultar dissecções e notas da próxima página).

1 Sulco glúteo
2 Músculo glúteo máximo
3 Músculo glúteo médio
4 Crista ilíaca
5 Túber isquiático
6 Fenda interglútea
7 Espinha ilíaca posterossuperior
8 Nervo isquiático
9 Extremidade do cóccix
10 Extremidade do trocanter maior do fêmur

B Região glútea direita *nervos superficiais*

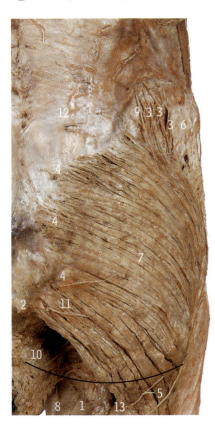

A pele e o tecido subcutâneo foram removidos, preservando ramos cutâneos dos três primeiros nervos lombares (3) e dos três primeiros nervos sacrais (4), os ramos cutâneos do nervo cutâneo femoral posterior (5) e o nervo cutâneo perfurante (11). A linha curva próxima ao final da figura indica a posição do sulco glúteo. As fibras musculares do músculo glúteo máximo (7) seguem para baixo e para o lado, e sua margem inferior não corresponde ao sulco glúteo.

1 Músculo adutor magno
2 Cóccix
3 Ramos cutâneos dos ramos posteriores dos três primeiros nervos lombares
4 Ramos glúteos dos ramos posteriores dos três primeiros nervos sacrais
5 Ramos glúteos do nervo cutâneo femoral posterior
6 Fáscia glútea cobrindo o músculo glúteo médio
7 Músculo glúteo máximo
8 Músculo grácil
9 Crista ilíaca
10 Fossa isquioanal e músculo levantador do ânus
11 Nervo cutâneo perfurante
12 Lâmina posterior de fáscia toracolombar cobrindo o músculo eretor da espinha
13 Músculo semitendíneo

A região glútea ou nádega é, às vezes, usada como local para injeções intramusculares. O local correto fica no quadrante superior lateral da nádega e, para delinear esse quadrante, é essencial lembrar que o limite superior da nádega é a parte mais superior da crista ilíaca. O limite inferior é o sulco glúteo. Dividindo-se a área entre esses dois limites por uma linha vertical a meio caminho entre a linha mediana e a face lateral do corpo, isso indicará que o quadrante superior lateral fica bem superior e para a direita da marcação 7 em B, sendo este o local seguro para a injeção – bem superior à direita do nervo isquiático, que é exibido nas dissecções da próxima página.

Injeção intramuscular
– região glútea

Região glútea 325

Região glútea esquerda

A dissecção superficial

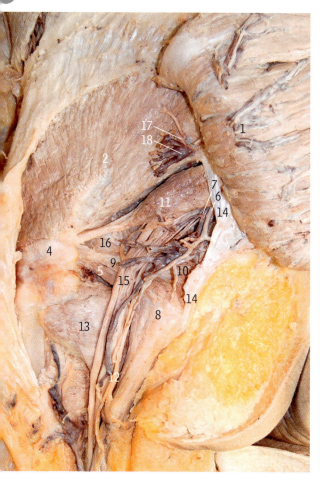

B dissecção profunda

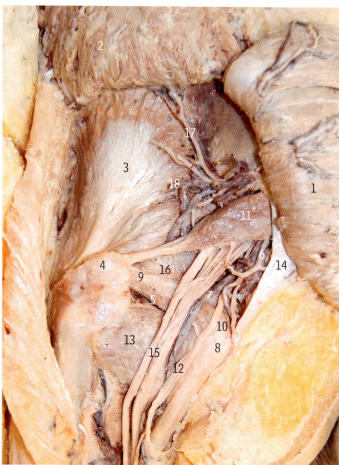

1 Músculo glúteo máximo (rebatido)
2 Músculo glúteo médio (rebatido)
3 Músculo glúteo mínimo
4 Trocanter maior do fêmur
5 Músculo gêmeo inferior
6 Artéria glútea inferior
7 Veia glútea inferior
8 Túber isquiático
9 Tendão do músculo obturador interno
10 Músculo obturador interno
11 Músculo piriforme
12 Nervo cutâneo femoral posterior
13 Músculo quadrado femoral
14 Ligamento sacrotuberal
15 Nervo isquiático
16 Músculo gêmeo superior
17 Artéria glútea superior
18 Veia glútea superior

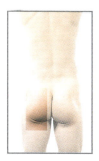

As duas divisões do nervo isquiático (nervo fibular comum e nervo tibial) geralmente se separam no teto da fossa poplítea (página 344), mas às vezes se separam ao emergirem abaixo do músculo piriforme, e o nervo fibular comum pode inclusive perfurar o músculo piriforme.

326 Coxa

Coxa direita *vista posterior*

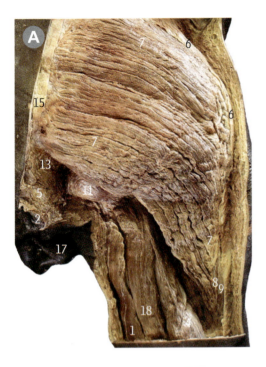

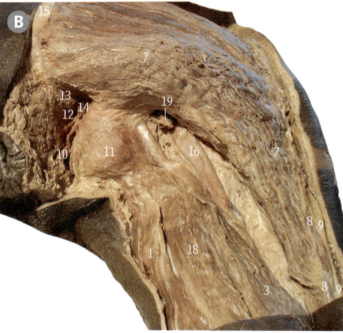

RM coronal – quadril e coxa superior

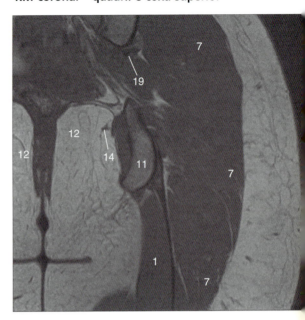

A Região glútea e músculos da região proximal da coxa

B Dissecção profunda revelando a fossa isquioanal

1. Músculo adutor magno
2. Ânus
3. Músculo bíceps femoral
4. Músculo bíceps femoral, tendão de cabeça longa
5. Músculo esfíncter externo do ânus
6. Fáscia glútea
7. Músculo glúteo máximo
8. Músculo glúteo máximo, inserção do trato iliotibial
9. Trato iliotibial
10. Vasos retais inferiores
11. Túber isquiático
12. Fossa isquioanal
13. Músculo levantador do ânus
14. Vasos e nervo pudendos
15. Sacro, fáscia posterior
16. Nervo isquiático com bainha
17. Pele do escroto
18. Músculo semitendíneo
19. Vasos glúteos superiores

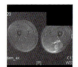

Ruptura da musculatura do jarrete

Coxa 327

C Região superior da coxa direita *vista posterior*

O músculo glúteo máximo (5) foi rebatido lateralmente, e o espaço entre o músculo semitendíneo (22) e o músculo bíceps femoral (9) foi aberto para mostrar o tronco do nervo isquiático (19) e seus ramos musculares.

1 Músculo adutor magno
2 Ramo anastomótico da artéria glútea inferior
3 Primeira artéria perfurante
4 Quarta artéria perfurante
5 Músculo glúteo máximo
6 Músculo grácil
7 Trato iliotibial cobrindo o músculo vasto lateral
8 Túber isquiático
9 Cabeça longa do músculo bíceps femoral
10 Nervo para a cabeça longa do músculo bíceps femoral
11 Nervo para o músculo semimembranáceo
12 Nervo para o músculo semimembranáceo e para o músculo adutor magno
13 Nervo para o músculo semitendíneo
14 Nervo para a cabeça curta do músculo bíceps femoral
15 Abertura no músculo adutor magno
16 Artéria poplítea
17 Veia poplítea
18 Músculo quadrado femoral
19 Tronco do nervo isquiático
20 Segunda artéria perfurante
21 Músculo semimembranáceo
22 Músculo semitendíneo
23 Cabeça curta do músculo bíceps femoral
24 Terceira artéria perfurante
25 Parte superior do músculo adutor magno ("adutor mínimo")

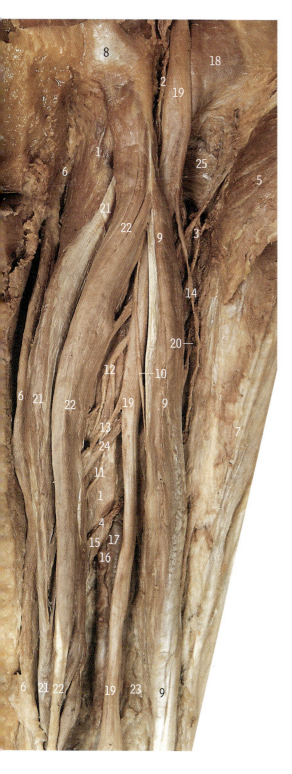

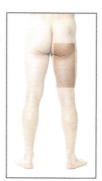

O único ramo muscular que surge da face lateral do tronco do nervo isquiático – ou seja, da parte fibular do nervo (19), o número 19 mais alto, próximo ao topo da figura – é o nervo para a cabeça curta do músculo bíceps femoral (14). Todos os outros ramos musculares – para a cabeça longa do músculo bíceps femoral (10), músculo semimembranáceo (11), músculo semimembranáceo e músculo adutor magno (12) e músculo semitendíneo (13) – surgem da face medial do tronco do nervo isquiático (19, próximo ao centro da figura) (ou seja, da parte tibial do nervo).

D Arteriografia femoral

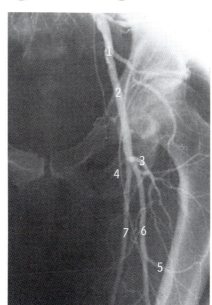

1 Cateter introduzido na parte abdominal da aorta, distalmente, via artéria femoral direita
2 Artéria femoral
3 Artéria circunflexa femoral lateral
4 Artéria circunflexa femoral medial
5 Artéria perfurante
6 Artéria femoral profunda
7 Artéria femoral superficial

Região anterior da coxa e inferior do abdome

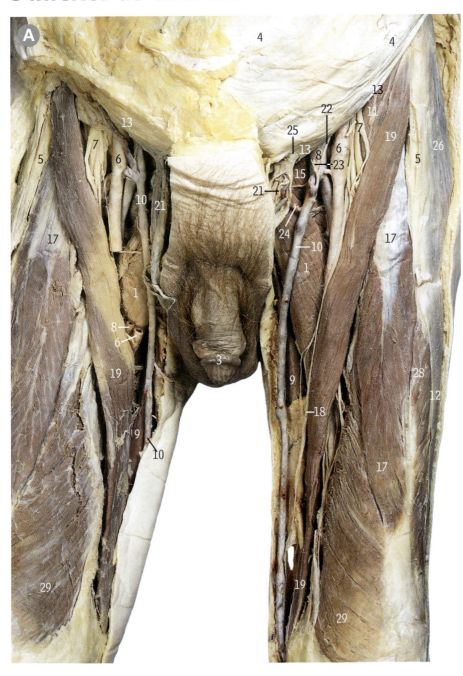

RM coronal, região superior da coxa

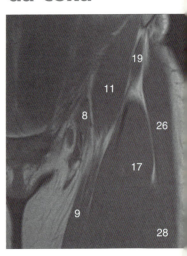

Bloqueio do plexo lombar

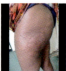

Infecção por vírus varicela-zóster – membro inferior

Região anterior da coxa

Região anterossuperior da coxa *músculo sartório com retração medial para mostrar o canal subsartorial*

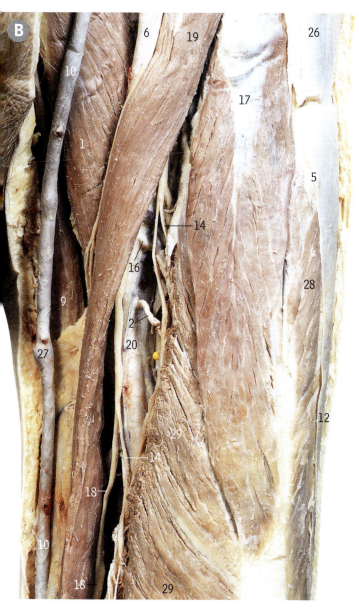

Os limites do trígono femoral são: o ligamento inguinal (13), a margem medial do músculo sartório (19) e a margem medial do músculo adutor longo (1).

O canal femoral é o compartimento medial da bainha femoral (removida) que contém em seu compartimento médio a veia femoral (8) e no compartimento lateral a artéria femoral (6). O nervo femoral (7) fica lateral à bainha, não dentro dela.

1 Músculo adutor longo
2 Ramo arterial para o músculo vasto medial
3 Coroa da glande
4 Aponeurose do músculo oblíquo externo do abdome
5 Fáscia lata
6 Artéria femoral
7 Nervo femoral
8 Veia femoral
9 Músculo grácil
10 Veia safena magna
11 Músculo iliopsoas
12 Trato iliotibial
13 Ligamento Inguinal
14 Nervo para o músculo vasto medial
15 Músculo pectíneo
16 Ramo perfurante da artéria femoral profunda
17 Músculo reto femoral
18 Nervo safeno
19 Músculo sartório
20 Fáscia subsartorial (aponeurose espessa)
21 Funículo espermático
22 Veia circunflexa ilíaca superficial
23 Veia epigástrica superficial
24 Veia pudenda externa
25 Anel inguinal superficial
26 Músculo tensor da fáscia lata profundamente à fáscia lata
27 Abaulamento da válvula no interior da veia
28 Músculo vasto lateral
29 Músculo vasto medial

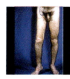

Paralisia do nervo femoral

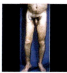

Paralisia do nervo obturatório

A Artéria femoral direita

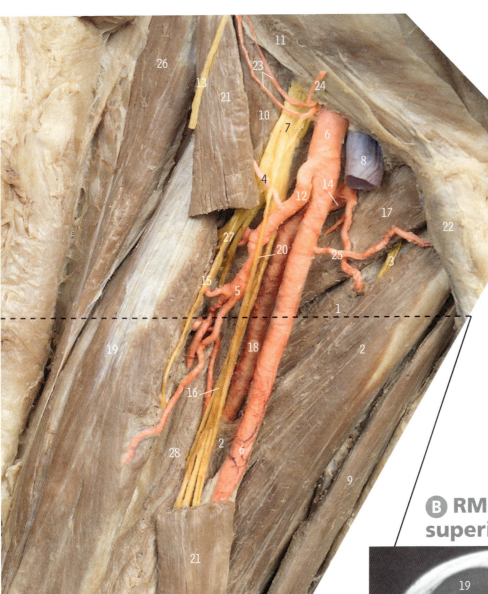

1. Músculo adutor curto
2. Músculo adutor longo
3. Ramo anterior do nervo obturatório
4. Ramo ascendente da artéria circunflexa femoral lateral
5. Ramo descendente da artéria circunflexa femoral lateral
6. Artéria femoral
7. Nervo femoral
8. Veia femoral
9. Músculo grácil
10. Músculo iliopsoas
11. Ligamento inguinal
12. Artéria circunflexa femoral lateral
13. Nervo cutâneo femoral lateral
14. Artéria circunflexa femoral medial
15. Nervo para o músculo reto femoral
16. Nervo para o músculo vasto medial
17. Músculo pectíneo
18. Artéria femoral profunda
19. Músculo reto femoral
20. Nervo safeno
21. Músculo sartório
22. Funículo espermático
23. Artéria circunflexa ilíaca superficial (dupla)
24. Artéria epigástrica superficial
25. Artéria pudenda externa
26. Músculo tensor da fáscia lata
27. Ramo transverso da artéria circunflexa femoral lateral
28. Músculo vasto intermédio
29. Músculo vasto medial

B RM axial da região superior da coxa

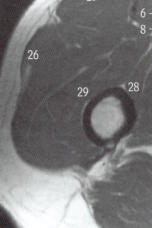

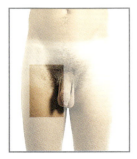

Punção da artéria femoral

Meralgia parestésica

Região anterior da coxa 331

Margens e assoalho do trígono femoral

A vista lateral **B** vista anterior

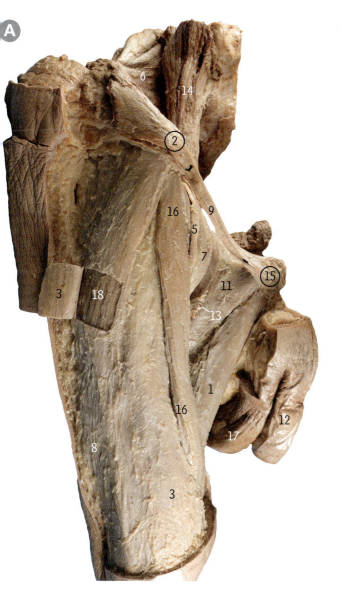
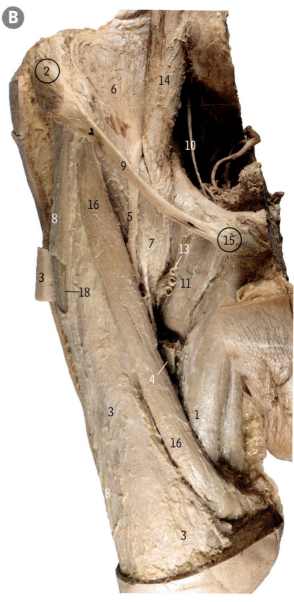

1 Músculo adutor longo
2 Espinha ilíaca anterossuperior
3 Fáscia lata
4 Artéria femoral
5 Nervo femoral
6 Músculo ilíaco
7 Músculo iliopsoas
8 Trato iliotibial
9 Ligamento inguinal
10 Nervo obturatório
11 Músculo pectíneo
12 Pênis
13 Ramos arteriais perfurantes
14 Músculo psoas maior
15 Tubérculo púbico
16 Músculo sartório
17 Escroto
18 Músculo tensor da fáscia lata

C Região anterior da coxa direita
vista anterior e medial

A parte inferior do músculo sartório (13) foi deslocada em sentido medial para abrir a parte inferior do canal adutor e expor a artéria femoral (2) passando pela abertura no músculo adutor magno (7) para penetrar na fossa poplítea posteriormente ao joelho e se tornar a artéria poplítea (página 344).

1 Músculo adutor magno
2 Artéria femoral
3 Músculo grácil
4 Trato iliotibial
5 Fibras inferiores (horizontais) do músculo vasto medial
6 Retináculo medial da patela
7 Abertura no músculo adutor magno
8 Patela
9 Tendão do músculo quadríceps femoral
10 Músculo reto femoral
11 Ramo safeno da artéria descendente do joelho
12 Nervo safeno
13 Músculo sartório
14 Músculo vasto medial e nervo

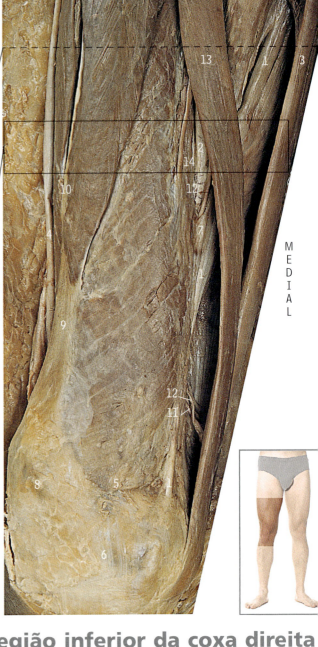

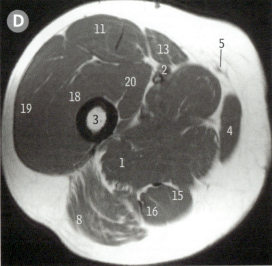

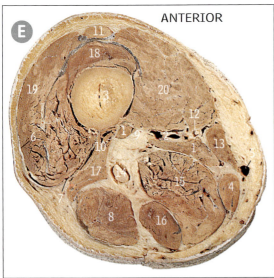

Região inferior da coxa direita
D imagem axial por RM   E secção axial

1 Músculo adutor magno
2 Vasos femorais
3 Fêmur
4 Músculo grácil
5 Veia safena magna
6 Trato iliotibial
7 Septo intermuscular lateral
8 Cabeça longa do músculo bíceps femoral
9 Abertura no músculo adutor magno
10 Vasos femorais profundos
11 Músculo reto femoral
12 Nervo safeno
13 Músculo sartório
14 Nervo isquiático
15 Músculo semimembranáceo
16 Músculo semitendíneo
17 Cabeça curta do músculo bíceps femoral
18 Músculo vasto intermédio
19 Músculo vasto lateral
20 Músculo vasto medial

Derivação femoropoplítea

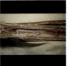
Claudicação intermitente

Transposição muscular

Ruptura do tendão do músculo quadríceps femoral

Articulação do quadril direito

A vista anteroinferior **B** vista anterossuperior

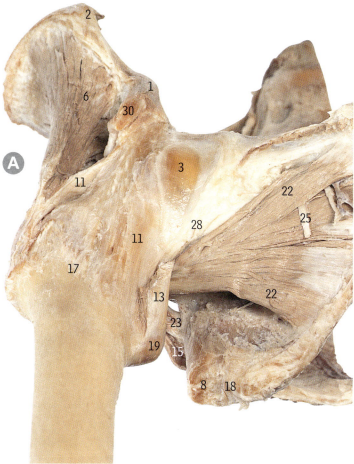

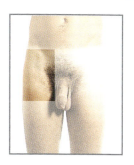

Algumas fibras do ligamento isquiofemoral ajudam a formar a zona orbicular – fibras circulares da cápsula que formam um colar ao redor do colo do fêmur.

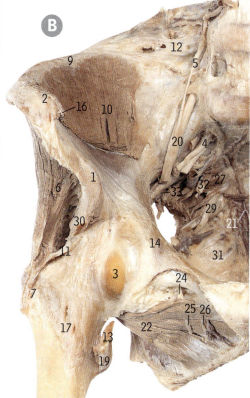

1 Espinha ilíaca anteroinferior
2 Espinha ilíaca anterossuperior
3 Bolsa do tendão do músculo psoas
4 Raiz do primeiro nervo sacral
5 Raiz do quarto nervo lombar
6 Músculo glúteo mínimo
7 Trocanter maior
8 Origem dos músculos do jarrete
9 Crista ilíaca
10 Músculo ilíaco
11 Ligamento iliofemoral
12 Ligamento iliolombar
13 Tendão do músculo iliopsoas
14 Eminência iliopúbica
15 Músculo gêmeo inferior
16 Ligamento inguinal
17 Linha intertrocantérica e inserção da cápsula articular
18 Túber isquiático
19 Trocanter menor
20 Tronco lombossacral
21 Artéria sacral mediana
22 Músculo obturador externo
23 Tendão do músculo obturador interno
24 Nervo obturatório, ramo anterior
25 Nervo obturatório, ramo posterior
26 Vasos obturatórios
27 Músculo piriforme
28 Ligamento pubofemoral
29 Nervo pudendo
30 Músculo reto femoral
31 Ligamento sacroespinal
32 Raiz do segundo nervo sacral
33 Artéria glútea superior

Sinal de Trendelenburg

334 Articulação do quadril

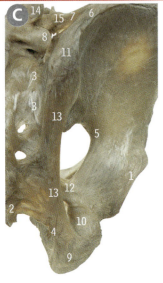

C Ligamentos vertebropélvicos e sacroilíacos direitos
vista posterior

1 Lábio do acetábulo
2 Cóccix
3 Ligamentos sacroilíacos posteriores
4 Processo falciforme do ligamento sacrotuberal
5 Incisura isquiática maior
6 Crista ilíaca
7 Ligamento iliolombar
8 Processo articular inferior da quinta vértebra lombar
9 Túber isquiático
10 Incisura isquiática menor
11 Espinha ilíaca posterossuperior
12 Ligamento sacroespinal e espinha isquiática
13 Ligamento sacrotuberal
14 Processo articular superior da quinta vértebra lombar
15 Processo transverso da quinta vértebra lombar

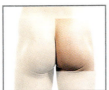

Artrografia do quadril por RM
incidência coronal

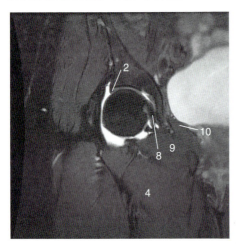

D Articulação do quadril direito com fêmur removido
vista lateral direita

O fêmur foi desarticulado do acetábulo e removido, deixando o lábio do acetábulo, o ligamento transverso do acetábulo e o ligamento da cabeça do fêmur.

1 Fossa do acetábulo
2 Lábio do acetábulo
3 Músculo adutor curto
4 Músculo adutor longo
5 Músculo adutor magno
6 Face articular
7 Músculo grácil
8 Ligamento da cabeça do fêmur
9 Músculo obturador externo
10 Músculo pectíneo
11 Músculo quadrado femoral
12 Cabeça reflexa do músculo reto femoral
13 Cabeça reta do músculo reto femoral
14 Ligamento transverso do acetábulo

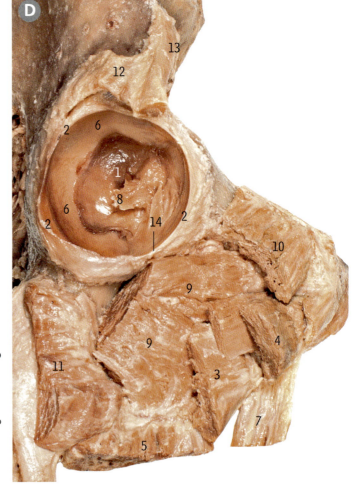

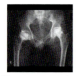

Necrose avascular da cabeça do fêmur

Articulação do quadril esquerdo Ⓐ *corte coronal, vista anterior*

O corte quase passou pelo centro da cabeça (8) do fêmur e o centro do trocanter maior (7). Superior ao colo do fêmur (14), o músculo glúteo mínimo (6) com o músculo glúteo médio (5) seguem para baixo para suas inserções ao trocanter maior (7), enquanto embaixo do colo do fêmur o tendão do músculo psoas maior (17) e as fibras musculares do músculo ilíaco (12) passam para trás em direção ao trocanter menor. As fibras circulares da zona orbicular (22) comprimem a cápsula (3) ao redor da parte intracapsular do colo do fêmur.

1 Lábio do acetábulo
2 Músculo adutor longo
3 Cápsula da articulação do quadril
4 Artéria ilíaca externa
5 Músculo glúteo médio
6 Músculo glúteo mínimo
7 Trocanter maior
8 Cabeça do fêmur
9 Cartilagem hialina do acetábulo
10 Cartilagem hialina da cabeça do fêmur
11 Crista ilíaca
12 Músculo ilíaco
13 Vasos circunflexos femorais mediais
14 Colo do fêmur
15 Músculo pectíneo
16 Vasos femorais profundos
17 Músculo psoas maior
18 Limbo do acetábulo
19 Corpo do fêmur
20 Músculo vasto lateral
21 Músculo vasto medial
22 Zona orbicular da cápsula articular

*Contraste delineando a cavidade articular
**Ligamento da cabeça do fêmur

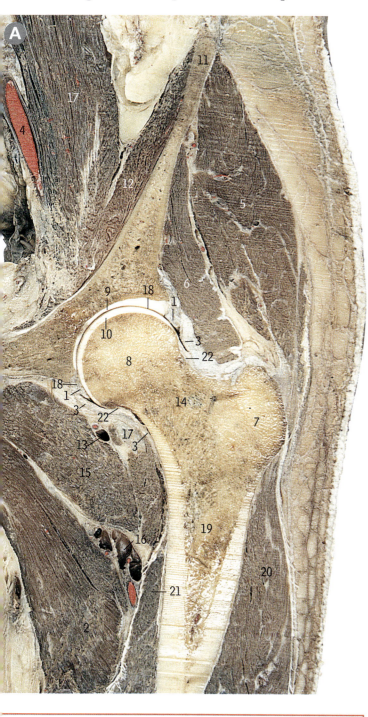

A convergência dos músculos glúteo médio e mínimo (5 e 6) para o trocanter maior é bem exibida nesta secção. Esses músculos são classificados como abdutores da coxa na articulação do quadril, mas sua ação mais importante é na marcha, onde atuam para prevenir a adução – evitando a inclinação da pelve para o lado oposto quando o membro oposto está fora do chão (sinal de Trendelenburg, página 333).

Ⓑ *RM coronal, artrografia*

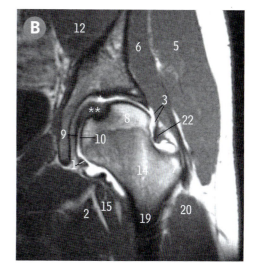

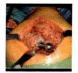

Cirurgia de substituição total do quadril

336 Articulação do quadril

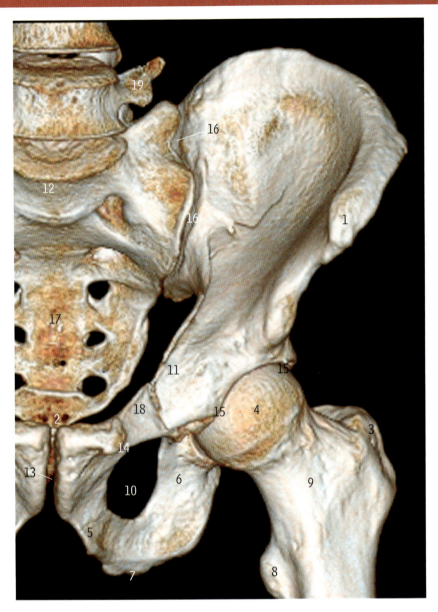

C Articulação do quadril e articulação sacroilíaca esquerdas
TC em reconstrução 3D

1 Espinha ilíaca anterossuperior
2 Primeira vértebra coccígea
3 Trocanter maior do fêmur
4 Cabeça do fêmur
5 Ramo inferior do púbis
6 Ísquio
7 Túber isquiático
8 Trocanter menor do fêmur
9 Colo do fêmur
10 Forame obturado
11 Linha pectínea
12 Promontório
13 Sínfise púbica
14 Tubérculo púbico
15 Limbo do acetábulo
16 Articulação sacroilíaca
17 Sacro
18 Ramo superior do púbis
19 Processo transverso da quinta vértebra lombar

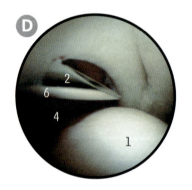

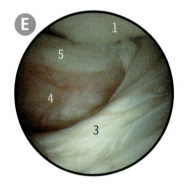

Articulação do quadril
D E vistas artroscópicas

1 Cabeça do fêmur
2 Agulha de irrigação
3 Ligamento da cabeça do fêmur
4 Sinóvia
5 Ligamento transverso do acetábulo
6 Zona orbicular

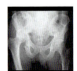

Luxação posterior do quadril

Joelho 337

Joelho direito
Parcialmente flexionado

A vista lateral

B vista medial

1 Músculo bíceps femoral
2 Nervo fibular comum
3 Cabeça da fíbula
4 Trato iliotibial
5 Cabeça lateral do músculo gastrocnêmio
6 Margem do côndilo do fêmur
7 Margem do côndilo da tíbia
8 Patela
9 Ligamento da patela
10 Fossa poplítea
11 Músculo semimembranáceo
12 Músculo semitendíneo
13 Tuberosidade da tíbia
14 Músculo vasto medial

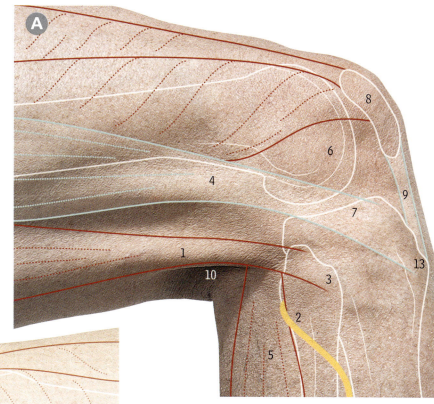

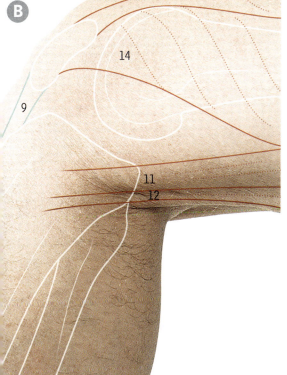

Atrás do joelho, na face lateral, o tendão redondo do músculo bíceps femoral (1) pode ser sentido facilmente, com o trato iliotibial amplo e semelhante a uma alça (4) na frente dele, com um sulco entre eles. Na face medial, dois tendões podem ser sentidos – o tendão do músculo semitendíneo redondo e estreito (12) logo atrás do tendão do músculo semimembranáceo mais amplo (11). Na região anterior, o ligamento da patela (9) mantém a patela (8) a uma distância constante da tuberosidade da tíbia (13), enquanto na lateral as margens adjacentes dos côndilos femorais e tibiais (6 e 7) podem ser apalpados.

Geno valgo, geno varo

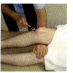
Reflexo do tendão do músculo quadríceps femoral

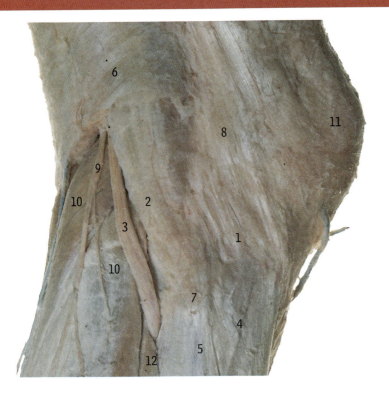

C Joelho direito
dissecção superficial, vista lateral

A fáscia atrás do músculo bíceps femoral (2) foi removida para mostrar o nervo fibular comum (3) passando em sentido descendente logo atrás do tendão e, então, cursando entre as margens adjacentes do músculo sóleo (12) e do músculo fibular longo (5), sob os quais entra em contato com o colo da fíbula. Vasos e nervos superficiais menores foram removidos.

1 Inserção do trato iliotibial na tíbia
2 Músculo bíceps femoral
3 Nervo fibular comum
4 Fáscia profunda cobrindo os músculos extensores
5 Fáscia profunda cobrindo o músculo fibular longo
6 Fáscia lata
7 Cabeça da fíbula
8 Trato iliotibial
9 Nervo cutâneo sural lateral
10 Cabeça lateral do músculo gastrocnêmio
11 Patela
12 Músculo sóleo

> O trato iliotibial (8) é a parte lateral espessada da fáscia lata (6). Em sua parte superior, o músculo tensor da fáscia lata e grande parte do músculo glúteo máximo estão inseridos nele.
>
> Sua posição subcutânea e seu contato com o colo da fíbula tornam o nervo fibular comum (3) o nervo mais usualmente lesionado no membro inferior.

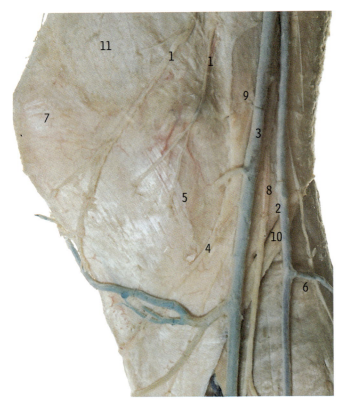

D Joelho direito
dissecção superficial, vista medial

A veia safena magna (3) dirige-se em sentido ascendente cerca de um palmo atrás da margem medial da patela (7). O nervo safeno (8) se torna superficial entre os tendões do músculo sartório (9) e do músculo grácil (2), e seu ramo infrapatelar (4) se projeta para a frente um pouco inferior à margem superior do côndilo da tíbia.

1 Ramos do nervo cutâneo femoral medial
2 Músculo grácil
3 Veia safena magna
4 Ramo infrapatelar do nervo safeno
5 Nível da margem do côndilo medial da tíbia
6 Cabeça medial do músculo gastrocnêmio
7 Patela
8 Nervo safeno
9 Músculo sartório
10 Músculo semitendíneo
11 Músculo vasto medial

Articulação do joelho esquerdo
ligamentos

B imagem coronal de RM

D imagem coronal de RM

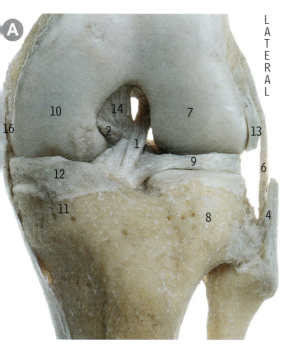
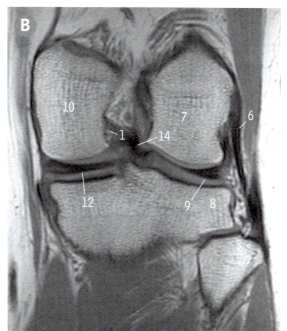
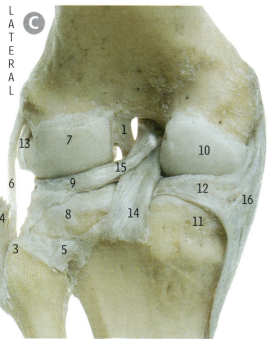
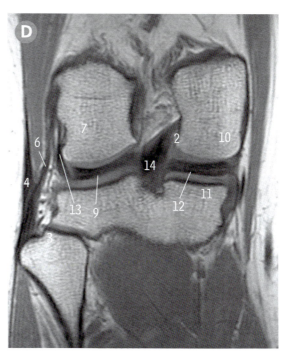

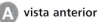 vista anterior   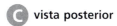 vista posterior   **A–D** legenda

A cápsula da articulação do joelho e todos os tecidos ao redor foram removidos, deixando somente os ligamentos da articulação, que está parcialmente flexionada.

1. Ligamento cruzado anterior
2. Ligamento meniscofemoral anterior
3. Ápice de cabeça da fíbula
4. Tendão do músculo bíceps femoral
5. Cápsula da articulação tibiofibular proximal
6. Ligamento colateral fibular
7. Côndilo lateral do fêmur
8. Côndilo lateral da tíbia
9. Menisco lateral
10. Côndilo medial do fêmur
11. Côndilo medial da tíbia
12. Menisco medial
13. Tendão do músculo poplíteo
14. Ligamento cruzado posterior
15. Ligamento meniscofemoral posterior
16. Ligamento colateral tibial

O ligamento colateral fibular (A6) é um cordão arredondado de aproximadamente 5 cm de comprimento, que passa do epicôndilo lateral do fêmur para a cabeça da fíbula, bem em frente ao seu ápice (C3), em grande parte sob o tendão do músculo bíceps femoral (C4).

O menisco medial está inserido à parte profunda do ligamento colateral tibial. Isso ajuda a ancorar o menisco, mas torna-o passível de ficar aprisionado e lacerado por movimentos de rotação entre a tíbia e o fêmur.

O menisco lateral (A9) não está inserido ao ligamento (A6) colateral fibular, mas fica inserido posteriormente ao músculo poplíteo.

O ligamento colateral tibial é uma faixa ampla e plana de aproximadamente 12 cm de comprimento que passa desde o epicôndilo medial do fêmur para o côndilo medial da tíbia e uma área extensa da face medial da tíbia inferior ao côndilo.

Os ligamentos cruzados são nomeados a partir de suas inserções à tíbia.

O ligamento cruzado anterior (A1) passa superior, posterior e lateralmente para se inserir na face medial do côndilo lateral do fêmur (C7).

O ligamento cruzado posterior (C14) passa superior, anterior e medialmente para se inserir à face lateral do côndilo medial do fêmur (A10).

Região superior da tíbia (platô tibial) do joelho esquerdo
vista superior

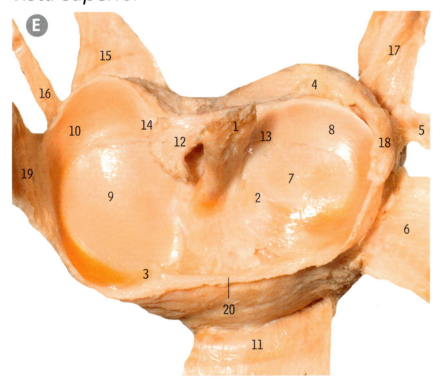

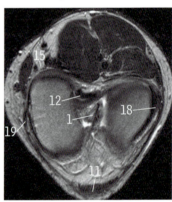

RM axial, joelho

1 Ligamento cruzado anterior
2 Corno anterior do menisco lateral
3 Corno anterior do menisco medial
4 Inserção do menisco lateral ao músculo poplíteo
5 Ligamento colateral fibular
6 Trato iliotibial
7 Côndilo lateral da tíbia
8 Menisco lateral
9 Côndilo medial da tíbia
10 Menisco medial
11 Ligamento da patela
12 Ligamento cruzado posterior
13 Corno posterior do menisco lateral
14 Corno posterior do menisco medial
15 Músculo semimembranáceo (tendão)
16 Músculo semitendíneo (tendão)
17 Tendão do músculo bíceps femoral
18 Tendão do músculo poplíteo
19 Ligamento colateral tibial
20 Ligamento transverso do joelho

Lacerações do menisco

Ruptura do ligamento cruzado anterior

Joelho 341

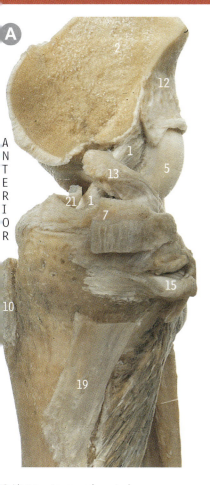

Articulação do joelho direito

A vista medial com o côndilo medial do fêmur removido

B imagem de RM sagital

A remoção da metade medial da epífise distal do fêmur permite a visualização dos ligamentos cruzados em forma de X; o ligamento cruzado anterior (1) está passando posterior e lateralmente, enquanto o ligamento cruzado posterior (13) passa anterior e medialmente. A imagem de RM em B mostra a gordura infrapatelar (3).

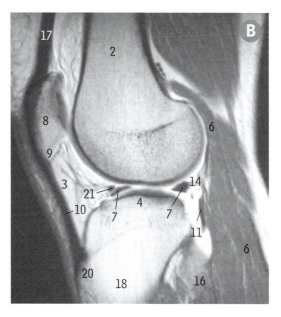

1 Ligamento cruzado anterior
2 Fêmur
3 Gordura infrapatelar
4 Fossa intercondilar
5 Côndilo lateral do fêmur
6 Cabeça lateral do músculo gastrocnêmio
7 Menisco lateral
8 Patela
9 Ápice da patela
10 Ligamento da patela
11 Músculo poplíteo
12 Cápsula articular (parte posterior)
13 Ligamento cruzado posterior
14 Ligamento meniscofemoral posterior
15 Músculo semimembranáceo
16 Músculo sóleo
17 Tendão do músculo quadríceps femoral
18 Tíbia
19 Ligamento colateral tibial
20 Tuberosidade da tíbia
21 Ligamento transverso do joelho

Joelho esquerdo *vistas artroscópicas*

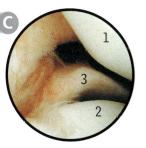
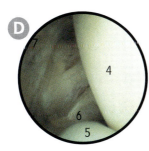

C acesso anterolateral

D acesso posteromedial

1 Côndilo lateral do fêmur
2 Côndilo lateral da tíbia
3 Menisco lateral
4 Côndilo medial do fêmur
5 Menisco medial
6 Ligamento cruzado posterior
7 Parte posterior da cápsula articular

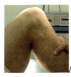
Ruptura do ligamento cruzado posterior

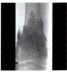
Bolsa suprapatelar

342 Joelho

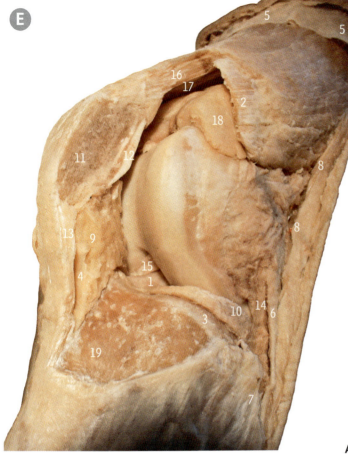

E Articulação do joelho esquerdo
aberto em vista lateral para revelar estruturas internas

1 Ligamento cruzado anterior
2 Aponeurose do músculo vasto lateral (margem cortada)
3 Cartilagem articular, face superior
4 Bolsa infrapatelar profunda
5 Fáscia lata (fáscia profunda)
6 Ligamento colateral fibular
7 Cabeça da fíbula
8 Trato iliotibial (margem cortada)
9 Gordura infrapatelar
10 Menisco lateral
11 Patela
12 Cartilagem articular da patela
13 Ligamento da patela
14 Tendão do músculo poplíteo, inserção ao epicôndilo lateral da tíbia
15 Ligamento cruzado posterior
16 Tendão do músculo quadríceps femoral
17 Bolsa suprapatelar
18 Gordura suprapatelar
19 Tuberosidade da tíbia

F Articulação do joelho esquerdo
vista medial, com a cavidade articular e bolsas injetadas

A injeção de resina distendeu a cavidade articular (3) e se estende para a bolsa suprapatelar (10), a bolsa ao redor do tendão do músculo poplíteo (2) e a bolsa do músculo semimembranáceo (9).

1 Músculo articular do joelho
2 Bolsa do tendão do músculo poplíteo
3 Cápsula articular
4 Menisco medial
5 Patela
6 Ligamento da patela
7 Tendão do músculo quadríceps femoral
8 Músculo semimembranáceo
9 Bolsa do músculo semimembranáceo
10 Bolsa suprapatelar
11 Ligamento colateral tibial

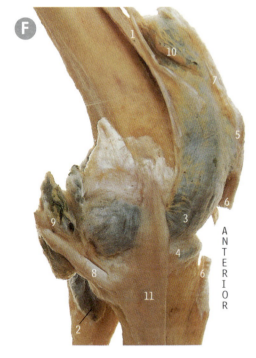

A bolsa suprapatelar (F10) sempre se comunica com a cavidade articular. A bolsa ao redor do tendão do músculo poplíteo geralmente também faz isso. A bolsa do músculo semimembranáceo (F9) também pode fazê-lo.

G Ligamento cruzado anterior
vista artroscópica anterior

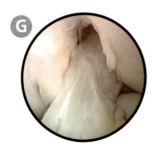

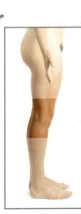

Aspiração e injeção na articulação do joelho

Bursite do membro inferior

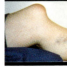

Bursite pré-patelar

Radiografias do joelho 343

Joelho *vistas radiográficas e artroscópicas*

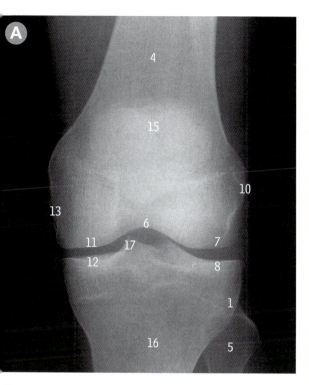
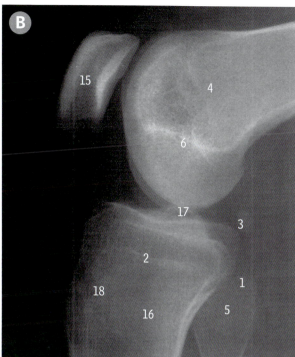
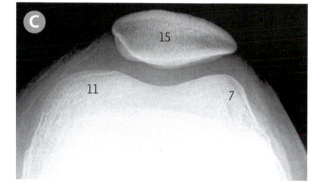

A incidência AP
B incidência lateral em flexão
C incidência axial
D acesso anterolateral
E incidência lateral da patela

Em A, a sombra da patela (15) é superposta na sombra do fêmur. O espaço regular entre os côndilos do fêmur e da tíbia (7 e 8, 11 e 12) se deve à espessura da cartilagem hialina na face articular, com os meniscos na periferia. Em C, com o joelho flexionado, a imagem deverá ser comparada com os ossos observados na página 307, E, e a margem lateral da patela (9) é observada na vista artroscópica em E.

1 Ápice da cabeça da fíbula
2 Linha epifisial
3 Fabela (sesamoide na cabeça lateral do músculo gastrocnêmio)
4 Fêmur
5 Cabeça da fíbula
6 Fossa intercondilar
7 Côndilo lateral do fêmur
8 Côndilo lateral da tíbia
9 Margem lateral da patela
10 Epicôndilo lateral do fêmur
11 Côndilo medial do fêmur
12 Côndilo medial da tíbia
13 Epicôndilo medial do fêmur
14 Menisco medial
15 Patela
16 Tíbia
17 Tubérculos da eminência intercondilar
18 Tuberosidade da tíbia

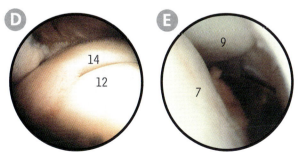

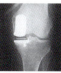

Cirurgias de substituição da articulação do joelho

Fossa poplítea direita *dissecções superficiais*

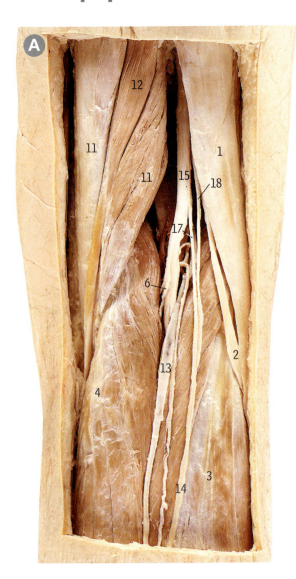

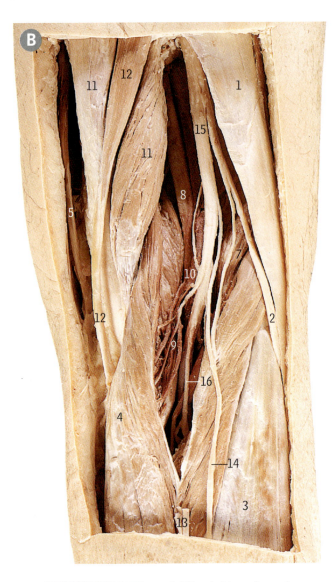

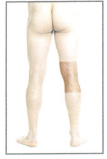

A A pele e a fáscia que formam o teto da fossa poplítea em formato de losango e a gordura no interior dela foram removidas, mas a veia safena parva que perfura a fáscia foi preservada. Uma união alta (proximal) dos nervos cutâneos surais lateral e medial coloca o nervo sural nesta vista.

B As cabeças do músculo gastrocnêmio foram separadas para mostrar as estruturas mais profundas.

1 Músculo bíceps femoral
2 Nervo fibular comum
3 Músculo gastrocnêmio, cabeça lateral
4 Músculo gastrocnêmio, cabeça medial
5 Músculo grácil
6 Nervo para a cabeça medial do músculo gastrocnêmio
7 Músculo plantar
8 Artéria poplítea
9 Ramos vasculares poplíteos para o músculo gastrocnêmio
10 Veia poplítea
11 Músculo semimembranáceo
12 Músculo semitendíneo
13 Veia safena parva
14 Nervo sural
15 Nervo tibial
16 Nervo tibial, ramos musculares
17 Nervo cutâneo sural medial, ramo do nervo tibial
18 Nervo cutâneo sural lateral, ramo do nervo fibular comum

Joelho 345

Fossa poplítea *dissecções progressivas*

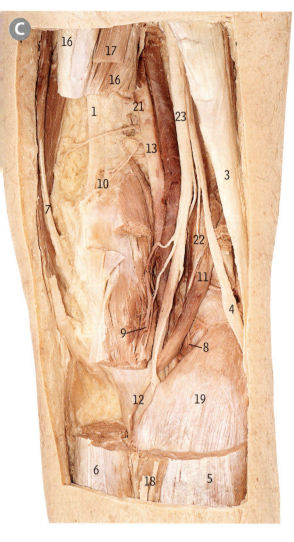
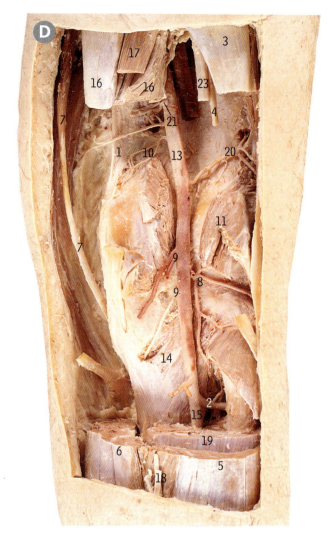

C A remoção do músculo semitendíneo, do músculo semimembranáceo e da maioria das origens do músculo gastrocnêmio revela o músculo plantar e ramos da artéria poplítea e do músculo sóleo situados profundamente.

D A remoção dos limites musculares da fossa poplítea mostra a artéria poplítea, suas anastomoses para o joelho e seus ramos terminais, as artérias tibiais anterior e posterior.

1. Músculo adutor magno
2. Artéria tibial anterior
3. Músculo bíceps femoral
4. Nervo fibular comum
5. Músculo gastrocnêmio, cabeça lateral
6. Músculo gastrocnêmio, cabeça medial
7. Músculo grácil
8. Artéria inferior lateral do joelho
9. Artéria inferior medial do joelho
10. Artéria média do joelho
11. Músculo plantar
12. Tendão do músculo plantar
13. Artéria poplítea
14. Músculo poplíteo
15. Artéria tibial posterior
16. Músculo semimembranáceo
17. Músculo semitendíneo
18. Veia safena parva
19. Músculo sóleo
20. Artéria superior lateral do joelho
21. Artéria superior medial do joelho
22. Nervo sural
23. Nervo tibial

Cisto poplíteo (de Baker)

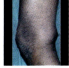
Aneurisma de artéria poplítea

Enxerto do nervo sural

A Perna esquerda vista anterolateral

1 Artéria tibial anterior sobre a membrana interóssea
2 Ramo do nervo fibular profundo para o músculo tibial anterior
3 Nervo fibular profundo
4 Músculo extensor longo dos dedos
5 Músculo extensor longo do hálux
6 Cabeça da fíbula
7 Ramo lateral do nervo fibular superficial
8 Ramo medial do nervo fibular superficial
9 Músculo fibular longo
10 Ramo recorrente do nervo fibular comum
11 Nervo fibular superficial
12 Músculo tibial anterior e fáscia sobrejacente
13 Tuberosidade da tíbia e ligamento da patela

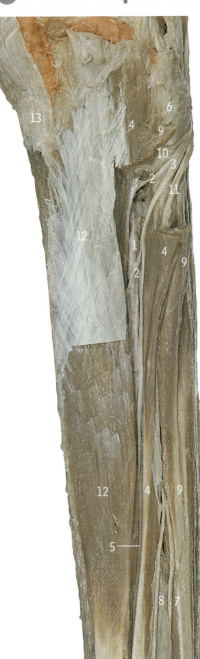

B Joelho esquerdo vista lateral para mostrar o nervo fibular comum e seus ramos articulares

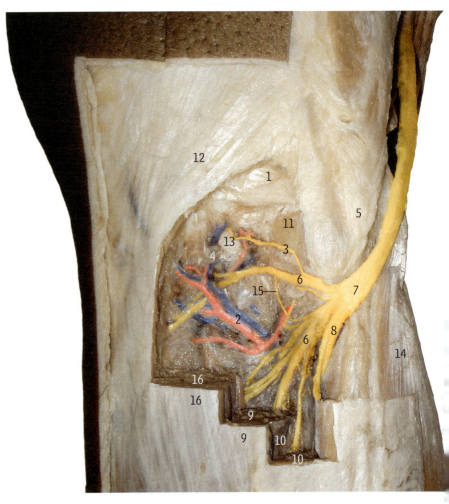

1 Ligamento anterior da cabeça da fíbula
2 Artéria e veia recorrentes tibiais anteriores
3 Ramo articular do nervo fibular comum profundo
4 Vasos articulares
5 Tendão do músculo bíceps femoral
6 Nervo fibular comum, ramos profundos
7 Nervo fibular comum, sobre o colo da fíbula
8 Nervo fibular comum, ramo superficial
9 Músculo extensor longo dos dedos
10 Músculo fibular longo
11 Cabeça da fíbula
12 Trato iliotibial
13 Membrana interóssea
14 Cabeça lateral do músculo gastrocnêmio
15 Ramo recorrente do nervo fibular profundo
16 Músculo tibial anterior

Paralisia do nervo fibular comum

Perna 347

Joelho e perna esquerdos

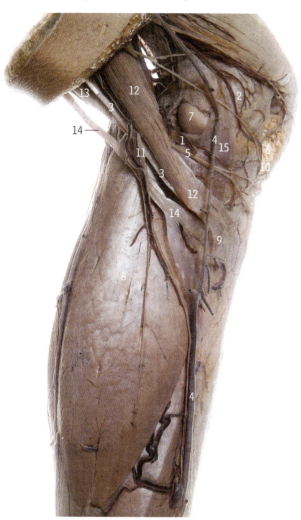

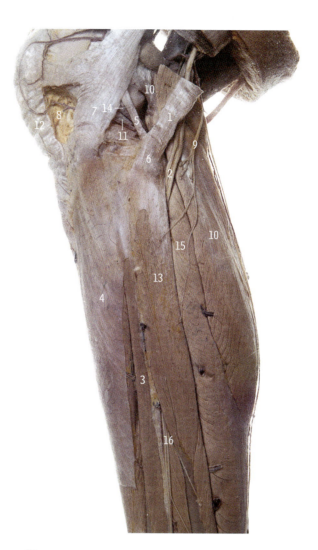

Joelho e perna esquerdos

A vista medial e posterior

Uma pequena janela foi cortada na cápsula da articulação do joelho para mostrar parte do côndilo medial do fêmur (7) e o menisco medial (1).

1 Ramo safeno da artéria descendente do joelho contornando o menisco medial
2 Ramos da artéria superior medial do joelho
3 Músculo grácil
4 Veia safena magna
5 Ramo infrapatelar do nervo safeno
6 Gordura infrapatelar
7 Côndilo medial do fêmur (parte da cápsula removida)
8 Cabeça medial do músculo gastrocnêmio
9 Face medial da tíbia
10 Ligamento da patela
11 Nervo e artéria safenos
12 Músculo sartório
13 Músculo semimembranáceo
14 Músculo semitendíneo
15 Ligamento colateral tibial

B vista lateral

Uma pequena janela foi cortada na cápsula da articulação do joelho para mostrar o tendão do músculo poplíteo (14) passando profundamente ao ligamento colateral fibular (5). O nervo fibular comum (2) segue para baixo atrás do músculo bíceps femoral (1) para passar pelo espaço entre o músculo fibular longo (13) e o músculo sóleo (15). O nervo fibular se torna superficial entre o músculo fibular longo (13) e o músculo extensor longo dos dedos (3).

1 Músculo bíceps femoral
2 Nervo fibular comum
3 Músculo extensor longo dos dedos
4 Fáscia sobre o músculo tibial anterior
5 Ligamento colateral fibular
6 Cabeça da fíbula
7 Trato iliotibial
8 Gordura infrapatelar
9 Nervo cutâneo sural lateral
10 Cabeça lateral do músculo gastrocnêmio
11 Menisco lateral
12 Ligamento da patela
13 Músculo fibular longo
14 Músculo poplíteo
15 Músculo sóleo
16 Nervo fibular superficial

348 Perna

Perna e tornozelo esquerdos *veias e nervos superficiais*
A *vista medial*   B *vista posterior*

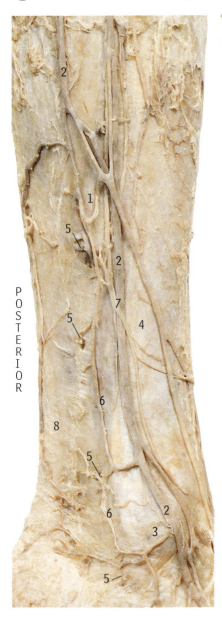
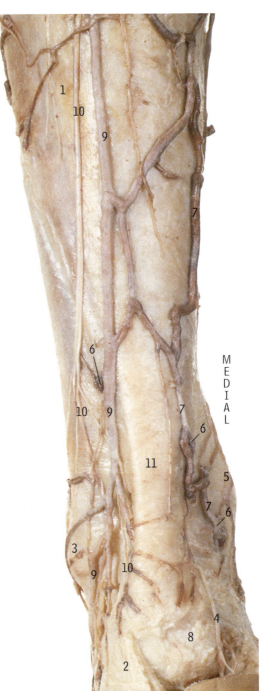

Em B (peça diferente daquela em A), a veia arqueada posterior (7) na face medial é grande e está se tornando varicosa.

1 Fáscia profunda
2 Tecido fibroadiposo do calcanhar
3 Maléolo lateral
4 Nervo calcâneo medial
5 Maléolo medial
6 Veia perfurante
7 Veia arqueada posterior
8 Face posterior do calcâneo
9 Veia safena parva
10 Nervo sural
11 Tendão do calcâneo (sob a fáscia)

As veias perfurantes são comunicações entre as veias superficiais (externas à fáscia profunda) e as veias profundas (internas à fáscia). Os locais mais comuns para elas ficam logo atrás da tíbia, atrás da fíbula e no canal dos adutores. Esses vasos comunicantes têm válvulas que direcionam o fluxo sanguíneo de superficial para profundo; o retorno venoso do membro é então produzido pela ação de bombeamento dos músculos profundos (que estão todos inferiores à fáscia profunda). Se as válvulas se tornam incompetentes ou as veias profundas bloqueadas, a pressão nas veias superficiais aumenta e elas se tornam varicosas (dilatadas e tortuosas).

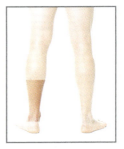

1 Fáscia profunda sobre o músculo sóleo
2 Veia safena magna
3 Maléolo medial
4 Face medial (subcutânea) da tíbia
5 Veias perfurantes
6 Veia arqueada posterior
7 Nervo safeno
8 Tendão do calcâneo

Ulceração do tornozelo devido a veias varicosas

Trombose venosa profunda (TVP)

Venogramas de membro inferior

As veias profundas da panturrilha, profundas ao músculo sóleo e em seu interior, são locais potencialmente perigosos para trombose venosa.

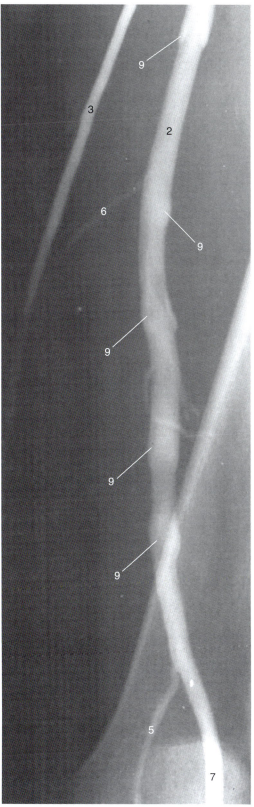

1. Veia tibial anterior
2. Veia femoral
3. Veia safena magna
4. Veia circunflexa sural lateral
5. Tributária muscular da veia femoral
6. Veia perfurante
7. Veia poplítea
8. Veias tibiais posteriores
9. Válvulas venosas
10. Plexo venoso sural

350 Perna

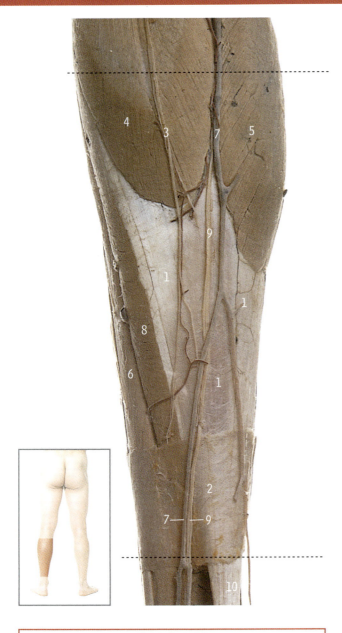

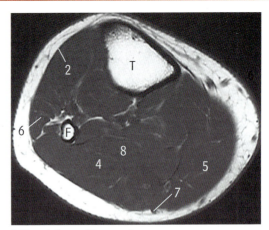

RM axial, região sural

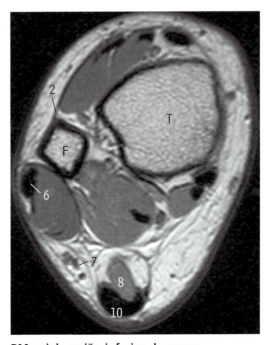

RM axial, região inferior da perna

Inferior ao nível do joelho, a veia safena magna (página 348, A2) é acompanhada pelo nervo safeno (página 348, A7).

Na região sural, a veia safena parva (7) está acompanhada pelo nervo sural (9).

C Região sural esquerda
dissecção superficial, vista posterior

1 Aponeurose do músculo gastrocnêmio
2 Fáscia profunda
3 Nervo cutâneo sural lateral
4 Cabeça lateral do músculo gastrocnêmio
5 Cabeça medial do músculo gastrocnêmio
6 Músculo fibular longo
7 Veia safena parva
8 Músculo sóleo
9 Nervo sural
10 Tendão do calcâneo

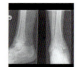

Retirada de segmento venoso para enxerto de derivação da artéria coronária (CABG)

Perna 351

A Fossa poplítea e região sural superior esquerda

B Região sural inferior e tornozelo esquerdos

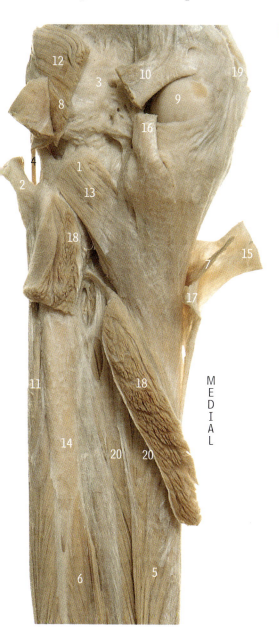

1 Fáscia sobre o músculo tibial posterior
2 Músculo flexor longo dos dedos
3 Músculo flexor longo do hálux
4 Maléolo lateral
5 Maléolo medial
6 Parte do retináculo dos músculos flexores
7 Músculo fibular curto
8 Músculo fibular longo
9 Posição dos vasos tibiais posteriores e do nervo tibial
10 Ligamento talofibular posterior
11 Retináculo superior dos músculos fibulares
12 Tendão do calcâneo
13 Músculo tibial posterior

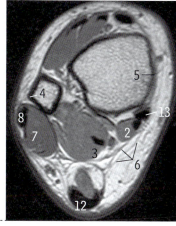

RM axial, logo acima da articulação talocrural

1 Inserção do músculo poplíteo ao menisco lateral
2 Músculo bíceps femoral
3 Cápsula da articulação do joelho
4 Ligamento colateral fibular
5 Músculo flexor longo dos dedos
6 Músculo flexor longo do hálux
7 Músculo grácil
8 Cabeça lateral do músculo gastrocnêmio
9 Côndilo medial do fêmur
10 Cabeça medial do músculo gastrocnêmio
11 Músculo fibular longo
12 Músculo plantar
13 Músculo poplíteo
14 Face posterior da fíbula (músculo sóleo removido)
15 Músculo sartório
16 Músculo semimembranáceo
17 Músculo semitendíneo
18 Músculo sóleo
19 Ligamento colateral tibial
20 Músculo tibial posterior

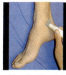

Tendinite do músculo tibial posterior

352 Perna

A Perna direita vista posterior, fossa poplítea

B Região sural direita incluindo músculos, nervos e veias

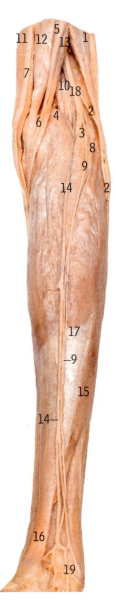

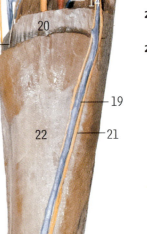

1 Músculo bíceps femoral
2 Nervo fibular comum
3 Fíbula, face posterior
4 Músculo gastrocnêmio, cabeça lateral
5 Músculo gastrocnêmio, cabeça medial
6 Músculo grácil
7 Veia safena magna
8 Veia fibular
9 Músculo plantar
10 Tendão do músculo plantar
11 Artéria poplítea
12 Veia poplítea
13 Artéria e veia tibiais posteriores
14 Artéria e veia tibiais posteriores, ramos soleares
15 Nervo safeno
16 Músculo sartório
17 Músculo semimembranáceo
18 Músculo semitendíneo
19 Veias safenas parvas, deslocamento lateral
20 Músculo sóleo
21 Nervo sural, deslocamento lateral
22 Tendão do calcâneo (formação)
23 Nervo tibial
24 Nervo tibial, ramos musculares para a cabeça lateral do músculo gastrocnêmio
25 Nervo tibial, ramos musculares para a cabeça medial do músculo gastrocnêmio
26 Nervo tibial, ramos musculares para o músculo sóleo

1 Músculo bíceps femoral
2 Nervo fibular comum
3 Músculo gastrocnêmio, cabeça lateral
4 Músculo gastrocnêmio, cabeça medial
5 Músculo grácil
6 Tendão do músculo grácil
7 Veia safena magna
8 Nervo cutâneo sural lateral
9 Nervo cutâneo sural medial
10 Veia poplítea
11 Músculo sartório
12 Músculo semimembranáceo
13 Músculo semitendíneo
14 Veia safena parva
15 Músculo sóleo
16 Tendão do calcâneo
17 Tendão do calcâneo (formação)
18 Nervo tibial
19 Rede venosa, formação da veia safena parva

Síndrome compartimental

Perna 353

C Região inferior da perna direita *dissecção profunda*

D Angiografia poplítea

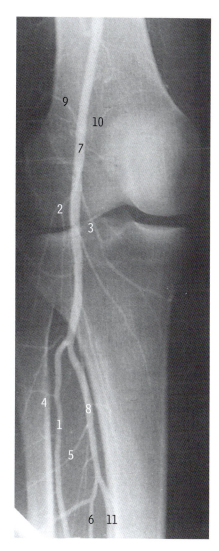

1 Artéria tibial anterior
2 Artéria inferior lateral do joelho
3 Artéria inferior medial do joelho
4 Ramos musculares da artéria tibial anterior
5 Ramos musculares da divisão da artéria tibial posterior
6 Artéria fibular
7 Artéria poplítea
8 Artéria tibial posterior
9 Artéria superior lateral do joelho
10 Artéria superior medial do joelho
11 Artéria tibial posterior

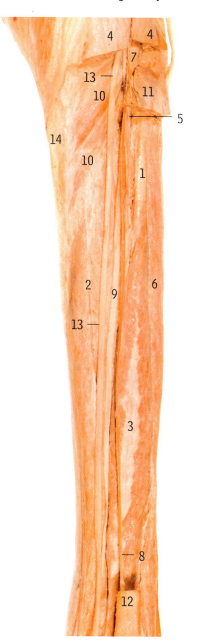

1 Fíbula, face posterior
2 Músculo flexor longo dos dedos
3 Músculo flexor longo do hálux
4 Músculo gastrocnêmio
5 Artéria fibular
6 Músculo fibular longo
7 Músculo plantar
8 Tendão do músculo plantar
9 Artéria tibial posterior
10 Músculo poplíteo
11 Músculo sóleo
12 Tendão do calcâneo
13 Nervo tibial
14 Tíbia, face posterior

354 Tornozelo e pé

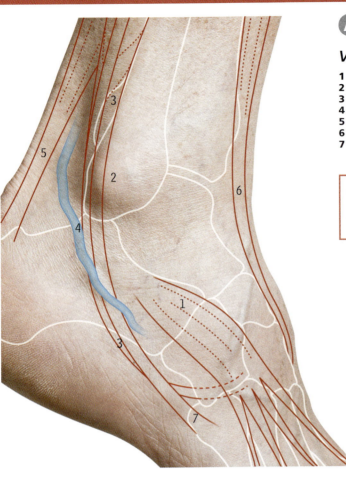

A Tornozelo e pé direitos
vista lateral

1 Músculo extensor curto dos dedos
2 Maléolo lateral
3 Músculos fibular longo e curto
4 Veia safena parva
5 Tendão do calcâneo
6 Músculo tibial anterior
7 Tuberosidade do quinto metatarsal

A veia safena magna (B7) segue em sentido ascendente em frente ao maléolo medial (B9).

A veia safena parva (A4) segue em sentido ascendente (A4) atrás do maléolo lateral (A2).

B Tornozelo e pé direitos
vista anterior e medial

As características superficiais mais proeminentes são: o maléolo medial (9), o tendão do calcâneo (11) posteriormente e os tendões do músculo tibial anterior (12) e do músculo extensor longo do hálux (6) anteriormente. A artéria dorsal do pé (3) pode ser palpada onde está marcada, assim como os longos tendões.

1 Calcâneo
2 Arco venoso dorsal do pé
3 Artéria dorsal do pé
4 Músculo extensor curto dos dedos
5 Músculo extensor longo dos dedos
6 Músculo extensor longo do hálux
7 Veia safena magna
8 Cabeça do primeiro metatarsal
9 Maléolo medial
10 Artéria tibial posterior
11 Tendão do calcâneo
12 Músculo tibial anterior
13 Músculo tibial posterior
14 Tuberosidade do navicular

Reflexo do tendão do calcâneo

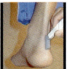
Ruptura do tendão do calcâneo

Talipes equinovarus (pé torto)

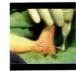
Punções venosas

C Tornozelo e pé direitos *vista lateral*

A fáscia foi removida, mas os espessamentos que formam os retináculos superior e inferior dos músculos extensores (16 e 6) e os retináculos superior e inferior dos músculos fibulares (17 e 7) foram preservados. As bainhas sinoviais dos tendões foram realçadas por tecido azul.

1 Músculo abdutor do dedo mínimo
2 Expansão digital dorsal
3 Músculo extensor curto dos dedos
4 Músculo extensor longo dos dedos
5 Músculo extensor longo do hálux
6 Retináculo inferior dos músculos extensores
7 Retináculo inferior dos músculos fibulares
8 Maléolo lateral
9 Face lateral do calcâneo
10 Ramos medial e lateral do nervo fibular superficial
11 Músculo fibular curto
12 Músculo fibular longo
13 Músculo fibular terceiro
14 Músculo sóleo
15 Área subcutânea da fíbula
16 Retináculo superior dos músculos extensores
17 Retináculo superior dos músculos fibulares
18 Nervo sural
19 Tendão do calcâneo
20 Músculo tibial anterior

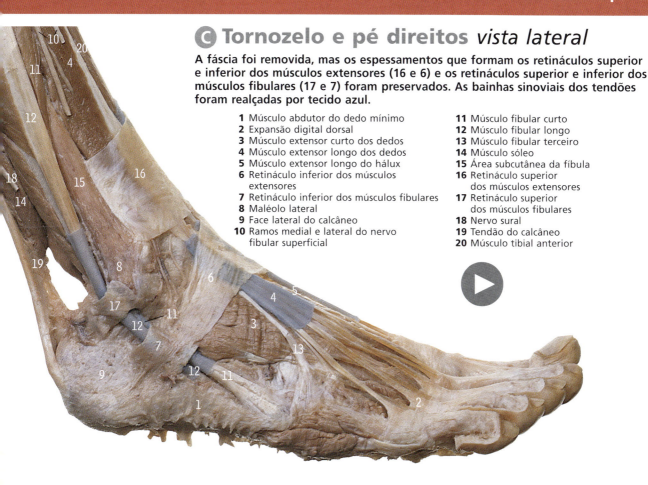

D Tornozelo e pé direitos *vista medial*

1 Músculo abdutor do hálux
2 Músculo extensor longo do hálux
3 Músculo flexor longo dos dedos
4 Músculo flexor longo do hálux
5 Retináculo dos músculos flexores
6 Retináculo inferior dos músculos extensores (faixa inferior)
7 Retináculo inferior dos músculos extensores (faixa superior)
8 Nervo calcâneo medial
9 Maléolo medial
10 Face medial da tíbia
11 Tendão do músculo plantar
12 Face posterior do calcâneo
13 Artéria tibial posterior e veias comitantes
14 Músculo sóleo
15 Tendão do calcâneo
16 Nervo tibial
17 Músculo tibial anterior
18 Músculo tibial posterior

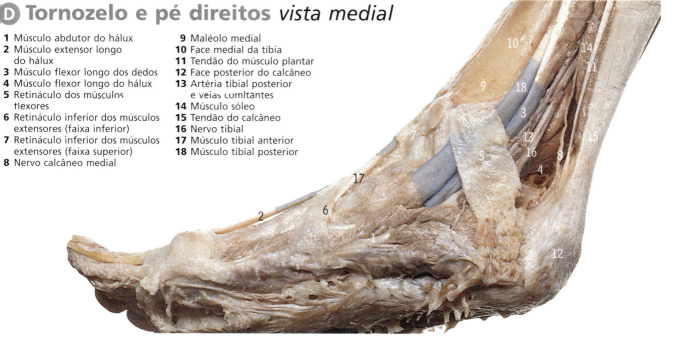

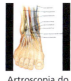
Artroscopia do tornozelo

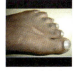
Anormalidades digitais

356 Tornozelo e pé

A Região inferior de perna e tornozelo direitos
vista medial e posterior

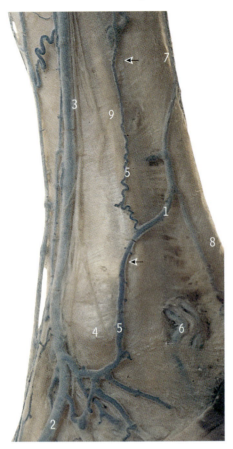

B Tornozelo direito
vista medial

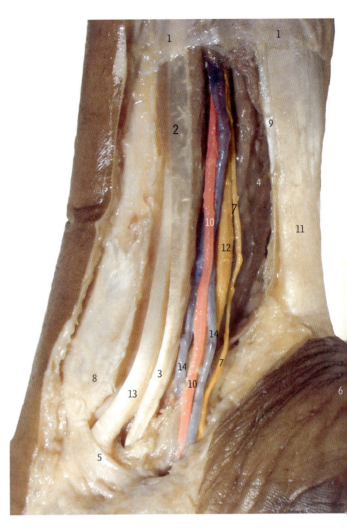

A fáscia profunda permanece intacta, exceto por uma janela pequena para mostrar a posição dos vasos tibiais posteriores e nervo tibial (6). A veia safena magna (3) segue em sentido ascendente na frente do maléolo medial (4) com a veia arqueada posterior (5) atrás dela. A seta indica níveis comuns para veias perfurantes (página 348, A5 e B6).

1 Comunicação com veia safena parva
2 Arco venoso dorsal do pé
3 Veia safena magna e nervo safeno
4 Maléolo medial
5 Veia arqueada posterior
6 Vasos tibiais posteriores e nervo tibial
7 Veia safena parva
8 Tendão do calcâneo
9 Músculo tibial posterior e músculo flexor longo dos dedos subjacentes à fáscia profunda

1 Fáscia profunda da região sural
2 Músculo flexor longo dos dedos
3 Músculo flexor longo dos dedos, tendão
4 Músculo flexor longo do hálux
5 Retináculo dos músculos flexores
6 Calcanhar
7 Nervo calcâneo medial
8 Maléolo medial, tíbia
9 Tendão do músculo plantar
10 Artéria tibial posterior
11 Tendão do calcâneo
12 Nervo tibial
13 Tendão do músculo tibial posterior
14 Veias comitantes da artéria tibial posterior

Ulceração da perna

Veias varicosas

Tornozelo e pé 357

C Tornozelo e pé esquerdos
vista anterior e lateral

O pé está em flexão plantar, e parte da cápsula da articulação talocrural foi removida para mostrar o tálus (1). Os tendões do músculo fibular terceiro (12) e do músculo extensor longo dos dedos (5) ficam superficiais ao músculo extensor curto dos dedos (4). O nervo sural e a veia safena parva (13) passam posteriormente ao maléolo lateral (8).

1. Artéria maleolar anterior lateral sobre o tálus (cápsula da articulação talocrural removida)
2. Vasos tibiais anteriores e nervo fibular profundo
3. Fáscia profunda formando o retináculo superior dos músculos extensores
4. Músculo extensor curto dos dedos
5. Músculo extensor longo dos dedos
6. Músculo extensor longo do hálux
7. Retináculo inferior dos músculos extensores (parcialmente removido)
8. Maléolo lateral
9. Ramo perfurante da artéria fibular
10. Músculo fibular curto
11. Músculo fibular longo
12. Músculo fibular terceiro
13. Veia safena parva e nervo sural
14. Nervo fibular superficial
15. Seio do tarso
16. Tendão do calcâneo
17. Músculo tibial anterior

Tornozelo esquerdo
D corte transversal
E imagem axial de RM

RM axial do tornozelo

Este corte, observado de cima para baixo, enfatiza as posições dos tendões, vasos e nervos na região do tornozelo. O tálus (18) está no centro com o maléolo medial (9) à esquerda da figura e o maléolo lateral (8) à direita. A veia safena magna (7) e o nervo safeno (15) ficam em frente ao maléolo medial, com o tendão do músculo tibial posterior (22) imediatamente atrás dela. A veia safena parva (16) e o nervo sural (17) ficam atrás do maléolo lateral, com os tendões do músculo fibular longo (11) e do músculo fibular curto entre eles (10). Na frente do tornozelo, os vasos dorsais do pé (2) e o nervo fibular profundo (1) ficam entre os tendões do músculo extensor longo do hálux (4) e do músculo extensor longo dos dedos (3). Atrás do maléolo medial (9) e do músculo tibial posterior (22), os vasos tibiais posteriores (14) e o nervo tibial (20) ficam entre os tendões do músculo flexor longo dos dedos (5) e do músculo flexor longo do hálux (6).

1. Nervo fibular profundo
2. Artéria dorsal do pé e veias comitantes
3. Músculo extensor longo dos dedos
4. Músculo extensor longo do hálux
5. Músculo flexor longo dos dedos
6. Músculo flexor longo do hálux
7. Veia safena magna
8. Maléolo lateral
9. Maléolo medial
10. Músculo fibular curto
11. Músculo fibular longo
12. Músculo fibular terceiro
13. Ligamento talofibular posterior
14. Artéria tibial posterior e veias comitantes
15. Nervo safeno
16. Veia safena parva
17. Nervo sural
18. Tálus
19. Tendão do calcâneo
20. Nervo tibial
21. Músculo tibial anterior
22. Músculo tibial posterior

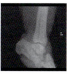

Pé de Charcot

A Dorso do pé direito

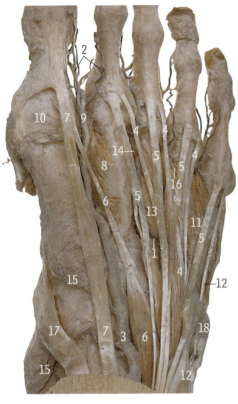

1. Artéria arqueada
2. Artérias digitais
3. Artéria dorsal do pé
4. Músculo extensor curto dos dedos
5. Músculo extensor longo dos dedos
6. Músculo extensor curto do hálux
7. Músculo extensor longo do hálux
8. Primeiro interósseo dorsal
9. Primeira artéria metatarsal dorsal
10. Primeira articulação metatarsofalângica
11. Quarto interósseo dorsal
12. Músculo fibular terceiro
13. Segundo interósseo dorsal
14. Segunda artéria metatarsal dorsal
15. Artérias tarsais
16. Terceiro interósseo dorsal
17. Músculo tibial anterior
18. Tuberosidade do quinto metatarsal e músculo fibular curto

B Articulações talocalcânea e talocalcaneonavicular direitas

O tálus foi removido para mostrar as faces articulares do calcâneo (21, 17 e 2), navicular (3) e ligamento calcaneonavicular plantar (20)

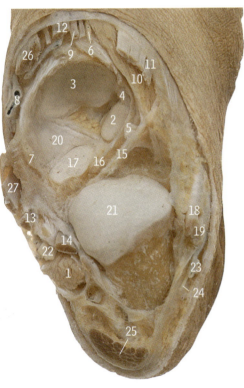

1. Músculo abdutor do hálux
2. Face articular talar anterior
3. Face articular do navicular para o tálus
4. Parte calcaneonavicular do ligamento bifurcado
5. Ligamento cervical
6. Nervo fibular profundo
7. Ligamento deltóideo
8. Arco venoso dorsal do pé
9. Artéria dorsal do pé e veia comitante
10. Músculo extensor curto dos dedos
11. Músculo extensor longo dos dedos
12. Músculo extensor longo do hálux
13. Músculo flexor longo dos dedos
14. Músculo flexor longo do hálux
15. Retináculo inferior dos músculos extensores
16. Ligamento talocalcâneo interósseo
17. Face articular talar média
18. Músculo fibular curto
19. Músculo fibular longo
20. Ligamento calcaneonavicular plantar
21. Face articular talar posterior
22. Vasos tibiais posteriores e nervos plantares medial e lateral
23. Veia safena parva
24. Nervo sural
25. Tendão do calcâneo
26. Músculo tibial anterior
27. Músculo tibial posterior

Às vezes, os médicos usam o termo "articulação subtalar" como um termo combinado para a articulação talocalcânea e a parte talocalcânea da articulação talocalcaneonavicular, pois é nessas duas articulações abaixo do tálus que a maioria dos movimentos de inversão e eversão do pé ocorre, no eixo do ligamento cervical.

Bloqueio do tornozelo

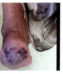

Melanoma maligno

Síndrome do túnel do tarso

Tornozelo e pé 359

Tornozelo e pé esquerdos *ligamentos*

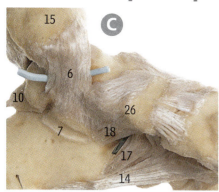

- **C** vista medial
- **D** vista lateral
- **E** vista posterior

Em C, o marcador inferior ao maléolo medial (15) passa entre as partes superficial e profunda do ligamento deltóideo (6).
O marcador inferior à tuberosidade do navicular (26) passa entre os ligamentos calcaneonavicular plantar e o calcaneocubóideo plantar (18 e 17).

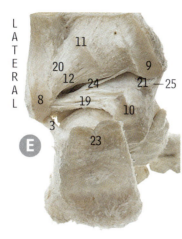

1. Ligamento talofibular anterior
2. Parte calcaneocubóidea do ligamento bifurcado
3. Ligamento calcaneofibular
4. Parte calcaneonavicular do ligamento bifurcado
5. Ligamento cervical
6. Ligamento deltóideo
7. Sulco do tendão do músculo flexor longo do hálux
8. Sulco no maléolo lateral para o tendão do músculo fibular curto
9. Sulco no maléolo medial para o tendão do músculo tibial posterior
10. Sulco no tálus do músculo flexor longo do hálux
11. Sulco na tíbia para o músculo flexor longo do hálux
12. Ligamento transverso inferior
13. Maléolo lateral
14. Ligamento plantar longo
15. Maléolo medial
16. Colo do tálus
17. Ligamento calcaneocubóideo plantar
18. Ligamento calcaneonavicular plantar
19. Ligamento talofibular posterior
20. Ligamento tibiofibular posterior
21. Parte tibiotalar posterior do ligamento deltóideo
22. Seio do tarso
23. Tendão do calcâneo
24. Projeção tibial do ligamento talofibular posterior
25. Parte tibiocalcânea do ligamento deltóideo
26. Tuberosidade do navicular

F Pé esquerdo *corte sagital, vista lateral direita*

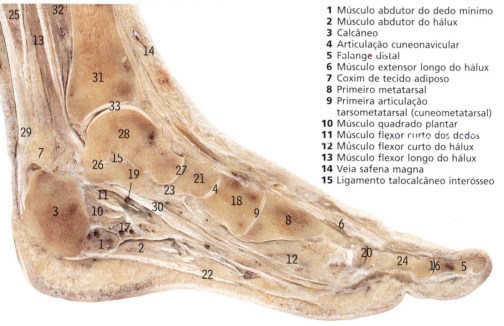

1. Músculo abdutor do dedo mínimo
2. Músculo abdutor do hálux
3. Calcâneo
4. Articulação cuneonavicular
5. Falange distal
6. Músculo extensor longo do hálux
7. Coxim de tecido adiposo
8. Primeiro metatarsal
9. Primeira articulação tarsometatarsal (cuneometatarsal)
10. Músculo quadrado plantar
11. Músculo flexor curto dos dedos
12. Músculo flexor curto do hálux
13. Músculo flexor longo do hálux
14. Veia safena magna
15. Ligamento talocalcâneo interósseo
16. Articulação interfalângica
17. Nervo e vasos plantares laterais
18. Cuneiforme medial
19. Artéria plantar medial
20. Articulação metatarsofalângica do hálux
21. Navicular
22. Aponeurose plantar
23. Ligamento calcaneonavicular plantar
24. Falange proximal
25. Músculo sóleo
26. Articulação talocalcânea
27. Parte talonavicular da articulação talocalcaneonavicular
28. Tálus
29. Tendão do calcâneo
30. Tendão do músculo flexor longo do hálux
31. Tíbia
32. Músculo tibial posterior
33. Parte tibiotalar da articulação talocrural

Torção de tornozelo

360 Pé

Região plantar esquerda

A aponeurose plantar **B** camada neuromuscular superficial

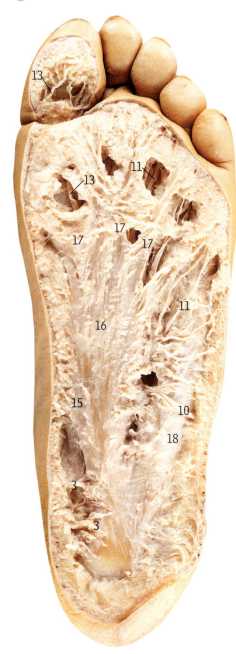
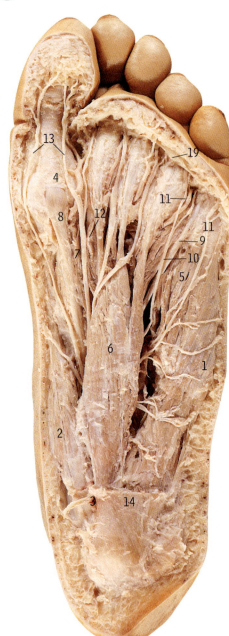

1 Músculo abdutor do dedo mínimo
2 Músculo abdutor do hálux
3 Feixe neurovascular calcâneo
4 Bainha fibrosa flexora
5 Músculo flexor curto do dedo mínimo
6 Músculo flexor curto dos dedos
7 Músculo flexor curto do hálux
8 Músculo flexor longo do hálux
9 Artéria plantar lateral
10 Nervo plantar lateral
11 Nervo plantar lateral, ramos digitais
12 Músculo lumbrical
13 Nervo plantar medial, ramos digitais
14 Aponeurose plantar
15 Aponeurose plantar sobre o músculo abdutor do hálux
16 Aponeurose plantar sobre o músculo flexor curto dos dedos
17 Aponeurose plantar, projeções digitais
18 Aponeurose plantar sobre o músculo abdutor do dedo mínimo
19 Ligamento metatarsal transverso superficial

A remoção da pele da região plantar revela a aponeurose plantar com espessa parte central, projeções digitais e partes lateral e medial finas.

Nervos, artérias e músculos plantares superficiais ficam profundos à aponeurose plantar.

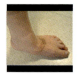
Pé chato (pes planus)

Fasciite plantar

Região plantar esquerda

C após remoção do músculo flexor curto dos dedos
D após remoção do músculo flexor longo dos dedos

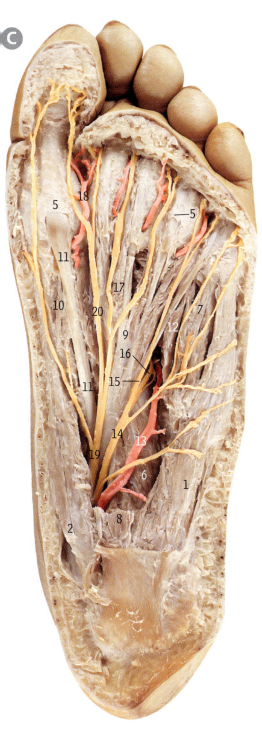
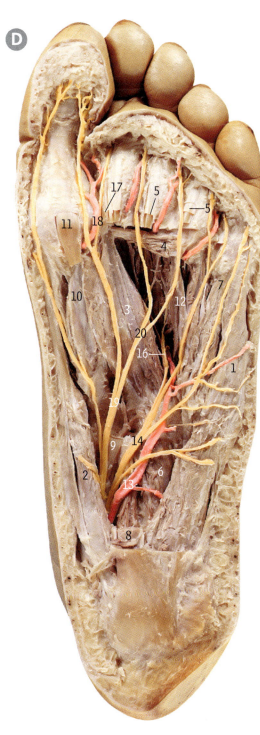

1. Músculo abdutor do dedo mínimo
2. Músculo abdutor do hálux
3. Músculo adutor do hálux, cabeça oblíqua
4. Músculo adutor do hálux, cabeça transversa
5. Bainha fibrosa dos músculos flexores
6. Músculo quadrado plantar
7. Músculo flexor curto do dedo mínimo
8. Músculo flexor curto dos dedos (cortado)
9. Músculo flexor longo dos dedos
10. Músculo flexor curto do hálux
11. Músculo flexor longo do hálux
12. Músculos interósseos
13. Artéria plantar lateral
14. Nervo plantar lateral
15. Nervo digital plantar comum
16. Nervo plantar lateral, ramo profundo
17. Músculo lumbrical
18. Artéria plantar medial
19. Nervo plantar medial
20. Nervo digital plantar comum (ramo do nervo plantar medial)

Resposta do extensor plantar – sinal de Babinski

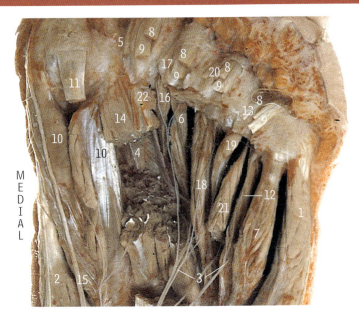

A Região plantar esquerda
músculos profundos, interósseos

1. Músculo abdutor do dedo mínimo
2. Músculo abdutor do hálux
3. Ramos do ramo profundo do nervo plantar lateral
4. Primeiro músculo interósseo dorsal
5. Primeiro músculo lumbrical
6. Primeiro músculo interósseo plantar
7. Músculo flexor curto do dedo mínimo
8. Músculo flexor curto dos dedos
9. Músculo flexor longo dos dedos
10. Músculo flexor curto do hálux
11. Músculo flexor longo do hálux
12. Quarto músculo interósseo dorsal
13. Quarto músculo lumbrical
14. Cabeça oblíqua do músculo adutor do hálux
15. Nervo digital plantar do hálux
16. Segundo músculo interósseo dorsal
17. Segundo músculo lumbrical
18. Segundo músculo interósseo plantar
19. Terceiro músculo interósseo dorsal
20. Terceiro músculo lumbrical
21. Terceiro músculo interósseo plantar
22. Cabeça transversa do músculo adutor do hálux

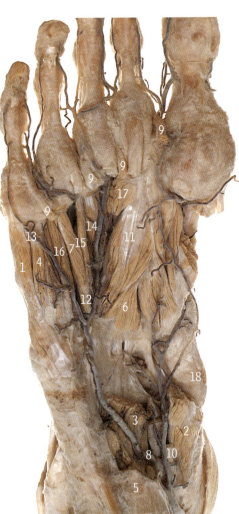

B Região plantar direita
arco plantar

A maioria dos músculos flexores e tendões foi removida para mostrar a artéria plantar lateral (8) cruzando o músculo quadrado plantar (3) para se transformar no arco plantar (12), que fica profundo aos tendões dos músculos flexores.

1. Músculo abdutor do dedo mínimo
2. Músculo abdutor do hálux
3. Músculo quadrado plantar
4. Músculo flexor curto do dedo mínimo
5. Músculo flexor curto dos dedos
6. Músculo flexor curto do hálux
7. Quarto músculo interósseo dorsal
8. Artéria plantar lateral
9. Músculo lumbrical
10. Artéria e nervo plantares mediais
11. Cabeça oblíqua do músculo adutor do hálux
12. Arco plantar
13. Artéria digital plantar
14. Artéria metatarsal plantar
15. Segundo músculo interósseo plantar
16. Terceiro músculo interósseo plantar
17. Cabeça transversa do músculo adutor do hálux
18. Tuberosidade do navicular

Pé, RM axial

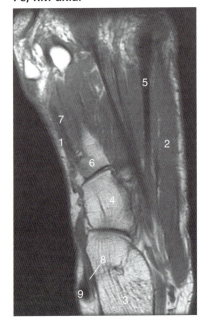

1. Músculo abdutor do dedo mínimo
2. Músculo abdutor do hálux
3. Calcâneo
4. Cuboide
5. Músculo flexor longo do hálux
6. Base do osso metatarsal
7. Músculo oponente do dedo mínimo
8. Tendão do músculo fibular curto
9. Tendão do músculo fibular longo

Região plantar esquerda C ligamentos e tendões D ligamentos

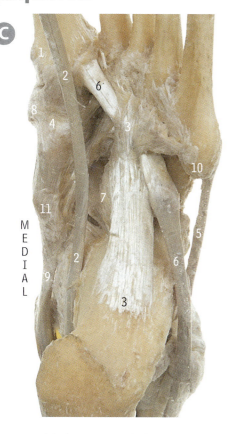

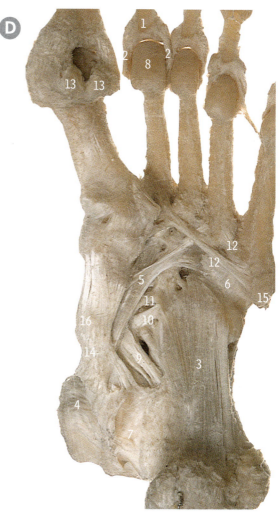

A extremidade anterior do ligamento plantar longo (3) forma com o sulco localizado no cuboide (D6) um túnel para o tendão do músculo fibular longo (6) que segue para o cuneiforme medial (4) e a base do primeiro metatarsal (1).

1 Base do primeiro metatarsal
2 Músculo flexor longo do hálux
3 Ligamento plantar longo
4 Cuneiforme medial
5 Músculo fibular curto
6 Músculo fibular longo
7 Ligamento calcaneocubóideo plantar
8 Músculo tibial anterior
9 Músculo tibial posterior
10 Tuberosidade do quinto metatarsal
11 Tuberosidade do navicular

O ligamento calcaneonavicular plantar (D9), em geral denominado ligamento elástico, é um dos mais importantes no pé. Ele se estende entre o sustentáculo do tálus (D7) e a tuberosidade do navicular (D16), misturando-se em sua face medial com o ligamento deltóideo da articulação do talocrural e suportando em sua face superior parte da cabeça do tálus.

A extremidade anterior do ligamento plantar longo (3) foi removida para mostrar o sulco do tendão do músculo fibular longo no cuboide (6).

1 Base da falange proximal
2 Ligamento colateral da articulação metatarsofalângica
3 Fibra profundas do ligamento plantar longo
4 Ligamento do deltóideo
5 Projeção fibrosa para o músculo tibial posterior
6 Sulco do tendão do músculo fibular longo
7 Sulco do tendão do músculo flexor longo do hálux
8 Cabeça do segundo metatarsal
9 Ligamento calcaneonavicular plantar
10 Ligamento cuboideonavicular plantar
11 Ligamento cuneonavicular plantar
12 Ligamento metatarsal plantar
13 Osso sesamoide
14 Músculo tibial posterior
15 Tuberosidade do quinto metatarsal
16 Tuberosidade do navicular

364 Imagens do tornozelo e do pé

Tornozelo Ⓐ incidência anteroposterior Ⓑ incidência lateral

1 Calcâneo
2 Cuboide
3 Fíbula
4 Cabeça do tálus
5 Cuneiforme lateral
6 Maléolo lateral
7 Tubérculo lateral do tálus
8 Maléolo medial
9 Tubérculo medial do tálus
10 Navicular
11 Região da articulação tibiofibular distal
12 Sustentáculo do tálus
13 Tálus
14 Tíbia
15 Tuberosidade do quinto metatarsal

*Pequeno esporão do calcâneo

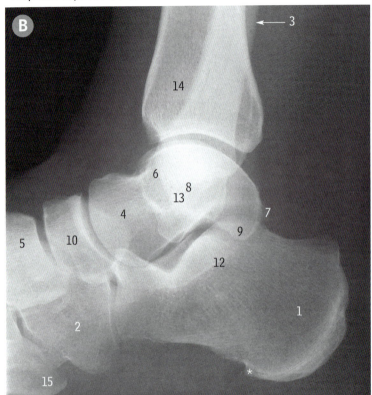

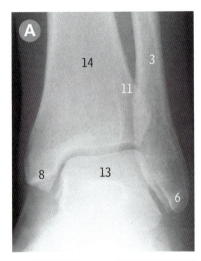

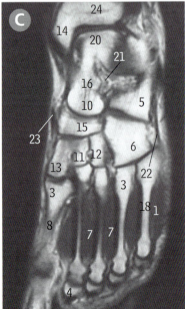

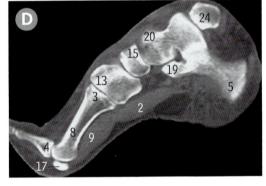

Pé
Ⓒ RM de eixo longo
Ⓓ TC sagital através do hálux

1 Músculo abdutor do dedo mínimo
2 Músculo abdutor do hálux
3 Base do metatarsal
4 Base da falange proximal
5 Calcâneo
6 Cuboide
7 Músculo interósseo dorsal
8 Primeiro metatarsal
9 Músculo flexor curto dos dedos
10 Cabeça do tálus
11 Cuneiforme intermédio
12 Cuneiforme lateral
13 Cuneiforme medial
14 Maléolo medial
15 Navicular
16 Colo do tálus
17 Osso sesamoide no tendão do músculo flexor curto do hálux
18 Corpo do metatarsal
19 Sustentáculo do tálus
20 Tálus
21 Seio do tarso (ligamento cervical talocalcâneo)
22 Tendão do músculo fibular curto
23 Tendão do músculo tibial anterior
24 Tíbia

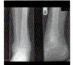

Fratura de Pott e outras fraturas do tornozelo

Sistema Linfático

7

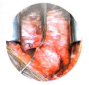
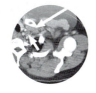

Sistema linfático

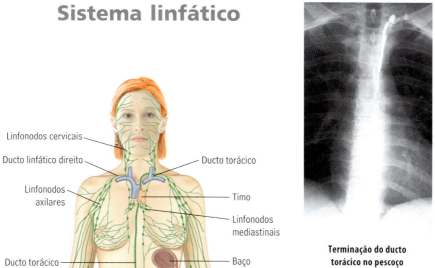

- Linfonodos cervicais
- Ducto linfático direito
- Ducto torácico
- Linfonodos axilares
- Timo
- Linfonodos mediastinais
- Ducto torácico
- Baço
- Cisterna do quilo
- Linfonodos intestinais
- Linfonodos lombares
- Linfonodos ilíacos
- Medula óssea
- Linfonodos inguinais
- Drenagem do ducto linfático direito
- Drenagem do ducto torácico

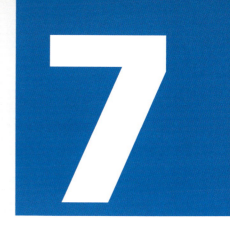

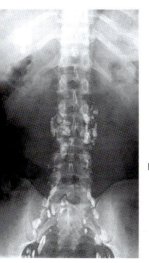

Região lombar da coluna vertebral – AP fase 2

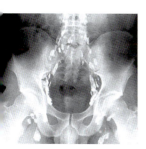

Pelve – AP fase 2, linfonodos observados

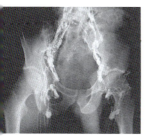

Pelve – AP fase 1, vasos observados

Terminação do ducto torácico no pescoço

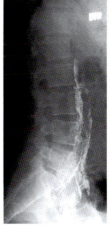

Região lombar da coluna vertebral – incidência lateral fase 1, vasos observados

Sistema linfático – teste de azul de metileno

As imagens da fase 1 são obtidas no primeiro dia e mostram melhor os vasos, enquanto as de fase 2 são obtidas após cerca de 48 horas e mostram melhor os linfonodos.

366 Sistema linfático

A Timo
Localizado no mediastino superoanterior, visto através de uma separação do esterno

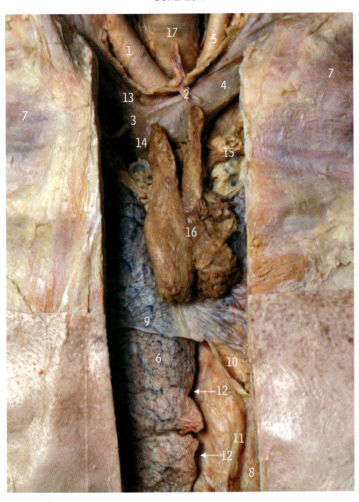

B Radiografia de tórax de criança

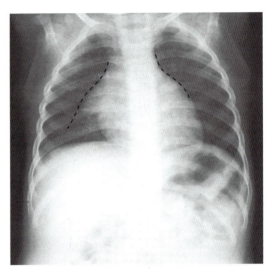

Normalmente, o timo da criança pode ser visualizado por volta dos 2 anos de idade em radiografia convencional de tórax, aparecendo como uma vela de barco ("sinal da vela"), como demarcado pela linha tracejada.

C Tonsilas palatinas

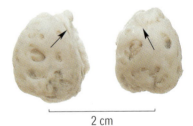

2 cm

As fossas nas faces mediais destas peças retiradas cirurgicamente de um adolescente de 14 anos são as aberturas das criptas tonsilares. As setas indicam as fissuras intratonsilares (remanescentes da segunda bolsa faríngea embrionária). Essas tonsilas palatinas são facilmente visualizadas na região posterior da cavidade oral aberta nos arcos faríngeos de cada lado da úvula palatina.

As tonsilas palatinas (também conhecidas como "amígdalas") são massas de tecido linfoide, frequentemente grandes em crianças, porém reduzidas na vida adulta. Junto com o tecido linfoide da parte posterior da língua (tonsila lingual) e da parede posterior da parte nasal da faringe (tonsila faríngea) e a tonsila tubária, elas formam um "anel" protetor de tecido linfoide (anel linfático da faringe) na extremidade superior dos sistemas respiratório e digestório.

1 Tronco braquiocefálico (artéria)
2 Veia tireóidea inferior
3 Veia torácica interna direita
4 Veia braquiocefálica esquerda
5 Artéria carótida comum esquerda
6 Pulmão, lobo superior direito
7 Músculo peitoral maior
8 Pericárdio fibroso
9 Pleura
10 Pleura esquerda (cortada)
11 Pleura direita (cortada)
12 Cavidade pleural
13 Veia braquiocefálica direita
14 Veia cava superior
15 Veia tímica drenando para a veia torácica interna
16 Timo (bilobado)
17 Traqueia

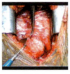

Timo

Tonsilite

Sistema linfático 367

A Dissecção de pescoço *terminação do ducto torácico na veia subclávia esquerda na raiz do pescoço – vista lateral esquerda*

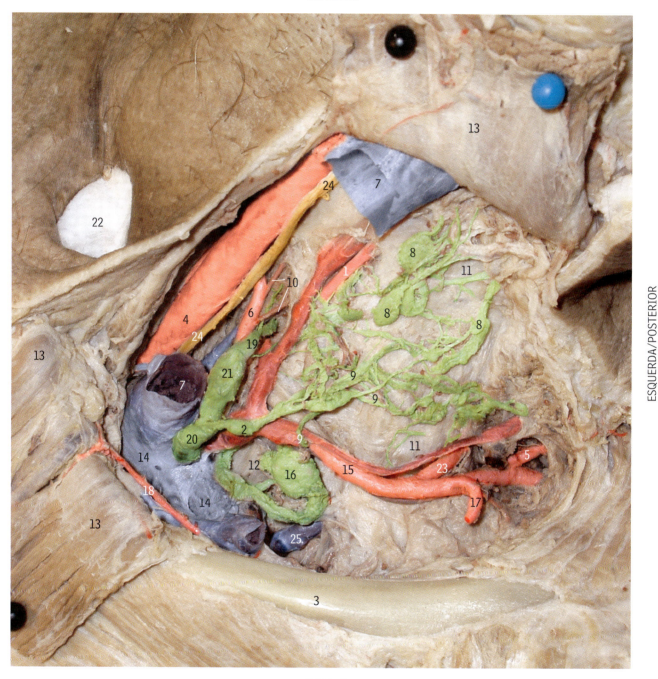

SUPERIOR

INFERIOR

1 Artéria e veia cervicais ascendentes
2 Tronco linfático cervical
3 Clavícula (esquerda)
4 Artéria carótida comum
5 Artéria dorsal da escápula
6 Artéria tireóidea inferior
7 Veia jugular interna
8 Linfonodos cervicais profundos
9 Vaso linfático a partir do linfonodo para o tronco cervical
10 Ramos arteriais musculares para o músculo longo do pescoço
11 Fáscia pré-vertebral
12 Músculo escaleno anterior
13 Músculo esternocleidomastóideo (rebatido e preso com alfinete)
14 Veia subclávia
15 Artéria cervical transversa (ramo superficial)
16 Linfonodo supraclavicular (aumentado)
17 Artéria supraescapular
18 Artéria toracoacromial, ramo clavicular
19 Ducto torácico
20 Ducto torácico, término
21 Ducto torácico, ampola
22 Local de traqueostomia (linha mediana)
23 Artéria cervical transversa
24 Nervo vago
25 Veia vertebral

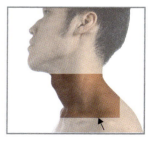

368 Sistema linfático

A Ducto torácico
parte cervical

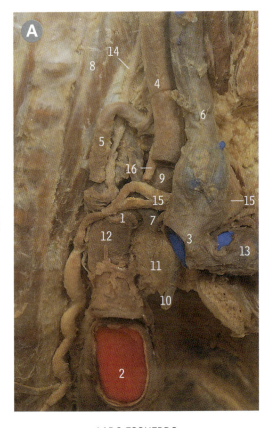

LADO ESQUERDO

Nesta dissecção profunda do lado esquerdo da raiz do pescoço e superior do tórax, a veia jugular interna (6) se une à veia subclávia (13) para formar a veia braquiocefálica esquerda (3). O ducto torácico (15) é duplo por uma curta distância antes de passar em frente à artéria vertebral (9) e atrás da artéria carótida comum (4), cuja extremidade inferior foi cortada para mostrar o ducto. Na sequência, o ducto segue atrás da veia jugular interna (6) antes de drenar na junção dessa veia com a veia subclávia (13).

1 Alça subclávia
2 Arco da aorta
3 Veia braquiocefálica
4 Artéria carótida comum
5 Artéria tireóidea inferior
6 Veia jugular interna
7 Artéria torácica interna
8 Músculo longo do pescoço
9 Origem da artéria vertebral
10 Nervo frênico
11 Pleura
12 Artéria subclávia
13 Veia subclávia
14 Tronco simpático
15 Ducto torácico
16 Nervo vago

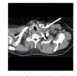

Linfonodo de Virchow

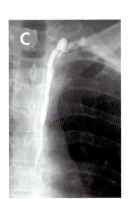

C Ducto torácico – término no pescoço

B Ducto torácico – tórax e abdome inferior

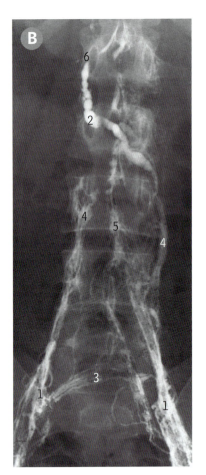

1 Vasos ilíacos comuns
2 Cisterna do quilo
3 Cruzamento lombar
4 Vasos paraórticos
5 Vasos pré-aórticos
6 Ducto torácico

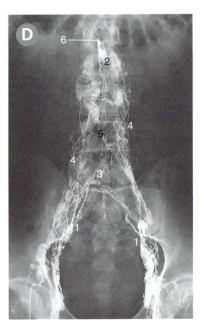

D Linfangiografia de abdome – fase inicial de preenchimento

Sistema linfático

Mediastino posterior com linfadenopatia moderada

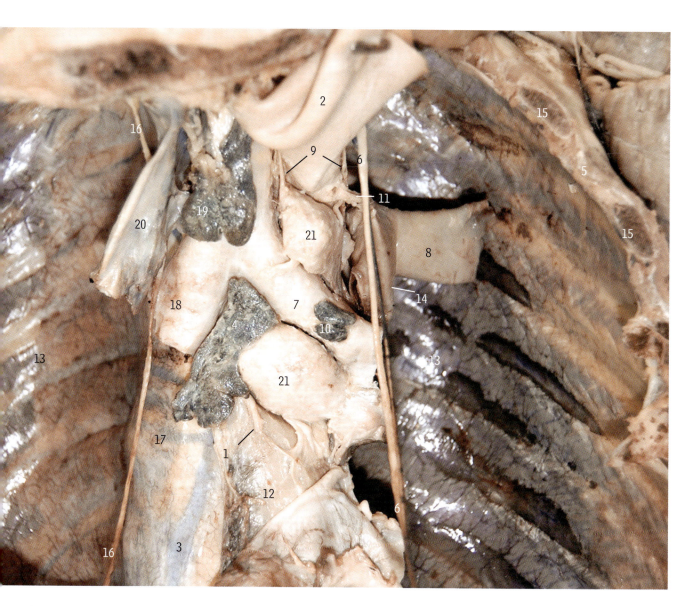

1 Porção anterior do plexo esofágico
2 Arco da aorta (rebatido)
3 Veia ázigo
4 Linfonodos traqueobronquiais inferiores
5 Espaço intercostal
6 Nervo frênico esquerdo
7 Brônquio principal esquerdo
8 Artéria pulmonar esquerda
9 Nervo laríngeo recorrente esquerdo
10 Linfonodo traqueobronquial esquerdo
11 Ligamento arterial
12 Esôfago
13 Pleura parietal
14 Tronco pulmonar
15 Costelas (margem de corte)
16 Nervo frênico direito
17 Veia intercostal posterior direita
18 Brônquio principal direito
19 Linfonodos traqueobronquiais superiores direitos
20 Veia cava superior (rebatida)
21 Tumor

370 Sistema linfático

Axila direita com linfadenopatia moderada

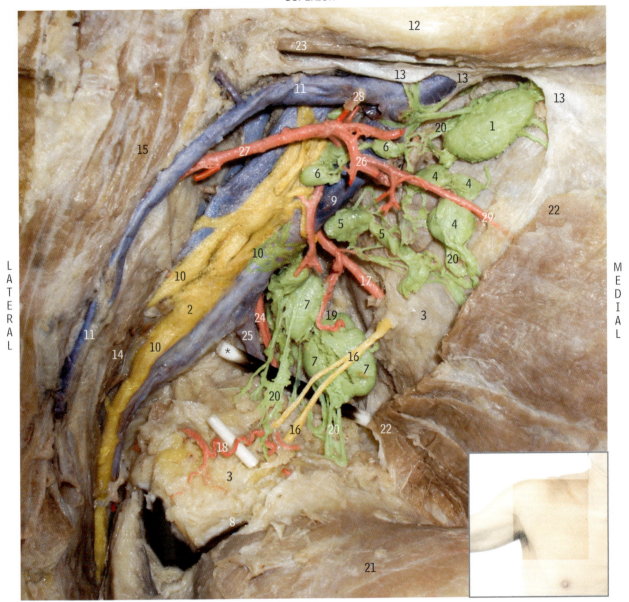

1 Linfonodo apical (infraclavicular – dilatado)
2 Bainha fascial axilar
3 Gordura axilar
4 Linfonodos axilares peitorais (grupo anterior)
5 Linfonodos axilares centrais (grupo central)
6 Linfonodos axilares umerais
  (grupo lateral) (normal)
7 Linfonodos axilares subescapulares
  (grupo posterior) (dilatado)
8 Pele da axila
9 Veia axilar
10 Plexo braquial no interior da bainha axilar
11 Veia cefálica
12 Clavícula
13 Fáscia clavipeitoral (cortada)
14 Músculo coracobraquial
15 Músculo deltoide
16 Nervo intercostobraquial
17 Artéria torácica lateral
18 Artéria torácica lateral, pele da axila
   e ramo arterial para a glândula sudorífera
19 Artéria torácica lateral, ramo para o linfonodo
20 Vasos linfáticos
21 Músculo peitoral maior (rebatido)
22 Músculo peitoral menor
23 Músculo subclávio
24 Artéria subescapular
25 Veia subescapular
26 Artéria toracoacromial
27 Artéria toracoacromial, ramo deltóideo
28 Artéria toracoacromial, ramo clavicular
29 Artéria toracoacromial, ramo peitoral

*Haste colocada para levantar vasos e nervos

TC axial, axila*

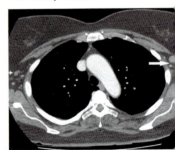

*A seta aponta para um aumento do linfonodo axilar.

Dissecção de linfonodo axilar (linfonodo sentinela)

Linfangite

Linfedema

Sistema linfático 371

A Axila direita e linfonodos *vista anterior*

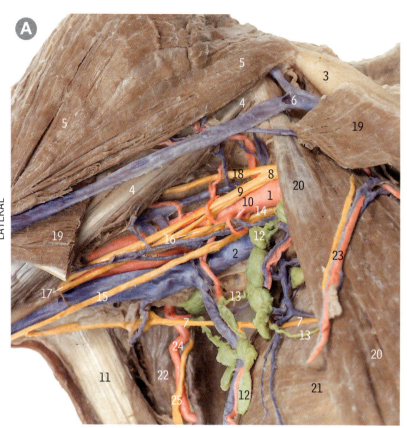

O músculo peitoral maior (19) foi rebatido, e a fáscia clavipeitoral, removida junto com a bainha axilar que circunda a artéria axilar e o plexo braquial.

1 Artéria axilar
2 Veia axilar
3 Clavícula
4 Músculo coracobraquial
5 Músculo deltoide
6 Entrada da veia cefálica na veia deltóidea
7 Nervo intercostobraquial
8 Fascículo lateral do plexo braquial
9 Raiz lateral do nervo mediano
10 Artéria torácica lateral
11 Músculo latíssimo do dorso
12 Linfonodos
13 Vasos linfáticos
14 Fascículo medial do plexo braquial
15 Nervo ulnar
16 Raiz medial do nervo mediano
17 Nervo mediano
18 Nervo musculocutâneo
19 Músculo peitoral maior
20 Músculo peitoral menor
21 Músculo serrátil anterior
22 Músculo subescapular
23 Vasos toracoacromiais e nervo peitoral lateral
24 Artéria toracodorsal
25 Nervo toracodorsal

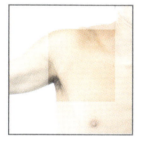

B Fossa cubital direita *linfonodos*

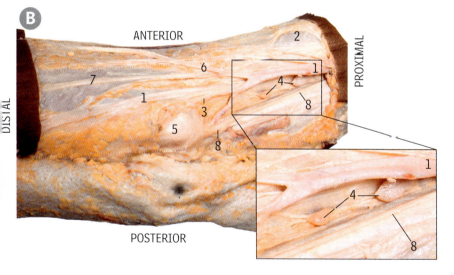

1 Veia basílica
2 Músculo bíceps braquial
3 Ramos do nervo cutâneo medial do antebraço
4 Linfonodos cubitais
5 Epicôndilo medial do úmero
6 Veia intermédia do cotovelo
7 Veia intermédia do antebraço
8 Nervo ulnar

TC coronal*

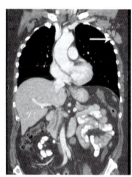

TC parassagital*

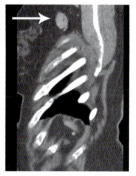

*As setas indicam linfadenopatia axilar

372 Sistema linfático

Cisterna do quilo na região posterior da parede superior do abdome

Observar o pilar direito do diafragma dividido

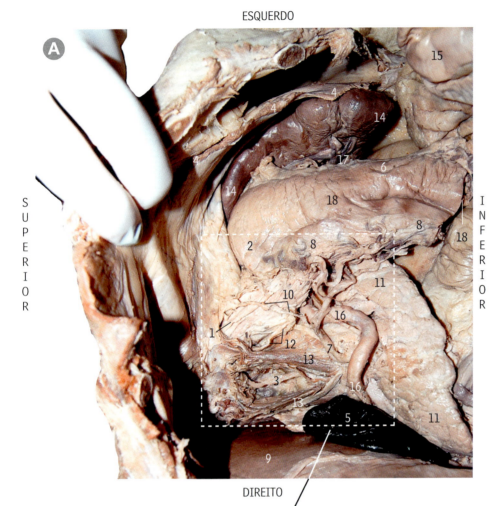
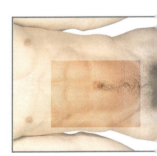
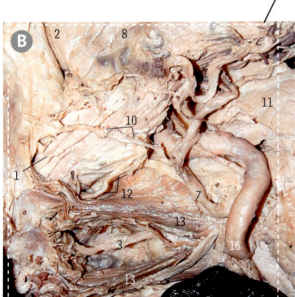

1 Tronco vagal anterior
2 Cárdia
3 Cisterna do quilo
4 Músculo diafragma
5 Vesícula biliar
6 Curvatura maior do estômago
7 Artéria gástrica esquerda
8 Curvatura menor do estômago
9 Fígado
10 Artéria esofágica
11 Pâncreas
12 Tronco vagal posterior
13 Pilar direito do diafragma (dividido)
14 Baço
15 Flexura esquerda do colo
16 Artéria esplênica
17 Hilo esplênico com artéria e veia esplênicas
18 Estômago (cortado)

Sistema linfático 373

Pelve feminina *metade esquerda com linfadenopatia vista em corte sagital mediano*
Útero retrovertido – variante normal

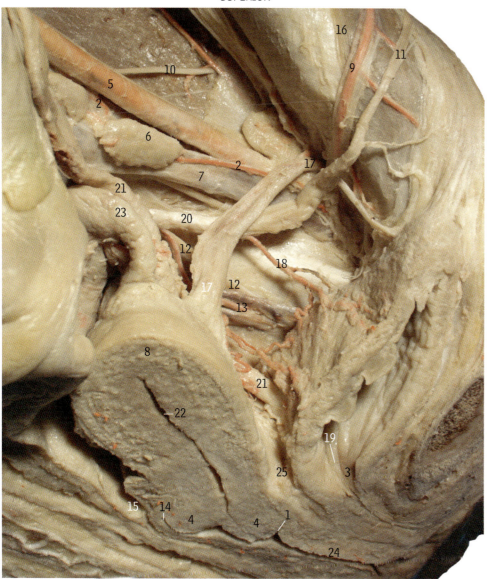
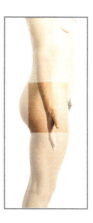

1 Fórnice da vagina (anterior)
2 Suprimento arterial para linfonodos
3 Colo da bexiga
4 Colo do útero
5 Artéria ilíaca externa
6 Linfonodo ilíaco externo (dilatado)
7 Veia ilíaca externa
8 Fundo do útero
9 Vasos epigástricos inferiores
10 Nervo cutâneo femoral lateral
11 Ligamento umbilical mediano
12 Nervo obturatório
13 Vasos obturatórios
14 Fórnice da vagina (posterior)
15 Escavação retouterina
16 Músculo reto do abdome
17 Ligamento redondo do útero
18 Artéria vesical superior
19 Trígono da bexiga
20 Artéria umbilical (resquício)
21 Ureter
22 Cavidade uterina
23 Tuba uterina
24 Vagina
25 Escavação vesicouterina

Linfangiografia da pelve

A *fase inicial de preenchimento*   **B** *fase tardia de preenchimento*

1 Cadeias lombares ascendentes
2 Vasos linfáticos inguinais aferentes
3 Linfonodos ilíacos comuns
4 Vasos linfáticos inguinais eferentes
5 Linfonodos ilíacos externos
6 Linfonodos inguinais superficiais
7 Cruzamento lombar
8 Linfonodos inguinais profundos

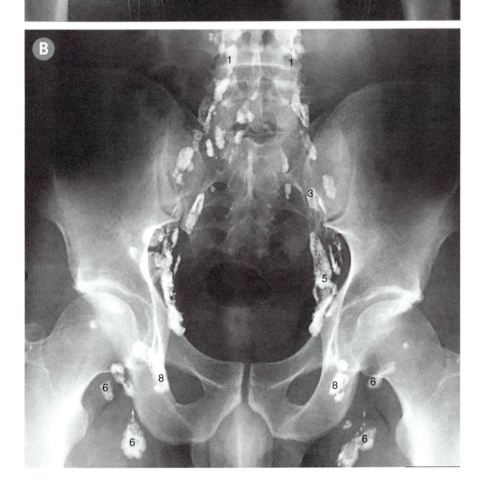

Sistema linfático 375

Linfadenopatia grave da pelve
relação de grupos de linfonodos

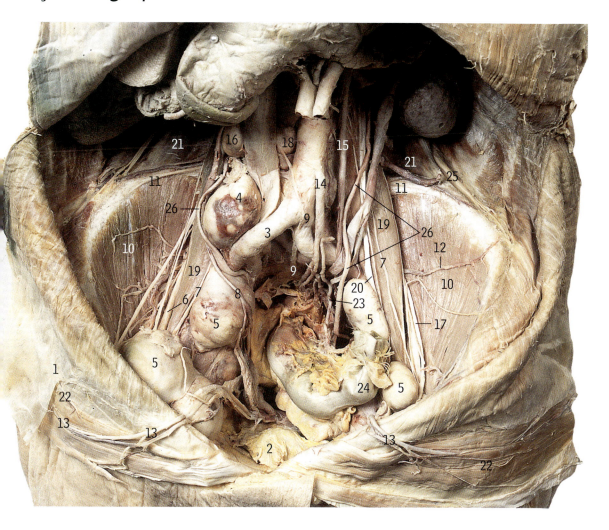

1 Linha arqueada da bainha posterior do músculo reto do abdome
2 Bexiga urinária
3 Artéria ilíaca comum
4 Linfonodo ilíaco comum (gravemente aumentado)
5 Linfonodo ilíaco externo (gravemente aumentado)
6 Nervo femoral
7 Nervo genitofemoral
8 Veia gonadal
9 Plexo hipogástrico superior
10 Músculo Ilíaco
11 Ligamento iliolombar
12 Veia iliolombar
13 Vasos epigástricos inferiores
14 Artéria mesentérica inferior
15 Veia mesentérica inferior
16 Linfonodo aórtico lateral (dilatado) (cadeia direita)
17 Nervo cutâneo femoral lateral
18 Linfonodo pré-aórtico dilatado
19 Músculo psoas maior
20 Músculo psoas menor
21 Músculo quadrado do lombo
22 Músculo reto do abdome
23 Artérias sigmóideas (ramos da artéria cólica esquerda)
24 Colo sigmoide
25 Nervo subcostal
26 Ureter

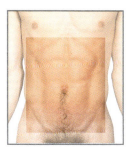

Linfadenopatia

Linfoma e esplenomegalia

Linfáticos da coxa e linfonodos inguinais superficiais

A *linfadenopatia menor*

B *linfadenopatia moderada*

*O marcador está na espinha ilíaca anterossuperior direita.

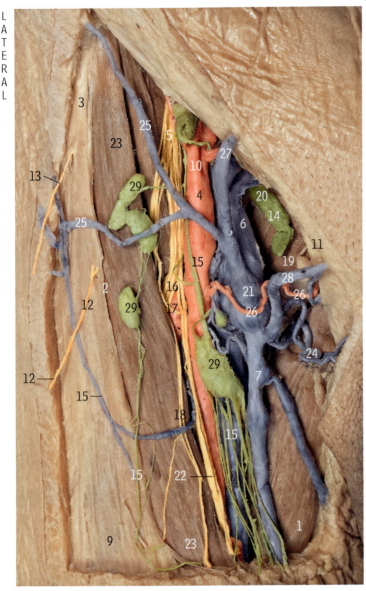

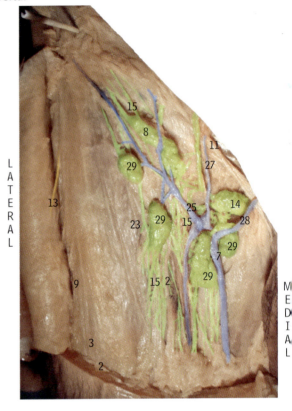

1. Músculo adutor longo
2. Fáscia lata, margem de corte
3. Fáscia lata cobrindo o músculo tensor da fáscia lata
4. Artéria femoral
5. Nervo femoral
6. Veia femoral
7. Veia safena magna
8. Cadeia horizontal de linfonodos inguinais superficiais
9. Trato iliotibial cobrindo o músculo vasto lateral
10. Vasos epigástricos inferiores
11. Ligamento inguinal
12. Nervo cutâneo femoral intermédio
13. Nervo cutâneo femoral lateral
14. Linfonodo (Cloquet)
15. Vasos linfáticos
16. Ramos musculares do nervo femoral sobre os vasos circunflexos femorais laterais
17. Nervo para o músculo sartório
18. Nervo para o músculo vasto lateral
19. Músculo pectíneo
20. Posição do canal femoral
21. Variz na veia safena magna
22. Nervo safeno
23. Músculo sartório
24. Veias escrotais
25. Veia circunflexa ilíaca superficial
26. Artéria pudenda externa superficial
27. Veia epigástrica superficial
28. Veia pudenda externa superficial
29. Cadeia vertical de linfonodos inguinais superficiais

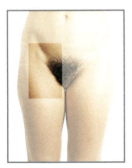

Os limites do trígono femoral são: ligamento inguinal (11), margem medial do músculo sartório (23) e margem medial do músculo adutor longo (1).

O canal femoral (20) é o compartimento medial da bainha femoral (removida) que contém a veia femoral em seu compartimento médio (6) e, no compartimento lateral, a artéria femoral (4). O nervo femoral (5) fica lateral à bainha, não dentro dela.

Doença de Milroy

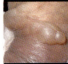
Linfangioma circunscrito

Linfogranuloma venéreo (LGV)

Elefantíase

Índice Alfabético

A

Abaulamento da válvula no interior
  da veia, 329
Abdome, 227
Abdução, 164
Abertura
- da veia cava inferior, 197, 270
- das células etmoidais anteriores, 55
- do ducto lacrimonasal, 55
- - no meato nasal inferior, 51
- do seio maxilar, 12, 55
- externa do nariz, 38
- mediana, 70
- - do quarto ventrículo, 68
- no músculo
- - adutor magno, 327, 332
- - quadríceps femoral, 332
- para a bolsa subescapular, 143
Abóbada do crânio e foice do cérebro, 62
Aborto não seguro, 288
Abscesso(s)
- anorretais, 288
- da fossa isquioanal, 290
- das glândulas
- - de Bartholin, 289
- - vestibulares, 289
- do fígado, 255
- do músculo psoas maior, 271
Acesso vascular intraósseo, 133
Acetábulo, 96, 294, 300
Acrômio, 116, 132, 136-143, 179
- da escápula, 134
Adenoides, 60
Aderência intertalâmica, 68, 70
Ádito
- da laringe, 49, 50, 60
- do antro mastóideo, 57, 58
Adução, 164
Aferente somático, 85
Agulha de irrigação, 336
Alça cervical, 31, 147, 140
- ramo inferior, 33
- ramo superior, 33
Alça(s)
- do íleo, 230
- do intestino delgado, 241, 242, 267
- subclávia, 36, 207, 368
Ampola
- da tuba uterina, 287, 288
- de Vater, 257
- do ducto lactífero, 185
- hepatopancreática, 246, 257
Anastomose(s)
- arteriais da escápula, 141
- de Galeno, 49
- do nervo occipital menor com o nervo occipital terceiro, 108
- do ramo interno do nervo laríngeo superior com o nervo laríngeo recorrente, 49
Anatomia de superfície, 87
- músculos, 88
Anel
- femoral, 235
- fibroso, 103, 201, 279

- - direito da valva AV direita, 200
- - esquerdo da valva AV esquerda, 200
- inguinal
- - profundo, 231-235, 281
- - - direito
- - - - e trígono inguinal, 235
- - - - em homem adulto, 233
- - - esquerdo em homem, 235
- - - superficial, 228, 231, 275, 278
- timpânico, 14
- traqueal, 48
Anestesia
- caudal, 95
- epidural, 101
- subaracnóidea, 101
Aneurisma
- da artéria axilar, 146
- da parte abdominal da aorta, 269
- de aorta na região torácica, 206
- de Berry, 67
Angina de peito, 202
Angiografia
- coronária, 202
- do pescoço por ressonância magnética, 36
- poplítea, 353
- por subtração digital, artéria carótida externa, 34
- por TC 3D, 68
Ângulo
- da costela, 181
- da mandíbula, 13, 17, 18, 28, 38
- de Louis, 183, 187, 189
- do acrômio, 116
- do esterno, 187, 189
- - e articulação manubriosternal, 182
- esfenoidal, 24
- frontal, 24
- inferior, 116
- - da escápula, 136, 186
- lateral, 27
- - da boca, 38
- mastóideo, 24
- - do osso parietal, 17
- occipital, 24
- superior, 27, 116
Anormalidade(s)
- da artéria coronária, 203
- da mama, 185
- das unhas, 175
- de desenvolvimento dos dedos, 130
- digitais, 355
- vasculares, 146
Anosmia, 11, 79
Antebraço, 115
- direito, 160
- esquerdo, 159, 161, 162
Antélice, 57
Antítrago, 57
Antro, 12
- mastóideo, 57, 58
- pilórico, 251, 252
Ânus, 290, 326
- imperfurado, 291
- margem do, 292
- - com dobras na pele, 291

Aorta, 103, 200, 245, 266, 270, 271
Apêndice(s)
- adiposos do colo, 237, 238, 239, 241, 242
- do epidídimo, 278
- vermiforme, 242, 248, 261
Apendicite, 261
Ápice, 48, 307
- da cabeça da fíbula, 315, 316, 343
- da parte petrosa do osso temporal, 9
- da patela, 341
- da pleura, 217
- de cabeça da fíbula, 339
- do coração, 184, 198
- do coração no quinto espaço intercostal, 227
- do nariz, 38
- do pulmão, 36, 216, 217
Aponeurose
- do músculo, 106, 280
- - bíceps braquial, 153, 158, 159
- - eretor da espinha, 105, 106, 107
- - gastrocnêmio, 350
- - levantador da pálpebra superior, 51
- - oblíquo
- - - externo do abdome, 228-230, 234, 275
- - - interno do abdome, 229
- - - - camada anterior, 228, 229
- - - - camada posterior, 228
- - occipitofrontal, 5
- - vasto lateral, 342
- parte central, 166
- plantar, 166, 359, 360
- - projeções digitais, 360
- - sobre o músculo
- - - abdutor do
- - - - dedo mínimo, 360
- - - - do hálux, 360
- - - flexor curto dos dedos, 360
- - projeções digitais, 166
Apoplexia da glândula hipófise, 60
Aprisionamento do nervo interósseo
  anterior, 158
Aqueduto do mesencéfalo, 68, 70, 72, 77, 79
Aracnoide-máter, 71, 98, 100, 111
Arco(s), 48
- anterior, 89
- - do atlas, 55, 60, 79, 89, 113
- arterial palmar superficial, 167
- corneano, 51
- da aorta, 192, 194, 206, 207, 214, 215, 219, 224, 368, 369
- - com placa de calcificação, 226
- da cartilagem
- - cricoide, 49
- - cricóidea, 28, 36, 50, 190, 192, 193, 218
- da veia ázigo, 221
- do atlas, 112
- hióideo, 50
- justacólico, 248, 249
- palmar
- - profundo, 169, 170, 171
- - superficial, 166, 167, 169
- plantar, 362
- posterior, 89
- posterior do atlas, 60, 61, 71, 98-100, 109-111
- senil, 51

378 Índice Alfabético

- superciliar, 20
- tendíneo do músculo levantador do ânus, 276, 277, 284
- venoso
- - dorsal, 168
- - - do pé, 354, 356, 358
- - palmar superficial, 177
- zigomático, 4, 7, 9, 29, 38, 40, 42, 43

Área(s)
- auditiva primária, 65
- coberta pela pleura, 181, 183
- - direita, 183
- corticais de reservatório, 69
- da bolsa sinovial, 321
- da gordura infrapatelar, 307
- da traqueia, 216
- de associação
- - auditiva de Wernicke, 65
- - límbica, 65
- - somatossensorial, 65
- - visual, 65
- de Broca, 65
- de Brodmann, 65
- de inserção do tendão cricoesofágico na lâmina cartilagem cricóidea, 49
- de Little, 79
- do côndilo medial em flexão extrema, 307
- do esôfago, 216
- do tecido fibroadiposo, 321
- do timo e tecido adiposo no mediastino anterior, 216
- do trígono colateral, 72
- e sulco do esôfago, 216
- em contato esternocostal com o pericárdio, 183
- funcionais do cérebro, 65
- intercondilar
- - anterior, 312
- - posterior, 312
- nua, 255
- pré-motora ou motora suplementar, 65
- primárias e de associação para olfação, 65
- somatomotora primária, 65
- somatossensor primária, 65
- subcutânea da fíbula, 355
- triangular
- - de poucas trabéculas, 306
- - subcutânea, 316
- vestibular, 71
- visual
- - do córtex, 74
- - primária, 65, 79

Aréola da mama, 132, 184

Artéria(s)
- acompanhante do nervo mediano, 153, 158
- alveolar inferior, 42
- apendicular, 248
- - no mesoapêndice, 261
- arqueada, 358
- auricular posterior, 29
- axilar, 142, 144, 149, 194, 195, 219, 371
- - esquerda, 190, 191
- - segunda parte, 192, 193
- basilar, 66, 67, 68, 78, 84
- - com ramos pontinos, 67
- - na cisterna pré-pontina, 60
- braquial, 151, 153, 157-160
- - profunda, 152
- carótida
- - comum, 29-36, 45, 47, 144, 148, 207, 219, 367, 368
- - - direita, 37, 190-195, 218
- - - esquerda, 37, 190-194, 214, 218, 224, 366
- - emergindo do forame lacerado, 58
- - externa, 29-36, 44, 56, 71
- - interna, 31, 34-37, 44, 45, 47, 51, 53, 56, 59-61, 66-68, 71, 78
- - - dando origem à artéria cerebral média, 47
- - - e raiz superior da alça cervical, 32

- cerebelar
- - inferior
- - - anterior, 66, 67
- - - posterior, 66, 67, 71
- - superior, 59, 66, 67, 78
- cerebral
- - anterior, 47, 51, 59, 60, 66-68, 73
- - média, 51, 59, 66-68, 73
- - posterior, 59, 66, 67, 76, 78
- cervical
- - ascendente, 36, 37, 195, 218, 367
- - transversa, 29, 31, 37, 147, 148, 192, 193-195, 219, 367
- - - ramo superficial, 367
- - - superficial, 32, 36
- ciliar(es), 53
- - curta, 54
- - posterior, 51, 53
- circunflexa, 327
- - anterior do úmero, 135, 147, 148
- - da escápula, 146-149, 152
- - femoral
- - - lateral, 230, 330
- - - medial, 327, 330
- - ilíaca
- - - profunda, 271
- - - superficial, 330
- - posterior do úmero, 145-148, 152
- - cística, 246, 255, 256
- - colateral ulnar superior, 151, 153, 158
- cólica
- - direita, 248, 253, 261
- - esquerda, 249
- - média, 248, 253
- - - variação aberrante, 253
- comunicante
- - anterior, 51, 67
- - posterior, 59, 66, 67, 78
- corióidea anterior, 67, 73
- coronária(s), 202
- - direita, 196, 197, 200, 202, 203
- - esquerda, 198, 200, 202, 203
- - TC com reconstrução 3D, 203
- - da base do encéfalo, 67
- - da pelve, 282
- - digital(is), 358
- - dorsal, 174
- - palmar, 167, 170, 169
- - - comum, 169-171
- - plantar, 362
- - do bulbo do pênis, 292
- - do ducto deferente, 278
- - do segmento
- - - anterior
- - - - inferior, 265
- - - - superior, 265
- - - inferior, 265
- - - superior, 265
- - dorsal
- - - da escápula, 37, 367
- - - do nariz, 51
- - - do pé, 354, 358
- - - e veias comitantes, 357, 358
- - - do pênis, 280, 291, 292
- - - superficial, 278
- - - e nervo plantares mediais, 362
- epigástrica
- - inferior, 235, 280, 282
- - - origem, 276
- - superficial, 330
- esofágica, 372
- espinal(is)
- - anterior, 67, 224
- - posteriores, 71, 98
- esplênica, 244, 245, 258, 260, 267, 268, 274, 372
- etmoidal anterior, 51-53
- facial, 29-35, 39, 40, 42, 47
- - transversa, 40

- faríngea ascendente, 34, 35, 37, 45
- femoral, 230, 231, 271, 276, 327, 329-332, 376, 280
- - direita, 330
- - profunda, 327, 330
- - superficial, 327
- fibular, 353
- frênica inferior, 252
- - direita, 264, 274
- gástrica
- - direita, 244, 246, 251
- - esquerda, 244, 246, 247, 251, 258, 260, 267, 372
- gastroduodenal, 244, 246, 247, 255
- gastromental, 247
- - esquerda, 246
- glútea
- - inferior, 281-283, 289, 325
- - superior, 281-283, 289, 325, 333
- - - perfurando o tronco lombossacral, 282
- gonadal, 103
- hepática, 256
- - comum, 244, 246, 255, 267, 268
- - direita, 246, 247, 255
- - esquerda, 246, 247, 255
- - própria, 244, 246, 247, 255
- - - variação, 274
- ileocólica, 248, 253, 261
- ilíaca
- - comum, 271, 279-281, 375
- - - direita, 249, 273, 274
- - - esquerda, 249, 272, 274
- - externa, 233, 235, 271, 276, 280-283, 285, 335, 373
- - - esquerda, 272
- - interna, 271, 280-283, 288
- - - divisão anterior, 283
- - - divisão posterior, 283
- - - esquerda, 272
- iliolombar, 283
- - direita, 273
- - esquerda, 272
- inferior
- - lateral do joelho, 345, 353
- - medial do joelho, 345, 353
- infraorbital, 52, 54
- intercostal
- - posterior, 194, 195, 221
- - superior, 220
- - - esquerda, 207
- interóssea
- - anterior, 158, 176
- - - sobre a membrana interóssea, 160
- - comum, 158, 160
- - posterior, 176
- jejunal, 248
- - ramo da artéria mesentérica superior, 253
- labial superior, 40
- lacrimal, 51, 53, 54
- laríngea superior, 29-35
- lingual, 31, 32, 34, 35, 56
- lobar inferior, 214
- maleolar anterior lateral sobre o tálus, 357
- marginal do colo, 249
- maxilar, 42, 47, 56, 82
- - ramos musculares, 43
- média do joelho, 345
- meníngea
- - média, 42, 47, 56, 82
- - - posterior, 42
- - posterior, 37, 45
- mesentérica
- - inferior, 245, 249, 258, 271, 272, 274, 375
- - superior, 245, 252, 253, 258, 264, 266-268, 273, 274
- metacarpal
- - dorsal, 174
- - palmar, 170, 171
- - plantar, 362

Índice Alfabético

musculofrênica esquerda, 225
obturatória, 235, 280, 281, 283, 288
- acessória, 233
obturatórios, 282
occipital, 29, 34, 35, 37, 44, 108-111
oftálmica, 51, 53, 54, 60
palatina ascendente, 29, 35
pancreaticoduodenal inferior, 272
para o colo transverso, 253
para os linfonodos ilíacos, 283
peitoral
- lateral, 144
- medial, 145
perfurante, 327
perineal, 292
plantar
- lateral, 360-362
- medial, 359, 361
poplítea, 327, 344, 345, 352, 353
principal do polegar, 167, 169, 170
profunda da língua, 29
pudenda
- externa, 330
- - profunda, 280
- - superficial, 376
- interna, 281-283, 289, 290, 292
pulmonar, 200
- direita, 190, 193-195, 204, 205, 214-216, 222
- esquerda, 193, 194, 206, 207, 213-216, 222, 369
radial, 156, 158-160, 163, 166-171, 176, 177
- do indicador, 167, 169, 174
- - origem anômala, 170
- ramo
- - carpal dorsal, 174
- - palmar superficial, 177
radicular, 98
recorrente(s)
- radial, 158, 160
- - sobre o músculo supinador, 160
- ulnar
- - anterior, 160
- - posterior, 153, 158, 160
- tibiais anteriores, 346
renal, 249, 265, 270
- acessórias, 266
- - esquerda, 266
- direita, 252, 264, 266, 268, 273, 274
- esquerda, 245, 266-268, 272
- média, 281, 283, 288
- superior, 249, 281
retas, 248
sacral
- lateral, 281, 282
- - inferior, 283
- - superior, 283
- mediana, 333
safena, 347
sigmóideas, 249
- ramos da artéria cólica esquerda, 375
subclávia, 30, 36, 144-146, 219, 220, 368
- direita, 37, 192-195, 204, 205, 218
- esquerda, 37, 194, 207, 214, 224
subcostal, 263
subescapular, 145-149, 370
submentual, 31, 32, 34
superior
- lateral do joelho, 345, 353
- medial do joelho, 345, 353
supraescapular, 30-33, 36, 37, 139-141, 144-146, 192-195, 218, 219, 367
- variação, 147, 148
supraorbital, 51, 52
suprarrenal(is), 264
- inferior, 252
- superior, 252
supratroclear, 53
tarsais, 358
temporal

- - profunda, 42
- - superficial, 29
- testicular, 261, 274, 278
- - direita, 273
- - esquerda, 272
- tibial(is)
- - anterior, 345, 353
- - - sobre a membrana interóssea, 346
- - posterior, 345, 352-354, 356
- - - ramos soleares, 352
- - - veias comitantes, 355, 357
- tímica, 218
- tireóidea
- - inferior, 31, 35-37, 192, 194, 195, 218, 367, 368
- - superior, 29-36, 45
- torácica
- - interna, 36, 37, 144, 145, 189, 192-195, 218, 219, 368
- - - direita, 205
- - - esquerda, 207, 225
- - lateral, 135, 145-148, 370, 371
- - - ramo para o linfonodo, 370
- - - superior, 145, 146, 149
- - toracoacromial, 370
- - - ramo clavicular, 367, 370
- - - ramo deltóideo, 370
- - - ramo peitoral, 370
- - toracodorsal, 145-149, 191, 371
- - ulnar, 153, 156, 158-160, 163, 166-171, 177
- - ramo(s)
- - - para os músculos flexores do antebraço, 158
- - - profundo, 168
- - do polegar, 160
- - umbilical(is), 232, 233
- - obliterada, 281, 288
- - resquício, 283, 285, 373
- - uterina, 283, 288
- - vaginal, 283, 288
- vertebral, 37, 61, 62, 66, 67, 71, 78, 98, 99, 109-111
- - lateral, 98
- vesical
- - inferior, 280, 281, 283
- - superior, 280, 281, 283, 285, 288, 373
Arteriografia
- braquial, 158
- da coronária direita, 202
- das artérias palmares, 170
- femoral, 327
- pulmonar, 215
Articulação(ões)
- acromioclavicular, 132, 134, 136, 142, 143, 184
- atlantoaxial, 98
- - lateral, 99, 112, 113
- atlantoccipital, 71, 98
- costocondral, 183
- costotransversárias, 223
- cricotireóidea, 49
- cuneonavicular, 359
- da cabeça da primeira costela, 98
- da maxila direita com o osso palatino, 22
- das cabeças das costelas, 223
- do cotovelo, 115
- - esquerdo, 156
- do joelho
- - direito, 341
- - esquerdo, 339, 342
- do ombro, 115
- - direito, 142, 143
- do punho, 115
- do quadril, 336
- - direito, 333
- - - com fêmur removido, 334
- - e articulação sacroilíaca esquerdas, 336
- - esquerdo, 335
- dos processos, 99

- - articulares, 99, 102, 103, 113
- esternoclavicular, 183, 184, 217
- incudoestapedial, 58
- incudomaleolar, 58
- interfalângica, 115, 359
- - distal, 164
- - proximal, 164
- manubriosternal, 183, 184, 217
- mediocarpal, 177
- metacarpofalângica, 164
- - do hálux, 359
- radiulnar, 154
- - distal, 155
- - proximal, 154, 156
- sacrococcígea, 282
- sacroilíaca, 96, 336
- talocalcânea, 359
- - e talocalcaneonavicular direitas, 358
- temporomandibular, 6
- - cápsula, 42
- - disco articular, 42
- tibiofibular
- - distal, 315
- - proximal, 315
- uncovertebral, 112
- xifosternal, 182, 184
Artrografia do quadril por RM, 334
Artroscopia
- do cotovelo, 156
- do ombro, 135
- do tornozelo, 355
Asa
- da crista etmoidal, 26
- do nariz, 38
- do sacro, 93, 101, 102
- do vômer, 25
- maior do osso esfenoide, 1, 3, 4, 11, 43
- - formando a parede lateral, 12
- menor
- - do osso esfenoide, 1, 3, 11, 43
- - - formando o teto, 12
- - dos seios esfenoidais, 25
Ascite, 241
Aspiração e injeção na articulação do joelho, 342
Assoalho
- da axila, 186
- do quarto ventrículo, 71, 76
- dos seios maxilares, 3
Associação auditiva, 65
Átrio
- direito, 196, 197, 199-201, 203
- esquerdo, 197, 198, 200, 201, 203, 214
Audição, 65
Aumento do linfonodo cervical, 32
Aurícula
- direita, 191, 196-199, 201
- do átrio direito, 201
- esquerda, 196-198, 203
Ausculta do pulso da artéria braquial, 157
Auscultação de sons cardíacos, 184
Avulsão do epicôndilo medial, 122
Axila
- direita
- - com linfadenopatia moderada, 370
- - e linfonodos, 371
- - parede anterior do tórax, 144
- - e plexo braquial direitos, 145
Áxis, 98, 110, 111

B

Baço, 245, 249, 259, 260, 270, 365, 372
- face visceral, 259
- margem
- - inferior do, 259
- - superior do, 259
Bainha(s)

380 Índice Alfabético

- do músculo
- - psoas maior, 267
- - reto do abdome, 228, 229, 232, 301
- - - anterior, 230
- - - margem da, 234
- do processo estiloide, 23
- dos tendões dos músculos flexores, 171
- dural
- - das raízes do primeiro nervo sacral, 101
- - do nervo óptico, 52
- - do segundo nervo torácico, 99
- - sobre o gânglio sensitivo do nervo espinal, 98
- fascial axilar, 370
- fibrosa
- - dos flexores, 167
- - dos músculos flexores, 171, 172, 361
- - flexora, 360
- meníngea, 111
- posterior do músculo reto do abdome, 233
- sinovial, 167, 175
- - dos tendões flexores, 166
Bário no esôfago, 226
Base, 307
- da falange, 178
- - distal, 164
- - média, 164
- - - do dedo médio, 128
- - proximal, 164, 172, 363, 364
- - - do dedo anular, 128
- da mandíbula, 18
- da próstata, 280
- do apêndice vermiforme, 261
- do crânio occipítal, 3, 112
- do estribo na janela do vestíbulo, 58
- do osso
- - metacarpal, 164
- - metatarsal, 362, 364
- do primeiro
- - metacarpal, 128, 129, 168, 172, 178
- - metatarsal, 318, 363
- do quarto metacarpal, 173, 128
- do quinto metatarsal, 318
- do sacro face superior, 93
- do segundo metacarpal, 173
- do terceiro metacarpal, 173, 178
Bexiga urinária, 232, 233, 260, 269, 271, 279, 281, 283, 286, 287, 375
Bifurcação da aorta, 231
Bigorna, 57, 58
- ramo longo, 57
Biopsia
- do fígado, 237
- renal, 263
Bloqueio(s)
- do nervo
- - alveolar inferior, 43
- - digital, 167
- - intercostal, 188
- - pudendo, 289
- do plexo
- - braquial, 149
- - celíaco, 252
- - lombar, 328
- do tornozelo, 358
Bócio, 30
Bolha etmoidal, 12, 26, 55
Bolo omental, 239
Bolsa(s)
- do músculo semimembranáceo, 342
- do olécrano margem da, 153
- do tendão do músculo
- - poplíteo, 342
- - psoas, 333
- faríngea, 46
- infrapatelar profunda, 342
- omental, 236, 253, 260
- radial, 167
- subacromial, 142

- subescapular, 142
- suprapatelar, 341, 342
- ulnar, 167
Borda
- alveolar, maxila, 43
- cortada da primeira costela, 193
- do tegme timpânico, 9
- medial da escápula, 138
Braço, 115
- direito, 151, 152
- do colículo inferior, 70
Bregma, 8
Broncografia do pulmão
- direito, 212
- esquerdo, 213
Broncoscopia, 210
Bronquiectasia, 219
Brônquio(s)
- lingular
- - inferior, 213
- - superior, 213
- lobar
- - inferior, 194, 195, 213-215
- - - direito, 193
- - - esquerdo, 193, 212
- - médio, 193, 195, 214, 215
- - - direito, 216
- - superior, 193-195, 204, 205, 213-215
- - - direito, 212, 216
- - - divisão inferior, 213
- - - divisão superior, 213
- - - esquerdo, 212
- principal
- - direito, 193, 195, 204, 205, 212, 214, 215, 220, 369
- - esquerdo, 195, 206, 207, 212-216, 222, 369
- segmentares, 209
- - anteriores, 213
- - apicoposteriores, 213
Bulbo(s), 60, 61, 66-68, 70, 74, 84, 100
- da veia jugular, 56, 57
- do olho, 51, 53, 54, 60
- do pênis, 281
- olfatório, 59, 66, 78
- vertebral, 62
Bursite
- do membro inferior, 342
- do olécrano, 153
- pré-patelar, 342

C

Cabeça, 1
- clavicular do músculo esternocleidomastóideo, 28, 30, 32, 134, 217
- curta do músculo bíceps
- - braquial, 135, 142, 150, 151, 219
- - femoral, 306, 309, 327, 332
- da costela, 181
- da falange, 178
- - média, 164
- - - do dedo médio, 128
- - proximal, 164
- - - do dedo anular, 128
- da fíbula, 315, 316, 337, 338, 342, 343, 346, 347
- da mandíbula, 18, 38
- da nona costela esquerda, 225
- da primeira costela, 183
- da ulna, 125, 170, 173, 178
- de medusa, 232
- do capitato, 172
- do epidídimo, 278
- do fêmur, 302, 304, 335, 336
- do metacarpal, 163, 164
- do núcleo caudado, 74, 75, 76
- do pâncreas, 253, 257
- - e nível da segunda vértebra lombar, 227
- do primeiro

- - metacarpal, 128, 129, 178
- - metatarsal, 318, 354
- do quinto metacarpal, 128, 318
- do rádio, 124, 126, 153-156
- do segundo
- - metacarpal, 172
- - metatarsal, 363
- do tálus, 318, 320, 321, 364
- do terceiro metacarpal, 178
- do úmero, 120, 142, 143
- esternal do músculo esternocleidomastóideo, 28, 30, 32, 134, 217
- inferior do músculo pterigóideo lateral e lâmina lateral do processo pterigóideo, 44
- lateral do músculo
- - gastrocnêmio, 309, 337, 338, 341, 346, 347, 350, 351
- - reto do abdome, 299, 301
- - tríceps braquial, 121
- longa do músculo, 117, 119
- - bíceps
- - - braquial, 151
- - - femoral, 290, 327, 332
- - - semitendíneo, 290
- - tríceps braquial, 119, 136, 137, 139, 140, 149-151
- medial do músculo, 350
- - gastrocnêmio, 309, 338, 347, 351
- - reto do abdome, 299, 301
- - tríceps braquial, 121, 123, 150
- oblíqua do músculo, 130
- - adutor
- - - do hálux, 362
- - - do polegar, 171
- profunda do músculo
- - pterigóideo medial, 10
- - temporal, 43
- radial do músculo flexor superficial dos dedos, 160
- reflexa do músculo, 334
- - reto femoral, 295, 301, 334
- reta do músculo, 334
- - reto femoral, 295, 297, 299, 301, 334
- superficial do músculo
- - pterigóideo medial, 10
- - temporal, 43
- superior do músculo pterigóideo lateral, 10
- transversa do músculo, 130
- - adutor do hálux, 362
- - do dedo mínimo adutor do polegar, 171
- ulnar do músculo pronador redondo, 160
- umeral do músculo pronador redondo, 160
- umeroulnar do músculo flexor superficial dos dedos, 160
Cadeia(s)
- horizontal de linfonodos inguinais superficiais, 376
- lombares ascendentes, 374
- simpática lombar, 274
- vertical de linfonodos inguinais superficiais, 376
Calázio, 51, 52
Calcâneo, 293, 318, 354, 359, 362, 364
- esquerdo, 321
Calcanhar, 356
Calcar
- *avis*, 72, 74, 75
- *femorale*, 306
Cálculos
- biliares, 257
- das vias urinárias, 269
Cálice renal
- maior, 265, 269
- menor, 265, 269
Camada
- anterior
- - da bainha do músculo reto do abdome, 133
- - da fáscia toracolombar, 267
- - do ligamento esplenorrenal, 260

Índice Alfabético

média da fáscia toracolombar, 267
posterior
- da fáscia toracolombar, 267
- do ligamento esplenorrenal, 260
ampo ocular frontal, 65
anal(is)
anal, 279, 281
carótico, 9, 23, 57
condilar, 9
da mandíbula, 42
do nervo, 27
- facial, 57
- hipoglosso, 9, 11, 17
facial conduzindo ao forame
estilomastóideo, 58
femoral, 231
incisivo, 12, 17, 21
infraorbital, 21
acrimonasal, 12
óptico, 11, 12, 25
ósseo da cóclea, 58
palatinos menores, 22
palatovaginal, 9
pilórico, 251, 252
pterigóideo, 25
sacral, 93, 94, 95
sacral com cisto, 277
semicircular
- anterior, 57, 58
- lateral, 57, 58
- - ampola, 58
- posterior, 58
- superiores, 14
vomerovaginal, 9
analículo(s)
comum, 51
da cóclea, 23
do ramo timpânico do nervo
glossofaríngeo, 23
do vestíbulo, 23
inferior, 51
lacrimal inferior, 51
mastóideo do ramo auricular do
nervo vago, 23
superior, 51
anino, 13
da dentição
- decidual, 13
- permanente, 13
ânula na ampola hepatopancreática
(de Vater), 257
apitato, 128, 129, 168, 173, 177, 178
apítulo, 122, 154
do úmero, 126, 153, 154, 156, 161
margem lateral do, 122
ápsula
articular, 142, 143, 156, 342
- distendida, 154
- parte posterior, 341
da articulação
- atlantoaxial lateral, 71
- do joelho, 351
- do ombro, 142
- do quadril, 335
- esternoclavicular, 36
- temporomandibular, 29, 40
- tibiofibular proximal, 339
externa, 75, 77
extrema, 75, 77
interna, 76, 77
renal fibrosa, 267
arcinoma
da bexiga, 260
da língua, 56
da próstata, 281
de mama, 185
de ovário, 287
do ânus, 291
do intestino grosso superficial, 280

- do pâncreas, 257
- do pulmão, 216
- do útero, 288
- renal, 268
Cárdia, 372
Carina da traqueia, 193, 212
- aspecto interno, 195
Cartilagem(ns)
- aritenóideas, 48
- - face lateral esquerda, 50
- - face medial direita, 50
- articular
- - da patela, 342
- - face superior, 342
- corniculada, 49
- - e ápice da cartilagem aritenóidea, 50
- - na prega ariepiglótica, 49
- cricóidea, 48, 217
- - e inserções musculares, 48
- cuneiforme, 49
- - na prega ariepiglótica, 49
- epiglótica, 47, 48, 50
- hialina
- - da cabeça do fêmur, 335
- - do acetábulo, 335
- tireóidea, 48, 60
- - proeminência laríngea, 48
Carúncula lacrimal, 51
Cateter(es)
- introduzido na parte abdominal
da aorta, 327
- lacrimais, 51
- na origem da aorta, 202
- na parte ascendente da aorta, 202
- pós-natal na veia umbilical, 232
Cateterização da veia
- jugular interna, 36
- subclávia, 36, 220
Cauda
- do epidídimo, 278
- do núcleo caudado, 76
- do pâncreas, 253, 257, 260
- equina, 101, 260, 270
Cavidade(s)
- da articulação da cabeça de costela, 223
- da concha, 57
- da túnica vaginal, 278
- da vagina, 288
- do pericárdio, 207
- do útero, 260, 285, 286
- glenoidal, 142, 143
- glenóidea margem da, 116
- nasal
- - direita e gânglio pterigopalatino, 55
- - parede lateral, 12
- oral, 43
- orbital, 1
- pleural, 366
- uterina, 373
Caxumba, 33
Ceco, 230, 242, 248, 260, 261
Células
- aéreas mastóideas, 58
- etmoidais, 3, 12
- - anteriores, 55
- - esquerdas, 60
- - mastóideas, 57
Celulite orbitária, 53
Centro(s)
- secundários de ossificação, 131, 322
- tendíneo do músculo diafragma, 225, 270
Cerebelo, 60, 68, 77
Cimba da concha, 57
Cintura do escafoide, 128
Círculo arterial do cérebro, 67
Circuncisão, 278
- genital feminina, 289
Cirrose hepática, 254
Cirurgia(s) de substituição

- da articulação do joelho, 343
- total do quadril, 335
Cisterna, 60
- cerebelobulbar, 60
- circundante, 60
- do quilo, 365, 372
- - na região posterior da parede superior do
abdome, 372
- interpeduncular, 76
- magna, 60
- pré-pontina, 60
- quiasmática, 60
Cistite, 280, 286
Cisto(s)
- branquiais, 31
- de Baker, 345
- de Gartner na parede da vagina, 290
- de ovário, 286
- do punho, 175
- esplênicos, 259
- meibomiano, 51, 52
- na cauda equina, 286
- poplíteo, 345
- renal, benigno, 245
Cistocele, 289
Cistoscopia, 280
- da próstata, 281
Claudicação intermitente, 332
Claustro, 74, 75, 77
Clavícula, 28, 30, 48, 133-135, 142, 143, 149,
179, 217, 219, 370, 371
- direita, 118
- esquerda, 118, 119, 367
- fraturada, 119
- margem de corte da, 147, 148
Clitóris, 285, 289, 290
Clivo, 11, 12, 17, 55, 60, 61, 79, 84
Coágulo sanguíneo na cavidade
do útero, 286
Cóanos, 9, 17, 60, 61
Coarctação da aorta, 207
Coccidinia, 94
Cóccix, 87, 88, 94, 96, 260, 277, 279, 289,
324, 334
Cóclea, 58
Colangiopancreatografia
- endoscópica retrógrada, 257
- por ressonância magnética, 257
Colecistectomia, 238, 257
Colículo
- facial, 71
- inferior, 70, 71, 76
- - do mesencéfalo, 68
- seminal, 279, 281
- superior, 70
- - do mesencéfalo, 68
Colo
- anatômico, 120
- ascendente, 236-239, 241-243, 248, 253,
260, 261
- cirúrgico, 120
- da bexiga urinária, 285, 373
- da costela, 181, 223
- da escápula, 116
- da fíbula, 311, 316
- da mandíbula, 18, 47
- da primeira costela, 183, 205, 220
- da vesícula biliar, 256
- descendente, 237-239, 249
- do fêmur, 302, 304, 335, 336
- do pâncreas, 253
- do rádio, 124, 126, 154, 155
- do tálus, 318, 320, 359, 364
- do útero, 285, 286, 288, 373
- - óstio externo, 285
- - óstio interno, 285
- sigmoide, 260, 273, 274, 279, 280, 285,
286, 375

382 Índice Alfabético

- - transverso, 230, 237-239, 241-243, 246-249, 253, 254
- Colostomia, 250
- Coluna(s)
- - anterior do fórnice, 68, 74
- - renal, 265
- - vertebral, 87, 101, 103, 113
- - - e medula espinal, 98, 99, 100
- - - região lombar
- - - - inferior, 102
- - - - superior, 102
- Comissura
- - anterior, 68, 75
- - - do lábio maior, 289
- - posterior, 68
- - - do lábio maior, 289
- Componentes autônomos do abdome, 274
- Compressão do nervo
- - espinal, 102
- - interósseo
- - - anterior, 160
- - - posterior, 161
- Comunicação com veia safena parva, 356
- Concha nasal
- - inferior, 1, 12, 43, 55, 56
- - - direita, 26
- - - margem de corte da, 55
- - - - entre a mucosa e o periósteo, 55
- - média, 1, 26, 55, 56
- - superior, 26, 55, 56
- - suprema, 56
- Côndilo
- - da tíbia margem do, 337
- - do fêmur margem do, 337
- - lateral, 304, 307, 308, 310, 312
- - - da tíbia, 315, 339, 340, 341, 343
- - - do fêmur, 339, 341, 343
- - medial, 307, 308, 310-312
- - - da tíbia, 339, 340, 343
- - - do fêmur, 339, 341, 343, 347, 351
- - - na epífise distal, 304
- - occipital, 7, 9, 17, 27
- Cone
- - arterial, 197, 198
- - - do ventrículo direito, 199, 201
- - de luz, 57
- - medular da medula espinal, 101
- Conexões venosas do escroto, 230
- Constrição uretral, 281
- Continência fecal, 285
- Contratura
- - de Dupuytren, 166
- - isquêmica de Volkmann, 151, 160
- Coração, 184, 196, 200
- - com vasos sanguíneos, 197, 198
- - esqueleto fibroso, 201
- Corda(s)
- - do tímpano, 42, 44, 56-58, 82, 85
- - oblíqua do úmero, 154
- - tendíneas, 199, 200
- - - interventricular, 200
- Corno(s)
- - anterior do menisco
- - - lateral, 313, 340
- - - medial, 313, 340
- - coccígeo, 94
- - frontal do ventrículo lateral, 72, 74-76
- - inferior, 48
- - maior
- - - do osso hioide, 31-34, 49
- - - esterno-hióideo, 48
- - menor, 48
- - occipital do ventrículo lateral, 72-75
- - posterior do menisco
- - - lateral, 313, 340
- - - medial, 313, 340
- - superior, 48
- - temporal do ventrículo lateral, 72, 74
- - - direito, 73

- Coroa da glande, 278, 329
- Corpo(s), 48, 182
- - adiposo
- - - da bochecha, 32, 40
- - - da órbita, 51
- - - pararrenal, 267
- - anoccocígeo, 289, 291, 292
- - caloso, 60, 74, 76, 77
- - cavernoso do pênis, 279, 291, 292
- - da costela, 181
- - da falange, 178
- - da mandíbula, 1, 4, 13, 17, 18, 32, 39, 40, 42
- - da nona vértebra torácica, 222
- - da primeira
- - - costela, 183, 204
- - - vértebra, 99
- - - - lombar, 101
- - - - sacral, 93
- - - - torácica, 100
- - da quarta vértebra nervo lombar, 102
- - da quinta vértebra, 102
- - - cervical, 98
- - - lombar, 95
- - da sétima vértebra, 99
- - da terceira vértebra cervical, 99
- - da vesícula biliar, 255, 256
- - do áxis, 112
- - do epidídimo, 278
- - do esfenoide com Vômer, 25
- - do esterno, 179, 183, 189
- - do fêmur, 302, 335
- - do fórnice, 74, 76
- - do ílio, 294
- - do ísquio, 294, 296
- - do metatarsal, 364
- - do núcleo caudado, 74, 76
- - no ventrículo lateral, 68
- - do osso
- - - esfenoide, 3
- - - - formando a parede medial, 12
- - - hioide, 28, 30, 32, 48, 50, 56
- - do pâncreas, 257, 270
- - do pênis, 278
- - do períneo, 289-291
- - do primeiro metatarsal, 318
- - do púbis, 235, 294, 296, 300
- - do quinto metatarsal, 318
- - do útero, 288
- - esponjoso do pênis, 291, 292
- - estranhos retossigmóideos, 250
- - gástrico, 251, 252
- - geniculado
- - - lateral, 70, 79
- - - medial, 70, 79
- - lúteo, 286
- - mamilar, 66, 68, 70, 79
- - vertebral, 89-92, 102, 223
- - - L5, 285
- Córtex
- - do lobo insular, 75, 77
- - pré-frontal, 65
- - renal, 265
- Costela(s), 179, 369
- - cervical, 144
- - e relações, 181
- - ossificação, 97
- Cotovelo
- - de tenista, 157
- - direito, 153, 154
- - esquerdo, 153, 154, 156, 158, 161
- - radiografias, 154
- - secção coronal, 156
- Coxa direita, 326
- Coxim de tecido adiposo, 359
- Cranianos autônomos, 85
- Crânio, 1, 5, 16
- - com padrão em "sal e pimenta", 8
- - de um feto a termo, 14
- - face

- - externa da base, 9, 11
- - interna da calvária, 8
- - inserções musculares, 2, 6, 10
- - metade esquerda em corte sagital, 17
- - ossos da órbita esquerda, 12
- - radiografia, incidência occipitofrontal a 15°, 3
- - região infratemporal direita, 7
- - vista
- - - lateral direita, 4
- - - posterior, 7
- - - superior, 8
- Craniotomia, 61
- Crista(s)
- - conchal, 21, 22
- - do músculo supinador, 125, 161
- - etmoidal, 3, 11, 17, 21, 22, 26, 53
- - frontal, 8, 11, 20
- - ilíaca, 88, 96, 104, 105, 231, 274, 294, 296, 298, 324, 333, 334, 335
- - - esquerda, 272
- - infratemporal, 7
- - - da asa maior, 25
- - - - do osso esfenoide, 9
- - intertrocantérica, 304
- - lacrimal
- - - anterior, 4, 12, 21
- - - posterior, 4, 12, 21
- - longitudinal, 300
- - medial, 316
- - nasal, 21, 22
- - obturatória, 294, 300
- - occipital
- - - externa, 9, 110, 111
- - - interna externa, 27
- - púbica, 296, 298, 300
- - sacral
- - - lateral, 94
- - - medial, 94
- - - mediana, 93, 94
- - sagital, 20
- - supracondilar
- - - lateral, 122
- - - medial, 122
- - terminal, 199, 201
- - - intervenoso, 199
- - vertical, 307
- Cruzamento lombar, 374
- Cuboide, 318, 320, 362, 364
- Cuneiforme
- - intermédio, 318, 320, 364
- - lateral, 318, 320, 364
- - medial, 318, 320, 359, 363, 364
- Cúneo, 64
- Cúpula
- - da cóclea, 58
- - do músculo diafragma e margem superior do fígado, 227
- Curvatura
- - maior do estômago, 243, 244, 247, 251, 252, 372
- - menor do estômago, 240, 243, 247, 251, 252, 372
- Cúspides da valva da aorta, 197

D

- Décima
- - costela, 91, 260
- - primeira costela, 263
- - primeira vértebra torácica, 91
- - segunda costela, 102, 179, 189, 263
- - segunda vértebra torácica, 91
- Decussação das pirâmides, 70
- Dedo(s)
- - anular esquerdo expansão extensora, 176
- - de martelo, 167, 320
- - em gatilho, 170
- - indicador direito, 167, 172

Índice Alfabético 383

movimentos, 164
ente(s)
do áxis, 55, 60, 61, 89, 112, 113
do siso, 13
impactado, 18
permanentes vista lateral esquerda e
anterior, 13
Derivação femoropoplítea, 332
Desenvolvimento genital ambíguo, 290
Dextrocardia, 203
áfise
da falange
média do dedo médio, 128
proximal, 128
do primeiro metacarpal, 128, 129
do quinto metacarpal, 128
do segundo metacarpal, 128
Diafragma, 225, 270
urogenital, 281
agramas do peritônio, 243
gitações do músculo serrátil anterior, 186
ploe, 11
sco(s)
articular, 173, 177
da articulação radiulnar distal, 172
do nervo óptico, 53
fibrocartilagíneo, 143
intervertebral, 98, 99, 223, 225, 260
da quinta vértebra lombar, 276
entre o áxis e a terceira vértebra cervical, 60
lombar, 103
spositivos contraceptivos intrauterinos, 287
ssecção do escalpo, 5
ssecção
da aorta, 224
de linfonodo axilar, 370
de pescoço, 367
venosa, 159
sseminação intracraniana de infecções
scalpo, 9, 39
ace, 9, 39
vertículo de Meckel, 248
visão
interior da artéria renal, 265
mandibular do nervo trigêmeo, 47, 81
maxilar do nervo trigêmeo, 81
oftálmica do nervo trigêmeo, 81
osterior, 265
oença
ostocondral, 183, 189
da glândula suprarrenal, 264
de Crohn, 250
de Milroy, 376
de Osgood-Schlatter, 312
diverticular, 242
pancreática, 245
orso, 105-107
natomia de superfície, 104
da mão
direita
- artérias, 176
- ligamentos e articulações, 173
esquerda, 163, 174, 175
da sela, 11, 12, 17, 25, 60
de punho e mão direitos, 175
do nariz, 38
do pé direito, 358
coluna vertebral, 87
enagem
e abscessos subfrênicos, 236
o ducto
linfático direito, 365
torácico, 365
intercostal, 222
cto
ístico, 246, 247, 255-257
olédoco, 255-258
e Santorini, 257
e Wirsung, 257

- deferente, 230, 233-235, 271, 278-281
- - esquerdo, 282
- hepático
- - comum, 247, 255-257
- - direito, 246, 247, 257
- - esquerdo, 246, 247, 256, 257
- - intralobular do pâncreas, 257
- lacrimonasal, 51
- lactífero, 185
- linfático direito, 31, 37, 365
- pancreático, 246, 257, 258
- - acessório, 257
- - na cabeça do pâncreas, 258
- - principal, 257
- parotídeo, 29, 38, 40
- - emergindo da glândula, 38
- submandibular, 29, 35, 56
- torácico, 37, 214, 218, 221, 225, 365, 367, 368
- - ampola, 367
- - término, 367
- - - no pescoço, 368
- - tórax e abdome inferior, 368
Duodeno, 245, 246
- parte
- - ascendente, 245
- - descendente, 245
- - horizontal, 245, 253
- - superior, 241
Duplicação da veia cava inferior, 268
Duplo contraste enema baritado, 250
Dura-máter, 5, 71, 82, 98-101, 110, 111
- encefálica e nervos cranianos, 61
- sobre a abóbada do crânio, 62

E

Edema escrotal, 278
Efusão
- pericárdica, 196
- pleural, 205
Elefantíase, 376
Elevações sobre os dentes deciduais no corpo
 da mandíbula, 14
Embolização da ilíaca interna, 283
Eminência
- arqueada, 11, 23
- canina, 21
- colateral, 73
- iliopúbica, 294, 296, 298, 300, 333
- medial, 71, 77
- tenar, 163
Empiema, 210, 212
Encéfalo, 1, 76
- cortes
- - axiais do, 75
- - coronais do, 77
- hemisfério cerebral direito, 62
- imagem por RM no plano axial através
 da região superior da ponte, 60
- metade direita do, 68
- vista
- - inferior, 66
- - superior, 62
Endarterectomia carotídea, 34
Endoscopia
- base do encéfalo, 66
- da mucosa olfatória, 79
- intracraniana da base do encéfalo, 67
Enfisema cirúrgico, 204
Entrada
- da veia cefálica na veia deltóidea, 371
- do tórax, 183, 220
- - e mediastino, 218
- - - superior, 219
Enxerto do aneurisma de nervo sural artéria
 poplítea, 345
Epicárdio, 191
Epicôndilo
- lateral, 122, 154, 156, 157, 161, 308

- - do fêmur, 343
- - do úmero, 126, 153
- - faixa posterior, 154
- - medial, 122, 153, 154, 156, 157, 159, 308
- - do fêmur, 343
- - do úmero, 126, 153, 156, 160, 371
Epidídimo, 278
Epífise(s)
- distais, 126
- - do rádio, 173
- proximais, 126
Epifisiólise proximal do fêmur, 322
Epigástrio, 227
Epiglote, 49, 60
Episiotomia, 289
Epistaxe, 79
Equalização de pressão na orelha média, 55
Escafa, 57
Escafoide, 128, 129, 173, 177, 178
Escama occipital, 27
Escanograma (scout) em reconstrução 3D
 de colonografia por TC, 250
Escápula, 115
- alada, 145
- direita, 118
- esquerda, 116-119
- fraturada, 119
- margem medial da, 88, 136, 139-141, 186
Escavação
- retouterina, 260, 285-288, 373
- retovesical do peritônio, 279
- vesicouterina, 260, 285-288, 373
Esclera, 51
Escroto, 278, 291, 331
Esôfago, 37, 193-195, 204-206, 214, 221, 222, 225, 226, 246, 251, 369
Espaço(s)
- de Retzius, 286
- do disco intervertebral no nível L2/3, 113
- intercostais, 222, 369
- para o disco intervertebral, 102
- quadrangular, 152
- retromamário, 185
- retropúbico, 285, 286
- subaracnóideo, 52
- triangular, 152
Espinha
- da escápula, 104-106, 116, 136, 138, 139, 141, 186
- do osso esfenoide, 7, 9, 25, 37
- etmoidal, 25
- genianas superiores e inferiores, 18
- ilíaca
- - anteroinferior, 96, 284, 294, 296, 298, 300, 333
- - anterossuperior, 96, 231, 276, 277, 284, 294, 298, 300, 331, 333, 336
- - posteroinferior, 294, 296, 298
- - posterossuperior, 104, 105, 294, 296, 298, 324
- Isquiática, 96, 277, 282, 284, 294, 296, 298, 300, 334
- nasal, 20
- - anterior, 1, 4, 21
- - do osso frontal, 12
- - posterior, 9, 22
Esplenectomia, 259
Esplênio do corpo caloso, 64, 68, 70, 75, 79
Esplenomegalia, 259, 375
Esplenúnculos, 259
Espondilolistese, 91
Esporão(ões), 305
- supracondilar, 122
Esqueleto
- axial, 87
- e ligamentos da pelve, 284
Estenose
- da artéria carótida, 31
- lombar, 92

384 Índice Alfabético

- pilórica em
-- adultos, 246
-- lactentes, 251
Esterno, 183, 193
- ossificação, 97
Esternotomia mediana, 182
Estômago, 226, 239, 246, 251, 254, 259, 260, 270, 372
- antro, 253
- corpo gástrico, 253
- curvatura
-- maior, 239, 241
-- menor, 244
- face posterior, 241
Estria(s)
- cinzenta caudatolenticular, 75
- de Cushing, 229
- medulares do quarto ventrículo, 71
Estribo, 58
- na janela do vestíbulo, 57
Exame
- da mama, 185
- do colo do útero com espéculo, 286
- do reto, 285
- vaginal, 286
Exostoses femorais, 305
Expansão
- digital dorsal, 176, 355
- do extensor, 130
Extensão, 164
Extravasamento
- de contraste na cavidade abdominal, 287
- de urina, 279
Extremidade
- acromial
-- com face articular, 118
-- da clavícula, 132, 134, 136
- anterior, 26
-- da concha nasal inferior, 26
- do apêndice vermiforme, 261
- do cóccix, 324
- do corno maior do osso hioide, 28, 45, 47
- do processo transverso do atlas, 28
- do trocanter maior do fêmur, 324
- esternal, 183
-- com face articular, 118
- inferior
-- da veia cava inferior, 231
-- do baço, 251
-- do esôfago, 267
-- do reto, 281
- posterior da concha nasal inferior, 26
- tubária do ovário, 287

F

Fabela, 343
Face
- anatomia de superfície, 38
- anterior, 21, 122, 124, 125, 314
-- do rádio, 155
- articular, 334
-- calcânea
--- anterior, 321
--- média, 321
--- posterior, 321
-- da cabeça
--- da costela, 181
--- da fíbula, 315, 316
-- do ligamento calcaneonavicular plantar, 321
-- do maléolo
--- lateral, 315, 316
--- medial, 315
-- do navicular para o tálus, 358
-- do processo transverso, 181, 223
-- do tubérculo da costela, 223
-- fibular, 310, 312
-- inferior, 89, 311
--- da tíbia, 315

-- para côndilo
--- lateral do fêmur, 307
--- medial do fêmur, 307
-- para o capitato, 128
-- para o disco, 126
-- para o escafoide, 126, 177
-- para o fêmur
--- em extensão, 307
--- em flexão, 307
-- para o semilunar, 126, 128, 177
-- para o tríquetro, 128
-- superior, 89
--- da cabeça da costela, 181
--- do áxis, 98
-- talar
--- anterior, 321, 358
--- média, 321, 358
--- posterior, 321, 358
- auricular, 93, 296, 298
- cerebral da asa maior, 25
- costal superior do corpo vertebral, 181
- diafragmática, 216, 259
-- margem inferior, 216
- dissecção superficial, 40
-- das regiões anterior e direita, 39
- do cérebro, 64
- infratemporal, 21
-- da asa maior, 25
-- da asa maior do osso esfenoide, 7
-- da maxila, 7
- interna e sulco etmoidal, 21
- lateral, 21, 124, 310, 312, 316
-- da fáscia de revestimento do músculo obturatório interno direito, 282
-- da fíbula, 311
-- da tíbia, 311
-- do calcâneo, 355
- maleolar
-- lateral, 320
-- medial, 320
- medial, 26, 125, 310, 312, 314, 316
-- da tíbia, 311, 347, 348, 355
-- da tróclea, 122
-- do calcâneo, 320
-- do hemisfério cerebral direito, 60
- nasal, 21
- orbital, 21, 24
-- da asa maior, 25
-- do osso zigomático, 12
- palmar, hamato, 128
- para o ligamento interósseo, 316
- patelar, 308
- pélvica, 93
- poplítea, 308
- posterior, 122, 124, 125, 310, 312, 314, 316
-- da fíbula, 351
-- do calcâneo, 321, 348, 355
-- do ligamento largo, 287
-- do omento maior, 238
- superior
-- da asa do sacro, 94
-- da bexiga urinária, 235
-- da tróclea do tálus, 318
-- do ligamento, 234
-- do ligamento inguinal, 275
-- superolateral, 62
-- do hemisfério cerebral direito, 62
- temporal, 24
-- da asa maior, 25
Falange
- distal, 359
-- do dedo
--- anular, 128
--- médio, 129, 178
--- do hálux, 318
--- do polegar, 128, 129, 178
--- do segundo dedo, 318

-- dedo médio, 129, 178
-- segundo dedo, 318
- proximal, 359
-- do dedo, 128
--- médio, 129, 178
--- mínimo, 128
-- do hálux, 318
-- do polegar, 128, 129, 178
-- do segundo dedo, 318
Faringe
- "aberta", 47
- face posterior, 45
Faringite, 47
Fáscia
- clavipeitoral, 134, 370
- cobrindo o músculo obturador interno, 282
- cremastérica, 234, 278
- cribriforme, 234
- do músculo
-- infraespinal, 137
-- obturador interno, 284
- espermática
-- externa, 278
-- interna, 278
- faringobasilar, 45
- glútea, 326
-- cobrindo o músculo glúteo médio, 324
- infraespinal, 105
- lata, 234, 329, 331, 338, 342, 376
-- cobrindo o músculo tensor da fáscia lata, 376
- pré-vertebral, 367
- profunda, 348, 350
-- cobrindo o músculo fibular longo, 338
-- cobrindo os músculos extensores, 338
-- da região sural, 356
-- formando o retináculo superior dos músculos extensores, 357
-- sobre o músculo sóleo, 348
- renal, 267
- retovesical, 281
- sobre o músculo
-- obturador interno, 277
-- peitoral maior, 185
-- tibial
--- anterior, 347
--- posterior, 351
- subsartorial, 329
- superficial com fibras musculares do dartos, 278
- temporal, 5, 40
- toracolombar, 88, 105-107, 267, 270
-- camada anterior, 103
- transversal cobrindo o músculo transverso do abdome, 235
Fascículo
- do plexo braquial, 142
-- lateral, 144-146, 150, 371
-- medial, 145, 150, 219, 371
-- posterior, 145, 146, 150
Fasciite plantar, 360
Feixe neurovascular calcâneo, 360
Fêmur, 293, 332, 341, 343
- esquerdo, 306
-- e patela, 307
-- epífise
--- distal, 308
--- proximal, 302, 304, 306
-- inserções,
--- corpo, 306
--- epífise proximal, 303
Fenda
- interglútea, 105, 324
- labial e palatina, 14
Feridas no escalpo, 15
Fibras
- anômalas do músculo milo-hióideo, 30
- da divisão inferior da radiação óptica, 79
- do músculo piriforme, 284

Índice Alfabético

do nervo olfatório, 55
inferiores (horizontais), 332
musculares do músculo levantador da pálpebra superior, 51
oblíquas do músculo transverso profundo do carpo do polegar, 176
profundas do ligamento plantar longo, 363
brocartilagem triangular, 173
brose retroperitoneal, 268
bula, 293, 311, 364
esquerda
- epífise proximal, 316
- inserções
- - epífise distal, 317
- - epífise proximal, 317
face posterior, 352, 353
gado, 237, 242, 247, 270, 372
lobo
- de Riedel, 245
- hepático
- - direito, 238, 244, 245, 253
- - esquerdo, 239, 244, 245, 253
vista
- anterior, 254
- inferoposterior, 255
lamento(s)
dos nervos glossofaríngeo, vago e acessório, 67
terminal, 101
ltro, 38
mbria(s)
da tuba uterina, 288
do hipocampo, 73
mose e parafimose, 278
o no canalículo lacrimal, 44
ssura
coriódea, 76
do ligamento
- redondo, 255, 256
- venoso, 251, 255, 256
horizontal, 216
- do cerebelo, 70
longitudinal do cérebro, 62, 64
oblíqua, 213, 216
orbital
- inferior, 1, 7, 9, 12
- superior, 1, 11, 12, 25, 85
petroescamosa, 9, 23
petrotimpânica, 9, 23
primária do cerebelo, 70
pterigomaxilar, 7
timpanoescamosa, 9, 23
stula
arteriovenosa, 76, 166
perianal, 292
exão, 104
exor superficial dos dedos, 130
exura
direita do colo, 243
duodenojejunal, 241, 242
esquerda do colo, 259, 372
hepática do colo, 236
óculo, 70
do cerebelo, 66
pice do cérebro, 47, 60-62
inserida na crista etmoidal, 59
margem de corte da, 62
ontículo
anterior, 14
anterolateral, 14
posterior, 14
posterolateral, 14
rame
cego, 11, 20, 49
da mandíbula, 17, 18
da veia cava inferior no músculo diafragma, 227
de Winslow, 240, 243
esfenopalatino, 12

- espinhoso, 9, 11, 25, 58
- estilomastóideo, 9, 14, 23, 57
- etmoidal
- - anterior, 12, 20
- - posterior, 12, 20
- incisivo, 55
- infraorbital, 1, 12, 21, 54
- nervo e vasos, 38
- interventricular, 68, 72, 74
- intervertebral, 99, 102
- - cervical, 99
- isquiático
- - maior, 284
- - menor, 284
- jugular, 9, 11, 84
- lacerado, 9, 11
- magno, 9, 11, 27, 100
- - margem do, 17, 60, 61, 71
- mastóideo, 9
- mentual, 1, 4, 13, 18
- - nervo e vasos, 38
- obturado, 96, 294, 296, 300, 336
- obturatório com nervos e vasos obturatórios, 284
- omental, 240, 243, 244
- oval, 9, 11, 25, 58, 85
- palatino
- - maior, 9
- - menor, 9
- para o ramo
- - anterior, 95
- - posterior do quinto nervo lombar, 95
- parietal, 7, 8, 24
- redondo, 3, 11, 25, 58
- supraorbital, 1, 12
- transversário, 89, 90
- venoso, 11
- vertebral, 89-92
- zigomático-orbital, 12, 24
- zigomaticofacial, 24
- zigomaticotemporal, 24
Fórceps
- frontal, 74-76
- occipital, 75
Fórnice, 68, 73, 77
- da vagina
- - parte anterior, 285, 288, 373
- - parte posterior, 285, 286, 288, 373
- pilar, 75
Fossa(s)
- anterior do crânio, 59
- canina, 21
- cerebelar, 27
- cerebral superior, 27
- condilar, 27
- coronóidea, 122, 123
- cubital, 160
- - direita, 371
- - esquerda, 157
- da glândula lacrimal, 4, 12, 20
- digástrica, 18
- do acetábulo, 334
- do crânio, 11
- - com dura-máter intacta, 59
- - com parte da dura-máter removida, 59
- do olécrano, 122, 123, 154, 156
- escafóidea, 9, 25
- hipofisial, 4, 11, 12, 17, 25
- ilíaca, 96, 284, 296, 298, 300
- incisiva, 9, 21
- infraclavicular, 28, 132, 217
- infraespinal, 116, 139, 141
- infratemporal, 42
- intercondilar, 308, 341, 343
- isquioanal, 290, 292, 326
- - e músculo levantador do ânus, 324
- - gordura removida, 289
- jugular, 23
- maleolar, 315, 316

- mandibular, 7, 9, 23
- - esfenoide, 9
- oval, 199
- poplítea, 337
- - dissecções
- - - progressivas, 345
- - - superficiais, 344
- - e região sural superior esquerda, 351
- posterior direita do crânio, 61
- pterigopalatina, 7
- radial, 122, 123
- subarqueada, 23
- subescapular, 116
- sublingual, 18
- submandibular, 18
- supraclavicular, 132, 217
- supraespinal, 116, 139, 141
- temporal direita, 41
- triangular, 57
- trocantérica, 302, 304
Fóvea
- coccígea, 94
- costal, 91
- - do processo transverso, 90
- - inferior, 90, 91
- - superior, 90, 91
- da cabeça do fêmur, 302
- do dente do áxis, 89
- - articular superior, 89
- pterigóidea, 18
- superior, 71
- troclear, 20
Fovéolas granulares, 8
Franja da membrana sinovial, 156
Fratura(s)
- com avulsão, 302
- da base do crânio, 11
- da diáfise do fêmur, 304, 306
- da maxila, 19
- da patela, 307
- da tíbia, 314
- da vértebra lombar, 92
- de Colle, 129
- de Pott, 364
- de Smith, 129
- do boxeador, 129
- do calcâneo, 320
- do crânio, 10
- do(s) osso(s)
- - metatarsais, 319
- - sesamoide do hálux, 319
- do tornozelo, 364
- em tripé (ou do arco zigomático), 1
- intertrocantérica do fêmur, 303
- por explosão da órbita, 10
- vertebral, 92, 113
Fundo
- da vesícula biliar, 227, 247, 255, 256
- do olho fotografia oftalmoscópica de retina, 53
- do útero, 285-288, 373
- gástrico, 251
Funículo espermático, 230, 234, 271, 278, 280, 329, 330
Fusão
- da segunda à quarta vértebra, 94
- do processo transverso e a asa do sacro, 95

G

Gânglio
- aorticorrenal, 252, 274
- celíaco, 252, 274
- - e plexo celíaco esquerdos, 267
- cervical
- - inferior, 37
- - médio, 35, 37
- - superior, 37, 45, 47, 85
- cervicotorácico, 207, 220

- ciliar, 44, 53, 54, 82
- do tronco simpático, 102
- geniculado do nervo facial, 44, 58
- inferior do nervo vago, 37, 45
- mesentérico
- - inferior, 274
- - superior, 252, 274
- ótico, 44, 82
- pterigopalatino, 44, 55, 82
- sensitivo
- - do décimo nervo torácico, 101
- - do nervo espinal, 110, 111
- - do oitavo nervo cervical, 99, 100
- - do quarto nervo cervical, 71
- - do quinto nervo
- - - cervical, 100
- - - lombar, 101
- - do segundo nervo torácico, 99
- simpático(s), 101, 195, 221
- - lombares, 274
- submandibular, 35, 56
- trigeminal, 56, 59
- - mandibular, 44
Gangrena de Fournier, 278
Geno
- valgo, 337
- varo, 337
Giro
- angular, 63
- curto da ínsula, 63
- do cíngulo, 64, 68
- frontal
- - inferior, 63
- - medial, 64
- - médio, 63
- - superior, 62, 63
- lingual, 64, 68
- longo da ínsula, 63
- occipitotemporal lateral, 64
- orbitais, 64
- para-hipocampal, 64, 66
- paracentral, 64
- - anterior do lóbulo paracentral, 64
- pós-central, 62, 63, 68
- pré-central, 62, 63, 68
- reto, 64, 66
- supramarginal, 63
- temporal
- - inferior, 63, 64
- - médio, 63
- - superior, 63
Glabela, 1, 4, 20, 38
Glande do pênis, 278
Glândula(s)
- areolares, 184
- bulbouretrais, 291
- hipófise, 60, 61
- - parte anterior, 60
- - parte posterior, 60
- lacrimal, 51-54
- parótida, 30, 32, 34, 39, 40, 43, 47, 56, 82
- - acessória sobrejacente ao ducto parotídeo, 39
- - e ramos do nervo facial, 33
- pineal, 68, 75
- salivares molares, 29
- seminal, 279-281
- - esquerda, 282
- sublingual, 29, 35
- submandibular, 28, 30, 32, 33, 36, 40, 42, 43, 47
- suprarrenal, 252, 264, 267, 270, 274
- - direita, 268, 273
- - e vasos relacionados, 264
- - esquerda, 260, 267, 268, 272
- tireoide, 144
- - cleidomastóideo istmo, 48
- - lobo
- - - direito, 33

- - - esquerdo, 32, 34
- - - lateral, 48
Glaucoma, 52
Globo pálido, 75, 77
Glomo corióideo, 72, 77
Gordura
- axilar, 370
- extraperitoneal, 103
- infrapatelar, 341, 342, 347
- no pericárdio, 254
- suprapatelar, 342
Granulações aracnóideas, 60-62

H

Hálux valgo, 318
Hamato, 128, 129, 168, 173, 177, 178
- fraturado, 130
Hâmulo
- do hamato, 128, 163, 168, 172, 178
- lacrimal, 21
- pterigóideo, 7, 9, 12, 17, 25
Haste colocada para levantar vasos e nervos, 370
Hélice, 57
Hematoma da bainha do músculo reto do abdome, 228
Hemidiafragma
- direito, 191-193
- esquerdo, 192-194
Hemisfério(s)
- cerebelar, 84
- - direito, 62
- cerebrais, 74
- - e tronco encefálico, 76
Hemoperitônio, 267
Hemorragia
- extradural, 4, 17
- periorbital e subconjuntival, 52
- subaracnóidea, 62
- subdural, 61
Hemorroidas, 285
Hérnia
- de hiato, 252
- de Spigelius, 228
- diafragmática, 225
- do obturador, 284
- femoral, 231
- inguinal, 233
- - indireta, 233
- - lombar, 263
- paraumbilical, 232
- umbilical, 232
Herpes-zóster oftálmico, 38
Hiato
- aórtico no músculo diafragma, 227
- do canal do nervo petroso
- - maior, 59
- - menor, 59
- do nervo petroso
- - maior, 11, 23
- - menor, 11, 23
- esofágico, 270
- no músculo diafragma, 227, 251
- maxilar, 21
- sacral, 3
- semilunar, 12, 55
Hidrocefalia, 15
Hidrocele, 278, 291
Hilo
- do rim, 264
- esplênico com artéria e veia esplênicas, 372
- renal, 264, 265
- - direito, 227
- - esquerdo, 227
Hiperacusia, 57, 83
Hiperplasia prostática benigna, 281
Hipertrofia
- da tonsila faríngea, 60

- ventricular esquerda, 199
Hipocampo, 72, 73, 76, 77
Hipocôndrio
- direito, 227
- esquerdo, 227
Hipófise, 55
Hipogástrio, 227
Hipospadia, 291
Hipotálamo, 68, 70
Histerectomia, 288
Histerossalpingografia, 287

I

Íleo, 248, 249
- terminal, 261
Imagem
- mediastinais, 208
- por RM
- - da face no plano coronal, músculos da mastigação, 43
- - da fossa hipofisial, 60
- - no plano coronal órbita direita, 52
- - secção coronal, 76
- por TC axial com contraste, 208
Imobilização da região cervical da coluna, 112
Impressão
- cardíaca, 216
- cólica, 255
- da aorta no esôfago, 226
- da artéria meníngea média na dura-máter, 5
- da cabeça lateral do músculo gastrocnêmio, 308
- do arco da aorta, 226
- do brônquio principal esquerdo, 226
- do ligamento costoclavicular, 118
- do plexo venoso pós-cricóideo, 226
- do trato iliotibial, 310
- duodenal, 255
- esofágica, 255
- gástrica, 255, 259
- para o ligamento alar, 89
- renal, 255
- suprarrenal, 255
- trigeminal, 11
- - no ápice meníngeos médios da parte petrosa, 23
Incisura
- antitrágica, 57
- cardíaca, 216
- clavicular, 182
- da escápula, 116
- da mandíbula, 18
- do acetábulo, 294, 300
- esfenopalatina, 22
- esplênica, 259
- etmoidal, 20
- fibular, 314
- frontal, 1, 12, 38
- isquiática
- - maior, 294, 296, 334
- - menor, 294, 296, 300, 334
- jugular, 28, 179, 182-184, 217
- - inferior, 27
- mastóidea, 7, 9, 23
- nasal, 21
- para a primeira cartilagem costal, 182
- para a quarta cartilagem costal, 182
- para a quinta cartilagem costal, 182
- para a segunda cartilagem costal, 182
- para a sétima cartilagem costal, 182
- para a sexta cartilagem costal, 182
- para a terceira cartilagem costal, 182
- parietal, 23
- pré-occipital, 63
- pterigóidea, 25
- radial, 125
- - da ulna, 126
- supraorbital, 20, 38

Índice Alfabético 387

tireóidea superior, 48
troclear, 125, 155
- da ulna, 126, 154-156
ulnar, 124
vertebral
- inferior, 90-92
- superior, 90, 92
nfarto do baço, 259
nfecção por vírus varicela-zóster, 328
Infecção pelo vírus varicela-zóster – cabeça
  e pescoço, 28
parede do abdome, 227, 230
parede do tórax, 223
nfundíbulo
da tuba uterina, 287
etmoidal, 55
hipofisial, 59, 60, 66, 70, 78, 79
njeção
em cotovelo de golfista, 157
intramuscular
- músculo deltoide, 137
- região glútea, 324
nserção
da aponeurose dos músculos flexor profundo
  dos dedos, flexor ulnar do carpo e extensor
  ulnar do carpo, 127
da cápsula da articulação
- atlantoccipital, 10
- temporomandibular, 10
da rafe da faringe no tubérculo faríngeo
  da base do crânio, 45
do disco articular, 126
do menisco lateral ao músculo poplíteo, 340
do músculo
- poplíteo ao menisco lateral, 351
- temporal, 43
do trato iliotibial na tíbia, 338
nstabilidade da articulação atlantoaxial, 112
ntersecção tendínea, 229
do músculo reto do abdome, 228
ntestino delgado, 237, 239, 262, 286
alça, 279
- do íleo, 238
- do jejuno, 238
ntubação
endotraqueal, 49
nasogástrica, 55
ntussuscepção, 260
em crianças, 262
ris por trás da córnea, 51
squemia do intestino, 249
squio, 336
stmo
da glândula tireoide, 28, 36, 50, 190,
  192-195, 218
- sobre a traqueia, 217
da tuba uterina, 287
do giro do cíngulo, 64

anela do vestíbulo, 58
ejuno, 241, 248, 249
origem, 245
oelho
da cápsula interna, 74-76
direito, 337
- dissecção superficial
- - vista lateral, 338
- - vista medial, 338
do corpo caloso, 68, 75
esquerdo, 346, 347
- vistas artroscópicas, 341
- vistas radiográficas e artroscópicas, 343
ugo esfenoidal, 11, 25
unção
gastroesofágica, 226
gastroduodenal, 243
ileocecal, 242, 248

- retossigmóidea, 279, 285, 286
- ureteropélvica, 269

L

Lábio
- da papila ileal, 260
- do acetábulo, 334, 335
- glenoidal, 142, 143
- lateral do sulco intertubercular, 120
- maior do pudendo, 289
- medial do sulco intertubercular, 120
- menor do pudendo, 285, 289, 290
Labirinto etmoidal, 26
Lacerações do menisco, 340
Lambda, 7, 8
Lamela intertubercular do processo
  transverso, 90, 98
- da quinta vértebra cervical, 99
Lâmina, 48
- cribriforme, 26, 79
- - do osso etmoide, 11, 12, 51, 53, 55, 59
- da cartilagem
- - cricóidea, 50
- - tireóidea, 47, 49, 50
- da segunda vértebra lombar, 103
- da sexta vértebra cervical, 71
- da terceira vértebra lombar, 103
- do arco vertebral, 89-93, 95, 223
- - da sexta vértebra cervical, 113
- espiral óssea da cóclea, 58
- horizontal, 22
- - do osso palatino, 7, 9, 12, 17, 22, 26
- lateral do processo pterigoide, 7, 9, 12, 17, 25
- medial do processo pterigoide, 7, 9, 12, 17, 25
- orbital, 22
- - do osso etmoide, 4, 12
- parietal do pericárdio seroso sobre o
  pericárdio, 196
- perpendicular, 22, 26
- - do osso etmoide, 17
- - do osso palatino, 12, 26, 55
- posterior de fáscia toracolombar, 324
- terminal, 68
Laminações do anel fibroso, 103
Laminectomia, 92
Laparoscopia, 241
Laringe, 113
- anatomia de superfície, 48
- corte sagital, 50
- vista
- - interna, 50
- - posterior, 49
Lavagem peritoneal, 236
Lente, 60
Ligadura das tubas uterinas, 285, 287
Ligamento(s)
- alar, 98
- amarelo, 103
- anterior da cabeça da fíbula, 346
- anular do rádio, 156, 161
- arqueado mediano, 270
- arterial, 193, 207, 369
- - ducto arterial, 194
- calcaneocubóideo, 319, 321
- - plantar, 319, 359, 363
- calcaneofibular, 317, 321, 359
- calcaneonavicular, 319, 321
- - plantar, 319, 358, 359, 363
- cervical, 321, 358, 359
- - talocalcâneo, 364
- coccígeo, 282, 297
- colateral, 172
- - da articulação
- - - metatarsofalângica, 363
- - - interfalângica, 172
- - fibular, 309, 311, 317, 339, 340, 342,
  347, 351
- - medial, 311, 314

- - radial, 161
- - - do carpo, 173
- - tibial, 309, 311, 313, 339-342, 347, 351
- - ulnar, 154
- - - anular do rádio, 154
- - - do carpo, 172
- conoide, 117, 142
- coracoacromial, 117, 119, 142
- coracoclavicular, 117
- coracoumeral, 119
- coronário, 255
- costoclavicular, 181
- costotransversário, 181, 223
- - lateral, 181
- - superior, 181, 223
- cricotireóideo, 48
- cruciforme do atlas, 98
- - faixa longitudinal inferior do, 98
- - faixa longitudinal superior do, 98
- cruzado
- - anterior, 309, 313, 339-342
- - posterior, 309, 311, 313, 339-342
- - cuboideonavicular plantar, 363
- - cuneonavicular plantar, 363
- da cabeça do fêmur, 303, 334, 336
- da patela, 307, 311, 313, 337, 340-342, 347
- deltóideo, 358, 359, 363
- denticulado, 71, 98, 100, 111
- esfenomandibular, 19, 56
- esplenorrenal, 236
- estilo-hióideo, 29, 35
- estilomandibular, 19
- falciforme, 230, 232, 236-238, 240, 243,
  245, 254
- - do fígado, 255, 274
- frenocólico, 236
- gastresplênico, 236, 259, 260
- glenoumeral
- - médio, 143
- - superior, 143
- hioepiglótico, 50
- iliofemoral, 295, 299, 301, 303, 305, 333
- iliolombar, 271, 275, 297, 299, 333, 334, 375
- inguinal, 234, 235, 271, 276, 277, 282, 284,
  293, 295, 297, 299, 301, 329, 330, 331,
  333, 376
- interespinal, 101, 103
- - nervo lombar, 102
- interósseo, 314, 317
- isquiofemoral, 295, 301
- lacunar, 235, 271, 277, 282, 284, 299, 301
- lateral da articulação carpometacarpal
  do polegar, 172
- longitudinal, 102
- - anterior, 37, 98, 274
- - - cobrindo o sacro, 284
- - lombar anterior, 102
- - posterior, 98
- meniscofemoral
- - anterior, 339
    posterior, 339, 341
- metacarpal, 176
- - interósseo, 172
- - transversos, 166
- - - profundo, 172
- metatarsal
- - plantar, 363
- - transverso superficial, 360
- nucal, 108, 109
- palmar da articulação
- - carpometacarpal do polegar, 172
- - metacarpofalângica com sulco para
  o tendão dos músculos flexores, 172
- palpebral medial, 51
- - anterior ao saco lacrimal, 38
- pectíneo, 271, 284, 299, 301
- piso-hamato, 130, 172
- pisometacarpal, 130, 172
- plantar longo, 319, 359, 363

- pubofemoral, 301, 333
- pulmonar, 216
- radiado da cabeça da costela, 223
- radiocarpal
- - dorsal, 173
- - palmar, 172
- redondo
- - do fígado, 237, 238, 255, 274
- - - no ligamento falciforme, 239, 241, 244
- - do útero, 228, 229, 234, 283, 285, 287, 288, 373
- retouterino, 288
- sacroespinal, 297, 333, 334
- sacroilíaco(s)
- - direitos, 334
- - interósseo, 297, 299
- - posteriores, 334
- sacrospinal, 282, 284
- sacrotuberal, 284, 289, 290, 292, 297, 325, 334
- supraespinal, 101-103
- suspensor
- - do ovário com vasos ováricos, 287
- - do pênis, 230
- talocalcâneo
- - interósseo, 321, 358, 359
- - lateral, 321
- - medial, 321
- talofibular, 317
- - anterior, 317, 359
- - posterior, 351, 357, 359
- tibiofibular
- - dos dedos, 317
- - posterior, 314, 359
- transverso, 176, 295, 301, 334
- - do acetábulo do fêmur, 334, 336
- - do atlas, 98
- - do joelho, 340, 341
- - inferior, 314, 359
- - superior da escápula, 117, 139, 141, 142
- trapezoide, 117, 142
- triangular, 176
- - direito, 236
- - dorsal, 176
- - esquerdo, 255
- ulnocarpal palmar, 172
- umbilical
- - medial, 235, 285
- - mediano, 235, 285, 373
- útero-ovárico, 285, 287
- vertebropélvicos, 334
Limbo
- da córnea, 51
- da fossa oval, 199
- do acetábulo, 294, 300, 335, 336
Límen da ínsula, 63
Linfadenopatia, 375
- grave da pelve, 375
- menor, 376
- moderada, 376
Linfangiografia
- da pelve, 374
- de abdome, 368
Linfangioma circunscrito, 376
Linfangite, 370
Linfáticos da coxa, 376
Linfedema, 370
Linfogranuloma venéreo, 376
Linfoma, 375
Linfonodo(s), 371
- aórticos laterais, 245, 268, 270, 375
- apical, 370
- axilares, 365
- - aumentados, 135
- - centrais, 370
- - peitorais, 370
- - subescapulares, 370
- - umerais, 370
- broncopulmonares, 216
- celíaco(s), 274

- - aumentado, 244
- cervicais, 365
- - profundos, 367
- Cloquet, 376
- cubitais, 371
- de Virchow, 368
- ilíacos, 365
- - comuns, 374, 375
- - externos, 283, 373-375
- - inguinais, 365
- - profundos, 374
- - superficiais, 229, 230, 374, 376
- - - grupo horizontal, 228
- - - grupo vertical, 228
- intestinais, 365
- jugular interno, 147, 148
- jugulodigástricos, 32, 148
- lombares, 365
- mediastinais, 365
- mesentéricos inferiores, 274
- pré-aórticos, 245, 268
- - dilatado, 375
- sentinela, 370
- supraclavicular, 367
- traqueobronquial(is)
- - esquerdo, 369
- - inferiores, 369
- - superiores direitos, 369
Língua, 43, 49, 50, 56, 60
Língula, 192
- da mandíbula, 17, 18
- do pulmão esquerdo, 216
Linha(s)
- alba, 193, 228-230
- arqueada, 96, 232, 282, 296, 298
- - da bainha posterior do músculo reto do abdome, 375
- áspera, 304, 306
- de reflexão pleural, 181
- epifisial, 143, 343
- espiral, 302, 304
- glútea
- - anterior, 294
- - inferior, 294
- - posterior, 294
- intertrocantérica, 302, 304
- - e inserção da cápsula articular, 333
- milo-hióidea, 17, 18
- nucal
- - inferior, 7, 9, 27
- - superior, 7, 9, 27, 110, 111
- - suprema, 7, 27
- oblíqua, 18
- - anterior, 124
- - da cartilagem tireóidea, 33
- - para o músculo sóleo, 310, 312
- - pectínea, 96, 302, 306, 336
- - do púbis, 296, 298, 300
- semilunar, 228, 230, 232
- supracondilar
- - lateral, 306, 308
- - medial, 306, 308
- temporal
- - inferior, 4, 20, 24, 40
- - superior, 4, 20, 24, 40
- trapezoide, 118
- vertical, 310
Lobo(s)
- anterior do cerebelo, 70
- caudado do fígado, 244, 246, 247, 251, 255, 256
- da glândula tireoide, 30, 36
- de Riedel, 255
- direito da glândula tireoide, 29, 35, 195
- e faces do cérebro, 63
- frontal, 63
- hepático
- - direito, 230, 240, 241, 243, 251, 254-256, 267
- - esquerdo, 240, 243, 254, 255, 256, 260

- inferior, 210, 213
- - do pulmão direito, 254
- insular, 63, 74, 76
- lateral da glândula tireoide, 45, 190, 192-194, 218
- médio, 210
- occipital, 63, 79
- parietal, 63
- posterior do cerebelo, 70
- quadrado, 256
- - do fígado, 240, 244, 255
- superior, 213
- temporal, 43, 60, 63
Lóbulo
- da orelha, 57
- parietal
- - inferior, 63
- - superior, 63
Local
- da membrana do períneo, 290
- de articulação das cartilagens tireóidea e cricóidea, 50
- de fusão da primeira e segunda vértebras sacrais, 94
- de traqueostomia linfonodo para o tronco cervical, 367
- do ponto lacrimal, 51
- para a palpação da artéria carótida comum, 28
Luxação(ões)
- acromioclavicular, 118
- da articulação temporomandibular (ATM), 6
- da cabeça do rádio, 154
- da patela, 307
- do dedo, 129
- do hálux, 318
- do semilunar, 173
- do tarso, 315
- do úmero, 120, 132
- esternoclavicular, 132
- posterior
- - do ombro, 139, 150
- - do quadril, 336

M

Macrodacriocistografia, 51
Mácula lútea com a fóvea central da retina, 53
Maléolo
- lateral, 311, 315, 316, 348, 351, 354, 355, 357, 359, 364
- medial, 311, 314, 315, 348, 351, 354-357, 359, 364
- - longo do hálux, 359
- - tíbia, 356
Malformações espinais, 103
Mama
- drenagem linfática, 185
- feminina glândula mamária, 185
Mandíbula, 13, 30, 33, 43, 60
- endentada na velhice, 13
- inserções musculares, 19
- margem inferior do
- - corpo da, 38
- - ramo da, 18, 38
- - parte alveolar, 18
Manúbrio, 48, 179, 182
- do esterno, 36, 183
Mão, 115
- esquerda, 162
Marca-passo
- cardíaco, 199
- - artificial, 199
- gástrico, 252
Margem
- anal, 289
- anterior, 124, 125, 216, 310, 312, 316
- - da fíbula, 311
- - da tíbia, 311

Índice Alfabético

- do músculo
- - deltoide, 132
- - masseter
- - - e artéria facial, 28
- - - e vasos faciais, 38
- do rádio, 155
- do ramo da mandíbula, 18
costal, 179, 184, 186, 270
escamosa, 24
frontal, 24
inferior, 216
infraorbital, 1, 21, 38
interóssea, 124, 125, 155, 310, 312, 314, 316
lambdóidea, 27
lateral, 116
mastóidea, 27
maxilar, 24
medial, 116, 310, 312
occipital, 24
orbital, 24
pélvica, 233
posterior, 124, 125, 316
sagital, 24
superior, 116
supraorbital, 1, 20
temporal, 24
Martelo, 57, 58
processo lateral, 57
Massa lateral
com a face, 89
- articular inferior, 89
do atlas, 71, 98, 99, 112, 113
- primeira vértebra cervical, 3
- torácica, 99
do áxis, 112
Mastectomia, 185
Mastoidite, 16, 18
Maxila, 1, 4, 13, 14, 26, 43
direita, 21
formando o assoalho, 12
Meato
acústico
- externo, 4, 7, 9, 14, 23, 47, 57, 58
- interno, 3, 11, 23, 58, 58, 83
- - com os nervos facial e vestibulococlear
  e a artéria labiríntica, 71
- - na parte petrosa do osso temporal, 17
nasal
- inferior, 12, 21, 55
- médio, 21, 55
- superior, 55
Mediastino
posterior, 194, 195, 221
- com linfadenopatia moderada, 369
superior, 194, 195
Medula
espinal, 60, 61, 67, 98, 100, 101, 225, 270
- e vasos espinais posteriores, 99
- região cervical, 100
óssea, 365
renal, 265
Melanoma maligno, 358
Membrana
atlantoccipital posterior, 110, 111
intercostal, 181
- externa, 187
- íntima, 189
interóssea, 154, 155, 161, 311, 313, 314, 317, 346
- anterior, 317
obturatória, 284
quadrangular, 49, 50
suprapleural, 181
tectória, 98
timpânica, 57, 58
tíreo-hióidea, 29, 32, 33, 49, 50
Membro
inferior, 293
superior, 115, 155

Meningocele, 103
Menisco
- lateral, 339-342, 347
- medial, 339-343
Meralgia parestésica, 330
Mesencéfalo, 59, 60
Mesentério, 236, 241, 242, 260
- do íleo, 248, 261
- e alças do jejuno, 261
- e colos, 242
Mesoapêndice, 242, 261
Mesocolo
- sigmoide, 288
- transverso, 241
Mesossalpinge, 287
Mesotelioma, 216
Mesovário, 287
Mielite transversa, 100
Mielografia lombar, 101
Mioma(s)
- do útero, 285
- no fundo do útero, 260
Miométrio, 286
Modíolo da cóclea, 58
Molde
- da aorta e
- - dos rins, 266
- - vasos associados, 224
- - da árvore brônquica, 210
- - e vasos pulmonares, 214
- da região inferior da traqueia
  e brônquios, 209
- da veia porta e tributárias e vasos
  mesentéricos, 258
- das artérias pulmonares e brônquios, 215
- de parafina (para suporte) sobrejacente à
  membrana timpânica, 58
- de resina das artérias da cabeça e do pescoço
  feto a termo completo, 15
- do coração e grandes vasos, 203
- do fígado, vias biliares extra-hepáticas
  e vasos associados, 256
- do rim direito, 265
- dos brônquios e ramos bronquiais da
  artéria aorta, 215
- dos rins e dos grandes vasos, 266
- dos ventrículos cerebrais, 72
Monte do púbis, 228, 229, 289
Músculo(s)
abaixador
- - do ângulo, 19
- - - da boca, 2, 6, 33, 39, 40
- - do lábio
- - - inferior, 2, 6, 39
- - - músculo constritor superior da faringe
  inferior, 19
- abdutor
- - curto do polegar, 130, 163, 166-169, 171
- - do dedo mínimo, 130, 162, 163, 166-169,
  171, 174, 176, 319, 355, 359-362, 364
- - do hálux, 319, 355, 358-362, 364
- - longo, 176
- - - do polegar, 127, 130, 159, 161-163,
  168-171, 175
- adutor, 293
- - curto, 276, 295, 301, 305, 306, 330
- - - femoral, 334
- - do hálux, 319
- - - cabeça oblíqua, 361
- - - cabeça transversa, 361
- - do polegar, 163, 166, 168, 171
- - - interósseo, 176
- - longo, 276, 277, 280, 290, 292, 295, 301,
  306, 329-331, 334-376
- - magno, 277, 290, 292, 295, 301, 305, 306,
  309, 324, 326, 327, 332, 345
- - - reto femoral, 334
- ancôneo, 123, 127, 139, 153, 156
- ariepiglótico, 49

- aritenóideo
- - oblíquo, 47, 49
- - transverso, 49, 50
- articular do joelho, 309, 342
- bíceps
- - braquial, 127, 132, 139, 144-146, 149-151,
  153, 158-161, 193
- - - cabeça curta, 147, 148
- - - cabeça longa, 133, 143
- - femoral, 293, 317, 326, 337, 338, 344, 345,
  347, 351, 352
- - - cabeça longa, 289
- - - tendão de cabeça longa, 326
- braquial, 121, 123, 127, 139, 151, 156,
  159, 160
- braquiorradial, 123, 127, 133, 139, 151, 153,
  156-160, 162, 168, 176
- bucinador, 2, 6, 19, 29, 33, 40, 42, 43
- - e ramos bucais do nervo facial, 39
- bulboesponjoso, 281, 290-292
- coccígeo, 95, 276, 277
- - esquerdo, 282
- constritor
- - inferior da faringe, 31, 32, 35, 47, 48
- - - margem superior do, 45
- - médio da faringe, 45, 47, 48
- - - margem superior do, 45
- - superior da faringe, 10, 45, 47
- - - margem superior do, 45
- coracobraquial, 121, 135, 142, 145-151,
  370, 371
- - e cabeça curta do músculo bíceps
  braquial, 117
- - e cabeça curta do músculo bíceps
  braquial, 119
- corrugador do supercílio, 2, 6
- cremaster sobre o funículo espermático, 234
- cricoaritenóideo
- - lateral, 49
- - posterior, 47, 48, 49
- cricotireóideo, 30, 36, 48
- - origem na cartilagem tireóidea, 49
- da mastigação, 43
- da metade esquerda da pelve, 277
- - e região proximal da coxa, 276
- da parede anterior do tórax, 187
- da úvula, 10
- deltoide, 28, 88, 105-107, 115, 117, 119,
  121, 133-143, 147, 148, 150, 152, 186, 219,
  370, 371
- - sobreposto ao tubérculo maior
  do úmero, 132
- diafragma, 181, 183, 196, 204-206, 225, 226,
  230, 232, 240, 252, 254, 255, 259, 260, 268,
  270, 372
- - metade direita do, 226
- - metade esquerda do, 226
- digástrico, 34, 42, 43
- do jarrete, 293
- do períneo, 286
- do tórax, 188, 189
- eretor da espinha, 95, 104-106, 138-141, 267,
  270, 297, 324
- escaleno
- - anterior, 29-33, 35-37, 71, 98, 144-146, 181,
  192-195, 218, 367
- - médio, 29-32, 34, 36, 37, 135, 181
- - posterior, 34, 181
- esfíncter externo
- - da uretra, 297
- - do ânus, 281, 289-291, 326
- - espinal, 105, 107
- - do pescoço, 109
- - espinal lombar, 106
- esplênio da cabeça, 10, 29, 108-111, 138,
  139, 141
- estapédio, 57, 58

390 Índice Alfabético

- esterno, 48
- esterno-hióideo, 29-36, 48, 135, 144, 147, 148, 183
- esternocleidomastóideo, 6, 10, 28, 29, 31-35, 37, 39, 110, 184, 147, 148, 183, 195, 367
- esternotireóideo, 29, 31-35, 48, 135, 147, 148, 183
- estilo-hióideo, 10, 29, 31, 32, 34, 35, 47, 48
- estilofaríngeo, 10, 35, 45
- - com o nervo glossofaríngeo, 47
- estiloglosso, 10, 29, 35, 47
- extensor(es), 153
- - curto, 161, 176
- - - do hálux, 319, 358
- - - do polegar, 127, 130, 161-163, 174, 175
- - - dos dedos, 319, 321, 354, 355, 357, 358
- - - do dedo mínimo, 162, 163, 174, 175, 177
- - - do indicador, 127, 161-163, 174, 175
- - - dos dedos, 161-163, 174, 175, 177
- - longo, 161
- - - do hálux, 317, 319, 346, 354, 355, 357-359
- - - do polegar, 127, 130, 162, 163, 174-176
- - - dos dedos, 313, 317, 319, 346, 347, 354, 355, 357, 358
- - - posterior, 161
- - - - do hálux, 317
- - - - dos dedos, 317
- - radial, 176
- - - curto
- - - - do carpo, 130, 156, 159, 160, 162, 174, 175, 177
- - - - extensores, 161
- - - do polegar, 161
- - - extensores, 161
- - - lateral terminal, 176
- - - longo
- - - - do carpo, 123, 130, 153, 156, 158-160, 162, 174, 175, 177
- - - - do polegar, 161
- - ulnar, 176
- - - do carpo, 130, 161, 162, 174, 175, 177
- fibular(es), 293
- - curto, 317, 319, 351, 354, 355, 357, 358, 363
- - longo, 313, 317, 319, 346, 347, 350, 351, 353-355, 357, 358, 363
- - terceiro, 319, 355, 357, 358
- - - calcaneofibular, 317
- flexor
- - curto, 168, 171
- - - do dedo mínimo, 130, 163, 166-168, 319, 360-362
- - - do hálux, 319, 359-362
- - - do polegar, 130, 163, 166, 167, 169, 171
- - - dos dedos, 319, 359-362, 364
- - do dedo mínimo, 171
- - longo, 159, 160, 362
- - - do carpo, 161
- - - do hálux, 317, 319, 351, 353, 355-363
- - - do polegar, 127, 130, 159, 167-169, 171
- - - dos dedos, 311, 319, 351, 353, 355-358, 361, 362
- - profundo, 158
- - - dos dedos, 127, 130, 159, 160, 167-169, 171
- - radial do carpo, 130, 159, 163, 166-171
- - superficial, 171
- - - dos dedos, 159, 167-169, 171
- - - - cabeça radial, 127
- - - - cabeça umeroulnar, 127
- - ulnar do carpo, 130, 153, 156, 158-160, 163, 166-168, 171
- - - e osso pisiforme, 169, 170
- - frontal, 5
- - gastrocnêmio, 293, 353
- - cabeça
- - - lateral, 344, 345, 352
- - - medial, 344, 345, 352
- - gêmeo
- - - inferior, 289, 297, 301, 325, 333
- - - superior, 295, 301, 325
- gênio-hióideo, 19, 29, 48, 56
- genioglosso, 19, 43, 48
- glúteo
- - máximo, 88, 95, 104, 105, 289, 290, 292, 293, 295, 305, 306, 324-327
- - médio, 289, 295, 303, 305, 324, 325, 335
- - mínimo, 295, 303, 305, 325, 333, 335
- grácil, 276, 277, 289, 290, 292, 295, 301, 311, 313, 324, 327, 329, 330, 332, 338, 344, 345, 347, 351, 352
- - quadríceps femoral, 332
- - reto femoral, 334
- hioglosso, 29, 32, 35, 56
- ilíaco, 95, 230, 233, 274-277, 280, 297, 299, 331, 333, 335, 375
- - direito, 273
- - e ramos de nervo femoral e da artéria iliolombar, 271
- - esquerdo, 272
- iliococcígeo, 277
- iliocostal, 105-107
- iliopsoas, 329-331
- infra-hióideos, 190, 192, 193, 195
- infraespinal, 104-106, 117, 119, 121, 136, 138-142, 152
- intercostal(is), 181
- - direitos, 188
- - externo, 106, 107, 145, 146, 181, 187, 188
- - interno, 145, 181, 187-189
- - íntimo, 188, 189, 194, 195
- interósseo(s), 361
- - dorsal, 171, 176, 364
- - - do polegar e ramo da artéria principal, 176
- - palmar, 171, 176
- intrínsecos da laringe, 49
- isquiocavernoso, 290-292, 297
- latíssimo do dorso, 88, 105-107, 117, 121, 133, 136-141, 144-150, 152, 181, 186, 190, 191, 371
- levantador
- - da escápula, 29, 31, 33, 37, 117, 138-141
- - da pálpebra superior, 51-54
- - da parte descendente, 106
- - das costelas, 181
- - do ângulo da boca, 2, 6, 39
- - do ânus, 235, 282, 284, 286, 289, 290, 292, 297, 324, 326
- - - direito e fossa isquioanal, 282
- - do lábio superior, 2, 6, 39
- - - e da asa do nariz, 2, 6, 39
- - do véu, 10, 47
- - longo
- - - da cabeça, 10, 37, 71
- - - do pescoço, 37, 207, 368
- - longuíssimo, 105, 106, 107
- - - da cabeça, 10
- - lumbrical, 166, 171, 176, 360-362
- - masseter, 2, 6, 10, 19, 32-34, 39, 40, 43
- - mentual, 2, 40
- - digástrico, 19
- - milo-hióideo, 19, 29, 32-35, 42, 48, 56
- - multífido, 107
- - nasal, 2, 6, 39
- - oblíquo
- - - externo do abdome, 88, 105-107, 181, 186, 228, 229, 232, 267, 275, 295, 299
- - - inferior, 51, 52, 54
- - - - da cabeça, 109, 110
- - - interno do abdome, 229, 230, 232, 234, 267, 275, 280, 299, 301
- - - superior, 51-54
- - - - da cabeça, 10, 109
- - obturador
- - - do acetábulo externo, 334
- - - externo, 295, 301, 303, 305, 333
- - - interno, 276, 282, 284, 297, 305, 325
- - - perfurado pelo nervo obturatório, 277
- - - e fáscia, 289
- - - e músculos gêmeos, 303
- omo-hióideo, 34, 48, 139, 141, 145, 146
- oponente
- - do dedo mínimo, 130, 169, 171, 319, 362
- - do polegar, 130, 171
- orbicular
- - da boca, 39, 40
- - do olho, 2, 6, 39, 40
- palatofaríngeo, 10, 47
- palmar
- - curto, 163, 166-169
- - longo, 159, 163, 167
- papilar
- - anterior, 199, 200
- - coronária esquerda, 200
- - posterior, 199, 200
- - septal, 199
- pectíneo, 199, 201, 276, 280, 299, 301, 305, 306, 329-331, 334, 335, 376
- peitoral
- - maior, 28, 30, 121, 135, 139, 142, 144-146, 149, 183, 185, 186, 190, 192, 366, 370, 371
- - - margem inferior do, 132
- - - margem superior do, 132
- - - parte abdominal, 133, 228
- - - parte clavicular, 133
- - - parte esternal, 133
- - menor, 117, 135, 144-149, 187, 190-193, 370, 371
- - piramidal, 228, 234, 299, 301
- - piriforme, 276, 277, 282, 289, 295, 303, 305, 325, 333
- - plantar, 309, 319, 321, 344, 345, 351-353
- - platisma, 2, 6, 19, 30, 33, 40, 43
- - poplíteo, 309, 311, 313, 341, 345, 347, 351, 353
- - prócero, 2, 6, 39
- - pronador
- - - do polegar redondo, 159
- - - quadrado, 127, 159, 160, 171
- - - redondo, 127, 151, 156-160
- - - - cabeça ulnar, 127
- - - - cabeça umeral, 123
- - - - do carpo, 161
- - psoas
- - - maior, 103, 261, 263, 267, 270, 271, 273, 274, 276, 277, 280, 331, 335, 375
- - - - e ilíaco, 303, 305, 306
- - - - esquerdo, 268
- - - menor, 274, 297, 299, 301, 375
- - pterigóideo
- - - lateral, 19, 42, 43
- - - - cabeça inferior, 42
- - - medial, 19, 42-44, 47, 56
- - pubococcígeo, 277
- - puborretal, 281
- - quadrado, 270, 334
- - - do lombo, 181, 267, 270, 271, 273-275, 297, 299, 375
- - - femoral, 289, 295, 301, 303, 305, 306, 325, 327
- - - plantar, 319, 359, 361, 362
- - quadríceps femoral, 293
- - que produzem movimentos na(s) articulação(ões)
- - - do punho, 164
- - - interfalângicas, 164
- - - metacarpofalângicas, 164
- - redondo
- - - maior, 105-107, 117, 119, 121, 136-141, 143, 150, 152, 186
- - - menor, 119, 121, 137-141, 152
- - - - e sulco para artéria circunflexa da escápula, 117
- - - eretor da espinha, 106
- - reto
- - - anterior da cabeça, 10
- - - do abdome, 183, 191, 193, 228-230, 232, 234, 235, 237-239, 241, 242, 271, 279, 285, 286, 373, 375

Índice Alfabético

- femoral, 276, 329, 330, 332, 333
- inferior, 44, 52, 54
- lateral, 43, 51-54
- - da cabeça, 10, 37, 44, 71
- medial, 44, 51-53
- posterior
- - maior da cabeça, 10, 109, 110
- - menor da cabeça, 10
- superior, 51-54
risório, 40
romboide, 104
- maior, 88, 105-107, 117, 138-141
- menor, 88, 106, 107, 117, 138-141
sartório, 230, 276, 277, 295, 297, 301, 311, 313, 329-332, 338, 347, 351, 352, 376
semiespinal, 107
- da cabeça, 10, 109-111
- do pescoço, 109, 110
semimembranáceo, 289, 295, 301, 311, 313, 327, 332, 337, 340, 341, 342, 344, 345, 347, 351, 352
semitendíneo, 289, 311, 313, 324, 326, 327, 332, 337, 338, 340, 344, 345, 347, 351, 352
- e cabeça longa do músculo bíceps femoral, 295, 301
serrátil
- anterior, 106, 107, 117, 119, 132, 133, 144-149, 181, 228, 371
- posterior
- - inferior, 181
- - superior, 139, 141, 181
sóleo, 311, 313, 317, 338, 341, 345, 347, 350-353, 355, 359
subclávio, 30, 135, 147, 149, 181, 370
subcostal, 222
subescapular, 117, 119, 121, 135, 142, 143, 145-150, 371
supinador, 127, 159, 161, 162
- longo do carpo, 161
supraespinal, 117, 121, 138-143
temporal, 2, 5, 6, 19, 29, 40, 42
- cabeça profunda, 42
- subjacente à fáscia temporal, 39
tensor
- da fáscia lata, 276, 295, 330, 331
- da profunda, 329
- do tímpano, 10
- - em seu canal, 57
- do véu palatino, 10, 44, 56
tibial
- anterior, 311, 313, 319, 346, 354, 355, 357, 358, 363
- - e fáscia sobrejacente, 346
- posterior, 311, 313, 317, 319, 351, 354, 355, 357, 358, 359, 363
- - e músculo flexor longo dos dedos subjacentes à fáscia profunda, 356
tíreo-hióideo, 30, 32, 33, 48, 144
- e nervo, 29
- e ramo tíreo-hióideo da alça cervical, 31, 35
tireoaritenóideo, 49
transverso
- do abdome, 229, 232, 233, 249, 267, 270, 275, 297, 299, 301
- do tórax, 183
- superficial do períneo, 289, 290-292, 297
trapézio, 10, 29, 30, 32-34, 88, 104, 106-108, 117, 132, 134-141, 179, 186
- parte
- - ascendente, 105, 106
- - descendente, 105
- - transversa, 105, 106
tríceps braquial, 127, 144, 145, 151, 153
- cabeça
- - curta, 133, 139, 143, 152
- - longa, 107, 139, 152
- - medial, 156
- escápula, 106
- tendão, 139

- vasto
- - intermédio, 303, 305, 306, 309, 330, 332
- - lateral, 276, 303, 305, 306, 329, 332, 335
- - medial, 303, 305, 306, 309, 311, 313, 330, 332, 335, 337, 338
- - - superficial, 329
- zigomático
- - maior, 2, 6, 39, 40
- - menor, 2, 6, 39

N

Narina, 38
Násio, 1, 4
Navicular, 318, 320, 359, 364
Necrose avascular
- da cabeça do fêmur, 334
- do escafoide, 173
Nefrectomia, 267
Nervo(s)
- abducente, 52-56, 58, 59, 61, 66, 67, 70, 78, 83
- acessório, 29-32, 35, 37, 44, 45, 61, 70, 134
- - emergindo do músculo esternocleidomastóideo, 28
- - passando sob a margem anterior do músculo trapézio, 28
- - raiz espinal, 78
- adutor magno, 332
- alveolar(es)
- - inferior, 29, 42, 56
- - inferior dentro do canal, 82
- - superiores posteriores, 82
- anal inferior, 289
- auricular magno, 29-33, 35, 39, 40, 108
- auriculotemporal, 29, 40, 42, 57, 82
- - e vasos temporais superficiais, 38, 39
- axilar, 145-150, 152
- - e vasos circunflexos umerais, 142
- bucal, 42, 40
- - cabeça superior, 42
- - posterior, 42
- calcâneo medial, 348, 355, 356
- carótico interno, 37
- cervicais para o músculo trapézio, 29, 30, 32, 134
- ciliar(es)
- - curtos, 53, 54
- - longo, 53, 54
- coclear, 58, 58
- craniano, 78
- - A1, 81
- - A2, 81
- - A3, 81
- - AV, 81
- - I, olfatório, 79
- - III, oculomotor, 80
- - IV, troclear, 80
- - VI, abducente, 80
- - VII, facial, 83
- - VIII, vestibulococlear, 83
- - IX, glossofaríngeo, 84
- - X, vago, 84
- - XI, acessório, 85
- - XII, hipoglosso, 85
- cutâneo
- - anterior
- - - décimo
- - - - intercostal, 228, 229
- - - primeiro intercostal, 230
- - - segundo intercostal, 230
- - - oitavo intercostal, 228
- - femoral
- - - intermédio, 376
- - - lateral, 233, 271, 275, 330, 373, 375, 376
- - - - direito, 273, 274
- - - - esquerdo, 272, 274
- - - posterior, 325
- - - - ramos perineais, 289

- - lateral do antebraço, 151, 156-158, 160
- - medial
- - - do antebraço, 144, 145, 147-151, 156, 157
- - - do braço, 149, 150, 157, 158
- - perfurante, 292, 324
- - posterior
- - - do antebraço, 139
- - - do braço, 137, 139, 140
- - sural
- - - lateral, 338, 347, 350, 352
- - - - ramo do nervo fibular comum, 344
- - - medial, 352
- - - - ramo do nervo tibial, 344
- - da pelve, 282
- digital(is)
- - dorsais do ramo superficial do nervo radial, 174
- - palmar, 166, 167, 169, 171
- - plantar
- - - comum, 361
- - - do hálux, 362
- do canal pterigóideo, 44, 55
- dorsal(is)
- - da escápula, 31, 32
- - do pênis, 280, 291, 292
- - superficial, 278
- escrotais posteriores, 292
- espinal
- - T3, 144, 146
- - T4, 144, 145
- esplâncnico(s)
- - maior, 101, 207, 221-223
- - - esquerdo, 225
- - lombares, 274
- - pélvicos, 282
- etmoidal anterior, 51, 52, 53
- facial, 40, 44, 58, 59, 66, 70, 78, 83
- - ramo cervical, 42
- - ramo marginal da mandíbula, 34
- femoral, 230, 231, 233, 271, 275, 276, 280, 329-331, 375, 376
- - direito, 273, 274
- - esquerdo, 274
- fibular
- - comum, 337, 338, 344, 345, 347, 352
- - - ramo(s)
- - - - profundos, 346
- - - - superficial, 346
- - - sobre o colo da fíbula, 346
- - profundo, 346, 357, 358
- - superficial, 346, 347, 357
- frênico, 30-32, 35-37, 144, 145, 218, 219, 221, 368
- - acessório, 36
- - direito, 190-195, 204, 205, 225, 369
- - esquerdo, 190, 191, 193-195, 225, 369
- - - e vasos pericardiofrênicos, 206, 207
- - sobreposto ao músculo escaleno anterior, 135
- frontal, 44, 51-53
- genitofemoral, 261, 271, 275, 375
- - ramo
- - - femoral, 233, 283
- - - genital, 233, 283
- - direito, 273, 274
- - esquerdo, 272
- glossofaríngeo, 29, 35, 37, 44, 45, 61, 70, 78, 84
- hipogástrico, 271
- hipoglosso, 28, 29, 31-36, 44, 45, 47, 56, 78
- - e canal do nervo hipoglosso, 98
- ilio-hipogástrico, 234, 263, 270, 271, 275
- - direito, 273, 274
- - esquerdo, 272
- ilioinguinal, 228-230, 234, 263, 270, 271, 275, 278
- - direito, 273, 274
- - esquerdo, 272, 274
- infraorbital, 40, 51-54, 82

392 Índice Alfabético

- infratroclear, 51, 52
- intercostal, 194, 221
- - posterior, 195
- intercostobraquial, 135, 144-146, 149, 150, 370, 371
- intermédio, 85
- interósseo
- - anterior, 160
- - posterior, 156, 161
- isquiático, 289, 324, 325, 332
- - com bainha, 326
- labial posterior, 289
- lacrimal, 44, 51-54
- laríngeo
- - recorrente, 35, 37, 47, 49, 220
- - - direito, 190, 195, 218
- - - esquerdo, 190, 194, 207, 214, 369
- - superior, 45
- lingual, 29, 35, 42, 44, 56, 82
- mandibular, 44, 59, 82
- massetérico, 82
- maxilar, 44, 59, 82
- mediano, 135, 144-151, 153, 156-160, 163, 166-169, 171, 177, 219, 371
- - ramo digital, 168
- - ramo palmar, 166, 168
- - ramo recorrente, 166, 168
- mentual, 40, 82
- musculocutâneo, 135, 142, 144-148, 150, 151, 219, 371
- nasociliar, 44, 51-54
- obturatório, 235, 271, 273, 275, 276, 280-285, 288, 331, 373
- - esquerdo, 274
- - ramo
- - - anterior, 333
- - - posterior, 333
- occipital
- - maior, 108-111
- - menor, 29, 31-33, 108
- - terceiro, 108-111
- oculomotor, 44, 52, 56, 59, 61, 66, 67, 70, 78
- - ramo inferior, 54
- oftálmico, 44, 59
- óptico, 43, 44, 51, 53-56, 59-61, 66, 67, 70, 73, 78, 79
- - próximo da artéria central da retina, 52
- palatinos
- - maiores, 44, 55
- - menores, 44, 55
- para a cabeça
- - curta do músculo bíceps
- - - braquial, 151
- - - femoral, 327
- - longa do músculo bíceps femoral, 327
- - medial do músculo gastrocnêmio, 344
- para o músculo
- - adutor magno, 327
- - braquial, 151
- - estapédio, 58
- - esternotireóideo, 135
- - levantador
- - - da pálpebra superior, 52
- - - do ânus, 282, 284
- - milo-hióideo, 29, 56
- - oblíquo inferior, 52, 54
- - pterigóideo medial, 56
- - reto
- - - femoral, 330
- - - inferior, 54
- - - medial, 52, 54
- - - superior, 52-54
- - sartório, 376
- - semimembranáceo, 327
- - semitendíneo, 327
- - tíreo-hióideo, 32
- - vasto
- - - lateral, 376
- - - medial, 329, 330

- peitoral
- - lateral, 145, 146, 150, 371
- - medial, 144, 147-149
- - menor, 150
- perineal, 292
- petroso, 44
- - maior, 44, 58, 85
- - menor, 44, 57, 85
- plantar
- - lateral, 358-361
- - - ramo profundo, 361
- - - ramos digitais, 360
- - medial, 358, 361
- - - ramos digitais, 360
- pterigóideo lateral, 82
- pudendo, 284, 289, 290, 326, 333
- radial, 139, 143, 145, 147, 148, 150, 156, 219
- - e vasos braquiais profundos, 151
- - no sulco do nervo radial, 152
- - ramo, 158
- sacral
- - S2, 284
- - S3 e S4, 284
- - S5, 284
- - safeno, 329, 330, 332, 338, 347, 348, 352, 356, 357, 376
- subcostal, 245, 263, 375
- - direito, 273
- - esquerdo, 268
- subescapular
- - inferior, 147-150
- - superior, 147-150
- suboccipital, 109
- supraclavicular, 30, 32
- supraescapular, 31, 32, 135, 139-144, 219
- supraorbital, 39, 40, 51-54, 82
- supratroclear, 38-40, 51-54, 82
- sural, 344, 345, 348, 350, 355, 357, 358
- - deslocamento lateral, 352
- - temporal profundo, 42, 82
- - tibial, 344, 345, 352, 353, 355-357
- - - ramos musculares, 344
- - - para a cabeça lateral do músculo gastrocnêmio, 352
- - - para a cabeça medial do músculo gastrocnêmio, 352
- - - para o músculo sóleo, 352
- torácico longo, 144-149
- - para o músculo serrátil anterior, 135
- toracodorsal, 144, 146-150, 371
- trigêmeo, 44, 55, 56, 59, 61, 66, 67, 70, 78, 81
- - divisão mandibular, 42
- - ramos e gânglios parassimpáticos associados, 82
- troclear, 51, 53, 54, 56, 59, 61, 66, 70, 76, 78
- - reto inferior, 52
- ulnar, 145-153, 158-160, 163, 166, 168, 169, 171, 219, 371
- - antebraço, 156
- - do nervo mediano, 167
- - ramo(s)
- - - cutâneo dorsal, 174
- - - digital, 168
- - - muscular do polegar, 168
- - - para o músculo flexor ulnar dos dedos do carpo superficial, 158
- - - profundo, 168
- - - - para os músculos intrínsecos da mão, 171
- - - superficial dos dedos, 171
- vago, 29, 30, 34-36, 45, 47, 61, 70, 71, 78, 84, 219, 220, 367, 368
- - direito, 37, 190-193, 195, 204, 205, 214, 218
- - esquerdo, 37, 190, 191, 193, 194, 206, 207, 218
- vestibular, 58
- - superior, 58
- vestibulococlear, 58, 59, 61, 66, 70, 78, 83
Neuroma do acústico, 83

Nível
- da margem do côndilo medial da tíbia, 338
- do arco palmar
- - profundo, 163
- - superficial, 163
- do nervo axilar posterior ao úmero, 136
Nódulo, 70
Nona costela, 260
Núcleo
- caudado, 77
- lentiforme
- - globo pálido, 74, 76
- - putame, 74, 76
- - pulposo, 103
- rubro, 77
- salivatório
- - inferior, 85
- - superior, 85
- visceral, 85

O

Óbex, 71
Obstrução da veia cava
- inferior, 245
- superior, 217
Oclusão da artéria central da retina, 51
Oftalmoscopia, 51, 79
Oitava
- artéria intercostal posterior, 222
- cartilagem costal, 184
- costela, 188, 189, 222, 229
- veia intercostal posterior, 222
Oitavo
- feixe neurovascular intercostal, 189
- nervo
- - cervical, 99
- - - cervical, 99
- - intercostal, 222
Olécrano, 125, 126, 153-155
- da ulna, 155
Olho esquerdo, anatomia de superfície, 51
Oliva, 66, 67, 70, 76, 78
Ombro
- artrografia por RM coronal oblíqua, 142
- direito
- - anatomia de superfície
- - - vista anterior, 132
- - - vista posterior, 136
- - dissecção
- - - corte coronal, 143
- - - mais profunda, vista anterior, 135
- - - profunda da região da escápula, 140, 141
- - - superficial, 133
- - - - vista posterior, 137
- - - - vista anterior, 134
- - e região superior do braço, 139
- - vista
- - - posterior, músculo trapézio rebatido, 138
- - - posterossuperior, 139
- - radiografia, 143
Omento
- maior, 230, 237, 239, 241-244, 247-249, 251, 254, 270
- menor, 240, 251
- - cobrindo o pâncreas, 243
- - margem
- - - direita livre do, 240, 243
- - - livre do, 244
Onfalocele, 232
Oposição, 165
Órbita(s), 1
- vista superior, 51
Orelha, 58
- direita, 58
- externa direita, 57
- média, 58
- osso temporal direito, 58

Índice Alfabético

Origem
comum dos músculos
- extensores, 123
- flexores, 123, 153, 156, 158-160
da artéria vertebral, 368
do músculo levantador do ânus a partir da fáscia que cobre o músculo obturador interno, 235
do ramo bronquial
- direito, 215
- inferior esquerdo, 215
- superior esquerdo, 215
dos músculos do jarrete, 333
Ossículos assessórios, 115
Osso
da mão direita, 128
- face dorsal, 129
- inserções, 130
- do membro
- inferior esquerdo, 322
- superior direito, 131
- do pé esquerdo, 318, 320, 321
- inserções, 319
- do quadril, 293
- esquerdo
- - - face
- - - - lateral, 294, 295
- - - - medial, 296, 297
- - - túber isquiático, 300, 301
- - - vista
- - - - anterior, 300, 301
- - - - superior, 298, 299
- esfenoide, 12, 25
- esterno, 182
- etmoide, 12, 26
- frontal, 1, 4, 8, 12, 20
- - metade do, 14
- hioide, 29, 31, 33, 48, 60, 113
- - corno maior, 50
- lacrimal, 1, 4, 12
- - direito, 21
- - formando a parede medial, 12
- mandíbula, 12
- maxila, 12
- metatarsais, 293
- nasal, 1, 4, 12, 17
- - direito, 21
- occipital, 4, 7, 8, 14, 17, 27, 100, 109
- - fossa cerebelar, 11
- palatino, 12
- - direito, 22
- parietal, 4, 7, 8, 11, 17
- - direito, 24
- pisiforme, 167
- sesamoide(s), 363
- - dos tendões do músculo flexor curto do polegar, 172, 178
- - no tendão do músculo flexor curto do hálux, 364
- temporal, 5, 12, 43
- - direito, 23, 57
- trapézio, 172
- trígono, 320
- vômer, 7
- zigomático, 1, 4, 12
- - direito, 24
- - formando a parede lateral, 12
Óstio(s)
- da artéria, 201
- - coronária direita, 200
- - coronária esquerda, 197, 200, 201
- da vagina, 289
- do seio coronário, 199, 200
- do ureter, 280, 281
- externo da uretra, 278, 289
- faríngeo da tuba auditiva, 55, 60
- interno da uretra, 280, 281
Otalgia (dor referida), 57, 83
Otoscópio, 57
Ovário, 286

P

Palato
- duro, 43, 51, 60
- mole, 43, 47, 60
Palma da mão
- direita, 170
- - com bainhas sinoviais, 167
- - dissecção profunda, 171
- - ligamentos e articulações, 172
- - ramo profundo do nervo ulnar, 171
- esquerda, 163, 166
Pálpebra
- inferior, 51
- superior, 51
Pâncreas, 236, 247, 253, 372
- cabeça, 245
- cauda, 245
- corpo, 245
- duodeno e vasos mesentéricos superiores, 253
- processo uncinado, 245
Pancreatite, 245, 253
Papila(s)
- circunvalada, 49
- e ponto lacrimal inferior, 51
- fungiforme, 49
- lacrimal, 51
- maior do duodeno, 253
- mamária, 132, 184, 185
- renal, 265
Paralisia
- de Erb, 145
- do nervo
- - abducente, 53, 80
- - acessório, 30, 85
- - facial, 39, 83
- - femoral, 329
- - fibular comum, 346
- - frênico, 208
- - hipoglosso, 56, 85
- - laríngeo recorrente, 49, 84
- - obturatório, 329
- - oculomotor, 53, 80
- - radial, 152
- - troclear, 53, 80
- - ulnar, 153
Parede
- abdominal posterior, 270, 271
- anterior
- - da bainha do músculo reto do abdome, 229, 299
- - do abdome, 227, 228, 233
- - - de adulto, 231, 232
- - - de feto, 232
- - do átrio direito, 201
- - da faringe, 50
- - do ventrículo
- - - direito, 200
- - - esquerdo, 200
- - lateral da cavidade nasal direita, 55
- medial
- - da órbita, 44
- - do seio maxilar e óstio, 44
- pélvica, 271
- posterior
- - da bainha do músculo reto do abdome, 229
- - da cavidade pericárdica e seio oblíquo, 196
- - da faringe, 49
- - - vista posterior, 46
- torácica, 259
- vaginal, 286
Parotidectomia, 33
Parte(s)
- anterior da cápsula articular, 156
- articular do tubérculo da costela, 181
- ascendente da aorta, 191-197, 199-203, 222
- basilar, 27

- - do osso occipital e posição de inserção da membrana tectória, 98
- calcaneocubóidea do ligamento bifurcado, 359
- calcaneonavicular do ligamento bifurcado, 358, 359
- central do ventrículo lateral, 74, 76
- clavicular do músculo peitoral maior, 134
- coclear da orelha interna, 58
- cricofaríngea do músculo constritor da faringe, 45, 47
- descendente
- - da aorta, 194, 206, 207
- - - parte abdominal, 249, 260, 264, 267, 272, 274
- - - - e plexo aórtico, 268
- - - parte torácica, 215, 224, 225, 267
- - do duodeno, 240, 261
- - do bulbo da veia jugular, 57
- - do canal carótico, 57
- - do retináculo dos músculos flexores, 351
- - do tronco simpático esquerdo, 282
- - escamosa, 23
- - do osso frontal, 17
- - do osso temporal, 4, 9, 11, 17
- espinal do nervo acessório, 61, 67
- esponjosa da uretra, 279, 281, 291
- esternocostal do músculo peitoral maior, 134
- faríngea do dorso da língua, 49
- flácida, 57
- frontal do músculo occipitofrontal, 39
- horizontal do duodeno, 248, 253
- inferior da tuberosidade, 300
- interarticular da segunda vértebra lombar, 113
- laríngea da faringe, 60
- lateral, 27, 94
- - da fossa média do crânio, 59
- - da margem supraorbital, 38
- lombar da fáscia toracolombar, 270, 271
- mais inferior da glândula parótida, 28
- mediastinal da pleura parietal e pericárdio cobrindo o ventrículo esquerdo, 206
- membranácea
- - da uretra, 281
- - do septo, 200
- muscular do septo interventricular, 200
- não articular do tubérculo da costela, 181
- nasal da faringe, 60, 79
- occipital do músculo occipitofrontal, 6, 10
- opercular do giro frontal inferior, 63
- oral da faringe, 60, 226
- orbital, 20
- - do giro frontal inferior, 63
- - do osso frontal, 11, 17
- - - formando o teto, 12
- óssea da tuba auditiva, 57
- petrosa, 23
- - do osso temporal, 11, 56
- posterior da cápsula articular, 341
- profunda da glândula submandibular, 29
- prostática da uretra, 279, 281
- remanescentes de bainha fibrosa dos flexores, 168
- superior
- - do duodeno, 240, 243, 251
- - - ampola, 252
- - do músculo adutor magno, 327
- - do túber isquiático, 300
- talonavicular da articulação talocalcaneonavicular, 359
- tensa, 57
- terminal do íleo, 261
- tibiocalcânea do ligamento deltóideo, 321, 359
- tibiotalar
- - da articulação talocrural, 359
- - posterior do ligamento deltóideo, 359
- timpânica, 23
- - do osso temporal, 4, 9, 37

394 Índice Alfabético

- tireoepiglótica do músculo tireoaritenóideo, 49
- tireofaríngea do músculo constritor inferior da faringe, 45
- torácica
  - - da fáscia toracolombar, 138, 139, 140
  - - do esôfago, 226
- triangular do giro frontal inferior, 63
- vestibular da orelha interna, 58

Patela, 293, 332, 337, 338, 341-343
- bipartite, 307
- esquerda, 307
- - inserções, 307
- margem lateral da, 343

Patologia
- da valva AV esquerda, 200
- oral, 56

Pé, 364
- chato, 360
- de Charcot, 357
- do hipocampo, 73
- esquerdo, 359
- RM axial, 362
- torto, 354

Pedículo do arco vertebral, 89-92, 99, 102
- da primeira vértebra torácica, 99
- da quinta vértebra lombar, 101
- da terceira vértebra lombar, 113

Pedículo do áxis, 98

Pedúnculo
- cerebelar médio, 70, 83
- cerebral, 70, 79

Pele, 5
- com textura de casca de laranja e retração da papila mamária, 185
- da axila, 370
- do escroto, 326
- sobre o músculo abdutor longo do polegar, 174

Pelve, 227, 280
- feminina, 285-288, 373
- masculina, 279
- - lado esquerdo da, 281
- óssea, 96
- renal, 264, 265, 269, 274

Pênis, 278, 280, 331

Perfuração da membrana timpânica, 57

Pericárdio, 196, 222, 240
- cobrindo o ventrículo esquerdo, 207
- fibroso, 190-193, 219, 225, 366
- fundido com o centro tendíneo do músculo diafragma, 196
- rebatido lateralmente sobre o pulmão, 196
- seroso, 191-194
- sobre átrio direito, 204, 205

Períneo
- feminino, 289
- - e fossa isquioanal, 290
- masculino, 291
- - e fossa isquioanal, 292

Periósteo, 5, 51

Peritônio, 267
- cobrindo
  - - a bexiga urinária, 288
  - - o músculo piriforme, 288
  - - os vasos ilíacos externos, 261
- do saco
  - - maior, 260
  - - menor cobrindo o pâncreas, 241
- parede posterior do abdome, 103
- parietal, 233, 279
- - na parede anterior do abdome, 237
- - sobre a parede anterior do abdome, 241, 242, 247
- visceral, 244
- - sobre a bexiga urinária, 233

Peritonite, 236

Perna
- direita, 352

- e tornozelo esquerdos, 348
- esquerda, 346, 347

Pes planus, 360

Pescoço, 1, 28
- lado direito do, 31
- - dissecção profunda, 35
- lado esquerdo do, vista lateral esquerda e anterior, 32

Pilar
- direito do diafragma, 252, 268, 270, 273, 372
- do cérebro, 66, 78
- esquerdo do diafragma, 267, 270
- membranáceo comum, 58

Piloro, 246

Piramidal, 128, 129, 173, 178

Pirâmide, 66, 67, 70, 76, 78
- renal, 265

Pisiforme, 128, 163, 171, 172, 177, 178

Plano transpilórico, 227

Pleura, 188, 205, 207, 225, 267, 366, 368
- direita, 366
- esquerda, 366
- margem
  - - de corte da, 98
  - - inferior da, 263
- parietal, 193-195, 204, 369
- - cobrindo a parede do tórax, 219
- - esquerda, 184
- - sobre o pulmão, 218
- visceral cobrindo o pulmão, 219

Plexo(s)
- aórtico, 270, 271
- braquial, 30, 36
- - direito, 146
- - - e ramos, 150
- - - e vasos axilares músculos peitorais retraídos, 148
- - e axila direitos, 147
- - esquerdo e ramos, 149
- - no interior da bainha axilar, 370
- - raízes, 33
- cardíaco, 194, 195
- - superficial, 194
- corióideo, 68, 72, 73, 74
- - do corno temporal do ventrículo lateral, 76
- - do quarto ventrículo, 70
- - do recesso lateral do quarto ventrículo, 66
- - do terceiro ventrículo, 70, 76
- - do ventrículo lateral, 75-77
- - e junção do corno temporal e occipital do ventrículo lateral, 76
- - emergindo do recesso lateral do quarto ventrículo, 71
- de Kiesselbach, 79
- esofágico, 193-195, 221
- - anterior, 225
- - posterior, 225
- faríngeo de veias, 47
- hipogástrico, 270
- - inferior
  - - - e nervos esplâncnicos pélvicos, 271
  - - - esquerdo, 282
- - superior, 249, 271, 274, 375
- - intermesentérico, 274
- - lombar esquerdo, 275
- - sacral, 276, 284
- testicular nervo genitofemoral, 274
- venoso
  - - pampiniforme, 278
  - - prostático, 279
  - - superficial, 134
  - - sural, 349
  - - vertebral, 102
  - - vesicoprostático, 281

Pneumorretroperitônio, 267

Pneumotórax, 206

Polegar, 167
- de caçador, 172
- movimentos, 165

Polígono de Willis, 67

Pólipos nasais, 55

Polo
- frontal, 62, 63
- inferior do rim, 261, 264, 270
- occipital, 62, 63
- superior do rim, 264
- - direito, 240, 243
- temporal, 62-64
- - do lobo temporal, 73

Ponte, 56, 60, 66-68, 70, 76-78, 83
- e artéria basilar, 62
- miocárdica, 197, 198
- transversa, 300

Ponto
- de Erb, 147, 148
- de McBurney, 231
- médio
  - - da clavícula, 184
  - - do manúbrio do esterno, 217

Porção
- anterior do plexo esofágico, 369
- hepatorrenal do ligamento coronário, 255

Posição
- da incisura frontal ou forame, 20
- da membrana pterigóideo, 44
- das pregas vocais, 28
- de litotomia, 292
- do anel inguinal
  - - profundo, 234
  - - superficial, 234
- do átrio esquerdo do coração, 226
- do canal femoral, 271, 376
- do disco articular, 178
- do nó atrioventricular inferior, 199
- do tubérculo, 199
- dos vasos tibiais posteriores e do nervo tibial, 351

Pré-cúneo, 64

Pré-maxila, 55

Prega(s)
- ariepiglótica, 49, 50
- circulares da membrana mucosa, 253
- distal do punho, 163
- glossoepiglótica
  - - lateral, 49
  - - mediana, 49
- longitudinal, 163
- média do punho, 163
- peritoneais abdominais, 236
- proximal do punho, 163
- semilunar, 51
- transversa
  - - distal, 163
  - - proximal, 163
- umbilical
  - - lateral e vasos epigástricos inferiores, 232, 233
  - - medial, 232, 233, 235
  - - mediana, 232, 233
- vestibular, 49, 50
- vocal, 49, 50

Prepúcio
- do clitóris, 289
- do pênis, 278

Priapismo, 292

Primeira
- artéria
  - - interóssea posterior, 174
  - - metatarsal dorsal, 358
  - - perfurante, 327
- articulação, 183
  - - costocondral, 183
  - - esternocostal, 183
  - - metatarsofalângica, 358
  - - tarsometatarsal, 359
- cartilagem costal, 183
- costela, 36, 99, 113, 135, 148, 190-192, 205, 219, 220

Índice Alfabético

- - esquerda, 181
- - margem de corte da, 218
- parte da artéria axilar, 147, 148
- vértebra
- - cervical atlas, 89
- - coccígea, 94, 336
- - - fundida ao ápice do sacro, 95
- - lombar, 92, 102
- - torácica, 91, 183
Primeiro
- disco intervertebral lombar, 101, 102, 270
- forame sacral
- - anterior, 95
- - posterior, 95
- incisivo, 13
- - da dentição
- - - decidual, 13
- - - permanente, 13
- interósseo
- - dorsal, 162, 163, 319, 358
- - plantar, 319
- metacarpal, 173, 320, 359, 364
- molar, 13
- - da dentição
- - - decidual, 13
- - - permanente, 13
- músculo
- - interósseo, 176
- - - dorsal, 130, 168, 174, 362
- - - palmar, 130, 362
- - lumbrical, 167-169, 171, 362
- nervo
- - cervical, 99
- - e arco posterior do atlas, 71
- - espinal lombar, 268, 270
- - intercostal, 220
- - lombar, 102
- pré-molar, 13
- - da dentição permanente, 13
Processo
- acessório, 92
- alveolar, 21
- - da maxila, 17
- articular
- - do atlas, 112
- - inferior, 90, 91, 92, 112
- - - da primeira vértebra lombar, 113
- - - da quinta vértebra lombar, 334
- - superior, 90-94, 112
- - - da quinta vértebra lombar, 334
- - - da segunda vértebra lombar, 113
- - - da terceira vértebra lombar, 101
- - - do áxis, 112
- axilar, 184
- caudado do fígado, 255, 256
- clinoide
- - anterior, 11, 25, 58, 59
- - posterior, 11, 25, 59
- condilar da mandíbula, 4
- coracoide, 116, 143
- - e ramo acromial da artéria toracoacromial, 135
- coronoide, 18, 125, 155
- - da mandíbula, 4
- - da ulna, 126, 154-156
- do olécrano da ulna, 156
- esfenoidal, 22, 90, 92, 102, 223
- espinhoso
- - bífido, 89, 90, 112
- - com tubérculo, 90
- - da décima vértebra torácica, 101
- - da lombar nervo lombar segunda vértebra lombar, 102
- - da primeira vértebra
- - - lombar, 263
- - - torácica, 112
- - da quarta vértebra lombar, 263
- - da quinta vértebra
- - - cervical, 100

- - - lombar, 95
- - da segunda vértebra
- - - cervical CC, 99
- - - lombar, 103, 113
- - - da sétima vértebra cervical, 71, 113
- - - da terceira vértebra
- - - cervical, 112
- - - torácica, 186
- - do áxis, 100, 110
- estiloide, 7, 9, 23, 57, 124, 125
- - da ulna, 126, 129, 155, 162, 163, 173, 177, 178
- - do osso temporal, 4
- - do rádio, 126, 129, 155, 163, 173, 177, 178
- etmoidal, 26
- - da concha nasal inferior, 26
- falciforme do ligamento sacrotuberal, 284, 297, 334
- frontal, 21, 24
- - da maxila, 1, 4, 26
- - - formando a parede medial, 12
- jugular, 27
- lacrimal, 26
- - da concha nasal inferior, 26
- lateral da tuberosidade do calcâneo, 318, 320
- mamilar, 92
- mastoide, 3, 4, 7, 9, 23, 28, 37, 57
- maxilar, 22, 26
- - do osso palatino, 22
- medial da tuberosidade do calcâneo, 318, 320, 321
- muscular, 48
- orbital, 22
- - do osso palatino formando o assoalho, 12
- palatino, 21
- - da maxila, 9, 12, 17, 22, 26
- piramidal, 22
- - do osso palatino, 7, 9
- pterigoide, 25
- temporal, 24
- transverso, 89-92, 94, 102, 223
- - com fóvea costal, 91
- - da quinta vértebra lombar, 334, 336
- - da segunda vértebra lombar, 263
- - da terceira vértebra lombar, 103, 113
- - de vértebras lombares, 269
- - do atlas, 37, 44, 57, 71, 98, 99
- - e forame transversário, 89
- - em fusão com o pedículo do arco vertebral e o corpo vertebral, 92
- - uncinado, 26
- - do osso etmoide, 12
- - do pâncreas, 253
- vaginal, 25
- vocal, 48
- xifoide, 179, 182, 187, 189, 227
- zigomático, 20, 21, 23
- - do osso temporal, 4
Proctoscopia, 279
Proeminência laríngea, 28, 30, 48
- da cartilagem tireóidea, 217
Projeção
- do músculo transverso do tórax, 189
- fibrosa para o músculo tibial posterior, 363
- tibial do ligamento talofibular posterior, 359
Prolapso
- da bexiga, 289
- do reto, 285
Promontório, 93, 94, 96, 336
- com o plexo timpânico sobrejacente, 57
- sacral, 260, 277, 279, 282, 284, 285
Próstata, 279, 281
Protuberância
- mentual, 1, 4, 17, 18
- occipital, 27
- - externa, 4, 7, 9, 17, 110, 111
- - interna, 11, 17
Ptério, 4, 17
Pulmão, 184

- direito, 190-193, 209, 210, 212, 216
- e vias respiratórias dos pulmões em TC com reconstrução 3D, 212
- esquerdo, 190-193, 209, 210, 212, 216
- lobo superior direito, 366
- segmentos broncopulmonares do pulmão esquerdo, 213
Pulvinar do tálamo, 79
Punção(ões)
- arterial
- - do punho, 169
- - femoral, 330
- arterial no cotovelo, 158
- lombar, 103
- venosas, 354
Punho
- direito, 173
- e mão
- - esquerdos, 168
- - radiografias, 178
Pupila por trás da córnea, 51
Putame, 75, 77

Q

Quarta
- artéria
- - intercostal posterior esquerda, 207
- - lombar, 271, 274
- - perfurante, 327
- cartilagem costal, 184, 217
- costela, 188
- vértebra
- - cervical, 111
- - lombar, 231
Quarto
- disco intervertebral, 102
- - lombar, 101
- interósseo dorsal, 162, 319, 358
- músculo
- - interósseo
- - - dorsal, 130, 174, 362
- - - palmar, 130
- - lumbrical, 169, 362
- ventrículo, 60, 68, 70, 72
Quiasma óptico, 47, 51, 59, 60, 66, 68, 70, 79
Quinta
- artéria intercostal posterior, 188
- costela, 188
- veia intercostal posterior, 188
- - esquerda, 207
- vértebra
- - cervical, 90, 111
- - lombar, 231
Quinto
- disco intervertebral lombar, 101, 280
- espaço intercostal, 186
- metacarpal, 129, 173
- nervo intercostal, 188

R

Radiação óptica, 74, 75, 79
Radículas
- anteriores
- - do nervo espinal, 98
- - do quarto nervo cervical, 71
- - do quinto nervo cervical, 100
- - da raiz posterior, 111
- - do nervo hipoglosso, 61, 66
- - do primeiro nervo cervical, 67
- posteriores
- - do nervo espinal, 98
- - do oitavo nervo cervical, 99
- - do quinto nervo cervical, 100
- - do segundo nervo cervical, 71
Rádio, 126, 154, 161
- direito, epífise
- - distal, 124

396 Índice Alfabético

- - proximal, 124
- e ulna direitos, 126, 127
Radiografia
- de intestino delgado, 250
- de tórax de criança, 366
- do crânio fetal, 15
- dos ossos da face, 16
- esofágicas durante ingestão de bário, 226
Rafe
- da faringe, 10
- do escroto, 291
- do períneo, 290
- pterigomandibular e da boca, 19
Raiz/raízes
- anterior do sétimo nervo cervical entrando na bainha dural, 100
- da língua, 226
- do nariz, 38
- do(s) nervo(s)
- - auriculotemporal, 56
- - frênico, 29
- - glossofaríngeo, 71
- - - vago e acessório, 66
- do pênis, 291
- do pescoço, 36
- - e vísceras torácicas, 190
- do primeiro nervo sacral, 333
- do pulmão
- - direito
- - - e mediastino, 204
- - - e parte mediastinal da pleura parietal, 204
- - - e ramos bronquiais da artéria aorta, 214
- - esquerdo e parte mediastinal da pleura parietal, 206
- do quarto nervo lombar, 333
- do quinto nervo lombar, 101
- do segundo nervo sacral, 333
- espinal do nervo acessório, 66, 71, 100, 138, 147, 148
- inferior da alça cervical, 29, 31
- lateral do nervo mediano, 150, 371
- medial do nervo mediano, 150, 371
- motora do nervo
- - facial, 61
- - trigêmeo, 56
- posterior do
- - quarto nervo cervical, 71
- - sexto nervo cervical, 100
- sensitiva do nervo facial, 61
- superior da alça cervical, 29, 31, 35
Ramificação precoce da artéria renal direita, 266
Ramo(s)
- acromial da artéria toracoacromial, 148
- anastomótico da artéria glútea inferior, 327
- anterior
- - da artéria
- - - gástrica esquerda, 244
- - - - para o corpo gástrico, 244
- - - temporal superficial, 39
- - da cápsula interna, 74, 75, 76
- - do nervo
- - - espinal, 223
- - - obturatório, 330
- - - torácico, 223
- - - do oitavo nervo cervical, 220
- - - do primeiro nervo
- - - - lombar, 102
- - - - sacral, 275, 281, 282
- - - - torácico, 220
- - - do quarto nervo
- - - - cervical, 31, 98
- - - - lombar, 275
- - - do quinto nervo
- - - - cervical, 36, 100
- - - - lombar, 102, 275
- - - - torácico, 99
- - - do segundo nervo
- - - - cervical, 31

- - - lombar, 102
- - - sacral, 282
- - do sexto nervo cervical, 99
- - do sulco lateral, 63
- - do terceiro nervo
- - - cervical, 31, 37, 71
- - - sacral, 282
- arterial(is)
- - metacarpal, 167
- - muscular(es) para os músculos
- - - flexores do antebraço, 153
- - - longo do pescoço, 367
- - - serrátil anterior, 147, 148
- - perfurantes, 331
- - para a glândula sudorífera, 370
- - para o músculo vasto medial, 329
- articular do nervo fibular comum profundo, 346
- ascendente
- - da artéria circunflexa femoral lateral, 330
- - do sulco lateral, 63
- atriais, 197, 202
- atrioventricular(es), 197, 198, 200, 202
- - direito, 203
- - posterior, 200
- bronquial
- - direito, 192, 193, 195
- - - da artéria aorta, 214
- - esquerdo da aorta, 216
- cardíacos
- - inferiores do nervo vago, 205
- - torácicos, 193-195
- cervical do nervo facial, 32
- circunflexo, 202
- - da artéria
- - - coronária esquerda, 197, 198, 200, 203
- - - interventricular, 200
- comunicantes, 101, 102, 223, 275
- - cinzentos e brancos, 221
- - simpáticos, 205, 207
- cricotireóideo da artéria tireóidea superior, 34
- cutâneos
- - dos ramos posteriores dos três primeiros nervos lombares, 324
- - laterais dos ramos posteriores dos nervos torácicos, 137
- - posteriores do segmento
- - - C4, 110, 111
- - - C6, 110
- da artéria
- - circunflexa da escápula, 137, 138, 140
- - - em anastomose com artéria supraescapular, 139, 141
- - coronária esquerda e veia cardíaca magna, 200
- - interóssea
- - - anterior para o arco carpal anterior, 170
- - - do polegar, 161
- - - terminal extensor dos dedos dorsal e primeira artéria, 176
- - occipital, 29
- - pulmonar direita para o lobo superior, 204, 205, 215
- - superior medial do joelho, 347
- da hélice, 57
- da mandíbula, 1, 4, 13, 14, 17, 18, 29
- - margem posterior do, 18
- descendente da artéria circunflexa femoral lateral, 330
- diagonal, 198, 202, 203
- digital(is)
- - do nervo ulnar, 171
- - palmar comum do nervo ulnar, 169
- direito
- - da artéria hepática, 258
- - - cobrindo o ramo direito da veia porta, 256
- - da veia porta, 258
- - do clitóris, 285, 290

- do cone arterial, 197, 200, 202
- - direito, 203
- do ísquio, 294
- do(s) nervo(s)
- - anal inferior, 290
- - cutâneo
- - - femoral medial, 338
- - - medial do antebraço, 371
- - fibular profundo para o músculo tibial anterior, 346
- - glossofaríngeo para o seio carótico, 34
- - laríngeo recorrente, 50
- - occipital terceiro, 110
- - peitoral
- - - lateral, 135
- - - medial, 135
- - radial, 175
- - - para o músculo tríceps braquial, 150
- - supraclaviculares, 134
- - trigêmeo direito a partir da linha mediana, 56
- do nó
- - atrioventricular, 197, 200, 202, 203
- - sinoatrial, 197, 200, 202
- do plexo cervical, 34
- do quarto nervo sacral, 277
- do tronco simpático para o nervo esplâncnico maior, 204, 205
- dos vasos
- - cólicos médios, 258
- - gastromentais esquerdos, 251
- esofágico(s)
- - da artéria gástrica esquerda, 244
- - da artéria tireóidea inferior, 37
- - dos vasos gástricos esquerdos, 251
- esquerdo
- - da artéria hepática, 258
- - da veia porta, 258
- - de artéria hepática, 256
- - do fascículo, 200
- externo do nervo laríngeo superior, 29, 31, 32, 35, 36, 45
- faríngeo
- - do nervo glossofaríngeo, 45
- - do nervo vago, 45, 47
- - para o gânglio pterigopalatino, 55
- femoral
- - direito do nervo genitofemoral, 273, 274
- - do nervo genitofemoral, 271, 280
- - esquerdo do nervo genitofemoral, 272
- genital
- - direito do nervo genitofemoral, 273, 274
- - do nervo genitofemoral, 271, 280
- - esquerdo do nervo genitofemoral, 272, 274
- glúteos
- - do nervo cutâneo femoral posterior, 324
- - dos ramos posteriores dos três primeiros nervos sacrais, 324
- inferior
- - da antélice, 57
- - do púbis, 294, 336
- infrapatelar do nervo safeno, 338, 347
- interno do nervo laríngeo superior, 28, 29, 32-35, 45, 47, 49, 50
- - entrando no recesso piriforme, 50
- - penetrando a membrana tíreo-hióidea, 31
- interventricular, 200
- - anterior, 191, 197, 198, 200, 202
- - - atrioventricular, 200
- - - de artéria coronária esquerda, 196, 203
- - posterior, 197, 202, 203
- - - da artéria coronária direita, 202, 203
- isquiopúbico, 291, 296, 300
- - direito, 282
- lateral do nervo fibular superficial, 346
- mandibular do nervo trigêmeo, 56
- marginal
- - da mandíbula do nervo facial, 31, 32, 39
- - de artéria coronária direita, 196, 202

Índice Alfabético

- - direito, 197
- - - da artéria coronária direita, 202
- - do sulco do cíngulo, 64
- - esquerdo, 197, 198, 200, 202
- - - artéria coronária esquerda, 203
- - - obtuso, artéria coronária esquerda, 203
- maxilar do nervo trigêmeo, 54, 56
- medial
- - do nervo fibular superficial, 346
- - e lateral do nervo, 355
- muscular, 167
- - da divisão da artéria tibial posterior, 353
- - do nervo
- - - femoral, 376
- - - mediano, 160, 169
- - nasais inferiores da veia e artéria centrais da retina, 53
- oftálmico do nervo trigêmeo, 56
- palmar
- - do nervo
- - - mediano, 167
- - - ulnar, 159, 167
- - - superficial da artéria radial, 169, 170
- parietal da artéria temporal superficial, 5
- peitorais, 149
- - da artéria toracoacromial, 135, 144, 145, 190-192
- perfurante
- - da artéria fibular, 357
- - anteriores do feixe neurovascular intercostal, 133
- perineal do nervo cutâneo femoral posterior, 292
- posterior
- - nervo espinal, 223
- - - lombar, 106
- - - torácico, 107
- - cutâneo, nervo espinal, 108
- - da artéria gástrica esquerda, 244
- - - para curvatura menor do estômago, 244
- - da cápsula interna, 74-76
- - da veia retromandibular, 32
- - do primeiro nervo cervical, 99
- - do quinto nervo
- - - cervical, 100
- - - torácico, 99
- - do segundo nervo lombar, 102
- - do sulco lateral, 63
- - do terceiro nervo cervical, 71
- profundo
- - da artéria
- - - cervical transversa, 138
- - - ulnar, 169-171
- - do nervo ulnar, 169, 171
- púbico, 235
- - dos vasos epigástricos inferiores, 235
- recorrente do nervo fibular
- - comum, 346
- - profundo, 346
- safeno da artéria, 332
- - descendente do joelho, 332
- - - contornando o menisco medial, 347
- - - do músculo vasto medial, 332
- superficial
- - da artéria cervical transversa, 218
- - do nervo radial, 174
- - terminal do nervo radial sobre o músculo extensor radial longo do carpo, 160
- superior
- - da antélice, 57
- - do púbis, 235, 294, 296, 336
- - supra-hióideo da artéria lingual no músculo hioglosso, 31
- temporal(is)
- - do nervo facial, 39
- - superiores da veia e artéria centrais da retina, 53
- - timpânico do nervo glossofaríngeo entrando em seu canalículo, 57

- tíreo-hióideo do plexo cervical, 34
- transverso da artéria, 330
- - circunflexa femoral lateral, 330
- vagal para o glomo carótico, 45
- vasculares poplíteos para o músculo gastrocnêmio, 344
- ventral do quinto nervo cervical, 29
- zigomático do nervo facial, 39
Recesso
- axilar da articulação do ombro, 142
- costodiafragmático, 191-193, 225
- - da pleura, 259, 260, 263
- costomediastinal, 191-193, 225
- de Morison, 243
- do infundíbulo, 68
- - do terceiro ventrículo, 72
- epitimpânico, 57
- esfenoetmoidal, 55
- hepatorrenal, 243
- - do peritônio, 243
- ileocecal
- - inferior do peritônio, 261
- - superior do peritônio, 261
- lateral, 72
- piriforme, 47
- - na parte laríngea da faringe, 226
- retrocecal do peritônio, 261
- saciforme da cápsula da articulação radiulnar distal, 172
- supraóptico
- - do hipotálamo, 68
- - do terceiro ventrículo, 72, 68, 72
Rede
- carpal dorsal, 174, 176
- venosa, formação da veia safena parva, 352
Reflexo
- corneano, 51
- de acomodação, 80
- de engasgo, 85
- do tendão
- - do calcâneo, 354
- - do músculo
- - - bíceps braquial, 157
- - - quadríceps femoral, 337
- - - tríceps braquial, 153
- faríngeo, 45, 85
- fotomotor, 51
- luminoso, 57
- pupilar, 51
Refluxo gastresofágico, 225
- em lactentes, 251
Região(ões)
- anterior da coxa
- - direita, 332
- - e inferior do abdome, 328
- anterossuperior da coxa, 329
- da articulação tibiofibular distal, 364
- distal do íleo, 242
- do abdome, 227
- glútea
- - anatomia de superfície, 324
- - direita nervos superficiais, 324
- - esquerda, 325
- - inferior
- - - da coxa direita, 332
- - - da face e parte superior do pescoço, 33, 34
- - - de perna e tornozelo direitos, 353, 356
- - - do pescoço e superior do tórax, 217
- inguinal
- - direita, 227, 234, 280
- - esquerda, 227
- - masculina, 230
- - lateral
- - - direita, 227
- - - esquerda, 227
- parotídea e cervical superior, 33
- plantar
- - direita, 362

- - esquerda, 360-363
- pré-vertebral, 37
- proximal do jejuno, 242
- púbica, 227
- submandibular, 33
- superior
- - da coxa direita, 327
- - da tíbia do joelho esquerdo, 340
- - do abdome, 252
- - do antebraço, 158
- sural
- - direita, 352
- - esquerda, 350
- - inferior e tornozelo esquerdos, 351
- torácica da parte descendente da aorta, 189
- umbilical, 227
Reparo de hérnia inguinal, 230
Resposta do extensor plantar, 361
Ressecção transuretral da próstata, 281
Retalhos cirúrgicos do escalpo, 39
Retináculo dos músculos, 161
- curto do carpo, 161
- extensores, 162, 163, 174, 175
- flexores, 159, 166-169, 171, 355, 356
- inferior dos músculos
- - extensores, 321, 355, 357, 358
- - fibulares, 355
- medial da patela, 332
- superior
- - dos músculos extensores, 355
- - dos músculos fibulares, 351, 355
Reto, 260, 271, 274, 277, 280, 282, 285, 288
Revestimentos do funículo espermático, 234
Rim(ns), 263, 265
- direito, 263, 264, 267, 268, 273, 274
- direito, polo superior, 252
- e glândulas suprarrenais, 268
- e ureteres, 263
- esponjoso medular, 270
- esquerdo, 249, 260, 263, 267, 268, 272
- - glândula suprarrenal e vasos relacionados, 264
RM
- axial da região superior da coxa, 330
- coronal, região superior da coxa, 328
Rostro
- do corpo caloso, 68
- esfenoidal, 25
Ruídos da artéria carótida, 32
Ruptura
- da musculatura do jarrete, 326
- de gravidez ectópica, 287
- do baço, 259
- do ligamento cruzado
- - anterior, 340
- - posterior, 341
- do tendão
- - do calcâneo, 354
- - do músculo quadríceps femoral, 332

S

Saco
- dural, 101
- herniário, 230
- lacrimal, 51
- menor, 241
- - na região superior do abdome, 241
Sacralização, 93
Sacro, 87, 88, 94, 96, 105, 289, 336
- com sacralização da quinta vértebra lombar, 95
- fáscia posterior, 326
- vista frontal e lateral direita, 93
Salpingite aguda, 287
Sarcoidose, 219
Segmento(s)
- broncopulmonares do pulmão
- - direito, 211, 212

398 Índice Alfabético

- - esquerdo, 211, 213
- labiríntico do nervo facial, 58
Segunda
- artéria
- - metatarsal dorsal, 358
- - perfurante, 327
- articulação esternocostal, 183
- cartilagem costal, 183, 184, 187, 217
- costela, 179, 181, 183, 187, 189, 220
- - esquerda, 181
- parte da artéria axilar, 148
- vértebra
- - cervical áxis, 89
- - sacral, 101
Segundo
- forame sacral anterior, 94
- incisivo, 13
- - da dentição
- - - decidual, 13
- - - permanente, 13
- interósseo
- - dorsal, 130, 162, 319, 358
- - palmar, 130, 319
- - molar, 13
- - da dentição
- - - decidual, 13
- - - permanente, 13
- músculo
- - interósseo, 176
- - - dorsal, 174, 362
- - - plantar, 362
- - lumbrical, 168, 362
- nervo intercostal, 220
- pré-molar, 13
- - da dentição permanente, 13
Seio
- carótico, 35, 45
- cavernoso, 47
- coronário, 197, 198, 203
- da aorta, 197, 202, 203
- de Valsalva, 197
- do tarso, 320, 357, 359, 364
- esfenoidal, 43, 47, 55, 60, 61, 79
- - direito, 12, 17
- - esquerdo, 12, 17
- esfenoparietal, 59, 61
- frontal, 3, 11, 12, 17, 20, 55
- - esquerdo, 60
- maxilar, 21, 43
- - aberto, 82
- - paranasal, 43
- petroso superior, 59
- reto, 59, 60, 61
- sagital
- - inferior, 61
- - superior, 47, 60-62
- sigmóideo, 71
- transverso, 59, 61
Sela turca, 4, 11, 12, 14, 17, 25
Semilunar, 128, 129, 172, 173, 177, 178
Septo
- fibroso, 185
- interatrial, 201
- intermuscular
- - lateral, 332
- - medial, 151
- nasal, 1, 3, 38, 43, 61
- - parte cartilagínea, 56
- - parte óssea, 60
- orbital, 51
- pelúcido, 72, 75-77
- - margem de corte do, 68
Sétima
- cartilagem costal esquerda, 225
- costela, 188
- vértebra
- - cervical, 90
- - torácica, 90

Sexta
- artéria intercostal posterior direita, 205
- cartilagem costal, 184, 187
- costela, 188, 189
- veia intercostal posterior direita, 205
Sexto
- nervo intercostal, 188
- - posterior, 224
- vaso intercostal, 204
Sigmoidoscopia, 279
Simpatectomia
- lombar, 275
- transtorácica, 205
Sinal
- de Babinski, 361
- de Trendelenburg, 333
Síndrome
- compartimental, 352
- da saída do tórax, 218
- de artéria mesentérica superior, 267
- de Horner, 37
- de saída do tórax, 220
- do arco doloroso/laceração do manguito rotador, 143
- do túnel
- - do carpo, 168
- - do tarso, 358
- - ulnar (de Guyon), 169
Sínfise
- da mandíbula, 14
- púbica, 96, 231, 260, 277, 279, 281, 282, 284, 285, 290, 291, 297, 336
Sinóvia, 336
Sinusopatias, 12
Sistema linfático, 365
Situs inversus totalis, 237
Sombra do fígado e tributárias dos ductos hepáticos, 257
Sopros aórticos, 268
Stents
- de colo, 250
- na artéria subclávia, 207
Substância
- negra, 76
- - do mesencéfalo, 79
- perfurada, 68
- - anterior, 66, 79
- - posterior, 66, 79
- - - a fossa interpeduncular, 70
Sulco
- alar, 38
- calcarino, 64, 68
- carótico, 11, 25
- central, 62, 63, 68
- - da ínsula, 63
- circular da ínsula, 63
- colateral, 64, 66
- coronário, 191
- costal, 181
- da artéria
- - occipital, 9, 23
- - subclávia
- - - direita, 216
- - - - e primeiro nervo torácico, 181
- - - esquerda, 216
- - temporal média, 23
- - vertebral, 89
- da costela, 181
- da parte descendente da aorta, 216
- da primeira costela, 216
- da veia
- - ázigo, 216
- - braquiocefálica, 216
- - cava
- - - inferior, 216
- - - superior, 216
- - subclávia, 181
- deltopeitoral, 132, 179
- do arco da aorta, 216

- do calcâneo, 321
- do cíngulo, 64
- do músculo
- - abdutor longo do polegar, 124
- - extensor
- - - curto do polegar, 124
- - - dos dedos e extensor do indicador, 124, 126
- - - longo do polegar, 124, 126
- - - radial
- - - - curto do carpo, 124, 126
- - - - longo do carpo, 124, 126
- - - ulnar do carpo, 125, 126
- - semimembranáceo, 310, 312
- do(s) nervo(s)
- - etmoidais anteriores, 11
- - milo-hióideo, 17
- - nasopalatinos, 25
- - petroso
- - - maior, 11, 23, 57
- - - menor, 11, 23
- - radial, 120
- do ramo
- - frontal dos vasos meníngeos médios, 24
- - parietal dos vasos meníngeos médios, 24
- - profundo do nervo ulnar, 128
- do seio
- - petroso
- - - inferior, 11
- - - superior, 11, 17, 23
- - sagital, 27
- - - superior, 8, 11
- - sigmóideo, 11, 17, 23, 27
- - - no ângulo mastóideo, 24
- - transverso, 11, 17, 27
- do tálus, 321
- do tendão do músculo
- - fibular longo, 318, 363
- - flexor, 359
- - - longo do hálux, 318, 363
- - - - calcâneo, 321
- - - - tálus, 321
- dos ramos dos vasos, 23
- dos vasos meníngeos médios, 8, 11, 17, 57
- e espinhas palatinas, 9
- etmoidal
- - anterior, 26
- - posterior, 26
- frontal
- - inferior, 63
- - superior, 63
- glúteo, 324
- hipotalâmico, 68, 70
- infraorbital, 12, 21
- intertubercular, 120
- intraparietal, 63
- lacrimal, 21
- lateral, 63
- limitante, 71
- mediano, 71, 77, 105
- - dorsal, 71
- milo-hióideo, 18
- na tíbia para o músculo flexor longo do hálux, 359
- no maléolo
- - lateral para o tendão do músculo fibular curto, 359
- - medial para o tendão do músculo tibial posterior, 359
- no tálus do músculo flexor longo do hálux, 359
- obturatório, 294, 296, 300
- occipital, 7
- olfatório, 64
- orbital, 64, 66
- palatino maior, 21, 22
- para o(s) músculo(s)
- - extensor dos dedos e extensor do indicador, 155
- - fibular curto, 316

Índice Alfabético

- flexor longo do hálux, 314
- subclávio, 118
- tibial posterior, 314
para os ossos sesamoides no tendão do músculo flexor curto do hálux, 318
paracentral, 64
paracólico, 236
parietoccipital, 62-64, 68
poplíteo, 308
pós-central, 62, 63
pré-central, 62, 63
pré-olivar, 70
pré-quiasmático, 11, 25
retro-olivar, 70
rinal, 64
semilunar, 74
temporal
- inferior, 63, 64
- superior, 63
terminal, 49
Superfície
articular
- para a cartilagem aritenóidea, 48, 50
- para a cartilagem cricóidea, 48, 50
- para o corno inferior da cartilagem tireóidea, 48
jugular, 23
Suporte das vísceras pélvicas, 288
Suprimento arterial para linfonodos, 373
Sustentáculo do tálus, 318, 320, 321, 364
Sutura
coronal, 4, 8, 14, 17
frontozigomática, 4
lambdóidea, 3, 4, 7, 8, 14, 17
metópica, 14
palatina
- mediana, 9
- transversa, 9
sagital, 7, 8, 14

T

Tabaqueira anatômica, 163
Tálamo, 60, 68, 70, 73-77
Talipes equinovarus, 354
Tálus, 357, 359, 364
esquerdo, 321
Tamponamento cardíaco, 196
Tapete, 73, 75, 77
TC
da cavidade nasal, 55
de pescoço no plano axial, 30
Tecido
adiposo, 185
- do lábio maior, 234
areolar frouxo, 5
extraperitoneal, 263
fibroadiposo do calcanhar, 348
glandular condensado, 185
Tegme timpânico, 11, 23, 57
margem do, 23
Tegmento
da ponte, 60
do mesencéfalo, 68, 70, 79
Tela
corióidea do teto do terceiro ventrículo, 76
subcutânea, 5
Tendão
comum dos músculos, 176
conjunto, 234, 235, 299, 301
cricoesofágico, 48
da cabeça longa do músculo bíceps braquial, 135, 142
- no sulco intertubercular, 142
do calcâneo, 319, 321, 348, 351-359
- formação, 352
- gastrocnêmio, 350
- sob a fáscia, 348
do músculo, 176, 332

- - abdutor longo do polegar, 168
- - bíceps braquial, 151, 156, 157, 159, 160
- - - e bolsa subjacente, 154
- - bíceps femoral, 311, 339, 340, 346
- - escaleno anterior, 30
- - estapédio, 58
- - extensor
- - - curto do polegar, 168
- - - do dedo mínimo, 168
- - - dos dedos, 168
- - - longo do polegar, 168
- - - radial
- - - - curto do carpo, 168
- - - - longo do carpo, 168
- - - ulnar do carpo, 168
- - fibular
- - - curto, 362, 364
- - - longo, 362
- - flexor, 177
- - - do hálux, 359
- - - longo do polegar, 168
- - - profundo dos dedos, 168
- - - radial do carpo, 168, 172, 177
- - - superficial dos dedos, 168, 177
- - - ulnar do carpo, 177
- - grácil, 352
- - iliopsoas, 333
- - oblíquo superior, 51-53
- - obturador interno, 289, 325, 333
- - omo-hióideo, 31, 144
- - palmar longo, 177
- - plantar, 345, 352, 353, 355, 356
- - poplíteo, 339, 340
- - - inserção ao epicôndilo lateral da tíbia, 342
- - psoas menor, 274
- - quadríceps femoral, 341, 342
- - reto femoral, 307
- - supraespinal, 142, 143
- - tibial
- - - anterior, 364
- - - posterior, 356
- - vasto
- - - intermédio, 307
- - - lateral, 307
- - - medial, 307
- extensor conjunto, 176
- lateral, 176
Tendinite
- calcificada, 143
- do músculo tibial posterior, 351
- e ruptura bicipital, 143
Tênia do colo, 261
Tentório do cerebelo, 59-61
- margem de inserção do, 59
- margem inserida do, 61
- margem livre do, 44, 59, 61
Terceira
- artéria
- - lombar, 274
- - perfurante, 327
- cartilagem costal, 184
- parte da artéria axilar, 147, 148
- vértebra
- - cervical, 111
- - lombar e ligamento longitudinal anterior, 275
- - torácica, 214
Terceiro
- dente molar
- - maxilar, 7
- - não irrompido, 21
- forame sacral posterior, 94
- interósseo
- - dorsal, 130, 162, 319, 358
- - palmar, 130, 319
- - metacarpal, 129
- molar, 13
- músculo
- - interósseo

- - - dorsal, 174, 362
- - - plantar, 362
- - lumbrical, 362
- ventrículo, 74, 76, 77
- - com espaço para a aderência intertalâmica, 72
Terço posterior do dorso da língua, 47
Terminação do saco dural, 260
Teste
- de azul de metileno, 365
- do esfregaço, 286
Testículo, 278, 279
- direito, 278
- não descido, 232
Teto
- da células etmoidais, 20
- do mesencéfalo, 70, 79
- do seio cavernoso, 59
Tíbia, 293, 311, 341, 343, 359, 364
- e fíbula esquerdas articuladas, 315
- esquerda, epífise
- - distal, 314
- - proximal, 310-313
- - face posterior, 353
Timo, 218, 365, 366
Tonsila(s)
- do cerebelo, 66, 70
- faríngea, 60
- palatinas, 366
Tonsilectomia, 46
Tonsilite, 79, 366
Toracoscopia, 205
Tórax, 179, 208
- instável, 183, 187
- lateral direita do, 186
Torção
- de tornozelo, 359
- testicular, 279
Torcicolo, 28
Tornozelo, 364
- direito, 356
- e pé direitos, 354, 355
- e pé esquerdos, 357, 359
Trabéculas
- cárneas, 200
- septomarginal, 199
Tração de fraturas do antebraço, 127
Trago, 38, 40, 42, 57
Transposição muscular, 332
Trapézio, 128, 129, 168, 172, 173, 178
Trapezoide, 128, 129, 168, 173, 178
Traqueia, 28, 36, 37, 49, 50, 112, 113, 190, 191, 193, 195, 205, 214, 215, 218, 220, 226, 366
Traqueostomia, 48
Trato
- iliotibial, 228, 293, 311, 313, 326, 331, 332, 337, 338, 340, 342, 346, 347
- - artéria femoral superficial, 329
- - cobrindo o músculo vasto lateral, 327, 376
- olfatório, 59, 61, 66, 67, 79
- óptico, 59, 66, 70, 76, 79
- - e corpos geniculados, 79
Traumatismo
- hepático, 254
- renal, 269
Triângulo suprameatal, 23
Tributária
- acromial da veia toracoacromial, 217
- cervical incomum de, 218
- da veia
- - pulmonar inferior, 214
- - talamoestriada, 72
- muscular da veia femoral, 349
- peitoral da veia toracoacromial, 217
Trígono
- colateral, 73
- da ausculta, 105, 106, 137
- da bexiga, 280, 281, 285, 286, 373
- do nervo

- - hipoglosso, 71
- - vago, 71
- femoral, margens e assoalho do, 331
- fibroso
- - direito, 200, 201
- - esquerdo, 200, 201
- inguinal (Hesselbach), 232, 233
- lombar (de Petit), 105
- - cabeça longa, 106
- suboccipital, 110
- - atlas e áxis, 111
- - dissecção
- - - mais profunda, 110
- - - profunda, 109
- - - superficial, 108
Trocanter
- maior, 302, 304, 333, 335
- - do fêmur, 325, 336
- menor, 302, 304, 306, 333
- - do fêmur, 336
Tróclea, 51, 52, 122
- do úmero, 126, 154, 156
- fibular, 320
Trombose
- das veias subclávia e axilar, 144
- do seio cavernoso, 59
- venosa profunda, 348
Tronco
- anterior da artéria ilíaca interna, 282
- braquiocefálico, 36, 37, 190-195, 214, 218-220, 224, 366
- broncomediastinal (linfático), 37
- celíaco, 224, 244, 252, 258, 260, 264, 266-268, 272, 274
- - região superior do abdome, 246, 247
- costocervical, 207
- de origem das artérias lingual e facial, 29
- do corpo caloso, 68
- do nervo isquiático, 327
- do plexo braquial, 135
- e gânglio simpáticos, 204, 205, 207, 222, 271, 275
- encefálico
- - e assoalho do quarto ventrículo, 71
- - e cerebelo, 70
- - e parte superior da medula espinal, 71
- esofágico anterior, 222
- inferior do plexo braquial, 147, 148
- jugular (linfático), 36, 37
- linfático cervical, 367
- lombossacral, 273, 275, 276, 282, 284, 333
- médio do plexo braquial, 147, 148
- posterior da artéria ilíaca interna, 282
- pulmonar, 192-199, 201, 203, 214, 215, 369
- simpático, 37, 45, 100, 101, 195, 218, 220, 221, 223, 267, 368
- - cervical, 194
- - esquerdo, 225
- - torácico, 194
- superior do plexo braquial, 28, 31, 37, 147, 148, 192, 194, 218, 219
- - digástrico lingual, 32
- - direito, 190, 193
- - esquerdo, 191, 193
- tireocervical, 31, 36, 37, 147, 148, 192, 193, 195, 218
- vagal
- - anterior, 251, 267, 372
- - posterior, 251, 267, 372
Tuba
- auditiva, 23, 56, 58
- - margem da, 58
- uterina, 286, 373
Túber
- cinéreo, 68, 79
- - e eminência mediana, 66, 68
- da maxila, 7, 9, 21
- frontal, 14, 20
- isquiático, 282, 284, 289, 290, 294, 296, 300, 324-327, 333, 334, 336

- parietal, 8, 14, 24
Tubérculo
- anterior, 89
- - do calcâneo, 318
- - do processo transverso, 90, 98, 99
- - - da quinta vértebra cervical, 99
- articular, 7, 9, 23
- conoide, 118
- cuneiforme, 71
- da costela, 181
- da eminência intercondilar, 310, 312, 343
- da orelha, 57
- da primeira costela, 99
- da sela, 11, 25
- de Gerdy, 311
- de Lister, 155
- do adutor, 308
- - na epífise distal, 304
- do calcâneo, 320
- do escafoide, 128, 172
- do músculo escaleno anterior, 181
- do trapézio, 128, 172
- do trato iliotibial, 311
- dorsal, 124, 126, 155
- faríngeo, 9, 27
- grácil, 71
- ilíaco, 294, 296, 298, 300
- inferior, 91
- jugular, 27
- lateral, 91
- - do tálus, 318, 320, 364
- maior, 120, 142, 143
- marginal, 12, 24
- medial do tálus, 318, 320, 364
- menor, 120, 142
- mentual, 18
- pós-glenoidal, 23
- posterior, 89
- - do processo transverso, 90, 98
- - - da quinta vértebra cervical, 99
- púbico, 96, 231, 294, 296, 298, 300, 331, 336
- quadrado, 304
- - na crista intertrocantérica, 302
- superior, 91
- tireóideo
- - inferior, 48
- - superior, 48
Tuberculose, 216
Tuberosidade
- da tíbia, 310-312, 337, 341-343
- - e ligamento da patela, 346
- da ulna, 126, 155
- do cuboide, 318
- do músculo serrátil anterior, 181
- do navicular, 318, 320, 354, 359, 362, 363
- do quinto metatarsal, 318, 320, 354, 363, 364
- - e músculo fibular curto, 358
- do rádio, 124-126, 154, 155
- glútea, 304, 306
- ilíaca, 231
- para o músculo
- - deltoide, 120
- - pronador redondo, 124
Tumor(es), 369
- da glândula
- - parótida, 33, 84
- - submandibular, 30
- da hipófise, 17
- de Pancoast, 218
Túnel do carpo, 171
Túnica
- albugínea, 278, 279
- dartos, 278
- vaginal do testículo
- - lâmina parietal, 278, 279
- - lâmina visceral, 278, 279
- - - cobrindo a túnica albugínea, 278

U

Ulceração
- da perna, 356
- do tornozelo devido a veias varicosas, 348
Ulna, 126, 154, 155
- direita
- - epífise distal, 125
- - epífise proximal, 125
- margem posterior da, 153
Ultrassonografia da glândula tireoide, 36
Umbigo, 228-230, 232
Úmero, 126, 142, 151, 154, 156
- direito
- - epífise distal, 122, 123
- - epífise proximal, 120, 121
Unco, 64, 66, 77
- do corpo, 90, 91
União dos ramos anteriores do segundo e terceiro nervos sacrais, 282
Úraco, 232, 233
Ureter, 103, 245, 261, 264, 265, 269, 280, 281, 283, 285, 288, 373, 375
- direito, 268, 273, 274
- do lombo, 270
- esquerdo, 267, 268, 272, 274
- surgindo do nervo femoral, 271
Ureterocele, 269
Uretra, 286
Urografia intravenosa, 269
Úvula palatina, 47

V

Vagina, 285, 286, 373
Vagotomia, 251
Valécula epiglótica, 47, 49, 50, 60, 226
Valva
- atrioventricular
- - direita, 184, 199, 201
- - esquerda, 184, 200
- da aorta, 184
- do tronco pulmonar, 184, 200
- - valva da aorta e AV esquerda, 201
Válvula(s)
- anterior da valva AV
- - direita, 199-201
- - esquerda, 200, 201
- coniventes, 260
- da veia cava, 199
- do seio coronário, 199
- posterior da valva AV
- - direita, 200, 201
- - esquerda, 200, 201
- semilunar
- - anterior da valva
- - - da aorta, 200
- - - do tronco pulmonar, 201
- - direita
- - - da valva
- - - - da aorta, 201
- - - - do tronco pulmonar, 201
- - esquerda da valva
- - - da aorta, 201
- - - do tronco pulmonar, 201
- - posterior
- - - da valva
- - - - AV direita, 200
- - - - AV esquerda, 201
- - - - da aorta, 200, 201
- - - direita da valva da aorta, 200
- - - esquerda da valva da aorta, 200
- septal da valva AV direita, 200, 201
- venosas, 349
Variação(ões)
- anatômica de, 162
- da artéria carótida, 32
- do esterno, 182

Índice Alfabético

do ureter, 280
do útero, 285
em grandes
- artérias, 224
- veias, 217
Varicocele, 278
Variz(es)
esofágicas, 251
na veia safena magna, 376
Vasectomia, 278
Vasos
articulares, 346
cecais, 261
circunflexos
- da escápula, 143
- femorais mediais, 335
cólicos
- direitos, 258
- esquerdos, 258
digitais palmares, 166
epigástricos inferiores, 229, 231-233, 281, 285, 373, 375, 376
escrotais posteriores, 292
espinais anteriores, 100
femorais, 332
- profundos, 332, 335
frênicos inferiores, 267, 270
- esquerdos, 268
gastromentais
- direitos, 253
- - e seus ramos, 251
- esquerdos, 244
glúteos superiores, 326
ileais, 261
ileocólicos, 258
linfáticos, 230, 268, 370, 371, 376
- a partir do, 367
- inguinais eferentes, 374
meníngeos médios, 59
mesentéricos
- inferiores, 249
- superiores, 248
- - origens, 245
- - ramos jejunais e ileais, 279
obturatórios, 271, 285, 333, 373
pancreaticoduodenais, 258
plantares laterais, 359
pudendos, 326
radiculares, 100
retais inferiores, 326
sigmóideos, 258
subcostais, 224
supraescapulares, 142, 143
temporais superficiais, 40, 57
testiculares, 233, 235, 271, 281
tibiais
- anteriores, 357
- posteriores, 356, 358
torácicos internos, 220
toracoacromiais, 371
Veia(s)
acompanhante do nervo hipoglosso, 31
anterior do ventrículo direito, 196
arqueada posterior, 348, 356
auricular posterior, 32, 217
axilar, 135, 191, 219, 370, 371
- direita, 190
- esquerda, 190, 217
ázigo, 195, 204, 205, 214, 221, 224, 225, 270, 369
basílica, 151, 156-159, 371
- acessória, 157
- direita, 217
- do antebraço, 156
- esquerda, 217
braquial, 151
- direita, 217
braquiocefálica, 220, 368
- direita, 30, 36, 37, 190, 191, 217-219, 224, 366

- - esquerda, 36, 37, 190, 191, 207, 217-219, 224, 366
- cardíaca
- - magna, 196-198, 203
- - média, 197, 203
- - parva, 196, 197
- cava
- - inferior, 103, 192-194, 196, 197, 199, 200, 203, 204, 222, 225, 240, 243, 245, 252, 255, 256, 261, 264, 266, 268, 270-272, 279
- - superior, 190-192, 197, 199, 201, 203-205, 214, 217-219, 222, 224, 366, 369
- cefálica, 28, 132-135, 139, 142, 151, 156, 157, 159, 174, 175, 370
- - direita, 217
- - do antebraço, 156
- - esquerda, 217
- - no sulco deltopeitoral, 133
- cerebral(is)
- - inferiores, 62
- - interna, 76
- - magna, 60, 68
- - média superficial sobrejacente ao sulco lateral, 62
- - superiores, 62
- cervical(is)
- - ascendentes, 367
- - transversa
- - - esquerda, 217
- - - superficial, 32
- circunflexa
- - ilíaca, 280, 329
- - - superficial, 376
- - sural lateral, 349
- císticas, 256
- cólica esquerda, 270
- comitante
- - da artéria braquial, 151
- - da artéria tibial posterior, 356
- da raiz do pescoço, 217
- digital dorsal, 174
- do plexo venoso vertebral, 71
- dorsal
- - profunda do pênis, 279, 280, 291
- - superficial, 278
- epigástrica
- - inferior, 235
- - superficial, 329, 376
- escrotais, 376
- esplênica, 245, 258, 260, 270
- facial, 30-33, 39, 40
- - milo-hióideo, 42
- faríngea, 45
- femoral, 230, 231, 271, 276, 277, 280, 329, 330, 349, 376
- fibular, 352
- gástrica
- - direita, 256
- - esquerda, 251, 256, 258
- gastromental, 247
- - direita, 241
- - esquerda, 241, 246
- glútea
- - inferior, 325
- - superior, 325
- gonadal, 103, 375
- - direita, 245, 268
- - esquerda, 245, 267, 268
- hemiázigo, 207, 224, 225, 270
- - acessória, 224
- hepática esquerda, 256
- ileocólica, 248
- ilíaca
- - comum, 271
- - - direita, 273
- - - esquerda, 272, 274
- - externa, 233, 235, 271, 281, 283, 285, 373
- - interna, 288
- iliolombar, 375

- - direita, 273
- inguinais superficiais, 228
- intercostal
- - anterior, 189
- - posterior, 194, 195, 221
- - - direita, 369
- - superior, 205, 220
- - - direita, 224
- - - esquerda, 206, 207, 224
- - suprema, 205, 220
- intermédia
- - basílica, 157
- - cefálica, 157
- - do antebraço, 157, 159, 371
- - do cotovelo, 157, 159, 371
- jejunal, 248
- jugular
- - anterior, 28, 32, 33
- - externa, 28, 32, 33
- - - direita, 190, 191, 217
- - - esquerda, 190, 217
- - interna, 29-31, 33, 35, 36, 44, 45, 71, 135, 144, 147, 148, 217-219, 367, 368
- - - - direita, 190, 191, 217
- - - - esquerda, 190, 217
- - - - extremidade inferior, 37
- - - - extremidade superior, 37
- lingual, 31, 32
- lingular inferior, 213
- lombar ascendente esquerda, 224
- marginal esquerda, 198
- mesentérica
- - inferior, 245, 258, 270, 375
- - superior, 245, 246, 248, 253, 258
- oblíqua do átrio esquerdo, 203
- obturatória, 235, 283, 288
- - aberrante, 235
- - acessória, 281
- ovárica, 270
- para o colo transverso, 253
- perfurante, 348, 349
- poplítea, 327, 344, 349, 352
- porta, 246, 255, 256, 258
- - ramo esquerdo, 244
- posterior do ventrículo esquerdo, 203
- pudenda
- - externa, 329
- - - superficial, 376
- - internas, 290
- pulmonar, 190
- - direita, 203
- - - inferior, 192, 193, 196-198, 204, 205, 214, 216, 222
- - - superior, 192, 193, 196-198, 204, 205, 214, 216, 222
- - esquerda, 203
- - - inferior, 192, 193, 196-198, 206, 207, 213, 214, 216, 222
- - - superior, 193, 196-198, 206, 207, 213, 214, 216, 222
- recorrentes tibiais anteriores, 346
- renal, 249, 252, 270
- - direita, 266, 268, 273, 274
- - esquerda, 245, 266-268, 272
- - - cobrindo a artéria renal, 264
- retal superior, 249, 281
- retromandibular, 33, 40, 42, 82, 217
- safena
- - magna, 230, 234, 280, 329, 332, 338, 347-349, 352, 354, 356, 357, 359, 376
- - - margem superior da abertura da, 234
- - parva, 344, 345, 348, 350, 352, 354, 356-358
- segmentar
- - anterior, 213
- - apicoposterior, 213
- - lingular superior, 213
- subclávia, 31, 36, 37, 135, 149, 207, 218-220, 367, 368

- - direita, 30, 190, 191, 205, 217, 224
- - esquerda, 190, 217
- subcostal, 263
- subescapular, 370
- submentuais, 32
- superficial lateral, 278
- supraescapular, 30
- - direita, 217
- - esquerda, 217
- suprarrenal, 270
- - direita, 266
- - esquerda, 264, 266-268
- talamoestriada, 74, 76
- testicular, 261
- - direita, 273
- - esquerda, 272
- tibial(is)
- - anterior, 349
- - posteriores, 349, 352
- - - ramos soleares, 352
- tímicas, 207, 217, 218, 366
- tireóidea
- - inferior, 30, 32, 36, 190, 192, 193, 218, 191, 194, 217, 366
- - média, 29, 36
- - superior, 29, 30
- torácica
- - interna, 36, 189, 218
- - - direita, 217, 366
- - - esquerda, 207, 217
- - toracodorsal, 191, 219
- - esquerda, 217
- - umbilical esquerda, 232
- - varicosas, 356
- - vertebral, 36, 37, 217, 218, 220, 367
- - - esquerda, 224
Venogramas de membro inferior, 349
Venopunção do membro superior, 159
Ventre
- anterior do músculo, 19
- - digástrico, 29, 30, 32, 33
- inferior do músculo omo-hióideo, 28-32, 117, 135, 195
- occipital do músculo occipitofrontal, 108, 110, 111
- posterior do músculo digástrico, 10, 29, 31, 33, 35, 37, 47, 56
- superior do músculo omo-hióideo, 29-33, 35, 147, 148
Ventrículo(s)
- cerebrais, 72
- da laringe, 50
- direito, 196-200
- esquerdo, 191, 196-198, 200, 203, 207
- - aberto, 200
- lateral, 47, 60, 77
Vértebra(s)
- atlas, 87
- áxis, 87
- C2, 110
- C3, 110
- cervicais
- - inferiores e torácicas superiores, 112
- - lordose, 87
- - superiores, 112
- lombares, lordose, 87
- origens do desenvolvimento, 97
- ossificação, 97
- proeminente, 90
- torácicas
- - cifose, 87
- - corpo, 179
- - peças diafanizadas, 102
- - processo espinhoso, 179
Vesícula biliar, 240, 241, 243, 244, 246, 253, 255, 257, 372
- fundo, 245, 254
Vesiculografia seminal, 281

Vestíbulo, 58
- da boca, 43
- da laringe, 50
- da vagina, 285, 289, 290
- do nariz, 55
Véu medular superior, 70
- margem de corte do, 71
Vínculo
- curto do tendão profundo, 167
- longo do tendão superficial, 167
Vísceras
- abdominais, 237-239
- - superiores, 241
- torácicas com coração, 192
- - *in situ*, 191
Vista
- anterior do pescoço, dissecção mais profunda, 30
- citoscópica da uretra, 291
- endoscópica do septo nasal (cóanos), 43
- interna da órbita esquerda, 52
- lateral
- - da órbita direita, 54
- - do pescoço lado direito, dissecção profunda, 29
- superior da órbita direita, 53
Visualização
- endoscópica do cóano e do septo nasal posterior, 47
- laparoscópica do baço, 259
Vólvulo, 242
Vômer, 17, 25, 43, 79
- margem posterior do, 9, 25

Z

Zigomático, 43
Zona orbicular da cápsula articular, 335, 336